全国中医药行业高等职业教育"十二五"规划教材

诊断学基础

（供中医学、针灸推拿、中医骨伤专业用）

主　编　辛先贵（山东中医药高等专科学校）
副主编　梁文杰（河北中医学院）
　　　　刘亚莉（辽宁医药职业学院）
　　　　孙明鲁（即墨市人民医院）
　　　　郭莉华（邢台医学高等专科学校）
编　委　王小芹（四川中医药高等专科学校）
　　　　刘玉明（山东中医药高等专科学校）
　　　　李跃平（昆明卫生职业学院）
　　　　沙恒玉（南阳医学高等专科学校）
　　　　赵　鑫（渭南职业技术学院）
　　　　董小艳（湖南中医药高等专科学校）

中国中医药出版社
·北京·

图书在版编目（CIP）数据

诊断学基础/辛先贵主编．—北京：中国中医药出版社，2015.9（2018.9 重印）

全国中医药行业高等职业教育"十二五"规划教材

ISBN 978 - 7 - 5132 - 2629 - 5

Ⅰ．①诊…　Ⅱ．①辛…　Ⅲ．①诊断学 - 高等职业教育 - 教材

Ⅳ．①R44

中国版本图书馆 CIP 数据核字（2014）第 133021 号

中 国 中 医 药 出 版 社 出 版

北京市朝阳区北三环东路 28 号易亨大厦 16 层

邮政编码　100013

传真　010 64405750

赵县文教彩印厂印刷

各地新华书店经销

*

开本 787×1092　1/16　印张 24　字数 536 千字

2015 年 9 月第 1 版　2018 年 9 月第 5 次印刷

书　号　ISBN 978 - 7 - 5132 - 2629 - 5

*

定价　68.00 元

网址　www. cptcm. com

如有印装质量问题请与本社出版部调换（010 64405510）

全国中医药职业教育教学指导委员会

主 任 委 员 卢国慧（国家中医药管理局人事教育司司长）

副主任委员 赵国胜（安徽中医药高等专科学校校长）

张立祥（山东中医药高等专科学校校长）

姜德民（甘肃省中医学校校长）

王国辰（中国中医药出版社社长）

委　　　员（以姓氏笔画为序）

王义祁（安徽中医药高等专科学校党委副书记）

王秀兰（上海中医药大学医学技术学院院长）

卞　瑶（云南中医学院职业技术学院院长）

方家选（南阳医学高等专科学校校长）

孔令俭（曲阜中医药学校校长）

叶正良（天士力控股集团有限公司生产制造事业群首席执行官）

包武晓（呼伦贝尔职业技术学院蒙医蒙药系副主任）

冯居秦（西安海棠职业学院院长）

尼玛次仁（西藏藏医学院院长）

吕文亮（湖北中医药高等专科学校校长）

刘　勇（成都中医药大学峨眉学院院长、四川省食品药品学校校长）

李　刚（亳州中药科技学校校长）

李　铭（保山中医药高等专科学校校长）

李伏君（株洲千金药业股份有限公司副总经理）

李灿东（福建中医药大学副校长）

李建民（黑龙江中医药大学佳木斯学院院长）

李景儒（黑龙江省中医药学校校长）

杨佳琦（杭州市拱墅区米市巷街道社区卫生服务中心主任）

吾布力·吐尔地（新疆维吾尔医学专科学校药学系主任）

吴　彬（广西中医学校校长）

宋利华（连云港中医药高等职业技术学校党委书记）

迟江波（烟台渤海制药集团有限公司总裁）

张美林（成都中医药大学附属医院针灸学校党委书记、副校长）

张登山（邢台医学高等专科学校教授）

张震云（山西药科职业学院副院长）

陈　燕（湖南中医药大学护理学院院长）

陈玉奇（沈阳市中医药学校校长）

陈令轩（国家中医药管理局人事教育司综合协调处副主任科员）

周忠民（渭南职业技术学院党委副书记）

胡志方（江西中医药高等专科学校校长）

徐家正（海口市中医药学校校长）

凌　娅（江苏康缘药业股份有限公司副董事长）

郭争鸣（湖南中医药高等专科学校校长）

郭桂明（北京中医医院药学部主任）

唐家奇（湛江中医学校校长、党委书记）

曹世奎（长春中医药大学职业技术学院院长）

龚晋文（山西职工医学院/山西省中医学校党委副书记）

董维春（北京卫生职业学院党委书记、副院长）

谭　工（重庆三峡医药高等专科学校副校长）

潘年松（遵义医药高等专科学校副校长）

秘书长　周景玉（国家中医药管理局人事教育司综合协调处副处长）

前　言

中医药职业教育是我国现代职业教育体系的重要组成部分，肩负着培养中医药多样化人才、传承中医药技术技能、促进中医药就业创业的重要职责。教育要发展，教材是根本，在人才培养上具有举足轻重的作用。为贯彻落实习近平总书记关于加快发展现代职业教育的重要指示精神和《国家中长期教育改革和发展规划纲要（2010—2020年）》，国家中医药管理局教材办公室、全国中医药职业教育教学指导委员会紧密结合中医药职业教育特点，充分发挥中医药高等职业教育的引领作用，满足中医药事业发展对于高素质技术技能中医药人才的需求，突出中医药高等职业教育的特色，组织完成了"全国中医药行业高等职业教育'十二五'规划教材"建设工作。

作为全国唯一的中医药行业高等职业教育规划教材，本版教材按照"政府指导、学会主办、院校联办、出版社协办"的运作机制，于2013年启动了教材建设工作。通过广泛调研、全国范围遴选主编，又先后经过主编会议、编委会议、定稿会议等研究论证，在千余位编者的共同努力下，历时一年半时间，完成了84种规划教材的编写工作。

"全国中医药行业高等职业教育'十二五'规划教材"，由70余所开展中医药高等职业教育的院校及相关医院、医药企业等单位联合编写，中国中医药出版社出版，供高等职业教育院校中医、针灸推拿、中医骨伤、临床医学、护理、药学、中药、中药鉴定与质量检测技术、现代中药技术、中药制药技术、中草药栽培技术、医药营销、药品经营与管理、中医保健康复技术、康复治疗技术、医学美容技术等16个专业使用。

本套教材具有以下特点：

1. 坚持以学生为中心，强调以就业为导向、以能力为本位、以岗位需求为标准的原则，按照高素质技术技能人才的培养目标进行编写，体现"工学结合""知行合一"的人才培养模式。

2. 注重体现中医药高等职业教育的特点，以教育部新的教学指导意见为纲领，注重针对性、适用性及实用性，贴近学生、贴近岗位、贴近社会，符合中医药高等职业教育教学实际。

3. 注重强化质量意识、精品意识，从教材内容结构、知识点、规范化、标准化、编写技巧、语言文字等方面加以改革，具备"精品教材"特质。

4. 注重教材内容与教学大纲的统一，教材内容涵盖资格考试全部内容及所有考试要求的知识点，满足学生获得"双证书"及相关工作岗位需求，有利于促进学生就业。

5. 注重创新教材呈现形式，版式设计新颖、活泼，图文并茂，配有网络教学大纲指导教与学（相关内容可在中国中医药出版社网站www.cptcm.com下载），符合职业院校学生认知规律及特点，以利于增强学生的学习兴趣。

在"全国中医药行业高等职业教育'十二五'规划教材"的组织编写过程中，得到了国家中医药管理局的精心指导，全国高等中医药职业教育院校的大力支持，相关专家和各门教材主编、副主编及参编人员的辛勤努力，保证了教材质量，在此表示诚挚的谢意！

我们衷心希望本套规划教材能在相关课程的教学中发挥积极的作用，通过教学实践的检验不断改进和完善。敬请各教学单位、教学人员及广大学生多提宝贵意见，以便再版时予以修正，提升教材质量。

国家中医药管理局教材办公室
全国中医药职业教育教学指导委员会
中国中医药出版社
2015 年 5 月

编写说明

　　诊断学在医学教育中占有重要地位，是医学专业学生的主干课程之一，是联系基础医学与临床医学的桥梁课程。其理论知识丰富，临床实践性强，通过诊断学的学习，使学生系统掌握诊断学的基础理论、基本知识、基本技能和基本诊断思维，学会利用正确的方法和技巧获取临床资料，在熟悉临床资料的基础上，以科学的思维方式综合分析，作出初步诊断，并能完成规范的病历书写，为从事临床工作打下坚实的基础。

　　为了适应我国中医药行业高等职业教育教学改革和发展需要，提高教学质量，培养新型高级应用型中医药人才，根据全国中医药行业职业教育教学指导委员会的要求，由国家中医药管理局教材办公室统一规划，《诊断学基础》编委员会按照全国中医药高职高专院校中医专业教学计划和《诊断学基础》教学大纲的要求编写了这本教材，供全国中医药高等职业教育院校中医学、针灸推拿、中医骨伤专业使用，亦可作为中医、中西医结合、针灸推拿、康复治疗技术等专业技术人员的临床参考用书。

　　本教材除绪论外，共有九章，包括第一章问诊、第二章常见症状、第三章体格检查、第四章实验室诊断、第五章心电图检查、第六章影像学诊断、第七章内镜检查、第八章肺功能检查、第九章诊断与病历书写。为便于教学和学习，本书附有临床常用诊疗技术和临床检验参考值。内容的取舍和知识点的教学要求与执业医师资格考试接轨，既实现了与相关课程内容的有机衔接，又符合高职高专学校的教学要求，便于临床教学实际应用。

　　本教材编写的主要特点是注重综合素质培养，体现高职高专层次教育特点，以理论适度、注重技能为原则，使其具有知识性和能力培养性。注重面向社会，面向岗位，使其具有实用性和适用性。注重面向未来和发展，使其体现了科学性和先进性。本教材介绍了一些新的诊断知识和先进的检查方法，渗透了学科发展的过程，力求反映国内外最新的医学诊断技术。本教材构思新颖，编排紧凑，结构合理，内容充实，简繁得当，重点突出。

　　《诊断学基础》的编写者来自全国十余所医学院校和医院，多为中青年教师和专家，各位专家和学者精诚合作，花费了大量精力，付出了辛勤劳动，使教材按时出版，在此表示感谢。教材编写过程中得到了各参编单位的大力支持和帮助，在此一并表示衷心的感谢。

　　由于编写时间仓促和水平有限，教材难免存在纰漏，希望各院校教师、学生和其他读者在使用过程中提出宝贵意见，以便下次修订使之日臻完善。

《诊断学基础》编委会

2015 年 5 月

目　录

绪　论

一、诊断学的概念

诊断学（diagnostics）是研究疾病诊断的基础理论、基本知识、基本技能和基本思维的临床课程。其基础理论和基本知识是指疾病的症状、体征发生与发展的机制、规律和表现，辅助检查的基本原理、正常状态（值）、异常结果及其临床意义，疾病诊断的步骤及内容，病历书写的格式及内容。其基本技能和基本思维是指获取临床资料的措施与技巧，然后对临床资料综合分析思维、判断的能力。临床医生的主要任务是治疗病人，治疗之前必须对病人的疾病做出正确的诊断。诊断的过程，就是对病人进行调查研究的过程。所谓"诊"就是调查（包括问诊、体格检查、辅助检查等）和收集资料。将调查所收集的有关病人的临床资料，结合基础医学和临床各科知识，运用科学的思维方法进行综合、分析、推理，从而对病人的健康状况，疾病的部位、性质、功能状态等做出准确而完善的结论，这就是"断"。诊断学是医学生学习了医学基础课程过渡到学习临床各学科的桥梁和必修课。诊断学中的基础理论、基本知识、基本技能和基本思维适用于临床医学各个学科，故称为诊断学基础。

二、诊断学的内容

随着现代科学的迅速发展，许多新技术应用到医学领域，有一些诊断技术由于其自身的快速发展而成为一门独立的学科，例如医学影像学。本书的内容包括以下几部分：

1. 问诊（病史采集）　医生通过与病人及有关人员交谈、询问病情，借以了解疾病的发生、发展、现状，既往健康状态和有关生活经历等病史资料。通过问诊获得的资料和信息是某些疾病诊断的主要依据之一，但由于病人体质上的差异（耐受性、敏感性、心理状态）及其他原因（如小孩怕打针、打架斗殴、招工、参军等故意隐瞒或夸大病情），所获得的资料不一定完全真实，必须客观地进行分析，并与其他检查结合判断。本部分主要介绍问诊的内容、方法与技巧等。

2. 常见症状　主要介绍临床上常见的症状。疾病的症状很多，同一种疾病可以有不同的症状，不同的疾病可以有相同或相似的症状。医生通过对症状的详细询问进行诊断、鉴别诊断，从而正确治疗疾病。

3. 体格检查　通过体格检查，可以获得病人的某些体征。体征是指医生通过检查病人所发现的客观异常表现，如肝大、脾大、皮疹等。体征是诊断疾病的又一重要依据。本部分主要介绍基本检查方法、一般检查、身体各部位检查及全身体格检查。

4. 辅助检查　在临床诊断中，问诊所了解的症状（包括病史）和体格检查所获得的体征是最主要的诊断依据，多数疾病通过症状和体征即可做出初步诊断，但有些疾病还需要做一些辅助检查，才能明确诊断或为诊断提供更多的依据。这些辅助检查主要有实验室诊断、心电图检查、影像学诊断、肺功能检查、内镜检查等。在临床工作中，可根据具体情况，恰当选择。

（1）**实验室诊断**：主要运用物理学、化学、生物学、免疫学等实验室技术和方法对病人的血液、体液、分泌物、排泄物、组织细胞等标本进行观察、测定，以获得反映机体功能状态、病理变化、病因等客观资料。由于新技术的不断涌现，实验室诊断的结果变得越来越有价值，已成为临床诊断中不可缺少的一部分。但对某一具体化验结果必须结合症状和体征来分析，偶然的阳性或阴性不应作为肯定或否定某一诊断的依据。本部分主要介绍血液检查、尿液检查、肝功能检查、肾功能检查等。

（2）**心电图检查**：心电图检查是临床常用器械检查方法之一，已成为某些心脏疾病如心律失常、缺血性心脏病的重要检查方法。本部分主要介绍心电图常用导联、心电图描记的操作方法、正常心电图、常见异常心电图。

（3）**影像学诊断**：主要包括 X 线检查、超声波检查、计算机体层成像检查（CT）、磁共振成像检查、放射性核素检查、数字减影血管造影检查（DSA）和介入放射技术等，尤其是 X 线检查、超声波检查和计算机体层成像检查已广泛运用于我国各级医疗机构，应用范围及诊断价值也越来越大。影像学诊断主要介绍各种检查方法的基本原理、检查方法和临床应用。

（4）**肺功能检查**：肺功能检查是呼吸功能和胸、肺疾病的重要检查内容，包括通气功能、气体交换功能、小气道功能、血液气体分析和酸碱度测定等检查项目。本部分主要介绍肺功能检查的目的、各检查项目正常成人参考值与临床意义。

（5）**内镜检查**：内镜又称内窥镜，是从人体的自然孔道或切口部位插入，用以窥视人体内部结构和病理变化，来进行诊断和治疗的一类医疗器械，是各种内脏器官医疗用镜的总称。临床常用的内镜有胃镜、腹腔镜、十二指肠镜、小肠镜、结肠镜、胆道镜、支气管镜、膀胱镜等。本部分主要介绍内镜检查的原理、临床应用和常用内镜检查的操作技术。

5. 诊断与病历书写　将采集的病史、体格检查获得的体征、实验室及器械检查的结果与临床各科理论结合起来进行归纳、分析、推理、判断形成印象，即初步诊断。如果将上述诊断过程的资料和治疗后病情的变化加以整理，记录下来，即形成病历。病历是记载疾病发生、发展和转归的诊疗记录，是进行诊断和治疗的依据，具有重要的教学和科研价值，也是衡量医生、医院水平的重要标准。本部分主要介绍临床诊断的步骤、基本原则与方法、内容与格式、病历书写的格式与内容。

三、诊断学思维

正确的诊断基于拥有正确的临床思维，正确的临床思维是经过理论学习和反复实践获得的。正确的诊断过程一定要经过三个阶段：首先是问诊和搜集临床资料；再通过科学的思维逻辑，提出初步诊断；最后进行临床验证，确定最后诊断。搜集、整理，分析、评价，验证、确诊这三个阶段相辅相成，构成了完整的诊断思维过程。诊断思维过程应当遵循以下原则：

1. 及时性原则　要求医生对疾病要能够及时诊断和早期诊断。早期诊断是早期治疗、及时治疗的基础。

2. 准确性原则　临床诊断的准确性是临床治疗有效性的可靠保证。按照循证医学理念，诊断应基于最新证据。临床医师不能仅仅满足临床诊断，还需要了解功能学、解剖学和影像学的诊断，在条件许可的情况下要做出病理学、细胞学和病原学诊断。

3. 层次性原则　在鉴别不同的疾病时，必须抓住疾病发展过程中的主要矛盾、关键层次。此外，人体的整体统一是多层次的统一，各个层次功能的互相作用、互相影响综合成整体的功能。疾病过程也是如此。

4. 整体性原则　把人体看成各器官、系统有机联系的整体，从人体的结构与功能、局部与整体、机体内环境与外环境彼此相互联系、相互作用、相互制约的复杂关系中，去全面、综合地分析疾病发生、发展和转归的规律性。

5. 具体性原则　所谓具体性原则，就是医生在诊断疾病时，在一般医学理论指导下，根据患者发病的时间、地点、条件，对发病情况、病症的个体差异，做疾病特点与整体状况的具体分析。

6. 动态性原则　所谓动态性原则，就是医生要用发展变化的观点认识疾病，在疾病的动态变化中把握内在联系，随着病情的演变不断修正自己的认识。

四、诊断学的学习目的及要求

诊断学的学习目的，在于掌握诊断学的基础理论、基本知识和基本技能，为临床各科的学习打下良好基础，本门课程结束时，学生应达到以下要求：

1. 掌握问诊的主要内容，熟悉问诊的方法与技巧，了解问诊的概念和系统问诊要点。

2. 掌握各种常见症状的概念、病因与临床表现，熟悉各种常见症状的发生机制，了解各种常见症状的伴随症状和诊断提示。

3. 掌握体格检查的正确方法、重要体征及其临床意义，熟悉体格检查内容的正常状态、其他体征及其临床意义。

4. 掌握实验室诊断常见检查项目的参考值，熟悉常见实验室诊断项目异常改变的临床意义，了解常见实验室诊断项目标本采集的方法。

5. 掌握心电图描记的操作方法和测量方法、心电图的常用导联、心电图检查的临床应用，熟悉正常心电图，了解心电图产生的原理、常见异常心电图、其他常用心电学检查。

6. 掌握影像学诊断的方法、临床应用，熟悉常见疾病影像学诊断方法的优选，了解影像学检查的基本原理。

7. 熟悉临床常用肺功能检查项目的临床意义，了解临床常用肺功能检查项目的参考值。

8. 熟悉内镜检查的临床应用，了解常用内镜检查的适应证、禁忌证、术前准备和操作方法。

9. 掌握病历书写的内容与格式、诊断的内容与格式，熟悉诊断的基本原则与方法、病历书写的基本要求，了解诊断的步骤和病历的重要意义。

10. 综合运用诊断的基础理论、基本知识和基本技能，搜集较完整的临床资料，综合分析搜集的临床资料，提出初步诊断，并能书写规范的病历。

五、诊断学的学习方法及要求

正确的诊断来源于正确的诊断理论和方法，这就需要医生重视诊断学基础这门课程的学习，为当一名优秀的临床医生打下坚实的基础。

1. 学习诊断学，一定要做到认真细心，一丝不苟，勤于思考，刻苦钻研，切实掌握基础理论、基本知识，对要求掌握的内容要记牢。

2. 学习诊断学，一定要树立高尚的医德，培养全心全意为人民服务的思想。

3. 学习诊断学，一定要重视临床实践，加强动手能力培养，反复练习，熟练运用基本检查技能。

4. 学习诊断学，一定要锻炼自己科学的思维能力。面对临床上出现的复杂疾病表现，要本着实事求是的态度，发扬理论联系实际的作风，全面运筹，综合分析、判断，使自己的思维和推理力求符合客观实际情况，从而提高诊断的准确性。

第一章　问　诊

📘 **学习要点**

1. 问诊的医德要求。
2. 问诊的方法与技巧。
3. 问诊的基本内容。

第一节　问诊的基本知识

问诊（inquiry），又称病史采集，是指医生通过向病人及有关人员（病人的亲属、亲友、同学、同事等）询问病情，借以了解疾病的发生、发展、现状，既往健康状况，有关生活经历等病史资料的过程。将问诊所获得的资料通过筛选，去伪存真，去粗取精，并使之条理化、系统化后记录下来即成为病史。

一、问诊的重要性

临床诊断通常是从问诊开始的，是诊断的第一步。问诊所获得的资料是疾病诊断的重要依据，特别是在疾病的早期和那些病情复杂而又缺乏典型体征的病例，深入、细致的问诊就更为重要。一个具有深厚医学知识和丰富临床经验的医生，常常通过问诊就能对某些疾病提出准确的诊断。对病情较为复杂的病人，通过对问诊中得到的病史特点进行分析，除可获取初步诊断外，还可以为下一步进行体格检查或器械检查提供重要的线索，为明确临床诊断奠定良好的基础。忽视问诊或问诊不仔细，往往造成临床工作中的漏诊或误诊。

二、问诊的医德要求

医德作为一种道德形式，是以道德作为基础的。由于医学服务对象的特殊性，更需要对从业者进行人文精神的培养。如果一个人把医生作为终身职业，那么对于医德的学习和实践是伴随整个工作过程的。医生应有高尚的医德，严格履行世界医学日内瓦宣言的精神，治病救人，救死扶伤。病人求医，都抱着美好的愿望——自己的痛苦与烦恼能够被消除，疾病能够被治愈。问诊是医患沟通的第一步，在双方的交流中会涉及患者疾病、生活、工作等方面的大量资料，甚至包括一些患者对任何人都不愿意讲的隐私。在问诊中必须注意以下医德要求：

1. 尊重人格　对患者提供的任何情况只能作为诊断的依据，而绝不作他用。对患者本人或其他人的任何隐私，不能传播给无关的人，绝不能嘲弄和讥笑，更不能侮辱患者的人格。

2. 认真倾听　问诊是非常严肃的医疗行为，认真的态度和行为才能取得患者的信任，才能保证患者的合作。患者诉说病情时，必须集中注意力，耐心倾听，才能以科学的方式收集到完整、准确的病史资料。

3. 一视同仁　对任何患者不能因为经济状况、社会地位、文化程度、家庭背景、性别、年龄、种族等不同而采用不同的态度和言行。对残疾患者，绝不能有歧视的言行。

4. 尊重同行　病史采集过程中，患者会诉说其过去的诊疗经过，有时会对过去医师的诊断和（或）治疗提出质疑，甚至表达其不满和愤怒。对同道不随意评价，不在患者面前诋毁别的医师。

三、问诊的方法与技巧

病人初次面对医生的问诊时，对陌生的医院环境和医护人员会产生紧张情绪，对所患疾病的知识缺乏，在叙述病情时，很容易造成病情的遗漏。所以要求医生在问诊时要讲究方法与技巧，注意做到以下几个方面：

1. 要有同情心和责任感　医生要认识到自己对病人、对社会的责任，尽自己最大的能力帮助病人战胜疾病，表现出和蔼的态度，亲切的语言，细致的作风，负责的精神。尊重病人的人格和感情，涉及病人隐私的内容，应依法为其保密。真正取得病人的信任，建立良好的合作关系。

2. 要语言通俗，防止暗示　问诊可以先从日常情况开始，以消除病人的恐惧或紧张心理。如"你家里有几口人？""今年多大啦？""哪儿不舒服？"问诊语言应通俗易懂，最好不用医学术语，如"端坐呼吸、里急后重"等。如病人诉说肚子痛，医生插问时，不应说"你是右下腹痛还是肝区痛？"应该说"你肚子哪地方痛，指一指痛的地方我看看！"

问诊切忌暗示性套问或有意识地诱导病人提供合乎医生主观印象所要求的资料。例如，病人诉说右上腹痛，你怀疑为胆囊疾病时，马上就插问："腹痛向右肩放射吗？"这样是错误的，很容易使病人信口附和，影响病史的可靠性。正确的方法是这样问："这地方痛时，还有其他痛的地方吗？"又如病人诉说咳嗽、咳痰，你接着询问："还伴有午后发热、盗汗、消瘦吗？"这也是不对的。

3. 要全面详细，重点突出　问诊时要全面详细，对问诊的项目不要遗漏，如过去史、个人史等，以便为疾病的诊断收集完整的资料，从中寻找到发病的原因等。重点突出是指初步判定病变的原因或性质后，要在主要症状的深度及广度上下功夫，要细致，要准确。病人诉说离题太远时，要及时巧妙地引导病人回到与疾病有关的话题中来，不要生硬地打断病人的话，引发病人的对抗情绪。病人不能够主动陈述病情，医生应耐心启发；病人诉说病情较为零乱，医生应注意分析归纳。

4. 要核实临床资料的可靠性　问诊对象应是病人本人，小儿、昏迷病人可询问监护人或知情者。少数病人对自己的疾病疑虑重重，时常夸大其感觉或推想，或出于某种原因隐瞒病情，医生要及时核实可疑情况。病人诉说过去曾患某病时，医生应对该种疾病的主要症状进行询问核实，应仔细分析病人当时所处的环境与心理状态，以科学的态度，运用医学知识进行取舍，以保证临床资料真实可靠。其他医疗单位转来的病情介绍或病历摘要，是重要的参考资料，但临床医生不能依此轻视病史询问。

5. 要分清轻重缓急　危重病人，在扼要询问、重点检查后立即抢救，对危重病人不能按常规状态进行。详细的病史待病情缓解或脱离危险后再补充询问。如果病人不能支持过久的谈话，可将病史分几次问完。

6. 要善于应对

（1）当遇到精神疾病病人等特殊病人时，要沉着、冷静、细心、耐心，创造机会，巧妙应对。对精神疾病病人除一般的问诊技巧外，特别注意倾听、接受、肯定、澄清、重构、代述、鼓励、表达等技巧。对于缄默与忧伤，要给予安抚、理解、适当等待和减慢问诊速度。

（2）当病人产生愤怒等特殊情况时，要注意寻找和发现其原因，是否是因为医生举止不得体或语言不恰当，或问及了病人认为十分敏感或隐私问题所引发。弄清原因后，恰当处理。如果属于医生的责任，医生要表示歉意并请病人理解。医生一定不能失态、发怒，要提醒自己担负的职责，采取坦然、理解的态度。

（3）对于残疾病人，除更多的同情、关心之外，更需要的是耐心和时间。在语言不通时，最好能先找到翻译，以免发生误解；如果找不到翻译，在使用不熟练的语言时，要特别注意发挥体语及手势的作用，并反复核实。例如，对聋哑人，一是使用简单明了的体语及手势，特别注意病人表情的回应；二是请其亲属、朋友解释或代述；三是必要时，通过书面交流进行。

（4）医生尽可能花时间耐心、专心和关心地倾听病人的诉说，使病人有充裕的时间描述自己身体的症状或痛苦，取得病人的信任。病人不愿意说出的、重要的症状，鼓励病人通过多种方式（谈话、手势、眼神、频频点头等）来描述自己的感受，完成医患沟通。

（5）当病人怀有敌意时，要学会保护自己，取得其他医护人员的帮助。

第二节　问诊的内容和要点

一、问诊的内容

病史应详细全面地询问，问诊的内容包括一般项目、主诉、现病史、过去史、个人史、婚姻史、月经及生育史、家族史。

1. 一般项目（general data） 姓名、性别、年龄（记录年龄时要写实年龄，不得用"儿童"或"成人"来代替）、婚姻、国籍、出生地、民族、职业（工种）、工作单位、现住址、联系电话、病史叙述者、可靠程度。

2. 主诉（chief complaints） 是指病人感觉最主要的痛苦或最明显的症状，应包括症状的性质及持续的时间。

主诉应用一两句话简要地加以概括，使人一看即能明确初诊的方向。主诉若为几个症状，可按先后顺序排列。例如：①上腹部疼痛反复发作5年，2小时前呕血约200mL。②反复咳嗽、吐痰、喘息20年，加重两年。③活动后心慌气短8年，下肢水肿半月。主诉的描述一般避免用诊断术语或病名。有时病人所述的主要症状不突出或含糊不清，医生应归纳整理、高度概括出疾病的主要方面作为主诉。例如：某病人自述头昏、乏力、失眠、记忆力减退、食欲不振、右上腹痛、腹胀1月。经综合归纳后得出以头昏、失眠、记忆力减退等神经系统症状为一组，以食欲不振、腹胀、右上腹痛、乏力等消化系统症状为另一组的两组症状。再经分析推理后认为，消化系统中的肝脏疾病可能性最大，故消化系统的症状为主要症状。进而概括出该病人主诉为：右上腹痛、腹胀、食欲不振1月。可见，确定主诉的过程，也是医生思考诊断的过程。对当前无症状表现，诊断资料和入院目的又十分明确的病人，也可以采用直接方式记录主诉。例如：①白血病复发2周，要求入院化疗。②发现胆囊结石2个月，入院接受手术治疗。

3. 现病史（history of present illness） 是指某一疾病自发生至就诊时的全过程。如反复发作多年的慢性疾病，现又复发就诊，则应从第一次出现症状开始描述。现病史是病史中最重要的部分，包括起病时情况、主要症状及伴随症状、病情的发展与演变、诊治经过、一般情况。

（1）**起病时情况**：包括起病的地点、环境、时间（年、月、日、时）、起病急缓、原因及诱因。这些均与疾病的诊断有关。例如，突然发作的夜间阵发性呼吸困难，应考虑左心衰竭；睡眠醒来后发现语言不清、偏瘫，考虑脑血栓形成等；急性胃肠炎有进生冷不洁饮食史而急骤起病；遭大雨淋浇可诱发肺炎球菌肺炎等。

（2）**主要症状及伴随症状**：主要症状要注意其部位、性质、程度、持续时间等特点。如腹痛，应询问腹痛的部位，是急性还是慢性，是剧痛还是隐痛，是持续性还是间歇性，每次发作持续与间歇的时间等。弄清主要症状的特点，对临床的诊断与鉴别诊断十分重要。同时，也要注意伴随症状及其特点。某一疾病通常有一组症状，临床上同时或相继出现，所以，发现某一主要症状时，要弄清是否伴随其他症状，伴随症状的特点如何。例如，病人主要症状为咯血，应注意是否伴有盗汗、低热、午后颧红、乏力等结核中毒症状。某病人出现发热、咳嗽、胸痛，如果伴有咯铁锈色痰，且在发热之后，则提示肺炎球菌肺炎的诊断。

（3）**病情的发展与演变**：自疾病发生后，病情是呈进行性还是间歇性，是逐渐加重还是反复发作，缓解与加重的因素是什么，主要症状如何发展或变化，又出现哪些症状或表现，这些应仔细询问清楚。例如：胰头癌引起的胆汁淤积性黄疸常为持续性，并呈进行性加重；而胆总管结石引起的胆汁淤积性黄疸则可时重时轻。吞咽困难，如持续存在，呈进行性加重，则食管癌可能性大；如间歇性发作，每次发作与情绪激动、精神紧张、食物性质等有关，则应想到食管贲门失弛缓症的可能。

(4) **诊治经过**：自发病以来，曾到何处诊治；做过何种检查，结果怎样；诊断是什么；服过何种药物，其剂量、用法、时间、效果与反应等，均应问清。

(5) **一般情况**：包括发病以来病人精神状态、饮食、大小便、睡眠、体力、体重的变化。

另外，为了防止遗漏，保证病史的完整性，除病人诉说的症状外，还需要按系统问诊要点进行回顾。

现病史示例：2014 年 10 月 3 日下午，病人在田间劳动时突遭大雨淋浇，当天晚上半夜时分突然出现寒战、高热，并感右侧轻度胸闷。病情呈进行性加重，高热不退，胸闷加重。至第二天下午出现咳嗽，吐白色黏液性痰，右侧胸痛，疼痛于咳嗽、呼吸、活动时加重。曾到某乡卫生院求治，诊断为"支气管炎"，给予"复方新诺明"，每次 2 片，每天两次口服，共服 2 天。病情无好转，于今天上午来我院就诊。自病后病人精神可，睡眠差，大便稍干燥，小便少，呈黄色，食欲减退，全身乏力，体重无明显改变。

4. 过去史（past history） 是指病人从出生至这次发病为止的健康状况。其内容包括既往健康状况、所患疾病情况、预防接种史、手术史、中毒史、过敏史等。与现病史有关的过去史应重点询问，这对于现疾病的诊断、鉴别诊断、治疗都有帮助。例如，一个哮喘病人，如有心脏病病史，则以心源性哮喘可能性大；如有过对花粉或皮毛过敏的病史，应考虑支气管哮喘的可能。若病人自己诉说曾患过某种疾病，在记录时应将其病名加引号注明，如"肺结核""高血压病"等。记录一般按时间（年、月）的先后顺序排列。

5. 个人史（personal history） 指病人自出生至就诊时的社会经历与生活习惯等。

(1) **社会经历**：包括出生地、居住地区及居留时间（尤其是传染病、地方病流行区）、居住条件、周围环境、文化程度、经济状况等。

(2) **职业**：包括具体工种、工作条件、劳动环境、是否接触工业毒物及接触时间。

(3) **习惯与嗜好**：如起居与卫生习惯，饮食的规律与质量，烟、酒、茶嗜好及摄入量，其他异嗜物和麻醉药品等。

(4) **冶游史**：有无不洁性交及淋病、梅毒等性病接触史。

6. 婚姻史（marriage history） 包括病人婚否，结婚年龄，配偶健康状况，性生活情况，夫妻关系等。

7. 月经及生育史

(1) **月经史（menstrual history）**：包括初潮年龄、月经周期、行经天数、月经量及颜色、有无痛经、末次月经日或绝经年龄、白带情况等。月经记录格式如下：

$$初潮年龄 \frac{行经天数（天）}{月经周期（天）} 末次月经日或绝经年龄$$

一 20 岁女性病人月经情况记录为：

$$12 \frac{3 \sim 5}{26 \sim 30} \quad 2014.10.11$$

（2）生育史（childbearing history）：对已婚妇女，询问妊娠及生育次数、生育年龄、人工或自然流产的次数、有无死胎或难产、现存孩子数及年龄与性别、计划生育情况等。

8. 家族史（family history）　父母、兄弟姊妹及子女健康状况。特别注意有无遗传性疾病或与遗传有关的疾病，如血友病、白化病、糖尿病、高血压病等。注意有无患传染性疾病。若家庭成员中已有死亡者，要问清死因及年龄。必要时，可绘制出家谱图。

二、系统问诊要点

1. 呼吸系统　主要的症状是呼吸困难、咳嗽、咯痰、咯血、胸痛。呼吸困难发生的时间、性质和程度、与体位的关系。咳嗽发生的时间、性质、与季节的关系、是否伴有胸痛或咳痰。痰量、颜色与性状、气味。咯血的时间、量、颜色、诱因，咯血后有无头晕、心慌、休克等表现。胸痛的时间、部位、性质，与呼吸、咳嗽、体位的关系。

2. 循环系统　主要症状为呼吸困难、心悸、咳嗽、咯血、水肿、心前区痛。呼吸困难发作的时间、缓起或骤起、是否为阵发性、与体位或体力活动的关系、是否伴有水肿或心悸等症状。心悸发生的时间、诱因。心前区疼痛的部位、性质、程度、发生与持续时间、有无放射及放射部位。水肿最早发生的部位、时间、与体力活动的关系、是否伴有尿量改变。

3. 消化系统　主要症状是食欲不振、腹痛、恶心与呕吐、腹泻、呕血与黑便。食欲不振发生及持续的时间、是否厌油腻、是否伴黄疸。腹痛发生的时间、部位、性质、程度、是否有放射及放射部位、饮食与药物对腹痛的影响。恶心与呕吐发生及持续的时间、与饮食的关系，吐出物的量、性状、颜色及气味。腹泻的次数，粪便颜色、气味、性状，有无黏液及脓血，有无未消化食物，有无里急后重，有无腹泻和便秘交替。呕血与黑便的诱因，呕血的时间、次数、数量、颜色，黑便的次数、数量，黑便前有否吃过动物肝脏或动物血，呕血、黑便后有无不适及休克症状。

4. 泌尿系统　主要症状是少尿、多尿、血尿、尿痛、尿频、尿急。少尿或多尿的诱因、发生与持续的时间、是否伴有尿液颜色的改变。血尿发生的时间、是否有血凝块、是否伴有水肿及腰部包块。尿痛、尿频、尿急发生的时间，尿频的程度，是否伴有发热及腰痛等。

另外，注意有无排尿困难、尿潴留或尿失禁，性生活及计划生育情况。

5. 造血系统　主要症状是乏力、头晕、眼花、耳鸣、出血点及瘀斑。乏力、头晕、眼花、耳鸣持续的时间、是否伴发热、是否伴肝脾淋巴结肿大、是否伴骨骼疼痛。出血点及瘀斑发现的部位、有无诱因、是否反复出现。

6. 内分泌系统　主要症状是烦渴与多尿、畏寒与怕热、食欲及体重改变、第二性征与性功能改变。

7. 运动系统　主要症状是四肢及关节疼痛、四肢及关节活动障碍或形态异常、肌肉萎缩、肢体瘫痪、肢体震颤。

8. 神经精神系统　主要症状是头痛、意识障碍、抽搐、瘫痪、感觉障碍、视力障碍、失眠、精神异常。

复习思考题

1. 简述问诊的内容。
2. 简述现病史的主要内容。

第二章　常见症状

1. 常见症状的概念。
2. 常见症状的病因。
3. 常见症状的临床表现。

症状（symptom）是疾病的各种表现，是指患者主观感觉到的不适或痛苦的异常感受或某些客观病态改变。其表现形式多样，有些症状只有患者能主观感觉到，如疼痛、乏力、恶心、眩晕等；而有些症状不仅患者能主观感觉到，而且也能通过客观检查发现，如发热、呼吸困难等。症状是提示疾病的出发点，并成为建立诊断的重要依据。

广义的症状还包括一些体征，体征（sign）是指机体疾病过程中出现的各种客观改变，多数由医师通过客观检查发现，如肝脾肿大、心脏杂音等。症状与体征是疾病的横向联系纽带，主要的目的是根据观察到的症状或体征结合其他的临床资料做出疾病的诊断和鉴别诊断。

第一节　发　热

体温是生命活动的重要标志，体温可以通过体温表测量。正常人体温保持在一定的范围内，腋窝温度为 36℃ ~37℃；口腔温度为 36.2℃ ~37.2℃；直肠温度为 36.5℃ ~37.7℃。在生理状态下，体温受体内外因素的影响而稍有波动。昼夜之间下午较早晨高，剧烈活动、劳动或进餐后体温也可略升高，但一般波动范围不超过 1℃。年轻人体温偏高，老年人体温偏低，妇女在月经期体温较低，在月经前和妊娠期稍高。任何原因导致体温升高超过正常范围称为发热（fever）。发热是机体对致病因素的一种全身反应。

【发生机制】

（一）致热原引起发热

致热原分为外源性和内源性两类。外源性致热原主要包括各种病原体及其代谢产物、炎性渗出物及无菌性坏死物质、抗原－抗体复合物等，它们不能直接引起发热，而是通过激活血液中的中性粒细胞、嗜酸性粒细胞和单核－吞噬细胞系统，使其产生并释放内源性致热原。内源性致热原主要有白细胞介素－1、肿瘤坏死因子和干扰素，也不能直接引起发热，它们通过血－脑屏障后，作用于体温调节中枢，使其释放中枢发热调节介质。中枢发热调节介质包括正调节介质和副调节介质。前者使体温中枢调定点（温阈）上升，体温调节中枢对体温重新调节发出冲动，一方面通过垂体内分泌因素使代谢增加或通过运动神经使骨骼肌阵缩（临床表现为寒战）使产热增加，另一方面通过交感神经使皮肤血管收缩及竖毛肌收缩，停止排汗，散热减少，体温升高。在体温中枢调定点（温阈）上升、体温升高的同时，副调节介质被释放，限制体温中枢调定点的过度上调，对机体产生保护作用。正调节介质主要有前列腺素 E、促肾上腺皮质激素释放激素、环磷酸腺苷、一氧化氮。副调节介质主要有精氨酸加压素、黑素细胞刺激素、脂皮质蛋白－1。

（二）非致热源引起发热

1. 体温中枢直接受到刺激 脑部的出血、炎症、肿瘤、外伤、中暑等因素直接作用于丘脑的体温中枢引起发热。

2. 组织产热过多 ①甲状腺激素分泌过多时，促进物质代谢，氧化加速，产热增加。②自主神经功能紊乱，交感神经兴奋，组织产热增加。

3. 身体散热减少 ①汗腺缺乏或破坏，造成皮肤散热不良。②严重脱水，热量通过水分蒸发散热减少。

目前认为致热原引起发热是机体发热的主要机制。

【病因】

根据病因发热分为感染性发热和非感染性发热两大类，临床上以感染性发热最常见。

（一）感染性发热

各种病原体如细菌、病毒、支原体、衣原体、立克次体、螺旋体、真菌、寄生虫等所引起的感染，均可出现发热。见于急性阑尾炎、急性扁桃体炎、流行性感冒、肺结核等。在分析感染性发热时，一要判断引起发热的病原体种类，二要注意寻找病原体感染的部位。

（二）非感染性发热

1. 无菌性坏死物质的吸收 如大面积烧伤、大手术后、急性心肌梗死、恶性肿瘤等。

2. 变态反应 如风湿热、血清病、系统性红斑狼疮、输血反应等。

3. 内分泌与代谢障碍疾病 如甲状腺功能亢进症、重度脱水等。

4. 皮肤疾病 如大面积严重烧伤后、广泛皮炎、先天性无汗腺、鱼鳞病等。鱼鳞病是一种遗传性角化障碍性皮肤病，皮肤角化障碍造成全身皮脂腺及汗腺的分泌减少。其共同临床特点为四肢伸侧或躯干部产生很多干燥、粗糙、状如鱼鳞的角化性鳞屑。寒冷干燥季节加重，温暖潮湿季节缓解。

5. 体温调节中枢功能失调 如中暑、重度安眠药中毒、脑出血、脑外伤等。

6. 自主神经功能紊乱 ①原发性发热：自主神经功能紊乱影响正常的体温调节过程或体质异常，低热可持续数月或数年之久。②感染后低热：原有感染已愈，但低热不退。系体温调节中枢对体温的调节功能仍未完全恢复正常所致。③夏季低热：发生于夏季，秋凉后自行退热每年如此，反复出现，连续数年后多可自愈。常见于营养不良或脑发育不良的幼儿。

【临床表现】

（一）发热过程

发热过程一般分为三个阶段。

1. 体温上升期 其特点为产热大于散热。临床上表现为疲乏、不适感、肌肉酸痛、皮肤苍白、干燥、无汗、畏寒，有时伴寒战等症状。体温上升有两种方式：

（1）骤升型：体温在几小时内达 39℃ ~40℃ 或以上，常伴有寒战。见于大叶性肺炎、疟疾、急性肾盂肾炎等。

（2）缓升型：体温于数日内缓慢上升达高峰，见于伤寒、结核病等。伤寒以阶梯状上升的高热为特征。

2. 高热持续期 其特点为产热与散热在较高的水平上趋于平衡，体温维持在较高的状态。临床表现为皮肤潮红而灼热，呼吸和心率增快。此期持续时间可因病情和治疗效果而异，可为数小时、数天甚至数周不等。

3. 体温下降期 其特点是散热增加而产热趋于正常，体温中枢恢复正常的调节水平。临床表现为病人大量出汗和皮肤温度降低。体温下降的方式有两种：

（1）骤降：体温于数小时内迅速降至正常，有时可低于正常，常伴有大汗。见于疟疾、大叶性肺炎、急性肾盂肾炎、回归热等。

（2）渐降：体温于数天内逐渐降至正常，见于伤寒、风湿热等。

（二）发热分度

根据腋窝温度，临床上将发热分为下列四种程度：低热：37.1℃ ~38℃。中等度发热：38.1℃ ~39℃。高热：39.1℃ ~41℃。超高热：超过41℃。

脉搏和呼吸通常随体温升高而加快。一般说来，体温升高1℃，脉搏每分钟约增加10次，呼吸每分钟增加3~4次。

（三）常见热型

将病人每天不同时间测得的体温数值描记在体温单上，将各体温数值点用蓝线连接起来形成体温曲线，该曲线的不同形态（形状）称为热型。不同的病因常形成不同的热型，临床上常见的热型如下：

1. 稽留热 体温持续在 39℃ ~40℃，达数天或数周，24 小时内波动范围不超过 1℃。见于大叶性肺炎、伤寒等（图 2-1）。

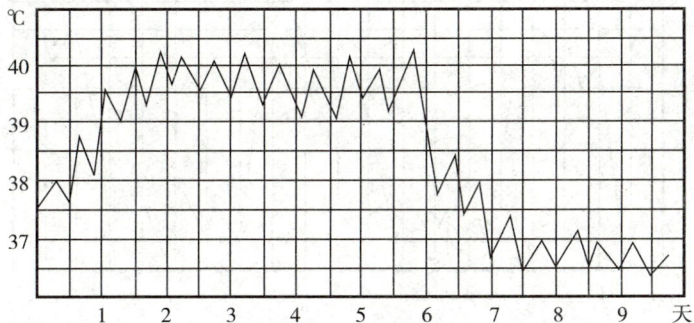

图 2-1 稽留热

2. 弛张热 体温高低不一，24 小时内波动范围达 2℃ 以上，但最低温度仍高于正常水平。见于败血症、重症肺结核、风湿热等（图 2-2）。

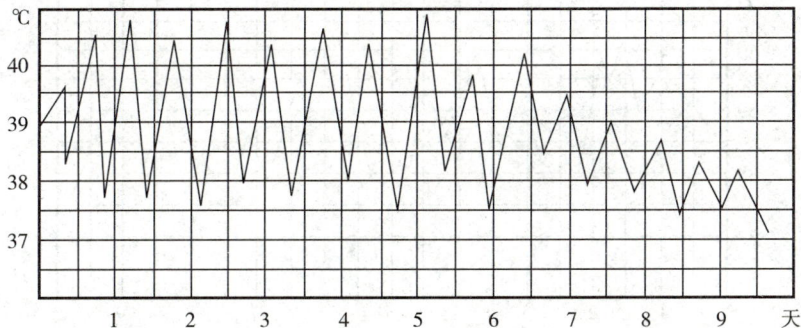

图 2-2 弛张热

3. 间歇热 体温骤升达高峰后持续数小时，又骤然降至正常水平持续一天至数天，如此高热期与无热期反复出现。见于疟疾、急性肾盂肾炎等（图 2-3）。

图 2-3 间歇热

4. 回归热 体温急骤升高至39℃以上，持续数天后又骤降至正常水平，高热期与无热期各持续若干天后规律性交替一次。见于回归热、霍奇金（Hodgkin）病等（图2-4）。

图 2-4 回归热

5. 不规则热 发热的体温曲线无一定规律。见于流行性感冒、肺结核、渗出性胸膜炎等（图2-5）。

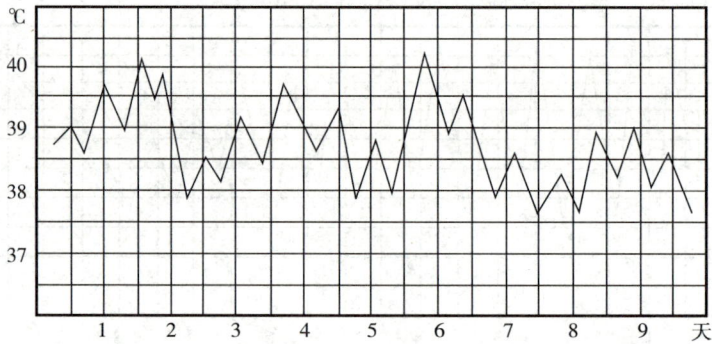

图 2-5 不规则热

（四）发热时间长短

1. 急性短期发热 多见于急性感染，如肺炎球菌肺炎、流行性腮腺炎、急性细菌性痢疾等。

2. 慢性长期发热

（1）长期"不明原因"中高热：是指体温在38℃以上，持续时间超过2周的发热。见于恶性肿瘤（如恶性组织细胞病、淋巴瘤、肝癌）、结缔组织病（如系统性红斑狼疮）等。

（2）长期低热：是指体温在38℃以下，持续1个月以上的慢性发热。见于慢性感染（如结核病、慢性肝胆管感染）、甲状腺功能亢进症、自主神经功能紊乱、夏季低热等。

【伴随症状】

1. 发热伴寒战 见于大叶性肺炎、败血症、胆囊炎、流行性脑脊髓膜炎、疟疾等。

2. 发热伴结膜充血 见于麻疹、流行性出血热、钩端螺旋体病、斑疹伤寒等。

3. 发热伴单纯疱疹 见于大叶性肺炎、疟疾、流行性脑脊髓膜炎等。

4. 发热伴出血 见于重症麻疹、流行性出血热、败血症、急性白血病、急性再生障碍性贫血等。

5. 发热伴淋巴结肿大 见于传染性单核细胞增多症、风疹、淋巴结结核、局灶性化脓性感染等。

6. 发热伴肝脾大 见于病毒性肝炎、肝及胆道感染、疟疾、血吸虫病、白血病、恶性淋巴瘤等。

7. 发热伴关节肿痛 见于风湿热、败血症、猩红热、痛风等。

【诊断提示】

1. 问诊 流行性脑脊髓膜炎、麻疹、白喉、斑疹伤寒等流行于冬春季节；伤寒、流行性乙型脑炎、脊髓灰质炎、细菌性痢疾则夏秋季流行；钩端螺旋体病常见于夏收与秋收时节。

2. 体格检查 系统性红斑狼疮可表现为典型的面部蝶形红斑。心包炎可出现心包摩擦音及心包摩擦感。胸膜炎可出现胸膜摩擦音与胸膜摩擦感。急性白血病可出现胸骨压痛。水痘病人有向心性分布的皮疹。猩红热病人表现为口周苍白圈。麻疹病人口腔黏膜可见麻疹黏膜斑。流行性出血热病人可表现为醉酒貌且在上胸部等处见到猫抓样血痕或排成链条状的小出血点。

3. 辅助检查 急性细菌性痢疾病人白细胞总数和中性粒细胞数增加，大便镜检可见大量脓细胞和红细胞，若发现巨噬细胞有较大诊断价值。疟疾病人血液涂片可找到疟原虫。伤寒病人血象检查多有中性粒细胞减少。怀疑急性心肌梗死时，应做心电图检查。

第二节 水 肿

人体组织间隙有过多的液体积聚使组织肿胀称为水肿（edema）。浆膜腔水肿称为积液（hydrops），如胸腔积液、腹腔积液、心包腔积液和关节腔积液。水肿按部位可分为全身性水肿和局部性水肿；按性质可分为凹陷性水肿与非凹陷性水肿。当身体各部分（主要是皮下组织）组织间隙均有液体积聚时称为全身性水肿；体液积聚于局部组织间隙时，称为局部性水肿。按压后出现凹陷的水肿称为凹陷性水肿；按压后无明显凹陷的水肿称为非凹陷性水肿。一般情况下，"水肿"这一术语，不包括内脏器官局部的细胞水肿，如脑水肿、肺水肿等。

【发生机制】

在正常人体中，血管内液体不断地从毛细血管小动脉端滤出至组织间隙成为组织液，另一方面组织液又不断从毛细血管小静脉端回吸收入血管中，二者经常保持动态平衡，因而组织间隙无过多液体积聚。保持这种平衡的主要因素有毛细血管内静水压、血浆胶体渗透压、组织间隙机械压力（组织压）及组织液胶体渗透压。维持体液平衡的因素发生障碍，则可产生水肿。产生水肿的几项主要因素为：①钠与水的潴留，如继发性醛固酮增多症等。②毛细血管滤过压升高，如右心衰竭等。③毛细血管通透性增高，如急性肾炎等。④血浆胶体渗透压降低，通常继发于血清蛋白减少，如慢性肾炎、肾病综合征等。⑤淋巴液或静脉回流受阻，如丝虫病或血栓性静脉炎等。

【病因】

（一）全身性水肿

1. 心源性水肿　见于右心衰竭、渗出性心包炎、慢性缩窄性心包炎，以右心衰竭最常见。其主要发生机制是：①静脉回流受阻，致静脉压和毛细血管内滤过压升高，液体从血管内滤出增多；②心排出量减少，肾血流量减少，导致肾小球对水和钠滤过减少，引起钠、水潴留。

2. 肾源性水肿　见于急性或慢性肾炎、肾病等。其发生机制随疾病而异。①肾炎性水肿主要是由于毛细血管壁通透性增加，以及肾血流量减少所致的钠、水潴留。②肾病性水肿主要是由于大量蛋白尿所致的低蛋白血症，以及循环血量减少，继发性醛固酮增多，引起钠、水的潴留。

3. 肝源性水肿　主要见于肝硬化失代偿期。其主要发生机制是：①肝脏合成血浆蛋白减少，血浆胶体渗透压降低。②门脉高压，致腹腔脏器血液回流受阻，毛细血管内滤过压升高。③肝淋巴液回流障碍。

4. 营养不良性水肿　见于慢性消耗性疾病、长期营养缺乏、蛋白丢失性胃肠病、严重烧伤等。其主要发生机制是血浆蛋白减少而引起的胶体渗透压降低。另外，维生素 B_{12} 缺乏亦可引起水肿。

5. 其他全身性水肿　常见黏液性水肿、经前期紧张综合征、药物性水肿、特发性水肿、妊娠高血压综合征、血管神经性水肿等。

（二）局部性水肿

1. 局部炎症水肿　见于急性蜂窝组织炎、丹毒、痈等。

2. 局部静脉回流受阻　见于上腔静脉阻塞综合征、肢体静脉血栓形成、血栓性静脉炎、下肢静脉曲张等。

3. 局部淋巴回流受阻　见于丝虫病、淋巴结清扫术后（如乳腺癌腋窝淋巴结清扫术后引起上肢淋巴回流障碍出现手臂水肿）等。

【临床表现】

（一）全身性水肿

1. 心源性水肿 其主要特点是上行性水肿。水肿首先发生于身体下垂部位，立位时，首先出现于下肢，尤其以踝部较明显；半卧位时，则先出现在臀部、大腿部及腰背部；卧位时，则首先出现于骶部。水肿在劳累后明显，休息后减轻。随着心力衰竭的加重，水肿逐渐向上扩展。严重时可并发胸膜腔、腹膜腔甚至心包腔积液。

2. 肾源性水肿 其主要特点是下行性水肿。急性肾炎时，病人早期于晨间起床时，发现眼睑与颜面浮肿，迅速发展为全身性水肿。肾病综合征的全身性水肿最明显，以重度全身性水肿、大量蛋白尿、严重低蛋白血症、高胆固醇血症为特征，其水肿的分布与体位关系不大。

心源性水肿与肾源性水肿的鉴别见表 2－1。

表 2－1 心源性水肿与肾源性水肿的鉴别

	肾源性水肿	心源性水肿
开始部位	从眼睑、颜面开始而延及全身	从足部开始，向上延及全身
发展快慢	发展常迅速	发展较缓慢
水肿性质	软而移动性大	比较坚实，移动性较小
伴随症状	其他肾病表现，如高血压、蛋白尿、血尿、管型尿、眼底改变等	心力衰竭表现，如心脏增大、杂音、肝大、静脉压升高等

3. 肝源性水肿 腹水是肝硬化晚期的突出表现。水肿发生缓慢，常首先出现于踝部，严重时可出现下肢水肿、腹水甚至胸水，而头面部及上肢常无水肿。

4. 营养不良性水肿 其主要特点是先有体重减轻和消瘦等表现，以后才出现水肿，水肿常先从足部开始，逐渐蔓延全身。

5. 其他全身性水肿 主要有：①黏液性水肿：甲状腺功能减退所致。水肿为非凹陷性（水肿液中含大量亲水蛋白），有乏力、怕冷、皮肤粗糙、反应迟钝、毛发（特别是眉毛）脱落等表现。②经前期紧张综合征：多于月经前 7～14 天出现，眼睑、手、踝部轻度水肿，体重增加 1～2kg。常伴有烦躁、易怒、失眠、头痛、乏力、乳房胀痛、盆腔部沉重感，月经后水肿消失。③药物性水肿：引起水肿的药物有肾上腺皮质激素、雄激素、雌激素、利舍平、胰岛素、甘草等。特点是用药后发生，停药不久后消失。④特发性水肿：水肿发生而无任何明显的、已知的原因，称为特发性水肿。只见于女性，水肿和月经有关，多局限于踝部与眼睑，一般为轻度，于站立或工作劳累后出现或加重。常伴有其他自主神经功能失调症状，而体格检查基本正常。⑤血管神经性水肿：由于对某种药物、食物或环境中的某种因素过敏（冷、热空气）引起的水肿，其特点是水肿突然发生，水肿部位无疼痛，但可有麻胀感，多见于面部、舌及唇处，消失较快。若水肿发生在喉头和（或）声门时，可危及病人生命。

（二）局部性水肿

1. 局部炎症水肿　水肿局部红、肿、热、痛。见于急性乳腺炎、疖、痈等。

2. 局部静脉回流受阻　①上腔静脉阻塞综合征：此为肺、纵隔肿瘤或炎症压迫上腔静脉或上腔静脉内血栓形成所致。水肿呈"披肩样"，即水肿发生于上腔静脉引流的面、颈、肩、上肢及上胸部。②下肢深静脉血栓形成：突发一侧下肢（血栓形成部位以下）肿胀，伴疼痛和浅静脉扩张。

3. 局部淋巴回流受阻　①丝虫病引起的水肿：多发生在下肢与阴囊处，状如象皮，按压无凹陷。②淋巴结清扫术后引起的肢体水肿：有癌肿及手术史，开始水肿尚软，后逐渐变硬。

【伴随症状】

1. 水肿伴呼吸困难和发绀　见于左心衰竭、脚气病（维生素 B_1 缺乏症）等。

2. 水肿伴肝大　见于右心衰竭等。

3. 水肿伴高血压　见于妊娠高血压综合征等。

4. 水肿伴肝掌、蜘蛛痣　见于慢性肝炎、肝硬化等。

【诊断提示】

1. 问诊　儿童或青少年在水肿出现前 1～3 周有上呼吸道感染（扁桃体炎）或皮肤感染（脓疱疮）史者，提示急性肾炎。妊娠 24 周后的初产妇发生的全身性水肿，提示妊娠高血压综合征。药物性水肿有服用致水肿药物史。

2. 体格检查　发现颈静脉怒张、肝-颈静脉回流征阳性，提示右心衰竭。发现以脐为中心向四周伸展的腹壁静脉曲张提示肝硬化。

3. 辅助检查　尿液一般检查有助于肾炎、肾病的表现。肝功能检查有助于慢性肝炎、肝硬化的诊断。超声波检查对肝硬化的诊断有重要帮助。右心衰竭、心包炎可行胸部 X 线检查。

第三节　咳嗽与咳痰

咳嗽（cough）是一种保护性反射动作。通过咳嗽可将呼吸道内的异物、分泌物、渗出物及坏死组织排出体外，起到排出异物和清洁呼吸道的作用。但频繁的刺激性咳嗽消耗体力，增加心脏负担，影响工作和休息，则失去保护意义。呼吸道内的分泌物、渗出物及坏死组织、异物混合形成痰，随咳嗽动作将其排出，称为咳痰（expectoration）。

【发生机制】

咳嗽是由于延髓咳嗽中枢受刺激所致。有的刺激来自呼吸系统以外的器官，但大部分刺激来自呼吸道黏膜。呼吸道黏膜受到炎症、水肿、异物等刺激后，将冲动经迷走神经、舌咽神经、三叉神经的感觉纤维传入延髓咳嗽中枢，再通过喉下神经、膈神经、脊神经分别兴奋声带肌、膈肌、肋间肌引起咳嗽动作。咳嗽时，痰随之排出。

【病因】

（一）呼吸系统疾病

1. 咽喉疾病　见于急性或慢性咽炎、咽结核与喉结核、喉癌等。

2. 气管、支气管疾病　见于慢性支气管炎、支气管哮喘、支气管扩张症、支气管肺癌、气管或支气管异物等。

3. 肺疾病　见于肺炎、肺结核、肺脓肿、肺吸虫病、尘肺等。

4. 胸膜疾病　见于胸膜炎、自发性气胸、恶性肿瘤的胸膜浸润等。

（二）心血管系统疾病

1. 心脏疾病　见于二尖瓣狭窄、左心衰竭、心包炎等。

2. 血管疾病　见于肺动脉栓塞等。

（三）其他因素

1. 中枢神经因素　见于习惯性咳嗽、癔症等。

2. 药物副作用　见于服用巯甲丙脯酸（卡托普利）等。

【临床表现】

（一）咳嗽的性质

1. 干性咳嗽　即刺激性咳嗽，指咳嗽无痰或痰量甚少。见于急性咽（喉）炎、急性支气管炎初期、胸膜炎、早期肺结核、中心型肺癌、肺炎支原体肺炎等。

2. 湿性咳嗽　指有痰且痰量较多的咳嗽。见于慢性支气管炎、细菌性肺炎、支气管扩张症、肺脓肿等。

（二）咳嗽的时间与节律

1. 骤然发生的咳嗽　见于急性上呼吸道感染、气管异物、吸入刺激性气体（氨气、氯气、二氧化氮气）等。

2. 长期慢性咳嗽　见于慢性支气管炎、支气管哮喘、支气管扩张症、慢性肺脓肿等。

3. 阵发性咳嗽　见于呼吸道异物、百日咳、支气管内膜结核、支气管肺癌等。

4. 定时咳嗽　指咳嗽的出现和加剧有一定时间。晨起或夜间卧下时咳嗽见于慢性支气管炎、支气管扩张症等；夜间咳嗽比较频繁见于慢性心力衰竭、肺结核等。

（三）咳嗽的音色

1. **嘶哑咳嗽**　见于声带炎、喉结核、喉癌等。
2. **犬吠样咳嗽**　见于会厌、喉头疾患或气管受压。
3. **金属样咳嗽**　见于纵隔肿瘤、主动脉瘤、支气管肺癌等直接压迫气管。
4. **阵发性痉咳伴鸡鸣样回声**　见于百日咳。
5. **短促轻咳、咳而不爽**　见于干性胸膜炎、大叶性肺炎、胸部外伤后。

（四）痰的性状与量

1. **白色或无色黏痰**　常见于慢性咽炎、急性支气管炎、慢性支气管炎临床缓解期、支气管哮喘。
2. **痰白黏稠且牵拉成丝难以咳出**　提示真菌感染。
3. **铁锈色痰**　见于大叶性肺炎。
4. **粉红色泡沫样痰**　见于二尖瓣狭窄和左心衰竭。
5. **大量稀薄浆液性痰中含粉皮样物**　提示棘球蚴（包虫）病。
6. **果酱样痰**　见于肺吸虫病。
7. **黄绿色或翠绿色痰**　提示铜绿假单胞菌感染。
8. **大量脓臭痰**　见于肺脓肿。
9. **日咳数百至上千毫升浆液泡沫痰**　提示肺泡癌。

【伴随症状】

1. **咳嗽伴发热**　见于呼吸道感染、肺炎、肺结核等。
2. **咳嗽伴胸痛**　见于胸膜炎、自发性气胸、支气管肺癌等。
3. **咳嗽伴呼吸困难**　见于重症心肺疾病、大量胸腔积液、气胸等。

【诊断提示】

1. **问诊**　有结核接触史者注意肺结核的可能。冬季加剧的长期慢性咳嗽提示为慢性支气管炎。童年起病，且脓痰在病程中逐渐增多提示支气管扩张症。有长期接触有害粉尘病史的慢性咳嗽应考虑肺尘埃沉着症。小儿于玩耍过程中突然出现的呛咳、憋气应想到气管异物。

2. **体格检查**　锁骨上下区局限性细湿啰音提示浸润型肺结核。一侧胸部叩诊呈鼓音提示气胸。一侧胸部叩诊呈实音提示大量胸腔积液。发现杵状指（趾）应想到慢性肺脓肿的可能。

3. **辅助检查**　痰液检查查出结核杆菌可确诊肺结核，X线检查有助于肺结核的早期发现。肺脓肿病人白细胞计数明显升高，X线检查可发现空洞及液平面。痰液检查肺炎球菌阳性，X线检查发现以肺段或肺大叶为范围的阴影，提示肺炎球菌肺炎。

第四节　咯　血

喉以下的呼吸道及肺实质出血，血液随咳嗽动作从口腔排出，称为咯血（hemoptysis）。小量咯血是指每日咯血量少于100mL，中等量咯血是指每日咯血量在100～500mL之间，大量咯血是指每日咯血量超过500mL。咯血应注意与来自鼻腔、口腔、咽部、上消化道的出血相鉴别。

【病因与发生机制】

（一）呼吸系统疾病

1. 支气管疾病　见于慢性支气管炎、支气管扩张症、支气管肺癌、支气管内膜结核等。其发生机制是炎症或癌肿使其病灶处毛细血管通透性增高或黏膜下血管破裂。

2. 肺部疾病　见于肺结核、肺炎、肺脓肿、肺真菌病、肺吸虫病、肺转移瘤等。其发生机制是病灶处毛细血管通透性增高、小血管破裂、肺结核或肺脓肿空洞内小动脉瘤破裂。

（二）心血管系统疾病

主要见于风湿性心脏病二尖瓣狭窄和左心衰竭。其发生机制是肺淤血致肺内小静脉及毛细血管内压力升高，导致血液外渗、小静脉及毛细血管破裂。另外，房间隔缺损、肺梗死等亦可引起咯血。

（三）其他

1. 血液病　见于血小板减少性紫癜、再生障碍性贫血、急性白血病、血友病等。其发生机制主要是止血、凝血功能障碍。

2. 急性传染病　见于流行性出血热、百日咳、钩端螺旋体病等。

3. 胸部外伤　见于暴力、锐器、手术等造成的肺损伤。

4. 其他　见于系统性红斑狼疮、高山病、支气管子宫内膜异位症。

上述病因中，主要是呼吸系统疾病和心血管系统疾病，尤以肺结核、风湿性心脏病二尖瓣狭窄、支气管扩张症、肺脓肿、肺癌等临床上常见，而以肺结核为咯血最常见的病因。

【临床表现】

1. 咯血的年龄　儿童少量咯血应注意特发性含铁血黄素沉着症的可能。青少年咯血常见于肺结核、支气管扩张症、二尖瓣狭窄等。40岁以上有长期吸烟史者应考虑肺癌的可能。

2. 咯血的量　根据咯血量的大小咯血可表现为痰中带血、血块、全部是鲜血等，血块如阻塞呼吸道可引起窒息，出血量过大时，亦可出现失血性休克。大量咯血主要见于肺结核空洞、支气管扩张症和慢性肺脓肿，反复小量咯血主要见于肺癌。

3. 咯血的性状 咯血混有脓痰见于支气管扩张症、肺脓肿；咯血呈暗红色主要见于风湿性心脏病二尖瓣狭窄；咯砖红色胶冻样血痰主要见于克雷白杆菌肺炎；咯黏稠暗红色血痰常见于肺梗死。

4. 咯血与呕血的鉴别 咯血来自呼吸道，呕血来自消化道，准确判断出血部位十分重要，两者鉴别见表2-2。

表2-2　咯血与呕血的鉴别

	咯血	呕血
病因	肺结核、支气管扩张症、肺炎、肺脓肿、肺癌、二尖瓣狭窄	消化性溃疡、肝硬化、急性糜烂性胃炎、胆道出血
出血前症状	咽喉痒、胸闷、咳嗽	上腹不适、恶心、呕吐
出血方式	咯出	呕出，可呈喷射状
血色	鲜红	棕黑、暗红，有时为鲜血
血中混合物	泡沫、痰	胃液、食物残渣
酸碱性	碱性	酸性
黑便	除非咽下，否则没有	有，量多则为柏油样，呕血停止后仍持续数日
出血后痰性状	痰中带血数日	无痰

【伴随症状】

1. 咯血伴发热 见于肺结核、肺脓肿、流行性出血热、钩端螺旋体病等。

2. 咯血伴胸痛 见于大叶性肺炎、肺梗死、肺结核、支气管肺癌等。

3. 咯血伴呛咳 见于支气管肺癌、肺炎支原体肺炎等。

4. 咯血伴皮肤黏膜出血 见于血液病、钩端螺旋体病、流行性出血热等。

【诊断提示】

1. 问诊 有生食石蟹或蝲蛄史者提示肺吸虫病。长期卧床、手术后或有房颤病史者，应想到肺梗死的可能。有肺结核家族史或与肺结核病人密切接触者应想到肺结核。中年以上反复少量咯血要警惕肺癌。女性与月经有关的周期性咯血提示为支气管子宫内膜异位症。

2. 体格检查 病人呈二尖瓣面容，心尖部听到舒张期隆隆样杂音提示风湿性心脏病二尖瓣狭窄。反复咯血而全身情况较好，肺底部局限而固定的湿啰音提示支气管扩张症。病人呈进行性消瘦且伴低热、盗汗提示活动性肺结核。

3. 辅助检查 怀疑钩端螺旋体病时，应取血液、尿液标本，在显微镜下找钩端螺旋体或进行培养，亦可做显微镜凝集溶解试验。流行性出血热病人血液中有异型淋巴细胞出现，血小板逐渐减少。X线检查肺部呈蜂窝状或卷发样阴影提示支气管扩张症，支气管造影可确诊。痰脱落细胞学及纤维支气管镜检查对确诊肺癌具有重要价值。风湿性心脏病二尖瓣狭窄 X 线检查呈"梨形心"，心电图检查出现"二尖瓣型 P 波"。

第五节　呼吸困难

病人主观上感觉空气不足，客观上表现为呼吸费力并伴有呼吸频率、节律和深度的改变称为呼吸困难（dyspnea）。严重的呼吸困难，病人被迫坐起呼吸，称为端坐呼吸（orthopnea）。

【病因与发生机制】

（一）肺源性呼吸困难

凡由呼吸系统疾病引起的呼吸困难统称为肺源性呼吸困难。

1. 呼吸道阻塞　见于急性喉炎、喉水肿、气管或支气管异物、慢性支气管炎、支气管哮喘等。其发生机制是呼吸道狭窄，引起通气功能障碍，导致缺氧和二氧化碳潴留，发生呼吸困难。

2. 肺部疾病　见于慢性阻塞性肺气肿、肺炎、肺结核、肺水肿、肺梗死、肺转移瘤、广泛性肺纤维化等。其发生机制主要是肺组织损害，肺泡通气量减小，换气功能障碍，发生呼吸困难。

3. 胸膜疾病　见于气胸、大量胸腔积液、胸膜粘连等。其发生机制是肺扩张和收缩受限，导致肺活量降低，通气减少，发生呼吸困难。

4. 胸廓疾病及膈肌运动障碍　见于胸廓畸形、肋骨骨折、腹腔内巨大肿瘤、大量腹水、急性腹膜炎等。其发生机制主要是呼吸幅度减小，呼吸运动减弱，肺活量减少，发生呼吸困难。

（二）心源性呼吸困难

凡由心血管系统疾病引起的呼吸困难统称为心源性呼吸困难。主要是各种原因导致的心力衰竭，尤其是左心衰竭。

1. 左心衰竭　引起左心衰竭的原因有高血压性心脏病、冠状动脉粥样硬化性心脏病、病毒性心肌炎、原发性心肌病等。引起左心衰竭发生呼吸困难的主要机制是肺淤血和肺泡弹性降低，影响气体交换并通过神经反射刺激呼吸中枢发生呼吸困难。

2. 右心衰竭　引起右心衰竭的原因有慢性肺源性心脏病、风湿性心脏病二尖瓣狭窄、慢性心包积液等。右心衰竭发生呼吸困难的主要机制是体循环淤血，右心房与上腔静脉压升高，刺激压力感受器反射性地刺激呼吸中枢发生呼吸困难。

（三）中毒性呼吸困难

1. 药物和化学物品中毒　见于吗啡、巴比妥类和亚硝酸盐、氰化物中毒等。其发生机制是呼吸中枢受抑制或红细胞携氧能力降低或阻断氧的利用，发生呼吸困难。

2. 严重代谢失常疾病 见于糖尿病酮症酸中毒和慢性肾衰竭尿毒症期。其发生机制主要是出现代谢性酸中毒，血液中的酸性产物刺激颈动脉窦和主动脉体的化学感受器或直接刺激呼吸中枢，发生呼吸困难。

（四）神经精神性呼吸困难

1. 脑实质损害 见于脑炎、急性脑血管疾病、脑肿瘤、颅脑外伤等。其发生机制主要是呼吸中枢直接受压或供血减少，发生呼吸困难。

2. 脊髓及周围神经损害 见于急性脊髓炎、格林－巴利（Guillain－Barre）综合征等。其发生机制是颈髓前角细胞或支配呼吸肌的神经损害，造成呼吸肌麻痹。

3. 神经症 见于癔症、神经衰弱等。为精神紧张所致。

4. 其他 如重症肌无力，因呼吸肌麻痹致呼吸困难。

（五）血源性呼吸困难

主要见于贫血，尤其是严重贫血时。因红细胞携氧量减少，血氧含量降低，反射性引起呼吸困难。

上述病因中，临床上最常见的是肺源性呼吸困难和心源性呼吸困难。

【临床表现】

（一）肺源性呼吸困难

1. 吸气性呼吸困难 见于急性喉炎、喉水肿、气管或主支气管异物、急性咽后壁脓肿等。临床表现为吸气特别费力，严重者出现"三凹征"，即胸骨上窝、锁骨上窝和肋间隙在吸气时明显凹陷，可伴有干咳及高调的吸气性哮鸣音。

2. 呼气性呼吸困难 见于急性细支气管炎、支气管哮喘、慢性阻塞性肺气肿等。临床表现为呼气特别费力，呼气延长而缓慢或双呼气，常伴有呼气性哮鸣音。

3. 混合性呼吸困难 见于重症肺炎、广泛性肺纤维化、大片肺不张、大量胸腔积液、气胸等。临床表现为呼气与吸气均感费力，呼吸频率增加。

（二）心源性呼吸困难

1. 左心衰竭 左心衰竭引起的呼吸困难表现为劳动时发生或加重，休息后缓解或减轻，称为"劳力性呼吸困难"。部分病人常于夜间睡眠中突然胸闷气急憋醒而被迫坐起，持续数分钟至数十分钟后症状逐渐消失，称为夜间阵发性呼吸困难。严重的夜间阵发性呼吸困难，出现明显的气喘、面色发绀、躁动不安、大汗淋漓、两肺哮鸣音、咳粉红色泡沫样痰、心率加快，称为"心源性哮喘"。夜间阵发性呼吸困难是心源性呼吸困难的特征表现。

2. 右心衰竭 右心衰竭引起的呼吸困难表现较左心衰竭为轻，常伴有双下肢水肿、肝大、颈静脉怒张及肝－颈静脉回流征阳性、末梢发绀明显等。

（三）中毒性呼吸困难

1. 药物和化学物品中毒　吗啡、巴比妥类中毒时，抑制呼吸中枢，表现为呼吸缓慢或呼吸节律异常；氰化物中毒时，呼吸困难迅速而严重，剂量大时可猝死。

2. 严重代谢失常疾病　糖尿病酮症酸中毒和尿毒症引起的呼吸困难表现为深而大的呼吸，可伴有鼾音，称为酸中毒大呼吸或库斯莫尔（Kussmaul）呼吸。

（四）神经精神性呼吸困难

1. 脑实质损害　脑实质损害所致的呼吸困难表现为呼吸深而慢或呼吸节律改变，心率亦变慢。

2. 脊髓及周围神经损害　格林-巴利综合征所致的呼吸困难表现为呼吸肌麻痹，伴四肢对称性、进行性感觉障碍和弛缓性瘫痪。急性脊髓炎累及颈髓时亦表现为呼吸肌麻痹，病变以下肢体呈弛缓性瘫痪。

3. 神经症　癔症病人呼吸困难表现为呼吸浅表和呼吸频速（可达 100 次/分），神经衰弱病人可出现叹气样呼吸。

（五）血源性呼吸困难

血源性呼吸困难表现为呼吸加速、心率加快，伴皮肤黏膜苍白。

【伴随症状】

1. 呼吸困难伴窒息感　见于支气管哮喘、心源性哮喘、癔症、喉水肿、气管内异物等。

2. 呼吸困难伴发热　见于肺炎、肺脓肿、急性心包炎、咽后壁脓肿等。

3. 呼吸困难伴咯血　见于支气管扩张症、肺结核、慢性肺脓肿、二尖瓣狭窄等。

4. 呼吸困难伴昏迷　见于脑炎、脑出血、脑膜炎等。

【诊断提示】

1. 问诊　冬季在密闭的寝室中因煤炉取暖而引起者提示一氧化碳中毒。每于春秋季节发作提示外源性支气管哮喘。小儿出现突发性呛咳、憋气、窒息应考虑气管异物，如花生、瓜子、豆类等进入气管。

2. 体格检查　皮肤黏膜苍白如纸提示重度贫血。口唇呈樱桃红色提示一氧化碳中毒。双肺底出现湿啰音提示左心衰竭。进行性、对称性四肢瘫痪提示格林-巴利综合征。

3. 辅助检查　糖尿病酮症酸中毒时血糖及血酮体明显增高。尿毒症时血尿素氮及血肌酐明显升高。格林-巴利综合征脑脊液检查出现蛋白-细胞分离现象。严重贫血病人血液一般检查红细胞计数和血红蛋白量明显低于正常。气胸时 X 线检查肺野呈高度透亮区，无肺纹理，肺组织被压缩至肺门。大量胸腔积液时 X 线检查肺野呈均质的高密度阴影。

第六节 发 绀

血液中还原血红蛋白增多，或出现异常血红蛋白衍化物（高铁血红蛋白、硫化血红蛋白）而使皮肤黏膜呈现青紫色的现象称为发绀（cyanosis）。全身皮肤黏膜均可出现发绀，但在皮肤较薄、色素较少和毛细血管丰富的血循环末梢如口唇、舌、口腔黏膜、鼻尖、颊部、耳垂、甲床等处更易观察到。

【病因与发生机制】

（一）血液中还原血红蛋白增多

血液中还原血红蛋白增多引起的发绀其出现与否，取决于血液中还原血红蛋白的绝对量。当毛细血管血液中还原血红蛋白量超过 50g/L 时，皮肤黏膜即可出现发绀。因此，严重贫血病人（血红蛋白量 <50g/L 时），即使全部氧合血红蛋白都处于还原状态，也不足以引起发绀，而真性红细胞增多症的病人，血液中还原血红蛋白多超过 50g/L，故常有发绀表现。

1. 中心性发绀 由心、肺疾病导致动脉血中还原血红蛋白增多所致。

（1）肺性发绀：见于呼吸道梗阻（喉水肿、气管异物等）、肺组织严重病变（慢性纤维空洞型肺结核、慢性肺脓肿等）。其发生机制是血液流经肺脏时，未得到充分的氧合。

（2）心性混血性发绀：见于法洛（Fallot）四联症、房间隔缺损等。其发生机制是部分静脉血未通过肺脏进行氧合作用，而通过异常通道直接进入体循环，分流量超过心排出量的 1/3 时，即出现发绀。

2. 周围性发绀 由周围循环血流障碍所致。

（1）静脉淤血：见于右心衰竭、慢性缩窄性心包炎等。其发生机制是体循环淤血，周围血流缓慢，血液脱氧过多。

（2）动脉缺血：见于严重休克。其发生机制是循环量不足，微循环淤血，周围循环缺血、缺氧。

（3）冷凝集素血症或冷球蛋白血症：冷凝集素主要出现在肺炎支原体肺炎病人血液中，遇寒冷天气时，冷凝集素可使红细胞在肢端毛细血管内凝集，引起发绀。大量的冷球蛋白几乎只见于多发性骨髓瘤病人，在低温时发生凝固，使红细胞滞留于末梢局部，引起发绀。

（4）其他：雷诺（Raynaud）病、肢端发绀症、血栓闭塞性脉管炎、寒冷环境等均可由于周围血管舒缩功能紊乱引起发绀。

3. 混合性发绀 中心性发绀和周围性发绀并存时称为混合性发绀。见于全心衰竭。其发生机制是左心衰竭引起肺淤血，血液在肺内氧合不足；右心衰竭引起周围循环血流缓慢，血液在周围毛细血管中脱氧过多。

（二）血液中含有异常血红蛋白衍化物

1. 高铁血红蛋白血症 见于伯氨喹、亚硝酸盐、磺胺类、非那西丁、硝基苯等中毒。其发生机制是血红蛋白分子中的二价铁被三价铁取代，形成高铁血红蛋白，失去携氧能力。由于进食大量含有亚硝酸盐的变质蔬菜产生的发绀，称为"肠源性青紫症"。血液中高铁血红蛋白量超过 30g/L，皮肤黏膜即出现发绀。

2. 硫化血红蛋白血症 凡能引起高铁血红蛋白血症的药物或化学物质也能引起硫化血红蛋白血症，但病人须同时有便秘或服用硫化物（主要为含硫的氨基酸，含此类氨基酸较多的食物有干酪、蛋类、鱼、谷类、谷物制品、豆类、肉类、坚果类和家禽），在肠内形成大量硫化氢，硫化氢与血红蛋白结合形成硫化血红蛋白。血液中硫化血红蛋白量达 5g/L 时，即可出现发绀，但临床上罕见。

临床上的发绀绝大多数是由血液中还原血红蛋白增多引起的。

【临床表现】

（一）血液中还原血红蛋白增多所致发绀

1. 中心性发绀 发绀呈全身性，除四肢和颜面外，还累及黏膜和躯干的皮肤；发绀部位的皮肤温暖；局部虽经加温和按摩，发绀仍不消退。

2. 周围性发绀 发绀为局部性，常见于肢体的末梢部位和下垂部分，如肢端、耳垂、口唇；发绀部位的皮肤冰冷；局部经加温和按摩后，发绀即可消退。

（二）血液中异常血红蛋白衍化物所致发绀

1. 高铁血红蛋白血症 发绀出现急骤，呈暂时性；静脉血呈深棕色，暴露于空气中不转变为鲜红色，加入硫代硫酸钠或维生素 C 后可转变为鲜红色；静脉注射亚甲蓝或大量维生素 C 可使发绀消退且为急救措施。

2. 硫化血红蛋白血症 发绀持续时间长，可达几个月或更长；病人血液呈蓝褐色；分光镜检查可确定硫化血红蛋白的存在；发绀虽重但一般无呼吸困难。

【伴随症状】

1. 发绀伴呼吸困难 见于急性呼吸道梗阻和重症心、肺疾病。
2. 发绀伴杵状指（趾） 见于法洛四联症、慢性肺脓肿、支气管扩张症等。
3. 发绀伴意识障碍 见于休克、急性药物或化学物品中毒、急性肺部感染等。

【诊断提示】

1. 问诊 自出生或幼年即出现发绀，应考虑法洛四联症或先天性高铁血红蛋白血症。服用伯氨喹、磺胺类药物后出现的发绀，提示为高铁血红蛋白血症。进食大量隔夜的煮熟青菜或未腌透的咸菜后而出现的发绀，提示为肠源性青紫症。有长期大量吸烟史且伴下肢疼痛、间歇性跛行提示为血栓闭塞性脉管炎。

2. 体格检查　年轻女性整个手部与腕部出现持续、均匀的发绀伴冷感，提示为肢端发绀症。将指（趾）浸于4℃左右的冷水中1分钟，出现苍白－发绀－潮红－恢复正常的典型顺序改变提示为雷诺病。检查发现病人有水肿、肝大、颈静脉怒张提示为右心衰竭或缩窄性心包炎。

3. 辅助检查　怀疑高铁血红蛋白血症或硫化血红蛋白血症时应选做分光镜检查。怀疑多发性骨髓瘤引起的肢端发绀，应做冷球蛋白的检查。怀疑法洛四联症可选择X线摄片、彩色多普勒、心导管检查。

第七节　心　悸

自觉心跳并伴有心前区不适感，称为心悸（palpitation）。心悸是临床上常见的症状之一，可以是生理性的反应，也可能是病理性表现。心悸常引发病人焦虑、恐惧等心理反应。

【病因】

（一）心脏搏动增强

1. 生理性心脏搏动增强　见于剧烈体力活动、精神紧张、过量吸烟、过量饮酒、喝浓茶或咖啡、药物影响（使用麻黄素、氨茶碱、阿托品等）。

2. 病理性心脏搏动增强　①心室增大：见于高血压性心脏病、风湿性心脏病主动脉瓣关闭不全、脚气性心脏病（维生素 B_1 缺乏引起）等。②心排出量增多：见于高热、贫血、甲状腺功能亢进症等。

（二）心律失常

1. 心动过速　见于窦性心动过速、阵发性心动过速、快速性心房颤动、快速性心房扑动等。

2. 心动过缓　见于窦性心动过缓、病态窦房结综合征、交界性心律、高度房室传导阻滞等。

3. 其他心律失常　如期前收缩、心房颤动等。

（三）自主神经功能紊乱

自主神经功能紊乱见于神经衰弱、心脏神经症。

【临床表现】

（一）心悸的诱发因素

心悸在吸烟、饮酒、喝浓茶、喝咖啡、使用某些药物（麻黄素、氨茶碱、肾上腺素、阿托品、甲状腺素片等）、精神紧张、受惊吓时或后出现，多提示为生理性；在高血压性心脏病、风湿性心脏病、冠心病、先天性心脏病室间隔缺损等病史基础上出现的心悸，多提示为病理性。

（二）心悸的强度

突发的心律失常，如阵发性心动过速、急性心肌缺血引起的心房颤动，病人感觉心悸明显；慢性的心律失常，如慢性心房颤动，因病人已经逐渐适应，病人感觉心悸较轻。

（三）几种出现心悸疾病的特点

1. 心脏神经症　多见于青年女性，在休息状态下发生，心悸持续时间短，常伴有全身乏力、头痛、耳鸣、失眠、多梦、记忆力减退等症状。β 受体功能亢进综合征是心脏神经症的一种特殊表现形式，除心悸外，尚可出现心电图 S－T 段下移、T 波平坦或倒置，易与心肌缺血或心肌损害相混淆，可用普萘洛尔（心得安）试验鉴别。

2. 甲状腺功能亢进症　多见于 20～40 岁女性，心悸经常存在，常伴有怕热、多汗、易激动、食欲亢进等症状。

3. 病毒性心肌炎　多见于青少年，心悸突然发生，可追溯到 1 个月前有上呼吸道或肠道病毒感染史。

【伴随症状】

1. 心悸伴头晕、晕厥　多见于各种原因引起的心律失常，如高度房室传导阻滞、阵发性心动过速引起的心源性脑缺氧综合征。

2. 心悸伴呼吸困难　见于各种原因引起的心功能不全。

3. 心悸伴胸痛、胸闷　见于心绞痛、心肌梗死、心脏神经症。

4. 心悸伴冷汗、手足冰冷、麻木　见于交感神经功能亢进症。

5. 心悸伴恐惧　见于心悸初发者和心脏神经症，初发者突感心悸可产生恐惧感。

【诊断提示】

1. 问诊　突然发生的心悸持续时间短且有反复发作史，多提示与心律失常有关。心悸从幼年时即出现，多提示为先天性心脏病。

2. 体格检查　闻及心脏杂音伴心浊音界扩大，提示为器质性心脏病。发现甲状腺肿大并能触及震颤、闻及血管杂音提示为甲状腺功能亢进症。

3. 辅助检查　心电图检查对各种心律失常和急性心肌梗死有确诊价值。血液一般检测有助于贫血的诊断。测定血、尿儿茶酚胺有助于嗜铬细胞瘤的诊断。测定血清甲状腺激素（TT_3、FT_3、TT_4、FT_4）有助于甲状腺功能亢症的诊断。

第八节　胸　痛

胸痛（chest pain）是由多种原因引起的临床常见症状。症状的严重性不一定与病情轻重相平行，其意义可大可小，起源于局部胸壁者，意义较小，如为内脏疾病所致，则往往有重要意义。

【发生机制】

缺氧、炎症、肌张力改变、癌肿浸润、组织坏死等各种病理因素刺激胸部的肋间神经、膈神经、交感神经、迷走神经产生痛觉冲动，传至大脑皮质的痛觉中枢引起胸痛。此外，因病变内脏的传入神经与分布于体表的传入神经进入脊髓同一节段并在后角发生联系，故来自内脏的痛觉冲动直接激发脊髓体表感觉神经元，引起相应体表区域的痛感，称牵涉痛。如心绞痛时除出现心前区、胸骨后疼痛外，还可放射至左肩及左前臂内侧。

【病因】

（一）胸壁疾病

1. 软组织损伤或炎症　见于胸部挫伤、胸背肌劳损、流行性胸痛、急性乳腺炎、急性蜂窝织炎等。

2. 骨骼疾病　见于肋软骨炎、肋骨骨折、胸骨骨折、急性白血病等。

3. 肋间神经疾病　见于肋间神经炎、带状疱疹、肋间神经肿瘤等。

（二）呼吸系统疾病

1. 肺疾病　见于肺炎、肺癌、肺结核、肺梗死等。

2. 胸膜疾病　见于胸膜炎、胸膜间皮瘤、自发性气胸等。

（三）心血管系统疾病

1. 器质性疾病　见于心绞痛、急性心肌梗死、主动脉瓣狭窄、心肌炎、心包炎等。

2. 功能性疾病　心脏神经症等。

（四）其他

1. 纵隔疾病　见于纵隔肿瘤、纵隔炎等。

2. 食管疾病　见于食管炎、食管癌、食管裂孔疝、食管贲门失弛缓症等。

3. 腹部疾病 见于膈下脓肿、病毒性肝炎、肝癌、肝脓肿、胆囊炎、脾梗死等。

【临床表现】

（一）胸痛的部位

胸壁疾病引起的疼痛常固定于病变部位；胸膜及肺疾病引起的疼痛多位于一侧或局部；肺上沟癌（Pancoast 瘤）引起的疼痛多位于肩部或腋下；食管和纵隔疾病引起的疼痛常位于胸骨后；心绞痛、急性心肌梗死的疼痛常位于胸骨后或心前区；急性心包炎、心脏神经症引起的疼痛多位于心前区；夹层动脉瘤引起的疼痛多位于胸背部。

（二）胸痛的性质

肋间神经痛为灼痛或刀割样痛；胸膜炎、自发性气胸、心包炎、心脏神经症多为刺痛；食管炎多为烧灼痛；心绞痛、急性心肌梗死多为压榨性或窒息性闷痛；急性纵隔炎多为钝痛或隐痛；夹层动脉瘤多为撕裂样剧痛。

（三）胸痛持续的时间

心绞痛疼痛多为 1～5 分钟，一般不超过 15 分钟；急性心肌梗死疼痛可持续数小时以上；心脏神经症疼痛可为数秒钟；胸壁疾病、胸膜及肺疾病、纵隔疾病多为较长时间的持续疼痛。

（四）胸痛的影响因素

心绞痛常于活动或精神紧张时诱发，服硝酸甘油后迅速缓解；心脏神经症的疼痛多在休息时出现，活动或转移注意力可消失；反流性食管炎的疼痛常发生在餐后，平卧位或弯腰时诱发，给予制酸药（复方氢氧化铝）或胃动力药（多潘立酮）可缓解；胸壁疾病、胸膜疾病引起的疼痛可因深呼吸或咳嗽加重。

（五）胸痛的放射

心绞痛、急性心肌梗死的疼痛向左肩、左前臂放射；膈下脓肿的疼痛可向右肩放射；肺上沟癌的疼痛向同侧上肢内侧放射；食管炎、食管裂孔疝的疼痛可向背部放射；夹层动脉瘤的疼痛可向下腹、腰、腹股沟及下肢放射。

【伴随症状】

1. 胸痛伴吞咽困难 见于食管炎、食管癌等食管疾病。
2. 胸痛伴咳嗽或咯血 见于肺炎、肺结核、肺癌等。
3. 胸痛伴呼吸困难 见于自发性气胸、大量胸腔积液、大叶性肺炎等。
4. 胸痛伴休克 见于急性心肌梗死等。

【诊断提示】

1. 问诊　有胸部外伤史提示胸壁软组织挫伤或肋骨骨折。有慢性支气管炎、阻塞性肺气肿病史提示自发性气胸。有风湿热病史应考虑到风湿性心脏病主动脉瓣狭窄。

2. 体格检查　胸壁疾病有局限而固定的压痛，如肋软骨炎常在 1~2 肋软骨处压痛，而胸部脏器病变无局部压痛。带状疱疹在一侧胸部发现沿肋间神经分布的成簇的小水疱群。急性蜂窝织炎局部可见红肿。急性心包炎可在胸骨左缘第 4 肋间闻及心包摩擦音。主动脉瓣狭窄于主动脉瓣听诊区闻及喷射状收缩期杂音。

3. 辅助检查　急性心肌梗死时，血清丙氨酸氨基转移酶（ALT）、乳酸脱氢酶（LDH）及其同工酶（LDH_1）、肌酸磷酸肌酶（CPK）及其同工酶（CPK－MB）升高。胸膜间皮瘤时，胸腔穿刺液检查可查到癌细胞。X 线检查可协助肋骨骨折、胸腔积液、自发性气胸的诊断。心电图检查可协助心绞痛、急性心肌梗死、急性心包炎的诊断。

第九节　腹　痛

　　腹痛（abdominal pain）是临床上常见的症状。腹痛多由腹腔脏器的器质性病变或功能性障碍引起，也可因胸部及全身病变造成。发生腹痛的原因很多，在诊断时要全面分析，注意鉴别。

【发生机制】

　　腹痛发生可分为三种基本机制，即内脏性腹痛、躯体性腹痛和牵涉痛。

1. 内脏性腹痛　是腹内某一器官受到刺激，信号经交感神经通路传入脊髓引起的症状，其疼痛特点为：①疼痛部位不确切，接近腹中线；②疼痛感觉模糊，多为痉挛、不适、钝痛、灼痛；③常伴恶心、呕吐、出汗等其他自主神经兴奋症状。

2. 躯体性腹痛　是来自腹膜壁层及腹壁的痛觉信号，经体神经传至脊神经根，反映到相应脊髓节段所支配的皮肤痛觉症状。其特点是：①定位准确，可在腹部一侧；②程度剧烈而持久；③可有局部腹肌紧张；④腹痛可因咳嗽、体位变化而加重。

3. 牵涉痛　是腹部脏器引起的疼痛，刺激经内脏神经传入，影响相应脊髓节段而定位于体表，即更多具有体神经传导特点，疼痛较强，程度剧烈，部位明确，局部有压痛、肌紧张及感觉过敏等。临床上不少疾病的腹痛涉及多种发生机制，如阑尾炎早期疼痛在脐周，常有恶心、呕吐，为内脏性疼痛；持续而强烈的炎症刺激影响相应的脊髓节段或躯体传入纤维，使疼痛转移至右下腹麦氏点，出现牵涉痛；当炎症进一步发展波及腹膜壁层，则出现躯体性疼痛，程度剧烈，伴以压痛、肌紧张及反跳痛。

【病因】

（一）腹部疾病

1. 炎症　见于胃炎、肠炎、阑尾炎、肝炎、肝脓肿、胆囊炎、胰腺炎、肾盂肾炎、盆腔炎、腹膜炎等。

2. 溃疡　见于胃及十二指肠溃疡。

3. 肿瘤　见于胃癌、肝癌、胰腺癌、结肠癌、卵巢癌等。

4. 结石　见于胆道结石、泌尿道结石、胃柿石症等。

5. 梗阻　见于幽门梗阻、肠梗阻。

6. 扭转、穿孔或破裂　见于肠扭转、卵巢扭转、胃穿孔、肠穿孔、阑尾穿孔、胆囊穿孔、肝破裂、脾破裂、异位妊娠破裂等。

7. 血管阻塞　见于肠系膜动脉栓塞、脾动脉栓塞、肾动脉栓塞、肠系膜静脉血栓形成等。

8. 寄生虫病　见于肠蛔虫病、肠钩虫病、肠蛲虫病、胆道蛔虫病等。

9. 胃肠神经功能紊乱　见于一过性胃肠痉挛、肠易激综合征等。

10. 其他　见于急性胃扩张、胃下垂、痛经、腹壁挫伤、腹壁脓肿、腹壁带状疱疹等。

（二）胸部疾病

胸部疾病见于肺下叶肺炎、胸膜炎、急性心肌梗死、食管裂孔疝等。

（三）全身性疾病

全身性疾病见于荨麻疹、过敏性紫癜、铅中毒、糖尿病、尿毒症、血卟啉病等。

【临床表现】

（一）腹痛的部位

腹痛的部位一般即为病变所在部位。因此，可以根据腹腔脏器的解剖位置大致判断病变的脏器。病毒性肝炎、胆囊炎、胆石症多为右上腹部痛；胃炎、胃癌、消化性溃疡多为上腹部痛；胰腺炎、胰腺癌多为左上腹痛；肾盂肾炎、肾及输尿管结石多为腰部或侧腹部痛；急性肠炎、肠蛔虫病引起中腹部或脐周痛；阑尾炎、阿米巴痢疾引起右下腹痛；细菌性痢疾、溃疡性结肠炎引起左下腹痛；膀胱炎、膀胱结石、痛经引起下腹部痛。

（二）腹痛的性质

慢性隐痛或钝痛多见于慢性胃炎；反复烧灼样痛多见于消化性溃疡；突发的刀割样痛多见于胃及十二指肠溃疡急性穿孔；钻顶样痛见于胆道蛔虫症；阵发性绞痛多见于胆道结石、泌尿道结石、机械性肠梗阻；持续性锐痛多见于急性腹膜炎；慢性肝炎、幽门梗阻多为胀痛；血卟啉病可出现剧烈绞痛或紧缩痛；急性阑尾炎可出现转移性右下腹痛。

（三）腹痛的影响因素

胆囊炎、胆石症的疼痛常因进油腻食物诱发；胃溃疡的疼痛为饭后痛，服碱性药物可缓解；十二指肠溃疡的疼痛为空腹痛或夜间痛，吃食物或服碱性药物可缓解；胃及十二指肠溃疡急性穿孔、急性胰腺炎、急性胃扩张多因暴饮暴食而诱发。胃黏膜脱垂症的疼痛左侧卧位减轻，右侧卧位加重；十二指肠壅滞症的疼痛膝胸位或侧卧位可缓解；食管裂孔疝的腹痛于进食后卧位出现，站立位或散步可缓解；胃肠炎症性疾病按压疼痛加重，胃肠痉挛性疾病按压疼痛减轻。

（四）腹痛的放射

胆囊炎、胆石症的腹痛可向右肩部放射；肾及输尿管结石引起的侧腹痛可向大腿内侧及会阴部放射；胰腺炎的腹痛可向左腰背部放射；子宫、输卵管及直肠病变可向腰骶部放射。

（五）腹痛的急缓

根据起病情况，临床上通常将腹痛分为急性和慢性两类。急性腹痛具有起病急、进展迅速、变化快、病情重、先腹痛后发热等特点，大多属外科范围，常见的疾病有急性胃肠穿孔、肠梗阻、急性阑尾炎、肝破裂、脾破裂、异位妊娠破裂、卵巢囊肿蒂扭转等。慢性腹痛具有起病缓、病程长、时轻时重等特点，大多属内科范围，常见的疾病有慢性胃炎、胃及十二指肠溃疡、肠易激综合征、慢性病毒性肝炎、肝脓肿、慢性胆囊炎、胆囊结石、慢性胰腺炎、慢性细菌性痢疾、阿米巴痢疾等。对急性腹痛应特别注意其严重程度及威胁生命的体征，分清内科与外科治疗的范围；对慢性腹痛则应注意腹腔外或全身性病变引起腹痛的鉴别，以及注意器质性与功能性疾病的鉴别。对一时尚未明确诊断者，应密切随访观察，根据症状的轻重缓急，予以相应处理。切勿随意使用镇痛药，禁用麻醉剂，切忌听之任之。

【伴随症状】

1. 腹痛伴有发热、寒战，提示有炎症存在，见于急性胆道感染、胆囊炎、肝脓肿、腹腔脓肿，也可见于腹腔外疾病。

2. 腹痛伴黄疸，可能与胆系或胰腺疾病有关；急性溶血性贫血也可出现腹痛与黄疸。

3. 腹痛伴休克，同时有贫血，可能是腹腔脏器破裂（如肝、脾或异位妊娠破裂）；无贫血者则见于胃肠穿孔、绞窄性肠梗阻、肠扭转、急性出血坏死性胰腺炎。腹腔外疾病，如心肌梗死、肺炎也可有腹痛与休克，应特别警惕。

4. 腹痛伴呕吐，提示食管、胃肠病变，呕吐量大提示胃肠道梗阻。

5. 腹痛伴反酸、嗳气，提示胃及十二指肠溃疡或胃炎。

6. 腹痛伴腹泻，提示消化吸收障碍或肠道炎症、溃疡或肿瘤。

7. 腹痛伴血尿，可能为泌尿系统疾病（如泌尿系结石）所致。

【诊断提示】

1. 问诊 2 岁以下小儿突然出现阵发性哭闹伴有呕吐应想到肠套叠。女性病人停经后突然出现的腹痛应想到异位妊娠破裂。有腹部手术史的病人出现的腹痛，应考虑到粘连性肠梗阻。有腹部外伤史的病人突然出现剧烈腹痛应警惕肝、脾破裂。空腹食大量柿子或软枣后出现的腹痛，提示胃柿石症。有动脉硬化史的老年人，突然出现上腹痛，也应考虑心肌梗死的可能。

2. 体格检查 牙龈游离缘出现蓝灰色点线，提示铅中毒。腹部触及腊肠样、表面光滑、可活动的包块，且直肠指诊指套染血，提示肠套叠。右下腹明显的压痛、反跳痛伴腹肌紧张，可考虑急性阑尾炎。全腹压痛、反跳痛、腹肌紧张，提示为急性弥漫性腹膜炎。

3. 辅助检查 怀疑急性胰腺炎应做血、尿淀粉酶检查。原发性肝癌甲胎球蛋白阳性。胃及十二指肠溃疡急性穿孔 X 线检查可发现膈下游离气体。肠梗阻时，X 线检查可发现肠腔内有数个液平面及胀气肠袢。X 线钡餐检查及纤维胃镜检查可协助消化性溃疡和胃癌的诊断。超声波检查或计算机体层成像（CT）检查可协助肝癌、肝脓肿的诊断。

第十节 恶心与呕吐

恶心与呕吐是临床常见症状。恶心（nausea）常为呕吐的先兆，是指一种急迫欲吐的感觉，但胃内容物并没有吐出来。呕吐（vomiting）是指胃内容物或一部分小肠内容物不自主地经贲门、食管从口腔中冲出的现象。呕吐可将食入胃内的有害物质吐出，从而起到保护性作用，但频繁而剧烈的呕吐可引起脱水、电解质紊乱、酸碱平衡失调、营养障碍等。

【发生机制】

恶心与呕吐的发生机制相同。呕吐中枢位于延髓，延髓有两个不同作用的呕吐机构：一是呕吐中枢，位于延髓外侧网状结构的背部；二是化学感受器触发带，位于延髓第四脑室底部。呕吐中枢支配呕吐的实际动作，它接受来自消化道和身体其他部分、大脑皮质、前庭器官以及化学感受器触发带的传入冲动。化学感受器触发带本身不能直接引起呕吐动作，但可接受吗啡、洋地黄、吐根碱等药物与化学物质的刺激，产生传入冲动至呕吐中枢而引起呕吐。

呕吐过程可分为三个阶段，即恶心、干呕与呕吐，但有时可无恶心或干呕的先兆。首先是幽门收缩与关闭，胃逆蠕动，胃底充盈，继而贲门开放，同时腹肌收缩，膈面下降，腹压增高，迫使胃内容物通过食管、咽部而排出口外。若胃逆蠕动较弱或贲门不开，胃内容物无从排出，则表现为恶心。

【病因】

（一）中枢性呕吐

中枢性呕吐是指呕吐中枢直接受刺激引起的呕吐。

1. 中枢神经系统疾病　见于脑炎、脑膜炎、颅内高压症、脑血管疾病、偏头痛、颅脑外伤等。

2. 前庭神经功能障碍　见于梅尼埃病（Meniere 病）、晕动病、迷路炎、前庭神经元炎、链霉素中毒等。

3. 全身性疾病　见于代谢失调（如低钠血症、碱中毒、尿毒症、糖尿病酮症酸中毒）、药物刺激（吗啡、洋地黄类、吐根碱等）、妊娠呕吐、精神性呕吐、甲状腺危象等。

（二）反射性呕吐

1. 咽部受到刺激　见于吸烟、剧咳、鼻咽部炎症等。

2. 胃、十二指肠疾病　见于急性或慢性胃肠炎、消化性溃疡、急性胃扩张或幽门梗阻、十二指肠壅滞症等。

3. 肠道疾病　见于急性阑尾炎、机械性肠梗阻、急性出血坏死性肠炎、腹型过敏性紫癜等。

4. 肝、胆、胰疾病　见于急性肝炎、肝硬化、肝淤血、急性胆囊炎、急性胰腺炎等。

5. 腹膜疾病　见于急性腹膜炎等。

6. 其他　见于肾或输尿管结石、急性肾盂肾炎、急性盆腔炎、异位妊娠破裂、心肌梗死、心力衰竭、青光眼等。

【临床表现】

1. 呕吐特点　颅内压升高时，呕吐呈喷射状，急促、猛烈、顽固。前庭神经功能障碍常表现为呕吐、眩晕、眼球震颤、耳鸣等共存。胃的病变往往先有恶心，后出现呕吐，吐后感到胃部轻松舒适，故病人常设法诱吐（如用手指刺激咽部）。急性腹膜炎、急性阑尾炎、急性肠炎等引起的呕吐，胃吐空后，仍干呕不止，常伴腹痛。

2. 呕吐物性状　幽门梗阻的呕吐物，含有隔餐或隔日食物，并有腐臭味；肠梗阻的呕吐物为黄绿色液体，可有粪臭味；胆道蛔虫病的呕吐物中可含有蛔虫；胃炎的呕吐物中含有大量的黏液及食物。

【伴随症状】

1. 呕吐伴剧烈头痛　见于颅内高压症、偏头痛、青光眼等。

2. 呕吐伴腹痛　见于急性阑尾炎、急性胰腺炎、肠梗阻、胆石症等。

3. 呕吐伴腹泻　见于细菌性食物中毒、各种原因的急性中毒、甲状腺危象等。

4. 呕吐伴眩晕、眼球震颤　见于前庭神经元炎、梅尼埃病、迷路炎等。

【诊断提示】

1. 问诊　育龄妇女晨起呕吐，要考虑早孕；起病急且集体发病，要警惕食物中毒；与进食有关，常伴恶心，吐后自觉轻松，可考虑胃炎、幽门梗阻等胃部病变；与精神因素有密切关系，食后立即发生，吐后可再进食，应想到精神性呕吐；食后 6～12 小时发生呕吐，呕吐量大，甚至吐出隔夜食物，可提示器质性幽门狭窄。

2. 体格检查　腹部见到肠型与蠕动波，触及肠袢及条索状包块，应想到机械性肠梗阻。巩膜黄染，肝脏肿大，应想到病毒性肝炎。高热伴脑膜刺激征阳性，应考虑流行性脑脊髓膜炎。

3. 辅助检查　流行性脑脊髓膜炎血液常规检查，白细胞计数升高，中性粒细胞增高，脑脊液涂片可以发现脑膜炎奈瑟菌。急性肠梗阻 X 线腹部透视，可发现肠腔内有数个液平面及胀气肠袢。肝功能和肝炎病毒标志物检查可协助病毒性肝炎诊断。

第十一节　吞咽困难

吞咽困难（dysphagia）是指食物从口腔至胃、贲门运送过程中受阻而产生咽部、胸骨后或食管部位的梗阻停滞感觉。器质性疾病所致的吞咽困难与假性吞咽困难不同，后者并无食管梗阻的基础病变，患者仅诉咽部、胸骨后有团块样堵塞感，但往往不能明确指出具体部位，且进食流质或固体食物均无困难，这类患者常伴有神经官能症的其他症状。吞咽困难是食管癌最常见症状，对任何有吞咽困难者，必须要及早明确是否为癌所致。查体常有体重减轻，严重者导致营养不良。

【发生机制】

1. 按病因特征分类

（1）运动性吞咽困难：是随意控制的吞咽运动发生困难，继之发生一系列吞咽反射运动障碍，甚至不能将食物从口腔输送到胃内。

（2）机械性吞咽困难：正常的食管壁具有弹性，食物通过时可扩张，管腔直径可扩张至 4cm 以上。若各种原因使管腔直径扩张受限，扩张后直径达不到 1.3cm 时，食物通过障碍，则可出现吞咽困难。管腔直径扩张程度越小，吞咽困难越明显。

2. 按定位特征分类

（1）口咽吞咽困难：①舌运动异常：导致食物无法通过口腔运送至咽部，并影响食物的咀嚼。②咽部肌肉群运动异常：不协调的咽部肌肉群运动既无法形成推动食物的高压收缩，也无法关闭会厌，从而引起食物反流至食管和鼻腔。③咽下肌肉群运动异常：包括咽下肌肉群舒张障碍，咽部肌肉群和咽下肌肉群的不协调运动。④口咽梗阻：食物滞留于口腔，无法通过吞咽动作将食物通过咽部进入食管。

（2）食管性吞咽困难：①食管上段括约肌功能异常：食管上段括约肌压力增高、降低或松弛发生障碍。②食管下端括约肌功能异常：食管下段括约肌压力增高、降低、松弛不全或不松弛。③食管管腔狭窄：食管病变使食物通过障碍或不能通过。

【病因】

引起吞咽困难最常见的原因是各种食管疾病，其次是口咽部疾病、吞咽相关神经肌肉病变及某些全身性疾病（如重症缺铁性贫血者）。

1. 口咽部疾病 见于口咽炎（病毒性、细菌性）、口咽损伤（机械性、化学性）、咽白喉、咽结核、咽肿瘤、咽后壁脓肿等。

2. 食管疾病 见于食管炎（细菌性、真菌性、化学性）、食管良性肿瘤（平滑肌瘤、脂肪瘤、血管瘤等）、食管癌、食管异物、食管肌功能失调（贲门失弛缓症、弥漫性食管痉挛等）、甲状腺极度肿大等。其中食管癌是重要病因。

3. 神经肌肉疾病 见于延髓麻痹、重症肌无力、有机磷杀虫药中毒、多发性肌炎、皮肌炎、环咽失弛缓症等。

4. 全身性疾病 如狂犬病、破伤风、缺铁性吞咽困难（Plummer – Vinson 综合征）、肉毒中毒等。

5. 精神心理疾病 如癔症、抑郁症、焦虑症等。

【临床表现】

1. 口咽性吞咽困难 也被称为高位吞咽困难，特点为食物由口腔进入食管过程受阻，食物阻滞于口腔及咽喉部。主要表现为病人在开始吞咽时即感到咽下困难。常见症状有吞咽启动困难，鼻反流，咳嗽，鼻音，咳嗽反射减弱，气哽（注意在误吸时可不伴发气哽或咳嗽），构音不良和复视（可在神经源性口咽性吞咽困难时伴发）。在 Zenker's 憩室的病人如有大量食物残渣滞留，以及在进展期贲门失弛缓症或长期梗阻时，腐败的食物残渣积聚可出现口臭。

2. 食管性吞咽困难 也称作低位吞咽困难，多定位于远段食管，主要由食管肿瘤、狭窄或痉挛等引起，表现为吞咽时食物阻滞于食管某一段，进食过程受阻。然而需要注意的是有些食管性吞咽困难的病人，如失弛缓症，也可能描述颈部不适，类似于口咽性吞咽困难的症状。对液体和固体食物都存在吞咽困难，尤其是间歇性发作伴胸痛者，提示食管动力障碍。如只有在进食固体食物时发生吞咽困难，则提示机械性梗阻可能，且食管内径 <1.5cm。如呈进行性加重，要怀疑消化性狭窄或癌肿。而且值得注意的是消化性狭窄的病人常常有长期烧心和反流病史而无体重减轻。相反地，食管癌患者多见于老年男性，病程较短，呈进行性，并伴有体重减轻。

【伴随症状】

1. 吞咽困难伴声嘶 多见于食管癌纵隔浸润、主动脉瘤、淋巴结肿大及肿瘤压迫喉返神经。

2. 吞咽困难伴呛咳　见于脑神经疾病、食管憩室和食管贲门失弛缓症致潴留食物反流，此外，也可因食管癌致食管－支气管瘘及重症肌无力致咀嚼肌、咽喉肌和舌肌无力，继而出现咀嚼及吞咽困难，饮水呛咳。吞咽困难随进食时间延长而渐进加重。

3. 吞咽困难伴呃逆　一般病变位于食管下端，见于贲门失弛缓症、膈疝等。

4. 吞咽困难伴疼痛　见于口咽炎或溃疡，如急性扁桃体炎、咽后壁脓肿、急性咽炎、白喉、口腔炎和口腔溃疡等。进食后食管性吞咽困难伴疼痛，如疼痛部位在胸前、胸后、胸骨上凹及颈部，则多见于食管炎、食管溃疡、食管异物、晚期食管癌、纵隔炎等。如进食过冷、过热食物诱发疼痛，则常为弥漫性食管痉挛。

5. 胸骨后疼痛和（或）反酸、胃灼热　常提示胃－食管反流病，是反流性食管炎、食管消化性溃疡和食管良性狭窄的主要临床表现。

6. 吞咽困难伴哮喘和呼吸困难　见于纵隔肿物、大量心包积液压迫食管及大气管。

第十二节　腹泻与便秘

正常人一般每天排便 1 ~ 2 次，粪便性质正常，即黄褐色软便，成形，不含异常成分。各种原因致使排便次数增加，粪便稀薄，或带有黏液、脓血、未消化的食物称为腹泻（diarrhea）。腹泻在临床上分为急性和慢性两大类。急性腹泻起病急，病程在两个月以内。慢性腹泻是指腹泻持续或反复发作（间歇期在 2 ~ 4 周内），病程超过两个月。大便次数减少（一般每周少于 3 次），粪便干结，排便困难，称为便秘（constipation）。

【发生机制】

尽管引起腹泻的原因很多，但其发生机制归纳起来有以下五点：①肠黏膜分泌增多（分泌性腹泻）；②肠黏膜吸收障碍（吸收不良性腹泻）；③肠腔内渗透压升高（渗透性腹泻）；④肠蠕动过快（动力性腹泻）；⑤肠黏膜渗出过多（渗出性腹泻）。便秘的发病机制主要有以下五点：①肠蠕动减弱；②肠蠕动受阻；③排便反射减弱或消失；④肛门括约肌痉挛；⑤腹肌与膈肌的收缩力减弱。

【病因】

1. 急性腹泻

（1）**肠道疾病**：包括病毒、细菌、真菌、原虫、蠕虫等病原体感染所引起的肠炎及急性出血性坏死性肠炎、Crohn 病或溃疡性结肠炎急性发作、急性肠道缺血等。肠道感染和细菌性食物中毒是腹泻最常见的原因。

（2）**全身性感染**：如败血症、伤寒或副伤寒、钩端螺旋体病等。

（3）**急性中毒**：服食毒蕈、河豚、鱼胆及化学药物如砷、磷等引起的腹泻。

（4）**其他**：如变态反应性肠炎、过敏性紫癜、服用某些药物（如 5 - 氟尿嘧啶、利舍平及新斯的明等）引起腹泻。

2. 慢性腹泻

（1）消化系统疾病：①胃部疾病：慢性萎缩性胃炎、胃萎缩及胃大部切除后胃酸缺乏等。②肠道感染：如肠结核、慢性细菌性痢疾、慢性阿米巴性肠病、血吸虫病、梨形鞭毛虫病、钩虫病、绦虫病等。③肠道非感染病变：Crohn 病、溃疡性结肠炎、结肠多发性息肉病、吸收不良综合征等。④肠道肿瘤：结肠癌、结肠其他恶性肿瘤、小肠淋巴瘤等。⑤胰腺疾病：慢性胰腺炎、胰腺癌、囊性纤维化、胰腺广泛切除等。⑥肝胆疾病：肝硬化、胆汁淤滞性黄疸、慢性胆囊炎与胆石症等。

（2）全身性疾病：①内分泌及代谢障碍性疾病：如甲状腺功能亢进症、肾上腺皮质功能减退症、促胃液素瘤、类癌综合征及糖尿病性肠病等。②药物副作用：如利舍平、甲状腺素、洋地黄类等。③神经功能紊乱：如肠易激综合征、神经功能性腹泻等。④其他：系统性红斑狼疮、尿毒症、硬皮病、糖尿病、放射性肠炎等。

3. 功能性便秘 其发生原因有：

（1）进食量少或食物缺乏纤维素或水分不足，对结肠运动的刺激减少。

（2）因工作紧张、生活节奏过快、工作性质和时间变化、精神因素等打乱了正常的排便习惯。

（3）结肠运动功能紊乱，常见于肠易激综合征，系由结肠及乙状结肠痉挛引起，部分病人可表现为便秘与腹泻交替。

（4）腹肌及盆腔肌张力不足，排便推动力不足，难于将粪便排出体外。

（5）滥用泻药，形成药物依赖，造成便秘；老年体弱，活动过少，肠痉挛致排便困难；结肠冗长。

4. 器质性便秘

（1）直肠与肛门病变引起肛门括约肌痉挛、排便疼痛造成惧怕排便，如痔疮、肛裂、肛周脓肿和溃疡、直肠炎等。

（2）局部病变导致排便无力，如大量腹水、膈肌麻痹、系统性硬化症、肌营养不良等。

（3）结肠完全或不完全性梗阻，如结肠良恶性肿瘤、Crohn 病、先天性巨结肠症及各种原因引起的肠粘连、肠扭转、肠套叠等。

（4）腹腔或盆腔内肿瘤的压迫（如子宫肌瘤）。

（5）全身性疾病使肠肌松弛、排便无力，如尿毒症、糖尿病、甲状腺功能低下、脑血管意外、截瘫、多发性硬化、皮肌炎等。此外，血卟啉病及铅中毒引起肠肌痉挛，亦可导致便秘。

（6）应用吗啡类药、抗胆碱能药、钙通道阻滞剂、神经阻滞药、镇静剂、抗抑郁药以及含钙、铝的制酸剂等使肠肌松弛引起便秘。

【临床表现】

1. 起病及病程

（1）急性腹泻的临床特点：①起病急骤，排便次数多（每天可达 10 次以上），粪便稀薄，常含致病微生物、红细胞、脓细胞、脱落的上皮细胞、黏液等病理成分；②腹泻时常伴有肠鸣音亢进、肠绞痛或里急后重；③大量腹泻时可引起脱水、电解质紊乱、代谢性酸中毒。

慢性腹泻的临床特点：①起病缓慢或急性起病病程超过 2 个月；②常表现为腹泻与便秘交替现象，粪便可含黏液、脓细胞、红细胞等病理成分；③长期腹泻导致营养障碍、维生素缺乏、体重减轻甚至营养不良性水肿；④慢性腹泻急性发作时表现特点与急性腹泻基本相同。

（2）急性便秘患者多见于各种原因的肠梗阻；慢性便秘多无特殊表现。

2. 排便次数及粪便性质

（1）急性腹泻，每天排便次数可多达 10 次以上，粪便量多而稀薄。腹泻时，粪便的性状对病因的诊断有一定帮助。例如：细菌性食物中毒粪便呈糊状或水样；急性细菌性痢疾、溃疡性结肠炎粪便呈脓血样；霍乱或副霍乱粪便呈米泔样；阿米巴痢疾粪便呈果酱样且有特殊腥臭味；急性出血性坏死性肠炎粪便呈洗肉水样且有特殊腥臭味；胰腺炎或吸收不良综合征粪便量多，含大量脂肪及泡沫，气多而臭；肠易激综合征腹泻间歇期粪便呈羊粪样且表面附有大量黏液。

（2）便秘患者排便次数减少，可数天内不排大便。排便时不易排出，费力，时间长。用力排便可引起肛周疼痛，甚至造成肛裂或痔疮出血。排出粪便坚硬如羊粪，排便时可有左腹部或下腹痉挛性疼痛与下坠感，常可在左下腹触及痉挛之乙状结肠。排便困难严重者可因痔加重及肛裂而有大便带血或便血，患者亦可因此而紧张、焦虑。

3. 与腹痛的关系

（1）急性腹泻常有腹痛，尤以感染性腹泻为明显。小肠疾病的腹泻疼痛常在脐周，便后腹痛缓解不明显，而结肠疾病则疼痛多在下腹，且便后疼痛常可缓解或减轻。分泌性腹泻往往无明显腹痛。

（2）急性便秘患者多有腹痛、腹胀，甚至恶心、呕吐。慢性便秘多无特殊表现，部分病人诉口苦、食欲减退、腹胀、下腹不适，或有头晕、头痛、疲乏等神经功能症状，但一般不重。

【伴随症状】

1. 腹泻伴发热　见于急性细菌性痢疾、病毒性肠炎、甲状腺危象等。

2. 腹泻伴重度脱水　见于霍乱或副霍乱、细菌性食物中毒、急性细菌性痢疾等。

3. 腹泻伴里急后重　见于急性细菌性痢疾、溃疡性结肠炎、直肠癌等。

4. 腹泻伴明显体重减轻　见于结肠癌、甲状腺功能亢进症、吸收不良综合征等。

5. 腹泻伴皮疹　见于过敏性紫癜、变态反应性肠炎等。

6. 便秘伴急性腹痛、腹胀、呕吐、腹部包块或肠型、肠鸣音亢进　见于机械性肠梗阻。

7. 便秘伴便血及肛门周围疼痛　多见于肛裂、痔疮等直肠或肛门疾病。

8. 便秘与腹泻交替出现　多见于肠结核、结肠肿瘤、溃疡性结肠炎等。

9. 便秘且粪便变细伴便血、消瘦　多见于结肠癌、直肠癌。

【诊断提示】

1. 问诊 集体暴发的或同席多人短期内先后发生腹泻,见于食物中毒,尤其是细菌性食物中毒。每吃某种食物后即出现腹泻,应考虑为变态反应性肠炎。慢性细菌性痢疾、溃疡性结肠炎可表现为鸡鸣泻或五更泻。夏季发生的流行性腹泻,应想到病毒性肠炎的可能。有饮食不规律、工作紧张、生活节奏过快、滥用泻药等病史,其便秘多为功能性;如果便秘与腹泻交替出现,常见于肠易激综合征;大便时肛门疼痛或大便带血,则多见于痔疮、肛裂等;女性有月经量偏多、贫血等,提示便秘多与妇科肿瘤有关。

2. 体格检查 细菌性痢疾与溃疡性结肠炎多在左下腹部出现压痛。阿米巴痢疾多在右下腹部出现压痛。局限性肠炎右下腹压痛并可触及固定性包块。腹泻为甲状腺功能亢进症引起者,能触及肿大的甲状腺。中青年女性下腹部包块,多考虑妇科肿瘤;直肠指诊触及包块,及指套带血,常见于直肠癌或痔疮等。

3. 辅助检查 大便镜检发现寄生虫卵或阿米巴原虫对肠道寄生虫病或阿米巴痢疾有确诊价值。大便镜检发现大量未消化的淀粉颗粒、脂肪滴、肌肉纤维提示胰源性腹泻。大便镜检发现巨噬细胞可协助细菌性痢疾的诊断。乙状结肠镜、X线钡餐或钡剂灌肠检查可协助慢性细菌性痢疾、溃疡性结肠炎、结肠癌、直肠癌的诊断。全消化道钡透对于诊断溃疡性结肠炎、Crohn病、肠结核、肠梗阻的诊断有重要价值。肠镜能明确直肠癌、结肠癌的诊断。超声波检查可以明确子宫肌瘤及其他妇科肿瘤的诊断。

第十三节 呕血与便血

上消化道出血,血液从口腔排出,称为呕血(hematemesis)。上消化道是指十二指肠以上的消化道,包括食管、胃、十二指肠。胃空肠吻合术后的空肠、胰腺、胆道的出血也属于上消化道出血的范围。消化道出血,血液从肛门排出,称为便血(hematochezia)。另外,鼻咽部出血咽下,食用动物血(如猪血)、铁剂(如硫酸亚铁)、铋剂(如胶态次枸橼酸铋、果胶铋)、炭粉及某些中药也可使粪便变黑,应予注意。

【发生机制】

归纳起来,有以下四点:①凝血功能障碍:肝脏破坏、维生素K缺乏、遗传因素等造成凝血因子缺乏;②毛细血管壁功能异常:过敏、急性感染、维生素C缺乏、维生素P(芦丁)缺乏等造成毛细血管壁破坏或致密性下降;③血小板异常:遗传、免疫因素、血液病等造成血小板数量减少或黏附、聚集功能下降;④血管破裂:胃底、食管的曲张静脉被鱼刺、骨头等粗糙食物划破,痔破裂,溃疡病时小动脉被腐蚀破裂等。

【病因】

(一) 上消化道疾病

1. 食管疾病 见于反流性食管炎、食管憩室炎、食管癌、食管贲门撕裂综合征等。

2. 胃及十二指肠疾病 见于消化性溃疡、急性胃炎、慢性胃炎、胃癌、胃黏膜脱垂症、十二指肠炎、钩虫病等。其中以消化性溃疡最常见。

3. 肝、胆道、胰腺疾病 见于肝硬化门静脉高压症、胆石症、胆道感染、胆管癌、胰头癌等。

（二）下消化道疾病

1. 小肠疾病 见于急性出血性坏死性肠炎、麦克（Meckel）憩室炎、小儿肠套叠、小肠血管瘤等。

2. 结肠疾病 见于结肠癌、结肠息肉、溃疡性结肠炎、细菌性痢疾、阿米巴痢疾等。

3. 直肠肛管疾病 见于直肠癌、直肠息肉、痔、肛裂、肛瘘等。

4. 肠道血管畸形 见于先天性血管畸形、遗传性毛细血管扩张症等。

（三）其他

1. 血液病 见于白血病、再生障碍性贫血、血小板减少性紫癜、血友病等。

2. 急性传染病 见于流行性出血热、钩端螺旋体病、出血性麻疹、重症病毒性肝炎等。

3. 维生素缺乏 维生素 C 缺乏、维生素 K 缺乏、维生素 P 缺乏等。

【临床表现】

（一）出血的部位

呕血一般表示出血来自上消化道，呕出血液的颜色取决于血液在胃内停留时间的长短，如果在胃内停留时间较长，则呕出的血液呈暗红色或咖啡色；如果在胃内停留时间较短，则呕出的血液呈鲜红色。便血的颜色可呈鲜红、暗红或黑色。鲜血便一般表示出血来自回肠下段、结肠、直肠肛管等部位，特别是来自直肠肛管、肛门。黑色便一般表示出血来自上消化道或小肠，特别是来自上消化道，并且血液在肠道内停留的时间较长。来自上消化道或小肠的血液在肠道下行过程中，红细胞被破坏，释放出血红蛋白，血红蛋白与食物中的硫化物结合形成硫化铁使粪便变为黑色，硫化铁刺激肠道分泌较多的黏液且附着于黑便表面，外观黑亮，似柏油，故又称柏油样便。幽门以下的部位出血一般无呕血，仅表现为黑便，幽门以上的部位出血一般既有呕血又出现黑便。因此，黑便的病人可无呕血，而呕血的病人几乎都有黑便。

（二）出血的量

消化道出血量少而未引起大便颜色改变，须经隐血试验才能确定称为隐血。一般认为上消化道出血量达 60mL 以上时，可出现黑便，胃内积血达 250 血以上时，可出现呕血。在数小时内出血量超过 1000mL 或循环血量 20% 的上消化道出血称为上消化道大出血。上消化道大出血除表现为呕血或便血外，更早出现的是头晕、心悸、脉速、面色苍白、黑矇、出冷汗等血容量急剧减少的表现。由于出血量多，血液迅速下流至直肠，病人因有便意而去厕所，在排便时或排便后晕厥在地。遇有此种情况，应想到上消化道大出血之可能。

（三）呕血与咯血的鉴别

见本章第四节表2-2。

【伴随症状】

1. 呕血与黑便伴慢性、周期性、与饮食有关的节律性上腹疼痛　见于消化性溃疡。

2. 呕血与黑便伴脾大及腹壁静脉曲张　见于肝硬化。

3. 鲜血便伴排便时肛门剧痛　见于肛裂等。

4. 血便伴里急后重　见于细菌性痢疾、直肠炎、直肠癌等。

5. 呕血与血便伴全身出血倾向　见于血液病等。

【诊断提示】

1. 问诊　肝硬化病人有慢性病毒性肝炎或长期酗酒史。急性糜烂性胃炎有近期服用过阿司匹林等非甾体类药物史或大面积烧伤、外伤、脑出血等原发病因。在食入骨头、鱼刺或坚硬食物后立即出现的呕血，提示肝硬化引起的食管、胃底静脉曲张破裂出血。剧烈呕吐后发生呕血，应考虑到食管贲门撕裂综合征。鲜血附着于粪便表面或排便后滴鲜血，提示为痔、肛裂、直肠癌等。

2. 体格检查　肛门视诊或直肠指诊对痔、肛裂、直肠癌、直肠息肉的诊断有重要帮助。胃癌病人可触及上腹部包块及左锁骨上淋巴结肿大。

3. 辅助检查　血液一般检查对出血量的判断或血液病的诊断有帮助。大便隐血试验可发现消化道的少量出血，持续阳性经一般治疗不见好转提示胃癌的可能。出血停止2周后做X线钡餐检查对食管、胃、十二指肠病变的诊断有帮助，必要时可做急诊胃十二指肠镜检查。

第十四节　黄　疸

由于血液中胆红素浓度升高（超过34.2μmol/L）而使皮肤、黏膜、巩膜黄染的现象称为黄疸（jaundice）。血清胆红素的浓度正常为1.7~17.1μmol/L，血清胆红素浓度达到17.1~34.2μmol/L时，虽然超过了正常范围，但无皮肤、黏膜、巩膜无黄染，称为隐性黄疸。临床上，并非所有的皮肤黄染都是胆红素浓度升高造成的。胡萝卜、南瓜、西红柿、柑橘等均含有较多的胡萝卜素，食入过多亦致皮肤黄染，称为假黄疸。假黄疸引起的黄染出现在手掌、足底、前额、鼻部皮肤，肝功能检查血清胆红素浓度正常。老年人内眦部易出现球结膜下脂肪堆积，呈斑块状，与黄疸不同。

【胆红素的正常代谢】

（一）胆红素的来源

血液中的胆红素主要来源于红细胞中的血红蛋白。正常红细胞寿命约120天，衰老的红细胞在单核－吞噬细胞系统被破坏，释放出血红蛋白，血红蛋白分解为胆红素、铁、珠蛋白。这种不溶于水的、非结合状态的胆红素称为游离胆红素（非结合胆红素）。游离胆红素随血流的运行到达肝脏。

（二）胆红素的肝内转变

随血液运行的游离胆红素到达肝脏后，被肝细胞摄入肝细胞内。在肝细胞内的微粒体中受葡萄糖醛酸转移酶的作用，与葡萄糖醛酸结合形成葡萄糖醛酸胆红素，即结合胆红素。结合胆红素被主动排泌入毛细胆管，成为胆汁的一部分。

（三）胆红素的胆道排泄

进入毛细胆管的结合胆红素随胆汁经胆道进入肠道，在肠道内细菌的作用下，还原为无色的尿胆原（又称粪胆原）。大部分粪胆原自粪便排出，遇空气氧化为粪胆素，这是粪便呈黄褐色的原因。小部分尿胆原在肠内被重吸收入血液，经门静脉带回肝脏。大部分回肝的尿胆原以原形形式随胆汁排入肠道，形成所谓的"胆红素的肠肝循环"。小部分回肝的尿胆原则经体循环由肾脏排出，遇到空气被氧化为尿胆素，这是尿液呈浅黄色的原因之一（图2-6）。

图2-6 胆红素正常代谢示意图

（四）两种胆红素的区别

结合胆红素和游离胆红素的理化性质、病理状态下的变化有极大的不同，两者的区别见表2-4。

表2-4 两种胆红素的区别

结合胆红素	游离胆红素
呈水溶性	呈脂溶性
形成后被排泌入胆汁中	产生后被释放入血液中
可通过肾小球滤过排出	不能被肾小球滤过排出
尿液中可有	尿液中无

【病因与发生机制】

按照病因,一般把黄疸分为溶血性、肝细胞性、胆汁淤积性(即旧称的阻塞性)三种类型。另外,还有一种临床少见的黄疸——先天性非溶血性黄疸,是由于机体胆红素代谢功能缺陷引起的,大多为家族遗传性。

(一)溶血性黄疸

1. 病因 见于各种原因引起的溶血性疾病,如误输异型血、疟疾、败血症、蚕豆病、新生儿溶血性贫血、自身免疫溶血性贫血、阵发性睡眠性血红蛋白尿等。

2. 发生机制 ①由于红细胞大量破坏,游离胆红素形成过多超过了肝细胞对胆红素的代谢能力。②红细胞大量破坏引起的贫血、缺氧和红细胞破坏产物的毒性作用等可减弱肝细胞对胆红素的代谢能力。上述机制引起游离胆红素在血液中含量上升。

(二)胆汁淤积性黄疸

1. 病因 见于胆石症、胆管炎、胆道蛔虫病、胆管癌、胰头癌、壶腹癌、原发性胆汁性肝硬化、毛细胆管炎型病毒性肝炎等。

2. 发生机制 肝外或肝内胆管阻塞,结合胆红素不能随胆汁排入肠道,阻塞部位上方的胆汁淤积,胆管内压不断增高,胆管扩张,终至小胆管及毛细胆管破裂,结合胆红素反流入血液中,血液中结合胆红素含量升高。

(三)肝细胞性黄疸

1. 病因 见于病毒性肝炎、中毒性肝炎、肝癌、肝硬化等。中毒性肝炎是某些对肝细胞有直接损伤作用的毒性物质引起的,这些毒性物质常见的有毒蕈、棉籽、异烟肼、四氯化碳、重金属(汞、铅、锑)等。

2. 发生机制 ①由于肝细胞损害,转化游离胆红素为结合胆红素的能力下降。②已经形成的结合胆红素可通过破裂的肝细胞及破裂的小胆管反流入血。以上两种机制引起血液中游离胆红素和结合胆红素含量均升高。

【临床表现】

（一）溶血性黄疸

溶血性黄疸临床表现的特点是：①血清中游离胆红素浓度升高；②小便色可变深，尿中尿胆原增加，但无胆红素；③大便色变深，粪中粪胆原大量增加；④急性溶血时表现为寒战、头痛、高热、腰背酸痛等，而慢性溶血时可表现为脾大；⑤黄疸呈浅柠檬色；⑥溶血性贫血表现：网织红细胞增加，骨髓红细胞系统增生旺盛。

（二）胆汁淤积性黄疸

胆汁淤积性黄疸临床表现的特点是：①血清中结合胆红素浓度升高；②小便色可变深，尿中尿胆原减少（不完全梗阻时）或消失（完全梗阻时），尿中胆红素阳性；③大便色变浅或呈灰白色，粪中粪胆原减少或消失；④常伴有皮肤瘙痒、心动过缓（血液中胆酸盐升高所致）；⑤黄疸颜色呈暗黄、黄绿或绿褐色；⑥血清中碱性磷酸酶升高是胆汁淤积的标志。

（三）肝细胞性黄疸

肝细胞性黄疸临床表现的特点是：①血清中游离胆红素与结合胆红素浓度均升高；②小便色深，尿中尿胆原增加（肝细胞损害，处理吸收尿胆原的能力下降）或减少（肝内毛细胆管阻塞），尿中胆红素阳性；③大便色正常或变浅，粪中粪胆原正常或减少（肝内毛细胆管阻塞）；④常伴有全身乏力、食欲不振、恶心、厌油、腹胀、右上腹痛等；⑤黄疸颜色呈浅黄至深金黄色；⑥肝功能检查氨基转移酶特别是丙氨酸氨基转移酶升高。

【伴随症状】

1. 黄疸伴寒战、高热 见于急性胆管炎、急性溶血性疾病等。

2. 黄疸伴恶病质 见于肝癌、胰头癌、胆总管癌、壶腹癌等。

3. 黄疸伴右上腹阵发性绞痛 见于胆道结石梗阻等。

4. 黄疸伴剑突下钻顶样疼痛 见于胆道蛔虫病。

5. 黄疸出现前有发热、乏力、食欲下降、恶心、呕吐，黄疸出现后症状减轻 多为甲型肝炎。

6. 黄疸伴上消化道出血、腹水 见于重症肝炎、肝硬化晚期。

【诊断提示】

1. 问诊 中年以上进行性加深的无痛性黄疸应考虑胰头癌。胆总管结石与壶腹癌所致的黄疸常为波动性。有长期服用异烟肼、利福平、对氨水杨酸等药物史者，提示中毒性肝炎。儿童与青少年出现的黄疸应想到胆红素代谢缺陷引起的先天性非溶血性黄疸的可能。

2. 体格检查 触及肿大的胆囊，提示阻塞在胆总管，多见于胆管癌、胰头癌。触及肿大的脾脏，提示为肝硬化、慢性溶血性疾病。触及肿大的肝脏，注意病毒性肝炎、肝癌的可能。腓肠肌压痛明显，应想到钩端螺旋体病。

3. 辅助检查 血清铁含量升高支持溶血性黄疸诊断。十二指肠镜直接窥视下行胆总管逆行造影术对鉴别肝内与肝外胆汁淤积性黄疸有重要意义。B 型或 D 型超声检查、计算机体层成像（CT）或磁共振成像（MRI）对肝癌、肝硬化、胆石症、胆管癌、胰头癌的诊断有决定性作用。

第十五节　排尿异常

正常成人 24 小时（一昼夜）排尿量 1000～2000mL，平均 1500mL 左右。日间排尿 4～6 次，夜间就寝后 0～2 次，每次尿量 200～400mL。常见排尿异常包括多尿、少尿与无尿、尿痛、尿频、尿急。

成人 24 小时（一昼夜）尿量经常超过 2500mL，称为多尿（polyuria）。

成人 24 小时（一昼夜）尿量少于 400mL 或每小时尿量持续少于 17mL，称为少尿（oliguria）。

24 小时（一昼夜）尿量持续少于 100mL 或 12 小时内完全无尿，称为无尿（anuria）。

尿痛（odynuria）是指排尿时有疼痛感觉。尿频（frequent micturition）是指排尿的次数增多。尿急（urgent micturition）是指尿意一来迫不及待要立即排尿的感觉。尿频、尿急、尿痛合称为膀胱刺激征（irritation symptom of bladder）。

【病因与发生机制】

（一）多尿

1. 内分泌与代谢障碍疾病 见于尿崩症、糖尿病、原发性醛固酮增多症、原发性甲状旁腺功能亢进症等。

尿崩症是由于下丘脑 - 神经垂体受损，抗利尿激素分泌减少，造成远端肾小管及集合管对水分重吸收减少而大量排尿。亦有肾小管及集合管对抗利尿激素不敏感而引起大量排尿者。糖尿病的尿量增加是尿中含有葡萄糖造成渗透性利尿。原发性醛固酮增多症多尿的主要机制是增多的醛固酮作用于远端肾小管排钾保钠，血钠增高刺激渗透压感受器引起口渴，以致多饮而出现多尿。原发性甲状旁腺功能亢进症时，甲状旁腺激素分泌增多，抑制近端肾小管重吸收磷酸根，磷酸根随尿排出增多引起多尿。

2. 肾脏疾病 见于慢性肾炎、慢性肾盂肾炎等。

3. 精神因素 见于精神性多尿症。多尿由狂饮所致。

（二）少尿与无尿

1. 肾前性 见于各种原因引起的休克、重度失水、心力衰竭、肾动脉栓塞或血栓形成等。由于肾血流量减少，肾小球滤过率降低所致。

2. 肾性　见于急性肾炎、慢性肾炎急性发作、尿毒症等。由于肾实质病变，肾单位毁损，致肾小球滤过率严重降低所致。

3. 肾后性　见于泌尿系结石、肿瘤、前列腺肥大等。由于尿路梗阻致尿液不能排出。

（三）膀胱刺激征

见于急性尿道炎、急性膀胱炎、急性肾盂肾炎、泌尿系结核、淋病、膀胱癌继发感染、膀胱或尿道结石等。临床上以急性膀胱炎、急性肾盂肾炎引起的膀胱刺激征多见。

【临床表现】

（一）多尿

多尿病人排尿次数和每次排尿量均增多。尿崩症每日尿量多在 5L 以上，甚至高达十余升。糖尿病每日尿量一般不超过 5L。原发性醛固酮增多症以夜尿增多为突出表现。

（二）少尿与无尿

肾前性少尿尿量为轻或中度减少，一般不会出现无尿，尿比密增高（>1.020），病因矫正、血压或血容量恢复后尿量迅速增多。肾后性因素所致者常出现突然的尿少或完全无尿，可在耻骨联合上方触及膨大的膀胱。肾性少尿伴有尿液的明显异常，如血尿、蛋白尿、管型尿等，急性肾衰竭突然出现尿少，慢性肾衰竭则尿量逐渐减少。

（三）膀胱刺激征

上尿路感染（肾盂肾炎、输尿管炎）未侵犯膀胱之前，一般不出现尿痛、尿频、尿急，下尿路感染（膀胱炎、尿道炎）尿痛、尿频、尿急较严重。上尿路感染常有腰背痛，下尿路感染常有明显的肉眼血尿。

【伴随症状】

1. 多尿伴多饮、多食　见于糖尿病等。

2. 多尿伴烦渴　见于尿崩症、原发性甲状旁腺功能亢进症、原发性醛固酮增多症等。

3. 少尿伴水肿　见于急性肾炎等。

4. 膀胱刺激征伴高热、寒战、腰痛　见于急性肾盂肾炎等。

【诊断提示】

1. 问诊　肾前性少尿或无尿有休克、严重烧伤、心力衰竭等病史。50 岁以上男性尿频伴进行性排尿困难，见于前列腺肥大。尿崩症多于 20 岁以前起病。成年女性有精神异常或神经症症状者要考虑精神性多尿。淋病引起的尿频、尿急、尿痛可追溯出婚外或不洁性交史。

2. 体格检查 直肠指诊触及男性前列腺肥大而有压痛，提示良性前列腺肥大症或前列腺癌。肾及输尿管结石有明显的肾区叩击痛。心力衰竭造成的少尿能发现心脏增大或闻及心脏杂音。有性早熟体征者，要考虑尿崩症。尿道口溢脓见于淋病。

3. 辅助检查 尿比密对尿崩症诊断有较大帮助，比重多在 1.001～1.005 之间。尿比密固定在 1.010 左右，血清尿素氮升高，血清肌酐升高见于各种原因所致的肾衰竭。血糖升高及尿糖阳性提示糖尿病的诊断。尿液一般检查对急性肾炎、慢性肾炎、急性肾盂肾炎诊断有帮助。爱迪（Addi）计数对慢性肾盂肾炎诊断有帮助。X 线腹部平片、X 线逆行尿路造影、膀胱镜检查可协助肾后性少尿或无尿的病因诊断。X 线颅脑摄片发现蝶鞍增大、骨质破坏、蝶鞍钙化征象，提示尿崩症，必要时，应进一步做 CT 检查或MRI 检查。

第十六节 腰背痛和腿痛

腰背痛（lumbodorsalgia）是指第十二胸椎水平以下背部的疼痛，腿痛（Leg pain）是指包括臀部在内的下肢的疼痛，两者可单独出现，也可同时存在，同时存在时称为腰腿痛（lumbocrural pain）。

【病因】

（一）腰背痛

1. 腰部软组织病变 常见腰肌劳损（包括急性腰肌劳损和慢性腰肌劳损）、腰纤维组织炎（指腰部肌膜、肌腱、韧带及脂肪内纤维组织的病变）、梨状肌损伤综合征、棘上或棘间韧带损伤、棘上韧带剥离、带状疱疹等。

2. 脊柱病变

（1）脊柱炎：如感染性脊柱炎（葡萄球菌、肺炎球菌、脑膜炎奈瑟菌、结核杆菌和梅毒螺旋体等病原体均可造成感染性脊柱炎，以结核性脊柱炎最常见）、增殖性脊柱炎（退行性脊柱炎）、强直性脊柱炎、类风湿性关节炎等。

（2）脊柱肿瘤：包括脊柱的原发肿瘤和转移瘤，腰椎是脊柱转移瘤最常见的部位。常见的肿瘤有骨肉瘤、骨样骨瘤、多发性骨髓瘤、乳腺癌转移、肺癌转移、前列腺癌转移、胃癌转移、肝癌转移、肾癌转移、大肠癌转移、宫颈癌转移等。

（3）脊柱其他病变：如腰椎骨折与关节脱位、腰椎间盘突出（膨出、脱出）症、畸形性骨炎、腰椎骨质软化、腰椎骨质疏松、先天性脊柱畸形（腰椎骶化、骶椎腰化、隐性脊柱裂等）

3. 脊髓与神经根病变 如急性脊髓炎、蛛网膜下腔出血、腰骶神经根炎等。

4. 内脏病变 内脏疾病可引起放射性腰背疼痛，见于消化性溃疡、肾疾病（肾及输尿管结石、肾盂肾炎、肾结核等）、胰腺疾病（胰腺炎、胰腺癌等）、盆腔疾病（子宫附件炎、子宫颈癌与子宫内膜癌、痛经）、前列腺炎、前列腺癌等。

（二）腿痛

1. 神经病变

（1）周围神经疾病：如坐骨神经痛、臀上皮神经损伤、骨外侧皮神经炎、格林－巴利综合征等。

（2）中枢神经疾病：如脊髓肿瘤、脊髓蛛网膜炎、脊髓痨（脊髓梅毒）、肢痛性癫痫、脊髓空洞症、丘脑综合征等。

2. 肌肉病变
常见下肢肌肉损伤、手足搐搦症、皮肌炎、多发性肌炎、钩端螺旋体病、人旋毛线虫病、维生素 C 缺乏、中暑（热痉挛）、横纹肌血管瘤等。

3. 下肢血管与淋巴管病变

（1）血管疾病：如血栓闭塞性脉管炎、闭塞性动脉硬化症、动脉栓塞、急性动脉血栓形成、血栓性静脉炎（包括良性血栓性浅静脉炎与游走性血栓性静脉炎）、深静脉血栓形成、静脉曲张、血管球瘤、雷诺病、红斑性肢痛等。

（2）淋巴管病变：如急性淋巴管炎、毒蛇咬伤后蛇毒引起的淋巴管与淋巴结炎等。

4. 下肢骨病变
常见骨折、骨肿瘤、骨质增生、骨质软化、骨髓炎、骨结核等。

5. 下肢关节病变
常见外伤性关节炎、增殖性关节炎、慢性痛风性关节炎、结核性关节炎、化脓性关节炎、血友病性关节病、夏柯（Charcot）关节病、大骨节病、良性膝关节痛、慢性肺性肥大性骨关节病等。

【临床表现】

（一）腰背痛

1. 疼痛的部位
脊柱病变位于腰背部正中脊柱处。腰肌劳损与腰纤维组织炎疼痛位于腰椎两侧，范围较大。腰骶神经根炎主要为腰骶部疼痛。内脏器官疾病（消化性溃疡、肾疾病、胰腺疾病、子宫与子宫附件疾病）位于该脏器所对应的腰背部。

2. 疼痛的性质
急性腰肌劳损常为突然的剧痛。慢性腰肌劳损、增殖性脊柱炎常为酸痛或钝痛。椎管内原发性或转移性肿瘤疼痛剧烈，呈烧灼样或绞窄样痛，沿一根或多根脊神经后根分布区放射。腰骶神经根炎疼痛剧烈并有僵直感。

3. 疼痛的影响因素
增殖性关节炎早期表现为步行、久站和天气变化时疼痛，休息后缓解。腰肌纤维组织炎常因寒冷、潮湿诱发，晨起疼痛加重，活动后好转，但活动过度疼痛又加剧。腰椎间盘突出症咳嗽或打喷嚏时疼痛加重，卧床（硬板床）休息时缓解。

4. 几种常见疾病腰背痛的特点

（1）增殖性脊柱炎：多见于中年（40岁）以上，起病缓慢，相应的椎体与椎旁有压痛与叩击痛，增生的骨质压迫坐骨神经根时出现一侧坐骨神经痛，拉塞格征阳性。

（2）**腰椎间盘突出症**：多见于20～40岁，常有弯腰搬重物、提水等病史，于负重扭伤后突然出现腰痛和一侧坐骨神经痛，咳嗽、打喷嚏、腹部加压使疼痛加重，卧床（硬板床）休息时疼痛缓解。

（3）**腰肌劳损**：急性腰肌劳损一般包括肌肉、韧带以及筋膜的牵拉伤或撕裂伤。主要表现为：①明确的外伤史，特别是在弯腰和屈髋伸膝姿势下搬运或抬起重物；②突然出现一侧或两侧腰肌剧烈疼痛，常两手叉腰，腰不能伸直；③髂后上嵴内侧与4、5腰椎旁压痛伴肌肉痉挛；⑤可伴发反射性腿痛，但拉塞格征阴性；⑤病程经过良好，治疗数天后可完全康复。

慢性腰肌劳损可为急性腰肌劳损治疗不彻底的后遗症或持续弯腰劳动引起肌肉、韧带慢性撕裂所致。主要表现为慢性间歇性或持续性腰肌酸痛，劳累时加重，休息后好转，可持续数月或数年。

（二）腿痛

1. 疼痛的部位　关节炎与关节病的疼痛出现在关节及关节周围。血管球瘤、雷诺病、红斑性肢痛的疼痛出现在足部，特别是足趾。股外侧皮神经炎的疼痛出现在大腿前外方下2/3处。钩端螺旋体病和人旋毛线虫病主要表现为小腿腓肠肌痛。格林-巴利综合征出现四肢痛。坐骨神经痛贯穿整个下肢的后面，大隐静脉炎的疼痛贯穿整个下肢的前面。

2. 疼痛的性质及放射　肌肉病变的疼痛为自发性酸痛或剧痛。脊髓痨为闪电样剧痛。肢痛性癫痫为阵发性剧痛。股外侧皮神经炎为麻木感、刺痛或灼痛。坐骨神经痛多为持续性钝痛而有阵发性加剧，阵发性加剧常出现于夜间，呈烧灼样或刀刺样，从腰部或臀部沿肢体后面放射至足跟。

3. 疼痛的影响因素　过度牵拉患侧下肢可使坐骨神经痛的疼痛加剧，屈曲患侧下肢可使坐骨神经痛的疼痛减轻。抬高下肢（45°持续3分钟）可诱发血栓闭塞性脉管炎和闭塞性动脉硬化症病人足部皮肤苍白、冰凉、疼痛。升高双足局部温度（达33℃～34℃）可诱发红斑性肢痛病人出现疼痛，降低双足局部温度（如冷敷、浸放于冷水中、暴露于被子外）可使红斑性肢痛病人疼痛立即消失。

4. 几种常见疾病腿痛的特点

（1）**血栓闭塞性脉管炎**：多见于20～40岁男性，且有大量吸烟的嗜好，下肢主要累及胫前、胫后、足背动脉，往往于受冻后出现足部麻木、冰凉、疼痛，走路时小腿酸痛或抽痛，发生间歇性跛行。病情进展休息时也出现痉挛性疼痛，夜间尤甚，病人常抱足而坐，彻夜难眠，足背动脉搏动减弱或消失。晚期出现溃疡或坏疽，足趾脱落。

（2）**闭塞性动脉硬化症**：多见于50岁以上，男性多于女性，下肢主要累及股动脉、腘动脉，伴全身动脉硬化，典型表现为间歇性跛行，病情进展出现静息痛，足背动脉搏动减弱或消失。晚期出现缺血性溃疡。

（3）**下肢深静脉血栓形成**：髂静脉或股静脉血栓形成常为单侧，患侧下肢肿胀、发热、疼痛、压痛，皮肤有青紫斑，有时呈白色肿胀，称谓"股白肿"。腘静脉血栓形成小腿疼痛、水肿，肌肉呈面团感，压痛严重。下肢深静脉血栓形成可致下肢浅静脉曲张，表现为局部胀痛与压痛。下肢深静脉血栓形成可并发严重的肺栓塞。

【伴随症状】

1. 腰背痛伴脊柱畸形　见于先天性脊柱畸形、外伤后畸形、脊柱结核和强直性脊柱炎。自幼即有畸形多为先天性脊柱疾病所致，缓慢起病者多见于强直性脊柱炎。

2. 腰背痛伴腰椎活动受限　见于外伤、强直性脊柱炎、腰背部软组织急性扭伤。

3. 腰背痛伴长期低热　见于脊柱结核、类风湿关节炎；伴高热者见于化脓性脊柱炎。

4. 腰背痛伴尿频、尿急、排尿困难　见于尿路感染、前列腺炎或前列腺肥大。

5. 腰背剧痛伴血尿　见于泌尿系结石。

6. 腰背痛伴嗳气、反酸及上腹胀痛或烧灼样痛　见于胃、十二指肠溃疡。

7. 腰背痛伴月经异常、痛经、白带过多　见于宫颈炎、盆腔炎、子宫附件炎或肿瘤及节育环不良反应。

8. 腿痛伴间歇性跛行　见于血栓闭塞性脉管炎、闭塞性动脉硬化症等。

9. 腿痛伴下肢关节畸形　见于血友病性关节病、夏柯关节病、慢性肺性肥大性骨关节病等。

10. 腿痛伴下肢水肿　见于深静脉血栓形成等。

11. 腿痛伴下肢静脉条索感　见于良性血栓性浅静脉炎等。

12. 腿痛伴阿－罗（Argyll – Robertson）瞳孔　见于脊髓痨。

【诊断提示】

1. 问诊　突然出现的疼痛一般与外伤、急性感染及内脏病变有关，而且疼痛剧烈。反复发作的钝痛、胀痛不适，主要考虑腰肌劳损、腰椎结核等慢性病变。弯腰及搬重物痛加重，同时伴大腿外侧放射样痛，提示腰椎间盘突出症、急性腰肌劳损。与月经周期有关，伴白带异常，提示妇科炎症。饮酒、劳累或高嘌呤饮食后急性关节剧痛，考虑痛风性关节炎。晨僵伴发热，肢体对称性关节痛，提示类风湿关节炎。

2. 体格检查　脊柱弯曲度、压痛、叩击痛及活动度的检查对于外伤、椎间盘突出症、强直性脊柱炎等疾病有重要的诊断价值。拉塞格征阳性有助于坐骨神经痛的诊断。腰骶痛，妇科检查盆腔有压痛，或附件区增厚，有助于子宫疾病和子宫附件疾病的诊断。

3. 辅助检查　X线、CT、MRI等影像学检查对于脊椎、关节、椎间盘等病变有确诊价值。超声波检查有助于泌尿系结石及胰腺炎的诊断。钡餐透视和胃镜检查可以明确胃肠疾病。脑电图检查有助于肢痛性癫痫的诊断。

第十七节　头　痛

颈以上的部位称为头，但一般所说的头痛（headache）是指额、顶、颞及枕部的疼痛。头痛是临床上常见的症状之一，既可由头部病变引起，又可因全身或内脏器官疾病造成。头痛可以是器质性病变引起的，如颅内肿瘤，也可以发生于功能性病变，如偏头痛。临床上多数头痛无特异性，且经过良好，但有些头痛则是严重疾病的信号。

【发生机制】

颅外各层结构对痛觉均敏感，颅内结构只有血管、脑膜、脑神经（三叉神经、舌咽神经、迷走神经）及颈神经（颈1、颈2、颈3）对痛觉敏感。各种致病因素通过以下机制产生头痛：①使颅内外血管收缩、扩张及血管受到牵引或伸展；②使脑膜受到刺激或牵拉；③三叉、舌咽、迷走神经及颈神经受到刺激、挤压或牵拉；④头颈部肌肉收缩；⑤眼、耳、鼻、鼻窦、牙齿等病变疼痛，扩散或反射至头部；⑥理化因素及内分泌紊乱（如脑内组胺和5－羟色胺增多）。

【病因】

（一）颅脑病变

1. 颅内疾病

（1）颅内感染性疾病：各种病原体所致的脑膜炎、脑炎都可出现头痛。常见的疾病有流行性脑脊髓膜炎、结核性脑膜炎、流行性乙型脑炎、新型隐球菌性脑膜炎、病毒性脑炎、化脓性脑炎（又称脑脓肿，常因慢性化脓性中耳炎向颅内直接蔓延造成）。

（2）颅内血管性疾病：脑出血、蛛网膜下腔出血、脑动脉血栓形成、脑栓塞、脑供血不足、颅内动脉瘤、脑血管畸形（可分为动静脉型和毛细血管型。前者常见，乃由一团扩张的畸形血管形成，大小不一，多出现于大脑中动脉分布的区域。后者少见，由多数扩张的毛细血管形成，可散布于脑的任何部位）、颅内静脉窦血栓形成（上矢状窦血栓形成、乙状窦血栓形成、海绵窦血栓形成）、偏头痛等。

（3）颅内肿瘤：包括脑肿瘤和颅内转移癌。常见的脑肿瘤有神经胶质瘤、脑膜瘤、垂体腺瘤、神经纤维瘤等。颅内转移癌为肺癌、鼻咽癌、乳腺癌、肾上腺癌、白血病等转移而来，最多见的是由肺癌和鼻咽癌转移来的。

（4）颅脑损伤：脑震荡、脑挫裂伤、慢性硬膜下血肿及慢性脑内血肿、脑外伤后遗症（脑外伤3个月后症状仍持续存在）。

（5）其他：头痛型癫痫、腰椎穿刺及腰椎麻醉后头痛等。

2. 颅外疾病

（1）颅骨疾病：颅骨肿瘤、颅骨骨折、畸形性骨炎。畸形性骨炎为一原因不明的慢性进行性骨病，常见症状为骨疼痛与畸形，除侵犯颅骨外，还可侵犯股骨、腓骨、胫骨等。

（2）肌收缩性头痛：又称紧张性头痛，是慢性头痛最常见的一种。由于头部或颈部肌肉持久收缩及继发血管扩张引起。

（3）神经痛：三叉神经痛、舌咽神经痛、枕神经痛等。

（4）**其他**：眼源性头痛（远视、近视、散光）、耳源性头痛（中耳炎）、鼻源性头痛（鼻炎、鼻窦炎、鼻咽癌）、齿源性头痛（牙龈炎、龋齿等）。

（二）全身性病变

1. 急性感染　如流行性感冒、急性肾盂肾炎、肺炎球菌肺炎等。
2. 心血管疾病　如高血压病、充血性心力衰竭、风湿热等。
3. 中毒　如铅、汞中毒，一氧化碳中毒，有机磷农药中毒，阿托品、颠茄中毒，毒蕈中毒等。
4. 其他　如月经期头痛、绝经期头痛、中暑。

（三）神经症

见于神经衰弱、癔症、抑郁性神经症等。

【临床表现】

（一）头痛的部位

急性感染性疾病引起的头痛多呈弥漫性全头痛。偏头痛与颅神经痛出现一侧头痛。流行性脑脊髓膜炎、蛛网膜下腔出血引起的头痛多在颈枕部。浅表的头痛多见于眼源性、鼻源性、齿源性及颅外疾病引起的头痛，如肌收缩性头痛。深在的头痛多由脑脓肿、脑肿瘤、脑炎等颅内病变引起，疼痛常向病灶同侧的外面放射。

（二）头痛的性质

搏动性头痛或跳痛，常见于高血压病、偏头痛、脑供血不足、头痛型癫痫、急性感染等。阵发性电击样或撕裂样疼痛多见于三叉神经痛和舌咽神经痛。头部重压感、紧箍感、戴紧帽感的疼痛多见于肌紧张性头痛，也可见于脑外伤后遗症。爆裂样或斧劈样头痛可见于蛛网膜下腔出血。

（三）头痛发生的时间及持续的时间

晨间加剧的头痛可见于脑肿瘤等颅内占位性病变。有规律的晨间头痛见于鼻窦炎。长时间阅读后发生的头痛为近视等引起的眼源性头痛。偏头痛在月经期发作频繁。神经衰弱引起的头痛以病程长、明显的波动性与易变性为特点。

（四）头痛发生的急缓

突然发生的头痛伴有发热者，常由感染性疾病所致。突然发生的头痛伴有意识障碍而无发热者，多为颅内血管性疾病。慢性进行性头痛伴有颅内压升高的症状（呕吐、视盘水肿）应考虑颅内占位性病变。慢性头痛无颅内压升高症状，但伴有神经症症状，多为肌紧张性头痛。

（五）头痛的影响因素

转头、低头、咳嗽常使脑肿瘤及脑膜炎的头痛加剧。压迫颈总动脉可使偏头痛或高血压性头痛减轻。偏头痛病人，服用麦角胺后头痛可迅速缓解。肌紧张性头痛，常因紧张、烦躁、焦虑而加重，也可因局部按摩而缓解。

【伴随症状】

1. 头痛伴剧烈呕吐　常为颅内压升高征象，见于脑膜炎、脑炎、颅后凹肿瘤等。

2. 头痛伴剧烈眩晕　见于小脑肿瘤、椎 - 基底动脉供血不足等。

3. 头痛伴失眠、多梦、注意力不集中等症状　多见于神经症。

4. 头痛伴视力障碍　见于青光眼、蝶鞍区肿瘤等。

5. 头痛呈慢性进行性伴精神症状　警惕脑肿瘤的可能。

6. 头痛伴癫痫发作　见于脑寄生虫病、脑肿瘤。

7. 头痛突然加剧并伴有意识障碍　多提示脑疝。

8. 头痛呈慢性进行性伴精神症状　警惕脑肿瘤的可能。

【诊断提示】

1. 问诊　慢性颅脑血肿或脑外伤后遗症可追溯到颅脑外伤史。女性病人，青春期前后起病，周期性发作，每次发作性质相似的半侧头痛，提示为偏头痛。在烈日下长时间暴晒后出现的头痛应首先考虑为中暑。高血压病及动脉硬化的病人，骤然出现剧烈头痛，预示可能发生脑出血。

2. 体格检查　脑膜刺激征阳性提示为流行性脑脊髓膜炎和蛛网膜下腔出血，前者伴有高热，后者开始无发热。出现失语、偏身肢体瘫痪及感觉障碍考虑脑出血、脑血栓形成等急性脑血管病。怀疑头痛为高血压病引起，应测量血压。肌收缩性头痛检查时可发现头部有压痛点及"痛性小结"。怀疑眼源性、耳源性、齿源性头痛时，应相应地检查耳、鼻及鼻窦、牙齿等器官以发现原发病变。

3. 辅助检查　怀疑颅内外感染性疾病时应做血液检查。怀疑脑膜炎引起的头痛，可选择脑脊液检查。怀疑鼻窦炎引起的头痛，X 线鼻窦拍片可证实。脑血管造影检查对脑血管畸形、颅内动脉瘤的诊断有重要帮助。怀疑头痛型癫痫应做脑电图检查。脑肿瘤、脑寄生虫病等占位性病变可做颅脑 X 线拍片检查，进一步检查做 CT 检查或 MRI 检查以确诊。

第十八节　眩　晕

眩晕（vertigo）是病人感到自身或周围环境物体旋转或摇动的一种感觉，前者称为自动感眩晕，后者称为他动感眩晕。眩晕是人体与周围环境之间的相互空间关系在大脑皮层感觉中枢的失真反映，常伴有客观的平衡障碍，但一般无意识障碍。此由前庭系统病变引起，称为真性眩晕或前庭系统性眩晕。无明确的自身或周围环境物体旋转感，仅有头重脚轻、站立不稳、脑昏眼花感觉的为头昏，亦可称为假性眩晕，可由其他系统或全身性疾病引起。

【发生机制】

前庭系统主要包括前庭器、前庭神经、脑干内的前庭核、小脑蚓部、内侧纵束、大脑前庭皮质区（颞叶）等部分。正常的机体平衡与定向功能有赖于视觉、本体觉与前庭系统（合称平衡三联）的协同作用来完成，以前庭系统对机体姿位平衡的维持最重要。当前庭系统受到较大刺激或病理性损害时，前庭感觉的刺激与来自肌肉、关节的本体觉和视觉感受器对空间定向的冲动不一致时，就产生运动错觉，即眩晕。由于前庭核通过内侧纵束与动眼神经有密切联系，当前庭病变或受到刺激时常出现眼球震颤。由于前庭核通过前庭脊髓束等与脊髓前角相联系，当前庭病变或受到刺激时可出现身体向一侧倾倒。由于前庭核与脑干内的血管运动中枢和迷走神经核等相联系，当前庭病变或受到刺激时可出现恶心、呕吐、面色苍白、出汗、脉搏改变等自主神经功能紊乱表现。

【病因】

按照病因分为中枢性眩晕和周围性眩晕。

（一）中枢性眩晕（脑性眩晕）

1. 颅内血管性疾病 如椎 – 基动脉供血不足、锁骨下动脉偷漏综合征、延髓外侧综合征、脑动脉粥样硬化、小脑出血等。

2. 颅内占位性病变 如听神经瘤、小脑肿瘤、第四脑室肿瘤等。

3. 颅内感染性疾病 如颅后凹蛛网膜炎。

4. 颅内脱髓鞘疾病及变性疾病 常见于多发性硬化、延髓空洞症。

5. 其他 如癫痫等。

（二）周围性眩晕（耳性眩晕）

1. 梅尼埃（Meniere）病 一般认为由内耳的淋巴液代谢失调引起，内耳淋巴液分泌过多或吸收障碍，引起内耳迷路积水，刺激前庭。

2. 迷路炎 由中耳炎（胆脂瘤、炎症性肉芽组织等）直接破坏迷路的骨壁引起，少数因细菌或病毒经血行或淋巴扩散至迷路引起迷路炎。

3. 前庭神经元炎 原因未明，目前认为由病毒感染造成。

4. 药物中毒 药物对内耳前庭损害所致。对内耳前庭造成损害的药物主要是氨基糖苷类药物，包括链霉素、双氢链霉素、庆大霉素、卡那霉素、丁胺卡那霉素、新霉素等。另外，异烟肼、水杨酸钠、奎宁等亦可造成内耳前庭损害。

5. 晕动病 乘坐车船或飞机时，内耳迷路受到机械性刺激，引起前庭功能紊乱所致。

【临床表现】

（一）基本表现

睁眼时有周围景物旋转、上下晃动或左右移动的感觉，而闭眼时有自身旋转或晃动的感觉是眩晕的典型表现。常伴有眼球震颤、平衡失调以及恶心、呕吐、出汗、心动过缓、血压下降等自主神经功能紊乱症状。

（二）几种常见眩晕性疾病的表现

1. 梅尼埃病　以发作性眩晕伴耳鸣、听力减退及眼球震颤为主要特点，严重时可伴有恶心、呕吐、面色苍白和出汗，发作时间多短暂，很少超过 2 周。

2. 前庭神经元炎　好发于青年人，病前常有病毒感染史，突然出现剧烈眩晕，转头加重，持续 7 ~ 10 天后逐渐减轻，6 周后消失，伴患侧持续眼球震颤、恶心、呕吐，但不伴有耳鸣、耳聋。痊愈后很少复发。

3. 内耳药物中毒　有使用损害前庭药物史，常先有口周及四肢发麻，后出现渐进性眩晕伴耳鸣、听力减退等。

4. 晕动病　发生于乘船、乘车、乘飞机时，常伴恶心、呕吐、面色苍白、出冷汗等。

5. 椎 – 基动脉供血不足　好发于中年以上，因椎动脉受压、扭曲引起，常见于颈椎骨质增生等，表现为旋转性眩晕、构语障碍、言语含糊不清、吞咽障碍等，常伴有共济失调，但多无耳鸣与听力下降。

【伴随症状】

1. 伴耳鸣和（或）听力下降　见于前庭器官疾病、第八对脑神经病变及肿瘤等。

2. 伴恶心、呕吐　见于梅尼埃病、晕动病等。

3. 伴共济失调　见于小脑、颅后凹或脑干病变。

4. 伴眼球震颤　见于脑干病变、梅尼埃病。

【诊断提示】

1. 问诊　有使用氨基糖苷类药物史提示药物中毒损害内耳前庭；反复发作的眩晕提示梅尼埃病；在上呼吸道病毒感染后出现的眩晕提示前庭神经元炎；突然扭头时出现眩晕提示颈椎骨质增生。

2. 体格检查　检查发现鼓膜穿孔提示迷路炎；检查发现听力减退及眼球震颤提示梅尼埃病；检查发现瞳孔大小不等常提示颅内肿瘤。

3. 辅助检查　怀疑颈椎骨质增生可行颈椎 X 线摄片；怀疑颅脑肿瘤应做 CT 或 MRI 检查；怀疑癫痫应做脑电图检查。

第十九节 抽搐与惊厥

骨骼肌不自主地强烈收缩称为抽搐（tic）。根据骨骼肌收缩的范围，通常可分为局限性抽搐和全身性抽搐。根据骨骼肌收缩的性质分为间歇性收缩、强直性收缩和阵挛性收缩。骨骼肌呈强直性收缩与阵挛性收缩时称为惊厥（convulsion），惊厥表现的抽搐一般为全身性、对称性、伴有或不伴有意识丧失。全身性抽搐对人的危害大，可造成骨折、呼吸暂停、意识障碍等。

【发生机制】

抽搐与惊厥发生机制尚未完全明了，目前认为可能是由于运动神经元的异常放电所致。这种病理性放电主要是神经元膜电位的不稳定引起，并与多种因素相关，可由代谢、营养、脑皮质肿物或瘢痕等激发，与遗传、免疫、内分泌、微量元素、精神因素等有关。

【病因】

（一）颅脑疾病

1. 颅内感染性疾病 见于流行性脑脊髓膜炎、流行性乙型脑炎、病毒性脑炎、脑脓肿等。

2. 颅内寄生虫病 见于脑囊虫病、脑包虫病、脑血吸虫病、脑型疟疾等。

3. 颅内肿瘤 包括脑肿瘤和颅内转移癌。常见的脑肿瘤有神经胶质瘤、脑膜瘤、垂体腺瘤、神经纤维瘤等。颅内转移癌常见肺癌和鼻咽癌的颅内转移。

4. 脑血管疾病 见于脑出血、蛛网膜下腔出血、脑栓塞等。

5. 颅脑损伤 见于脑震荡、脑挫裂伤、颅内血肿等。

6. 某些类型的癫痫 见于癫痫大发作、强直性发作、部分运动性发作等。

（二）全身性疾病

1. 感染 见于中毒性肺炎、中毒性细菌性痢疾、伤寒、败血症、流行性出血热、破伤风、狂犬病等。

2. 内分泌及代谢障碍疾病 见于糖尿病、尿毒症、肝性脑病、低血糖、甲状腺危象、低钙血症、低镁血症、碱中毒等。

3. 心血管疾病 见于心肌梗死、严重休克、急性心源性脑缺血综合征等。

4. 中毒 见于一氧化碳、安眠药、有机磷农药、酒精等中毒。

5. 物理因素所致疾病 见于中暑、触电、淹溺等。

6. 其他 如癔症性抽搐。

【临床表现】

1. **全身性抽搐** 全身骨骼肌痉挛，表现为四肢强直性或阵挛性抽搐，可伴短暂意识障碍（如昏迷）、呼吸停止、大小便失禁、舌咬伤、骨折等。癔症性抽搐为假性抽搐发作，意识存在，呼吸存在，无大小便失禁及身体伤害出现。

2. **局限性抽搐** 局部骨骼肌痉挛，表现为单一肢体、手、足、口角、眼睑等处抽搐，可伴有局部不适感、焦虑、恐惧等。

【伴随症状】

1. **抽搐伴发热** 多见于小儿的急性感染，体温高达 38℃ 以上时出现抽搐称为高热惊厥。
2. **抽搐伴血压增高** 见于高血压病、急性肾小球肾炎、妊娠期高血压疾病等。
3. **抽搐伴脑膜刺激征** 见于脑膜炎、蛛网膜下腔出血等。
4. **抽搐伴意识丧失** 见于癫痫大发作等。
5. **抽搐伴剧烈头痛** 见于流行性脑脊髓膜炎、蛛网膜下腔出血等。

【诊断提示】

1. **问诊** 有颅脑外伤史的抽搐提示脑外伤后遗症；有遗传特质（癔症性格）在暗示状态下反复发作且无发作性外伤（摔伤、咬破舌头等）的抽搐提示癔症大发作；发作时发出羊鸣样尖叫且伴发作性外伤（摔伤、咬破舌头等）的抽搐提示原发性癫痫；被犬咬伤后数天或数月出现的抽搐提示狂犬病；皮肤受伤后数天或数月出现抽搐提示破伤风。

2. **体格检查** 脑膜刺激征阳性提示蛛网膜下腔出血、流行性脑脊髓膜炎等，前者通常无发热，后者伴高热。血压增高，提示高血压脑病和高血压危象。晚期妊娠的女性抽搐，提示妊娠期高血压疾病的子痫期。

3. **辅助检查** 颅脑 CT 检查对于颅脑病变诊断有重要价值。脑脊液检查有助于诊断脑炎、脑膜炎、脑脓肿、颅脑肿瘤及颅内出血等。血糖、血生化测定，可以明确低血糖、低钙、低镁等的诊断。

第二十节 意识障碍

意识是大脑功能活动的综合表现，即对周围环境和自身的知觉状态。正常人意识清醒。人对周围环境及自身状态的识别和觉察能力障碍称为意识障碍（disturbance consciousness）。意识持续中断或丧失称为昏迷（coma），昏迷是最严重的意识障碍。

【发生机制】

意识有两个组成部分即意识内容及其"开关"系统。意识内容即大脑皮质的功能活动，包括记忆、思维、定向力和情感，以及通过视、听、语言和复杂运动等与外界保持紧密联系的能力。意识"开关"系统包括经典的感觉传导通路（特异性上行投射系统）和脑干网状上行激动系统（非特异性上行投射系统）。意识"开关"系统激活大脑皮质并使之维持一定水平的兴奋性，使机体处于觉醒状态，在此基础上，大脑皮质产生意识内容。各种因素如炎症、外伤、肿瘤、缺血、缺氧、葡萄糖供给不足、电解质及酸碱平衡紊乱、神经传导介质异常等造成脑干网状上行激动系统和大脑皮质广泛而严重的损害或功能严重低下时，即出现意识障碍。

【病因】

（一）颅脑疾病

1. 颅内感染性疾病　见于流行性脑脊髓膜炎、流行性乙型脑炎、病毒性脑炎、脑脓肿等。

2. 颅内肿瘤　包括脑肿瘤和颅内转移癌。常见的脑肿瘤有神经胶质瘤、脑膜瘤、垂体腺瘤、神经纤维瘤等。颅内转移癌常见肺癌和鼻咽癌的颅内转移。

3. 脑血管疾病　见于脑出血、蛛网膜下腔出血、脑栓塞等。

4. 颅脑损伤　见于脑震荡、脑挫裂伤、颅内血肿等。

（二）全身性疾病

1. 急性感染　见于中毒性肺炎、中毒性细菌性痢疾、伤寒、败血症、流行性出血热、脑型疟疾等。

2. 内分泌及代谢障碍疾病　见于糖尿病、尿毒症、肝性脑病、低血糖、甲状腺危象等。

3. 心血管疾病　见于心肌梗死、严重休克、急性心源性脑缺血综合征等。

4. 中毒　见于一氧化碳、镇静催眠药、有机磷农药、酒精等中毒。

5. 物理因素所致疾病　见于中暑、触电、淹溺等。

【临床表现】

（一）意识障碍的基本类型

1. 嗜睡　是一种病理性的倦睡，表现为持续的、延长的睡眠状态，可唤醒，并能正确回答问题及配合检查，但反应迟钝，刺激去除后即又入睡。

2. 意识模糊　是较嗜睡程度深的意识障碍，病人能保持简单的精神活动，但对时间、人物、地点的定向力发生障碍，常伴有错觉和幻觉，思维紊乱。

3. 昏睡　呈深度的睡眠状态，大声呼叫或强刺激（如压迫眶上神经、摇动病人身体等）方能唤醒，但很快又再入睡，醒时答话含糊或答非所问。

4. 昏迷　昏迷在临床上表现为意识丧失，运动、感觉和反射等功能障碍，以及任何刺激均不能使病人苏醒，按其程度分为浅昏迷和深昏迷。

（1）浅昏迷：对疼痛刺激有痛苦表情或躲避反应，角膜反射、瞳孔对光反射、吞咽反射、眼球运动尚存在。

（2）深昏迷：对任何刺激均无反应，肌肉松弛，深、浅反射消失。

5. 谵妄 是一种以兴奋性增高为主的高级神经中枢急性活动失调状态，表现为意识模糊、定向力丧失、错觉、幻觉、躁动不安、言语杂乱。常见于急性感染发热期、某些药物（如颠茄类）中毒、代谢障碍、循环障碍、中枢神经疾病等。

（二）意识障碍与晕厥、眩晕、发作性睡病、闭锁综合征和持续性植物状态的区别

1. 晕厥（昏厥） 是指突然发生的短暂的意识丧失状态，是由于大脑一过性广泛供血不足所致，可迅速恢复。昏迷的意识丧失通常持续时间较长，恢复较难。

2. 发作性睡病 该病是一种睡眠异常。病人在正常人不易入睡的场合下，如行走、骑自行车、进食时均能出现难以抑制的睡眠，其性质与生理睡眠无异，持续数分钟至数小时，但可唤醒。

3. 眩晕 是病人感到自身或周围环境物体旋转或摇动的一种主观感觉障碍，常伴有客观的平衡障碍，一般无意识障碍。

4. 闭锁综合征 病人脑桥基底部损伤致其以下双侧锥体束损害，除眼睛能活动外，随意运动消失，但意识完全清醒，能用眼球垂直运动或睁闭眼示意。

5. 持续性植物状态（植物人） 病人完全失去对自身及周围环境的认知，有睡眠-觉醒周期，丘脑下部及脑干的自主功能完全或部分保存，称为植物状态。此种状态持续1个月以上称为持续性植物状态，即植物人。昏迷病人无睡眠-觉醒周期。

【伴随症状】

1. 昏迷伴瞳孔扩大 见于癫痫大发作、低血糖、阿托品或颠茄中毒、一氧化碳中毒等。

2. 昏迷伴瞳孔缩小 见于氯丙嗪、有机磷农药、毒蕈、巴比妥类中毒及尿毒症、桥脑出血等。

3. 昏迷伴抽搐 见于癫痫大发作、高血压脑病、脑出血、脑肿瘤等。

4. 昏迷伴黄疸 见于肝性脑病、钩端螺旋体病等。

5. 昏迷伴皮肤湿冷 见于低血糖、有机磷农药中毒、毒蕈中毒等。

6. 昏迷伴高血压 见于高血压脑病等。

7. 昏迷伴低血压 见于各种原因的休克。

8. 昏迷伴发热 先发热后出现昏迷见于流行性乙型脑炎、流行性脑脊髓膜炎、中毒性菌痢等；先昏迷后出现发热见于脑出血、蛛网膜下腔出血、巴比妥类中毒等。

【诊断提示】

1. 问诊 原发病病史的询问对诊断有很大帮助。有肝硬化、糖尿病、慢性肾脏病、

甲状腺功能亢进症等病史及服毒、使用麻醉性药物史者出现昏迷，诊断就基本明确。在高温或烈日下劳动而突然出现昏迷，提示为中暑。老年人有高血压病或动脉硬化史，在用力、兴奋、情绪激动等状态下突然出现昏迷，提示脑出血。颅脑外伤后，病人由清醒转为昏迷或昏迷转为清醒后再度出现昏迷，应高度怀疑颅内血肿。

2. 体格检查　口唇呈樱桃红色提示一氧化碳中毒。出现库斯莫尔（Kussmaul）大呼吸应考虑糖尿病、尿毒症引起的代谢性酸中毒。瞳孔检查对昏迷病人尤为重要，对光反射存在，说明昏迷尚浅，对光反射消失，说明昏迷较深。

3. 辅助检查　怀疑颅内感染性疾病时可做脑脊液检查。怀疑糖尿病时可做血糖、血酮体检查。怀疑尿毒症时可做血尿素氮、血肌酐检查。怀疑病人服毒，应取残留呕吐物、洗胃液等做毒理学分析。脑电图对癫痫大发作的诊断有重要帮助。CT 或 MRI 检查对脑出血、颅内血肿、颅内肿瘤的诊断有决定性价值。

第二十一节　肥胖与消瘦

肥胖（obesity）是一种社会慢性疾病，是指机体内热量的摄入大于消耗，造成体内脂肪堆积过多，导致体重超常的一种状态，实测体重超过标准体重。肥胖可见于任何年龄，40～50 岁多见，女多于男，女性脂肪分布以腹、臀部及四肢为主，男性以颈及躯干为主。

消瘦（emaciation）是指人体因疾病或某些因素而致体内脂肪与蛋白质减少，体重下降超过正常低限的一种状态。

【肥胖与消瘦的评定】

1. 按身高体重计算　通常认为超过标准体重的 10% 为超重，超过标准体重的 20% 为肥胖，而低于标准体重的 10% 以上时为消瘦（也有人认为凡体重比标准体重低 10% 以上者为低体重，低于 20% 以上者称为消瘦）。根据世界卫生组织（WHO）计算标准，男性标准体重（kg）=〔身高（cm）－80〕×0.7，女性标准体重（kg）=〔身高（cm）－70〕×0.6。简单粗略计算标准体重，标准体重（kg）=身高（cm）－105。

2. 体重指数　目前多采用体重指数判定肥胖与否，且比较准确。体重指数（BMI）=体重/身高的平方（kg/m^2）。世界卫生组织（WHO）标准：BMI 18.5～24.9 为正常，BMI 25～29.9 为超重，BMI ≥30 为肥胖。中国标准：BMI 18.5～23.9 为正常，BMI ≥24～27.9 为超重，BMI ≥28 为肥胖，而 BMI ＜18.5 为消瘦。

3. 其他　①测量肱三头肌皮褶厚度：男性超过 2.5cm，女性超过 3.0cm 为肥胖。②腰／臀比例（WHR）：男性超过 0.9，女性超过 0.8 为肥胖。

【病因与发病机制】

1. 遗传因素　遗传因素对肥胖和消瘦的影响主要是通过增加或降低机体的易感性起作用，有比较明确的家族史。

2. 内分泌因素 下丘脑、垂体疾病、库欣综合征、甲状腺功能减退症及多囊卵巢综合征等可引起肥胖；甲状腺功能亢进症、1 型糖尿病等可导致消瘦。

3. 生活方式 肥胖与消瘦均与不良的生活方式有关，包括饮食过量或过少、进食行为（食物种类、进食次数、时间等）、运动过少或过度、烟酒嗜好、增肥或减肥等。

4. 药物因素 长期使用糖皮质激素、氯丙嗪、胰岛素等可引起医源性肥胖。

5. 其他 各种原因导致营养物质消化和吸收障碍、慢性消耗性疾病使营养物质消耗增加均可引起消瘦。

【临床表现与分类】

1. 肥胖 以体重增加为最主要的表现，按病因分为原发性肥胖（单纯性肥胖）和继发性肥胖，不同的病因有其不同的表现。

（1）单纯性肥胖：是最常见的一种肥胖，有以下特点：①有家族史或营养过度史。②多为均匀性肥胖。③无内分泌代谢等疾病。

（2）继发性肥胖：较为少见，常继发于以下几种疾病：①下丘脑性疾病：表现为下丘脑功能障碍（饮水、进食、体温、睡眠及智力精神异常）的同时出现不同程度的肥胖。②间脑性疾病：如间脑综合征，出现食欲波动、睡眠节律反常、血压易变、性功能减退、尿崩症等。③垂体性疾病：垂体瘤表现为泌乳、闭经、不孕等表现。④库欣综合征：表现为向心性肥胖，且伴有满月脸、皮肤紫纹等表现。⑤甲状腺功能减退症：表现为黏液性水肿及体重增加。⑥多囊卵巢综合征：也称 Stein – Leventhal 综合征，除肥胖外，还有长期渐进性月经稀少、闭经，长期无排卵，多年不孕，双侧卵巢对称性增大。

2. 消瘦 以体重减轻为最主要表现，根据病因不同而出现不同的临床表现。按系统分类可有下列几方面表现：

（1）消化系统疾病：一般均有食欲缺乏、恶心呕吐、腹胀、腹痛、腹泻等症状。

（2）神经系统疾病：包括神经性厌食、延髓性麻痹和重症肌无力等，可表现为厌食、吞咽困难、恶心呕吐等。

（3）内分泌代谢疾病：①甲状腺功能亢进症：多有甲亢典型表现；②肾上腺皮质功能减退症（艾迪生病）：可伴皮肤黏膜色素沉着、乏力、低血压、厌食、腹泻等；③希恩综合征（Sheehan syndrome）：见于产后大出血致性垂体功能减退，可有消瘦性功能减退、闭经、厌食、恶心呕吐和毛发脱落等表现；④1 型糖尿病：可有多尿、多食、多饮和消瘦。

（4）慢性消耗性疾病：如结核病、肿瘤、慢性感染，出现相应的症状和体征。

（5）神经精神疾病：如抑郁症患者可有情绪低落、自卑、思维缓慢、睡眠障碍、食欲缺乏等症状。

【伴随症状】

1. 伴有家族史或营养过度，常为单纯性肥胖。

2. 伴有饮水、进食、睡眠及智力精神异常，可见于下丘脑性肥胖。

3. 伴有食欲波动、血压易变、性功能减退及尿崩症，可见于间脑性肥胖。

4. 伴有溢乳、闭经，可见于垂体性肥胖。

5. 肥胖伴有满月脸、多血质外貌的向心性肥胖，可见于库欣综合征。

6. 肥胖伴有颜面、下肢黏液性水肿，见于甲状腺功能减退症。

7. 肥胖伴有性功能丧失、闭经、不孕，见于多囊卵巢综合征。

8. 消瘦伴有吞咽困难、腹部不适疼痛、呕血，见于食管及胃部疾病。

9. 消瘦伴有黄疸，见于肝、胆、胰疾病。

10. 消瘦伴有腹泻，见于慢性肠炎、慢性菌痢、肠结核、乳糖酶缺乏症等疾病。

11. 消瘦伴有便血，见于炎症性肠病、肝硬化、胃癌等疾病。

12. 消瘦伴有发热，可见于慢性感染、肠结核及肿瘤等。

13. 消瘦伴有多饮、多尿、多食，见于糖尿病。

14. 消瘦伴有畏热多汗、心悸、震颤多动，见于甲亢。

15. 消瘦伴有皮肤黏膜色素沉着、低血压，见于肾上腺皮质功能减退症。

16. 消瘦伴有情绪低落、食欲缺乏、自卑，见于抑郁症。

第二十二节　情绪与情感异常

人类的精神活动是极其复杂的，是大脑（高级神经中枢）活动的功能体现。神经元以神经化学物质作为递质传递神经冲动，使神经系统功能统一完整。神经系统与内分泌系统、免疫系统相互作用，共同维持机体内环境的稳定性，并对外界环境刺激做出反应，维持机体心理和生理的正常。神经系统功能或结构改变，或其与内分泌系统、免疫系统之间的平衡关系失调，都可导致精神活动的异常，出现思维、情感及意志行为活动的障碍。异常的精神活动通过人的外显行为如言语、书写、表情、动作行为等表现出来，被称为精神症状。精神症状有多种，临床上常见的主要是情绪或情感方面的症状。

情绪与情感是个体对客观事物是否满足自身需要的内心体验与反映，人的心身健康和各种心理活动都是在一定的情绪与情感的调节与控制下进行的。常见的异常情绪、情感体验有焦虑和抑郁。

一、焦虑

焦虑（anxiety）是人对环境中即将来临、可能会造成危险和灾难而又难以应付的情况产生的一种不愉快的情绪状态，由紧张、不安、焦急、忧虑和恐惧等主观感受交织而成。只要使人预感到无力避免或应对而感受到严重的、无法摆脱的威胁，就可产生焦虑，如生存需求得不到保证、担忧手术、疾病困扰、自我表现与发展受到干扰、无法履行家庭和社会责任、爱的需要受挫等。

焦虑可见于很多心理或精神障碍，如焦虑症、抑郁症、睡眠障碍、精神分裂症、应激相关障碍、酒精或药物滥用以及躯体疾病伴发的心理障碍等。

【病因与发生机制】

1. 遗传因素 不少研究显示遗传因素在焦虑症的发病中起一定作用。回顾性家系研究发现惊恐障碍者的一级亲属中有约 10% 患惊恐障碍，而无惊恐障碍者的亲属中仅约 2% 的人患惊恐障碍。

2. 神经生物学因素 与焦虑有关的中枢神经递质包括去甲肾上腺素（NE）、5 - 羟色胺（5 - HT）、γ - 氨基丁酸（GABA）等。很多研究发现惊恐障碍患者存在脑内蓝斑区域的去甲肾上腺素功能失调。对灵长类动物蓝斑区域进行电刺激可以导致类似惊恐发作，而当其蓝斑区域被损毁后，即使动物处于危险之中也没有任何恐惧感。育亨宾（yohimbine）为 α_2 受体拮抗剂，可使蓝斑区的去甲肾上腺素增加，人服用该药后会出现焦虑、惊恐发作，而抑制中枢去甲肾上腺素作用的药物可以治疗焦虑。主要影响中枢 5 - HT 的药物对焦虑症状有效，提示它与抑郁症的发生有关，尤其是中脑导水管、杏仁核等区域的 5 - HT 系统功能活动的改变会增加焦虑。

3. 心理学因素 行为主义理论认为焦虑是对某些环境刺激的恐惧而形成的一种条件反射。

【临床表现】

1. 精神方面 焦虑的核心特点是过度担心。表现为对未来可能发生、难以预料的某种危险或不幸事件的担心，其担心和烦恼的程度与现实不相称，即预期性焦虑；或患者不能明确意识到他担心的对象或内容，只是提心吊胆，惶恐不安，即浮动性焦虑。患者对外界刺激敏感，警觉性增高，易激动，注意力难以集中，难以入睡，睡眠中易惊醒。惊恐障碍患者表现为突然的强烈的恐惧，害怕失去控制或觉得死亡将至。

2. 行为方面 表现为肌肉紧张、运动不安、咬指甲、来回踱步、反复翻弄东西、面部表情紧张以及肢端颤抖、快语、无法平静等。

3. 自主神经功能紊乱 表现为心跳和呼吸加快、食欲下降、出汗、头痛、胃痛、睡眠障碍等。惊恐发作时还可表现为呼吸困难或窒息感、堵塞感、濒死感等。

【诊断提示】

1. 焦虑与性别、个性、生活压力的关系 女性患焦虑的几率高于男性。绝对主义、完美主义倾向的人，或敏感脆弱者易产生焦虑。另外，生活压力大，遭遇创伤性的生活事件者易出现焦虑。

2. 焦虑的起病情况 甲状腺疾病、心脏病、系统性红斑狼疮、某些脑炎、脑血管疾病等易出现焦虑症状。对于初诊、无心理应激因素、病前个性良好者，应警惕焦虑是否继发于上述躯体疾病。许多药物及酒精等，长期使用或戒断，或量大而中毒，可引起焦虑症状，应注意询问用药史。

二、抑郁

抑郁（depression）是由各种原因引起的以显著而持久的情绪低落为主要症状的一

组心境障碍（mood disorders）或情感性障碍（affective disorders），是一组以抑郁心境自我体验为中心的临床综合征或状态。

抑郁和焦虑好比孪生兄弟，国外研究机构对抑郁和焦虑的共病调查结果显示，51.2%的抑郁障碍患者合并焦虑障碍。抑郁焦虑相关性研究发现，内科患者焦虑与抑郁的出现有明显的相关性，焦虑者中84%伴有抑郁，抑郁者中79%伴有焦虑。

【病因和发生机制】

关于抑郁症的发病机制很复杂，虽然目前尚不能完全明了，但肯定的是与下列因素有密切相关。

1. 遗传因素 抑郁的病因及发生机制尚不清楚，但抑郁症的遗传因素问题很早就引起人们的关注，目前认为抑郁症的发生与遗传因素有较密切的关系，但抑郁症不属于遗传性疾病。有研究表明，抑郁症患者的亲属中患抑郁症的几率远远高于一般人，他们患抑郁症的可能性是普通人的10~30倍。

2. 神经递质假说 是目前比较公认的关于抑郁的神经生化假说。一般认为神经递质的变化是抑郁症发病因素之一。神经递质有很多种，目前认为其中的5-羟色胺（5-HT）、去甲肾上腺素（NE）、多巴胺（DA）等，与抑郁症关系最为密切。

在人类大脑中有一种叫作5-HT的化学物质，最早是从血清中发现的，又名血清素，它是与情绪、意志、欲望、思考、感情等信息有关的神经递质，其作用主要是传递神经信息。它不仅能够调节人的情绪，并且与抑郁症的产生有很大的关系。5-HT还是控制情绪的主要物质，它能直接影响人的心理，比如人的喜怒哀乐、睡眠、食欲等。当体内5-HT浓度过高时，人就会产生过度兴奋的现象；而5-HT浓度过低，人们则又会产生一系列精神和心理上的病态，比如焦虑、惊恐，最主要的是抑郁情绪。临床研究发现，抑郁症病人常伴有5-HT系统功能低下，说明5-HT系统功能低下可能是抑郁症的易感因素之一。进一步研究发现，5-HT不完全是单独产生作用引起抑郁症，而是与大脑内去甲肾上腺素共同发挥作用。具体地说，中枢5-HT系统的功能低下时，如果同时有去甲肾上腺素系统功能过高则出现躁狂症。

3. 内分泌学说 对抑郁症的生物学特性研究较早和较多的是下丘脑-垂体-肾上腺轴功能亢进。人们已经知道，抑郁症病人血浆皮质醇水平高，尿皮质醇及代谢物排出率也高。近年又发现，病人脑脊液中促肾上腺皮质激素释放激素浓度增高，由此就提出了抑郁症病人下丘脑-垂体-肾上腺轴功能障碍。下丘脑虽然只是脑中很小的一块组织，但它具有内分泌特性及神经细胞特性，使神经内分泌系统产生生理效应，它可以说是大脑与躯体之间的中介。许多重要的功能就是通过下丘脑调节的，如睡眠、觉醒、体温、食欲、口渴及性欲等。下丘脑-垂体-肾上腺轴可以调节食欲、睡眠及对应激的适应等功能，而这些功能障碍与抑郁症的症状关系很密切，所以人们认为抑郁症可能与下丘脑-垂体-肾上腺轴的平衡有关。

应激首先在脑皮质被人感知，传入人下丘脑，可造成下丘脑-垂体-肾上腺轴功能亢进，导致促肾上腺皮质激素分泌增多，并抑制下丘脑-垂体-肾上腺轴的负反馈，进一步增加了下丘脑－垂体－肾上腺轴的活性，结果使海马区神经元受到损害，因而促发了抑郁症。

4. 人格因素 部分患者病前有明显的人格异常，如依赖型、表演型或边缘型人格特征等。其人格的突出特点是自我评价低，缺乏自信，有较严重的自卑感，遇到挫折易悲观失望等。亦可表现为胆小怕事，依赖性和被动性明显，软弱而敏感等，有的患者抑郁情绪与人格缺陷交织在一起，难以分开，而被称之为性格抑郁症。

5. 心理社会因素 多数病人起病由心理社会应激所促发，但这类应激多为日常生活中的矛盾和冲突，几乎所有的人在一生中均曾经经历过，因此难以作为病因，充其量只能作为诱因。一些研究提示，不良生活事件，如离婚、重病或屡遭不幸，可导致抑郁症。日常压力对我们的身体也有看不见的不良影响，事实上可以促成更大范围的疾病，包括心脏病、感冒和抑郁症。对于容易患抑郁症的人，如果持续处于暴力、忽视、虐待或贫穷之中，那么更可能会患上这种病。

【临床表现】

抑郁症与一般的"不高兴"有着本质区别，它有明显的特征，主要以情绪低落、思维迟缓和运动抑制为主的三大症状。其表现为抑郁心境、思维迟缓和意志活动减退，多数病例还存在各种躯体症状。

1. 抑郁心境 基本特点是情绪低落，苦恼忧伤，兴趣索然。感到悲观绝望，痛苦难熬，有度日如年、生不如死的感觉。常用"活着无意思""高兴不起来"等描述其内心体验。典型者有抑郁情绪昼重夜轻的特点。常与焦虑共存。

2. 思维迟缓 思维联想过程受抑制，反应迟钝，自觉脑子不转了，表现为主动性言语减少，语速明显减慢，思维问题费力。反应慢，需等待很久。在情绪低落影响下，自我评价低，自卑，有无用感和无价值感，觉得活着无意义，悲观厌世，有自杀打算，有自责自罪感，认为活着成为累赘，犯了大罪，在躯体不适基础上出现疑病观念，认为自己患了不治之症。

3. 意志活动减退 主动性活动明显减少，生活被动，不愿参加外界和平素感兴趣的活动，常独处，生活懒散，发展为不语不动，可达木僵程度。最危险的是反复出现自杀企图和行为。

4. 躯体症状 大部分抑郁病人都有躯体及其他生物症状，例如心悸、胸闷、胃肠不适、便秘、食欲下降和体重减轻。睡眠障碍突出，多为入睡困难。

轻型抑郁常有头晕、头痛、无力和失眠等主诉，易被误诊为神经衰弱，后者起病前有一定的心理社会因素，如长期紧张、用脑过度等，情感以焦虑、脆弱为主，主要临床表现是与精神易兴奋相联系的易疲劳、心情紧张、烦恼和易激惹等情绪症状，及肌肉紧张性疼痛和睡眠障碍等生理功能紊乱症状。自知力良好，症状被动性大，求治心切。而抑郁障碍以情绪低落为主，伴思维迟缓、自卑、自罪、想死，及生物学症状（如食欲、性欲下降等），自知力常丧失，不主动求治，可资鉴别。

隐匿型抑郁症是一种不典型的抑郁症，主要表现为反复或持续出现各种躯体不适和自主神经症状，如头痛、头晕、心悸、胸闷、气短、四肢麻木和恶心、呕吐等症状，抑郁情绪往往被躯体症状掩盖，故又称为抑郁等位症。病人多不找精神科医生，而去其他科就诊。躯体检查及辅助检查往往无阳性表现，易被误诊为神经症或其他躯体疾病。对症治疗一般无效，抗抑郁治疗效果显著。

5. 其他 抑郁发作时也能出现幻觉、人格解体、现实解体、强迫和恐怖症状。因思维联想显著迟缓及记忆力下降，易影响老年患者的认知功能，出现抑郁性假性老年痴呆症。

【诊断提示】

1. 详细询问起病年龄、病前性格、有无诱因、起病形式、周期性和季节性、精神障碍家族史。

2. 须详细询问病前有无感染、颅脑损伤、发热、躯体疾病等病史，有无酒精或精神活性物质使用史。了解情绪变化与上述疾病或药物使用的关系。

3. 注意具体临床症状，以及有无自杀观念和自伤、自杀行为。

4. 详细了解伴随症状，如认知功能（反应速度、注意力、记忆力、抽象思维能力等）、精神病性症状、躯体症状等。

复习思考题

1. 试述发热的病因。
2. 试述临床上常见的热型及对诊断的意义。
3. 试述心源性水肿和肾源性水肿的区别。
4. 试述咯血与呕血的鉴别。
5. 试述中心性发绀和周围性发绀的临床表现。
6. 试述腹泻时粪便性状对诊断的意义。
7. 试述黄疸的临床表现。
8. 试述浅昏迷与深昏迷的临床表现。

第三章　体格检查

1. 体格检查的基本方法。
2. 生命体征与身体各部体格检查的具体方法。
3. 生命体征与身体各部的正常状态（值）。
4. 身体各种重要体征（如血压升高、淋巴结肿大、扁桃体肿大、甲状腺肿大、气管移位、啰音、心脏震颤、心脏杂音、腹膜刺激征、肝脏肿大、墨菲征、脾脏肿大、肾区叩击痛、振水音、椎体束征、拉赛克征等）的要点描述与临床意义。

第一节　体格检查概述

体格检查（physical examination）是指医生运用自己的感觉器官（眼、耳、鼻、手）和（或）借助简单的诊断工具（听诊器、体温表、血压计、叩诊锤等），来客观地了解和评估身体状况的一系列最基本的检查方法。通过体格检查所发现的病人客观异常表现称为体征。体征是临床诊断的主要依据之一，对多数疾病来说，医生将病史（症状）与体征结合起来分析、判断即可做出初步诊断。要达到熟练掌握和准确运用体格检查方法的目的，既需要扎实的医学知识，更需要反复的练习和临床实践。

一、体格检查常用的器具和物品

1. 必要的器具和物品　听诊器、血压计、体温表、压舌板、手电筒、叩诊锤、检眼镜、大头针或别针、软尺和直尺、棉花。

2. 选择性的器具和物品　检耳镜、检鼻镜、鹅颈灯、音叉（128Hz、512Hz）、视力表、胶布、纱布垫、乳胶手套、润滑油。

二、体格检查的注意事项

体格检查的过程是获取临床资料的过程，也是与病人交流、沟通、建立良好医患关系的过程。在体格检查中，要充分树立以病人为中心的思想意识，注意做到：

1. 医师应仪表端庄，举止大方，态度诚恳和蔼。要关心、体贴患者，要有高度的责任感和良好的医德修养。

2. 检查过程中，应注意避免交叉感染。

3. 检查患者时光线应适当，室内应温暖，环境应安静；检查手法应规范轻柔；被检查部位暴露应充分。检查时医生的手要温暖，指甲要剪短，动作要轻柔、灵活。

4. 医师应站在患者右侧。检查患者前，应有礼貌地对患者做自我介绍，并说明体格检查的原因、目的和要求，便于更好地取得患者密切配合。检查结束应对患者的配合与协作表示感谢。

5. 全身体格检查时应全面、有序、重点、规范和正确。在检查过程中，应注意左、右及相邻部位等的对照检查。

6. 体格检查要按一定顺序进行，避免重复和遗漏，避免反复翻动患者，力求建立规范的检查顺序。通常首先进行生命体征和一般检查，然后按头、颈、胸、腹、脊柱、四肢和神经系统的顺序进行检查，必要时进行生殖器、肛门和直肠检查。

7. 如果被检者病情严重，不允许做系统检查时，应根据主诉和主要临床表现做重点检查，并立即进行抢救。待病情好转后，再进行系统、全面的体格检查。

8. 应根据病情变化及时进行复查，这样才能有助于病情观察，有助于补充和修正诊断。

9. 对某些急慢性传染病如肝炎、肺结核或获得性免疫缺陷综合征（AIDS）等患者进行体格检查时，可穿隔离衣，戴口罩和手套，并做好隔离、消毒工作。

三、体格检查的基本方法

体格检查的基本方法有视诊、触诊、叩诊、听诊、嗅诊。在检查身体的不同部位时，这些检查方法可有所侧重地选择使用或配合使用。以视诊、触诊、叩诊、听诊这四种方法使用较多。

（一）视诊

医生利用视觉来观察病人的全身或局部状态的检查方法称为视诊（inspection）。视诊可分为一般视诊和局部视诊两种。一般视诊是指对病人一般状态的观察，如发育、营养、意识状态、面容、步态、体位等；局部视诊是对病人身体的某一部位的细致观察，如舌、巩膜、甲状腺、咽及扁桃体等。对某些特殊部位进行局部视诊时，则需要使用某些仪器。如观察鼓膜，要用检耳镜；观察眼底，要用检眼镜；观察鼻腔，要用检鼻镜。视诊时，被望的部位应尽量暴露，光线要充足，最好在自然光线下进行。夜间在灯光下常不易辨出黄疸、轻度发绀和某些皮疹。侧面来的光线观察搏动、肿物或脏器的轮廓比较清楚。

（二）触诊

医生利用手的感觉来判断所触部位脏器物理状态或病人反应的检查方法称为触诊

（palpation）。触诊可用于身体各部位，尤以腹部触诊最为重要。触诊可以进一步肯定视诊所发现的体征并补充视诊不能观察到的情况。手的触觉以指腹较为敏感，掌指关节部掌面皮肤对震动较为敏感，因此，触诊时多用这两个部位。触诊可分为浅部触诊法和深部触诊法。

1. 浅部触诊法　一手轻轻平放在被检查部位，利用手掌关节和腕关节的弹力柔和地进行滑动触摸。此法适用于体表浅在病变、关节、软组织、浅部的动脉及静脉等。因其不引起病人痛苦，也不致引起肌肉紧张，故更有利于试验性检查腹部压痛、抵抗感、搏动、包块和某些肿大脏器。

2. 深部触诊法　深部触诊法多用于检查深部脏器和组织。根据检查的目的不同，又分为深部滑行触诊法、双手触诊法、冲击触诊法和深压触诊法。

（1）深部滑行触诊法：一手或两手重叠，由浅入深，逐渐加压，触到深部脏器或包块后，用稍弯曲并自然并拢的第二、三、四指的掌面在它的上面做上下左右的滑动触摸。此法多用于检查腹腔深部脏器及包块。

（2）双手触诊法：将左手置于被检查脏器或包块的背部，并将被检查部位推向右手方向，这样可以起到固定作用，同时又可使被检查脏器或包块更接近体表，以利于右手触诊。此法主要用于肝脾等的检查。

（3）冲击触诊法：用三或四个并拢的手指，取几乎垂直的角度，置于腹壁上相应的部位，向腹腔深部做数次急促而有力的冲击动作，在冲击时会出现腹腔内脏器在指端浮沉的感觉。由于采取急速的冲击，可使腹水从脏器表面暂时移去，脏器随之浮起，故指端易于触及肿大的肝、脾或腹腔包块。此法适用于大量腹水时触诊肿大的肝、脾。冲击触诊会使病人感到不适，操作时应避免用力过猛。

（4）深压触诊法：用一个或两三个手指逐渐用力深压，用以探测腹腔深在部位的病变和确定腹腔压痛点，如阑尾压痛点、胆囊压痛点。

（三）叩诊

医生用手指叩击身体某部，使之震动而产生音响，根据音响的特点及指下的震动感来判断所叩脏器的状态与病变性质的检查方法称为叩诊（percussion）。该法最常运用于胸腹部。

1. 叩诊方法　根据叩诊的手法不同，叩诊分为间接叩诊法和直接叩诊法两种，间接叩诊法最常用。

（1）直接叩诊法：用右手中间三指的掌面，直接叩击被检查的部位，此法适用于大面积浅部病变的发现，如大量胸腔积液、肺部大面积实变、腹部胃肠高度胀气等。

（2）间接叩诊法（指指叩诊法）：叩诊时，左手中指第二指节紧贴在叩诊部位，其余四指微微抬起，避免与体表接触，右手各指自然弯曲，以中指指端垂直叩击左手中指第二指节的前端；叩诊时，运用腕关节和指掌关节的力量，防止肘关节或肩关节参加活动，叩击动作要是短促灵活、富有弹性；叩击后，右手中指立即抬起，以免影响震动的振幅与频率；叩击力量和间隔时间要均匀一致，以免影响音响的性质；叩诊一个部位时，可连续叩击 2~3 次；不同的病灶或检查部位，可视具体情况运用不同的叩击力量，病灶小或位置表浅，宜取轻叩诊法，检查部位范围较大或位置较深时，则需采用中等力量叩诊，当病灶位置距体表深远时，需采用重叩诊法（图 3-1）。

正确姿势　　　　错误姿势
叩诊时手指放置于体表的姿势　　　　间接叩诊法的姿势　　　　正确方向　　错误方向
叩诊时手指的方向

图 3-1　间接叩诊法

2. 基本叩诊音　由于被叩击的组织或器官因致密度、弹性、含气量以及与体表的间距不同，故在叩击时可产生不同的音响，根据音响的强弱、长短和高低的差异，通常分为清音、鼓音、过清音、浊音、实音五种基本叩诊音。

（1）清音：这是一种音调低、音响较强、震动时间较长的声音，是肺部的正常叩诊音，提示肺组织弹性、含气量、致密度正常。

（2）过清音：其音响、强度、震动时间介于清音与鼓音之间。叩击含气量增多、弹性减弱的肺组织时出现该音，临床上见于肺气肿。

（3）鼓音：这是一种音律和谐的乐音，音响比清音更强，震动时间也较长。在叩击含有大量气体的空腔器官时出现。正常见于左下胸的胃泡区及腹部。

（4）浊音（相对浊音）：这是一种音调较高、音响较弱、震动时间较短的声音。正常情况下，叩击被少量含气组织覆盖的实质脏器时产生，如心脏或肝脏被肺覆盖的部分；病理情况下，肺实变时可叩出浊音，见于肺炎球菌肺炎、肺梗死等。

（5）实音（绝对浊音）：这是一种比浊音音调更高、音响更弱、震动时间更短的声音。正常情况下，叩击实质性脏器如心脏或肝脏产生；病理情况下，见于大量胸腔积液、胸膜肥厚等。

（四）听诊

医生利用听觉听取体内脏器运动所产生的声音，借以判断被检查脏器状态的检查方法称为听诊。听诊在胸部检查中最为重要。听诊方法分为直接听诊法和间接听诊法两种。

1. 直接听诊法　医生用耳直接贴附于被检者的体表进行听诊。此法听取的声音很弱，也不方便，目前临床上已基本不用，只是在某些特殊或紧急情况下偶尔采用。

2. 间接听诊法　借助于听诊器听诊的检查方法。此法使用方便，可在任何体位下使用，而且对脏器运动的声音起放大作用，故在临床上广为应用。

（1）听诊器的组成部件及使用：听诊器由耳件、体件、胶管等部分组成。使用时，耳件嵌在耳孔内，耳件方向要与外耳道相顺应。体件放在要听诊的部位，即可听到该部位脏器运动发出的声音。体件有钟形和膜形两种。钟形体件适用于听取低调声音，如二尖瓣狭窄的隆隆样舒张期杂音；膜形体件适用听取高调声音，如主动脉瓣关闭不全的舒张期杂音。近年来，随着新兴材料的不断出现和制作工艺的改进，一些质地优良、结构合理、方便使用的新式听诊器陆续运用到临床诊断工作中（图3-2）。

图3-2 听诊器实图

（2）间接听诊法的注意事项：①听诊应在安静、温暖的环境中进行，以避免外界噪声和寒冷致肌肉震颤产生附加音。②听诊器的体件要紧贴皮肤，避免与皮肤摩擦产生摩擦音，但也不要加压，以免皮肤紧张影响声音传导。③听诊时要注意力集中，排除其他声音的干扰，如听心音时，要排除呼吸音、胃肠蠕动音的干扰。

听诊是临床医生的一项基本功，是诊断心肺疾病的重要手段，是体格检查中的重点与难点。学习听诊一定要勤学苦练，反复实践，以期达到切实掌握和熟练运用的程度。

（五）嗅诊

医生运用嗅觉来判断发自病人的异常气味与疾病之间关系的检查方法称为嗅诊（olfactory examination）。嗅诊时，医生用手将病人散发的气味扇向自己的鼻部，然后仔细判断气味的性质与特点。有时还需借助视诊等检查方法协助查明气味的来源。嗅诊时，要注意排除病人由外界沾染来的气味的影响。

嗅诊对疾病的诊断往往能提供重要的线索。例如，痰液呈恶臭味提示病人患支气管扩张症或肺脓肿；呼吸呈刺激性大蒜味提示有机磷杀虫药中毒；呼吸呈烂苹果味提示糖尿病酮症酸中毒；呼吸呈氨味提示尿毒症；尿液和汗液呈鼠尿味提示苯丙酮尿症。苯丙酮尿症是由于苯丙氨酸代谢障碍，不能转化为酪氨酸，导致苯丙氨酸及其酮酸蓄积并从尿中大量排出的遗传代谢疾病，临床主要表现为小儿智能低下、惊厥发作和色素减少。

第二节　一般检查

一般状态检查是全身检查的第一步，是对病人全身状态等的概括性观察，检查方法以视诊为主，必要时配合触诊等其他方法。一般检查的内容包括性别、年龄、体温、脉搏、呼吸、血压、发育与营养状态、意识状态、面容与表情、体位与步态、皮肤和淋巴结等。其中体温、脉搏、呼吸、血压被称为生命体征，是评价生命活动存在与否及其质量的指标，是一般检查的重要项目。

一、性别

（一）检查方法

性别（sex）的判断主要根据性征观察，必要时进行染色体检测。

性征的正常发育与雌激素和雄激素有关。雄激素的主要生理作用为：①刺激男性副性器官（附睾、前列腺、阴茎等）的发育，并维持其成熟状态；②刺激男性副性征（胡须、喉结突出、声音低沉等）的出现，并维持其正常状态；③维持正常的性欲；④促进蛋白质的合成；⑤刺激骨髓的造血功能。雌激素的主要生理作用为：①刺激女性副性器官（输卵管、子宫、阴道、外阴等）的发育，并维持其成熟状态；②刺激女性副性征（乳房增大及产生乳晕、声音尖细等）的出现，并维持其正常状态；③维持正常的性欲；④其他：促进蛋白质的合成和降低血胆固醇等。另外，女性体内少量的雄激素可刺激阴毛和腋毛的生长。某些疾病或性染色体异常时会使性征发生改变，某些疾病的发生也与性别有一定的关系。

（二）某些疾病对性征的影响

肾上腺皮质肿瘤或长期使用肾上腺皮质激素，可使女性发生男性化，表现为：阴蒂肥大，喉结突出，声音低粗，长出胡须，乳房不发育，闭经。肝硬化所引起的睾丸功能损害或肾上腺皮质肿瘤可引起男性女性化，表现为：乳房发育，腋毛稀少，皮肤细腻，皮下脂肪丰满，声音尖细。垂体或垂体肿瘤（垂体嫌色细胞瘤、周围颅咽管瘤等）侵犯下丘脑时，可造成肥胖生殖无能综合征，男性表现为阴茎呈儿童型，不长胡须、阴毛、腋毛，中等肥胖，生长延迟等；女性表现为外阴呈儿童型，原发性闭经，中等肥胖等。

（三）性染色体异常对性别和性征的影响

性染色体在男性和女性各有不同，男性为46XY，女性为46XX。如果性染色体的数目和结构异常则会对性发育和性征产生影响，临床上出现性发育异常。①Turner综合征：又称性腺发育障碍症，染色体核型多为45XO，表现为女性，出现以下特征：矮身材，低智力，短颈，颈蹼，肘外翻，上腭高尖，下颌收缩，乳房不发育，原发性闭经。②Kliefelter综合征：又称细精管发育障碍症，染色体核型多为47XXY，表现为男性，出现以下特征：小阴茎，小睾丸，无精子，不育，胡须、阴毛与腋毛稀少或缺如，乳房发育，智力低下。

（四）性别与某些疾病发生率的关系

临床统计表明，某些疾病的发生率与性别有关，如甲状腺疾病和系统性红斑狼疮多发生于女性，胃癌、食管癌多发生于男性，甲型血友病多见于男性，偶发于女性。

二、年龄

1. 检查方法　年龄（age）的判断主要通过问答和外貌观察，必要时进行骨龄测定。外貌观察年龄多以皮肤的弹性与光泽、肌肉的状态、毛发的颜色与分布、面与颈部皮肤的皱纹、牙齿的状态等为依据。人的健康状态与环境、保健等有很大关系，因此发育的速度和衰老的程度也往往因此而不同，故对年龄的外貌观察只能是大体的判断。骨龄测定对于儿童和青少年的年龄判断有重要价值。

2. 年龄与疾病发生的关系　年龄与疾病的发生、发展及预后关系密切。如佝偻病、麻疹、白喉多见于幼儿与儿童；结核病、风湿热多见于少年与青年；高血压、动脉硬化性疾病则多见于中、老年人。

三、体温

（一）体温测量方法及正常范围

体温（temperature）使用体温计测量，测量方法有三种。

1. 口测法　将消毒体温计的水银端置于病人的舌下，紧闭口唇，不用口腔呼吸，以免影响结果，5 分钟后读数，正常值为 36.3℃～37.2℃。此方法测量结果较准确。

2. 腋测法　擦干腋下汗液，将体温计水银端放入腋窝深处，嘱病人夹紧，10 分钟后读数，正常值为 36℃～37℃。此法简便、安全，不易发生交叉感染，病人易接受，在临床应用最为广泛。

3. 肛测法　病人侧卧位，将肛门体温计的水银端涂以润滑剂，徐徐插入肛门，深达体温计的一半为止，5 分钟后读数，正常值为 36.5℃～37.5℃。此方法测量结果最准确，但病人不容易接受，多用于婴幼儿及神志不清者。

（二）体温测量的注意事项

体温测量时应注意：①体温测量前应将体温计汞柱甩到 36℃以下；②婴幼儿及神志不清者禁用口测法；③使用口测法或腋测法时，测量前不能用热水漱口或热毛巾擦拭腋部；④体温计附近不能放置冰袋、热水袋等。

（三）体温异常及其临床意义

1. 体温升高　指体温高于正常，即发热，见于感染、创伤、肿瘤、抗原－抗体反应、内分泌代谢障碍疾病等。

2. 体温降低　指体温低于正常，常见于休克、严重营养不良、甲状腺功能减退及在低温环境下暴露过久时。

四、脉搏

(一) 检查方法

检查脉搏（pulse），一般检查桡动脉，在某些特殊情况下也可检查颞动脉、颈动脉、股动脉、足背动脉等。检查者以食指、中指和环指指腹平放于病人手腕桡动脉搏动处，压力大小以清楚触到脉搏为宜，计数 1 分钟，两侧均须触诊以作对比。

(二) 正常状态

1. 脉率　正常成人脉率为 60～100 次/分。老年人偏慢，平均为 55～60 次/分。婴幼儿偏快，可达 130 次/分。

2. 脉律　正常人脉律规则，部分健康的儿童、青少年可出现窦性心律不齐，表现为脉搏吸气时增快，呼气时减慢。

3. 强弱　正常人脉搏呈中等强度，且每次强度相等，但由于年龄、性别和体质等的不同，正常人之间有较大的差异。

(二) 常见异常脉搏及其临床意义

1. 水冲脉　脉搏骤起骤降，犹如潮水涨落。检查时，紧握病人手腕掌面，使自己掌指关节的掌面部位紧贴患者桡动脉，将其前臂高举过头，可明显感知犹如水冲的脉搏。此为脉压差增大所致，见于主动脉瓣关闭不全、甲状腺功能亢进症、动脉导管未闭及严重的贫血等。

2. 交替脉　指节律规则而强弱交替的脉搏。为左心衰竭的重要体征之一，见于高血压性心脏病、急性心肌梗死及主动脉瓣关闭不全等。

3. 奇脉　指吸气时脉搏明显减弱或消失，又称"吸停脉"。心脏压塞或缩窄性心包炎时，吸气时右心舒张受限，回心血量减少，右心排血量相应减少，使肺静脉回流入左房血量减少，左室排血减少，形成脉搏减弱，甚至不能扪及。

4. 无脉　即脉搏消失。多见于严重休克，多发性大动脉炎由于某一段动脉闭塞相应部位脉搏亦可消失。

5. 脉搏短绌　指脉率少于心率。常见于心房颤动。

五、呼吸

(一) 检查方法及正常状态

呼吸（respiration）检查主要通过观察呼吸运动判断患者疾病状态。静息状态下观察胸壁或腹壁的起伏，一吸一呼为一次，测 1 分钟记数。危重病人呼吸微弱时，可用棉花纤维置于病人鼻孔前，观察棉花纤维吹动次数，测 1 分钟记数。

正常成人静息状态下，呼吸节律规整，深浅适度，频率为 16～20 次/分，呼吸与脉搏之比为 1 : 4。新生儿呼吸频率可达 44 次/分，随年龄增长而逐渐减慢。

（二）常见呼吸异常改变及其临床意义

1. 呼吸频率变化

（1）呼吸过速：指呼吸频率超过 24 次/分，见于发热、疼痛、贫血、甲状腺功能亢进症等。

（2）呼吸过缓：指呼吸频率低于 12 次/分，见于麻醉剂或镇静剂过量、颅内压增高等。

2. 呼吸深度变化

（1）呼吸浅快：见于胸膜炎、胸腔积液、气胸等。

（2）呼吸深快：见于剧烈运动时、情绪激动时等。

（3）呼吸深长：见于尿毒症酸中毒或糖尿病酮症酸中毒。此种呼吸可伴有鼾音，又称库斯莫尔（Kussmaul）呼吸，为严重的代谢性酸中毒时，机体为排除过多的二氧化碳而采取的调节代偿。

3. 呼吸节律变化

（1）潮式呼吸：又称陈-施（Cheyne - Stokes）呼吸，表现为呼吸由浅慢而趋深快，再由深快到浅慢，此期持续 30 秒至 2 分钟，随后经过 5 秒至 30 秒的呼吸暂停，又重复上述规律（图 3-3）。

图 3-3　潮式呼吸

（2）间停呼吸：又称比奥（Biot）呼吸，表现为有规律地呼吸几次后，突然停止一段时间，又开始呼吸，如此周而复始（图 3-4）。

图 3-4　间停呼吸

上述两种异常呼吸均由呼吸中枢的兴奋性降低所致。缺氧较轻时，呼吸中枢兴奋性下降，不能刺激引起呼吸，只有当缺氧加重，二氧化碳潴留到一定程度时，才能兴奋呼吸中枢，使呼吸恢复和加强。但呼吸增强，二氧化碳呼出后，呼吸中枢又失去刺激，呼吸再次减弱，乃至暂停。此两种呼吸多见于中枢神经系统疾病（脑炎、脑膜炎、颅内压增高等）和某些中毒（糖尿病酮症酸中毒、巴比妥中毒等）。间停呼吸较潮式呼吸更严重，多在临终前出现。另外，某些老年人深睡时可出现潮式呼吸，提示有脑动脉硬化，呼吸中枢供血不足。

六、血压

血压（blood pressure）是指流动的血液对血管壁的侧压力，通常指动脉血压。血压的高低主要取决于外周血管阻力、大动脉壁的弹性、心搏出量及心肌收缩力。

（一）测量方法

血压的测量方法包括直接测量法（即经皮穿刺将导管由周围动脉送至主动脉，导管末端接监护测压系统）和间接测量法（即袖带加压法）。目前临床上广泛采用间接测量法测量血压，常用的血压计有汞柱式、弹簧式和电子血压计，以汞柱式血压计最为常用。

测量血压时，被检者半小时内禁止抽烟，禁饮咖啡，排空膀胱，在安静环境下休息5～10分钟，取坐位或仰卧位，通常测右上肢血压。右上肢裸露，伸直并外展，使上臂与心脏在同一水平。将袖带紧贴皮肤缠于上臂，使其下缘距肘弯横纹2～3cm，袖带的气囊部分对准肱动脉。将听诊器体件置放在肱动脉处，向袖带内充气，边充气边听诊，充气至肱动脉搏动消失时，再升高20～30mm汞柱后，缓慢放气。当听到第一次声响时，血压计上的读数即为收缩压。继续放气，声音逐渐增强，然后突然减弱变为低沉，最终消失，声音消失时的读数为舒张压。血压至少应测量两次，间隔1～2分钟；如收缩压或舒张压两次读数相差5mmHg以上，应再次测量，以三次读数的平均值作为测量结果。收缩压与舒张压之差为脉压。舒张压加1/3脉压为平均动脉压。血压记录用收缩压/舒张压表示，单位为毫米汞柱（mmHg）。

某些疾病尚需加测下肢血压。被检者取俯卧位，袖带缠于大腿部，下缘距腘窝3～4cm，其余步骤与判定方法同上。

（二）血压标准

目前我国采用的血压标准见表3－1。

表3－1　血压水平的定义和分类（18岁以上成人）

类别	收缩压（mmHg）	舒张压（mmHg）
正常血压	<120	<80
正常高值	120～139	80～89
高血压	≥140	≥90
1级高血压（轻度）	140～159	90～99
2级高血压（中度）	160～179	100～109
3级高血压（重度）	≥180	≥110
单纯收缩期高血压	≥140	<90

注：如收缩压与舒张压不在同一级别时，按其中较高的级别分类，单纯收缩期高血压也可参照收缩压水平分为1、2、3级。

正常脉压为 30 ~ 40mmHg，两上肢血压可相差 5 ~ 10mmHg，下肢血压比上肢血压高 20 ~ 40mmHg。

（三）血压改变的临床意义

1. 高血压 采用标准测量方法，非同日至少 3 次血压值达到或超过 140/90mmHg，或舒张压达到高血压标准，即为高血压，如仅收缩压达到标准称为收缩期高血压。正常人的血压常受各种环境因素的影响而变动，尤以收缩压明显。情绪激动、紧张、恐惧、吸烟、疼痛等均可使血压上升。高血压大多数见于高血压病，少数继发于其他疾病，如慢性肾炎、肾动脉狭窄、嗜铬细胞瘤等。

2. 低血压 指血压低于 90/60mmHg。见于休克、急性心肌梗死、心力衰竭、心包压塞等。另外，可有体质性低血压和体位性低血压。

3. 脉压的改变 脉压 >40mmHg 为脉压增大，见于主动脉瓣关闭不全、甲状腺功能亢进症、严重贫血等。脉压 <30mmHg 为脉压减小，见于主动脉瓣狭窄、心包积液、心力衰竭等。

4. 四肢血压差异常 两上肢或上下肢血压的差异超过正常差异范围，或某一肢体血压测不出为四肢血压差异常。见于多发性大动脉炎、主动脉缩窄、主动脉夹层等。

七、发育与营养状态

（一）发育

发育（development）正常与否，根据年龄、智力和体格成长状态（身高、体重、第二性征）之间关系来判断。发育正常时，年龄、智力和体格成长状态之间的关系是对应的。

判断成人发育正常的指标有：①胸围约等于身高的 1/2；②两上肢平展的长度约等于身高；③坐高约等于下肢的长度；④头部长度为身高的 1/7 ~ 1/8。机体的发育受种族、遗传、内分泌、营养代谢、生活条件、体育锻炼等内外因素的影响，发育异常与内分泌的改变有密切关系。常见的发育异常有巨人症、肢端肥大症、垂体性侏儒症、呆小病。在发育成熟前，生长激素分泌增多可致体格异常高大，称巨人症；在发育成熟后，生长激素分泌增多可致肢端及面颊部骨骼明显增长，称肢端肥大症；生长激素分泌不足可致体格异常矮小（但智力正常），称垂体性侏儒症；小儿甲状腺激素分泌减少可致体格矮小（伴智力低下），称呆小病。

（二）体型

体型（habitus）是身体各部发育的外观表现，包括骨骼、肌肉的生长及脂肪分布状态等。正常成人体型分为以下三种：

1. 正力型（匀称型） 身体各部分匀称适中。

2. 无力型（瘦长型） 体高肌瘦，颈细长，胸廓扁平，腹上角呈锐角。

3. 超力型（矮胖型） 体格粗壮，颈粗短，肩宽平，胸围增大，腹上角呈钝角。

（三）营养状态

机体的营养状态（state of nitrition）取决于机体对营养物质摄取和利用的能力，与食物的摄入、消化、吸收和代谢等因素密切相关，并受到心理、社会、文化和经济等因素的影响，其状态可作为判定健康和疾病的标准之一。

1. 检查方法与正常状态

（1）测量体重与身高：根据体重与身高的关系判断营养状态。①标准体重：标准体重的计算方法为：标准体重（kg）＝身高（cm）－105。实际体重在标准体重的 ±10% 范围内属于正常。②体重指数：体重指数（body mass index，BMI）的计算方法为：体重指数（BMI）＝体重（kg）/身高的平方（m^2）。我国成人 BMI 正常范围为 18.5～24。

（2）测量皮下脂肪厚度：①三头肌表面皮下脂肪厚度测量：被检查者手臂放松下垂，掌心对着大腿侧面，检查者站在被检查者背面，用拇指和食指在肩峰和尺骨鹰嘴的中点沿肢体长轴方向捏起皮下脂肪，捏时两指间的距离约为 3cm，用皮脂卡尺测量被捏起的皮肤皱褶的厚度，重复 2 次，取其平均值。标准厚度：男性为 1.25cm，女性为 1.65cm。②肩胛骨下皮下脂肪厚度测量：被检查者取坐位或俯卧位，手臂及肩部放松，检查者用拇指和食指捏起肩胛下角下方处的皮下脂肪，捏时两指间的距离约为 3cm，用皮脂卡尺测量被捏起的皮肤皱褶的厚度，重复 2 次，取其平均值。标准厚度：男性为 1.25cm，女性为 1.65cm。

（3）综合判断：根据皮肤、毛发、皮下脂肪、肌肉的发育等综合判断。最简便而迅速的方法是观察皮下脂肪充实的程度，观察部位多选在前臂屈侧或上臂背侧下 1/3 处。

2. 营养状态分级 根据综合判断，临床上一般把营养状态分为良好、中等与不良三个等级。

（1）良好：皮肤黏膜红润，弹性良好，皮下脂肪丰满，肌肉结实，肋间隙、锁骨上窝深浅适中，肩胛部与股部肌肉丰满，毛发指甲润泽。

（2）不良：皮肤黏膜干燥，弹性减低，皮下脂肪菲薄，肌肉松弛无力，肋间隙、锁骨上窝凹陷，肩胛骨与髂骨嶙峋突出，毛发稀疏干枯，指甲粗糙而无光泽。

（3）中等：介于两者之间。

3. 常见的营养状态异常

（1）营养不良：由于摄食不足和（或）消耗增多引起。体重低于标准体重的 10% 以上称消瘦，极度消瘦称恶病质。常见原因如下：

摄食及消化障碍：见于食管、胃肠道、肝、胆、胰腺病变，严重的恶心、呕吐所致的摄食障碍，消化液或酶的生成减少造成的消化和吸收不良。

消耗增多：见于活动性结核病、恶性肿瘤、代谢性疾病、内分泌疾病和严重的神经精神因素影响。

（2）**营养过度**：体内脂肪过多积聚引起体重增加，超过标准体重20%以上，或体重指数大于30（WHO标准）或大于28（中国标准）为肥胖。肥胖主要原因为摄食过多，也与内分泌、遗传、生活方式、运动及精神因素等有关。按病因肥胖可分为以下两种：①外源性肥胖：全身脂肪分布均匀，多无异常改变，常有遗传倾向。②内源性肥胖：多由某些内分泌疾病引起，如肥胖性生殖无能综合征、皮质醇增多症、甲状腺功能低下等。皮质醇增多症呈向心性肥胖，脂肪主要积聚在面、颈、躯干及臀部，伴多毛、痤疮、皮肤紫纹等。

八、意识状态

意识（consciousness）是大脑功能活动的综合表现，即对环境的知觉状态。凡影响大脑功能活动的疾病都会引起不同程度的意识改变，这种改变称为意识障碍。

1. 检查方法　常用的检查方法有：①问答形式，即通过与病人的对话来了解其思维、反应、情感、计算及定向力等方面的情况；②痛觉试验；③各种反射测定，如瞳孔对光反射、角膜反射及腱反射等。

2. 正常意识状态　正常人意识清楚，反应敏锐，思维合理，语言清晰，语句流畅，描述恰当，表达自如，定向准确。

3. 意识障碍　见第二章第二十节意识障碍。

九、面容与表情

面容（facial features）是指面部呈现的状态，表情（expression）是指情感或情绪在面部的表现。

（一）正常状态

健康人面容润泽，表情自如，神态安怡。

（二）常见异常面容

1. 急性面容　面色潮红，兴奋不安，表情痛苦，或有口唇疱疹。常见于急性感染性疾病，如肺炎球菌肺炎、疟疾、流行性脑脊髓膜炎等。

2. 慢性面容　面容憔悴，面色苍白或灰暗，双目无神。多见于慢性消耗性疾病，如恶性肿瘤、严重肺结核、肝硬化等。

3. 贫血面容　面色苍白，唇舌色淡，表情疲惫。见于各种原因引起的贫血。

4. 肝病面容　面色黧黄，额部、鼻背、双颊有褐色色素沉着。见于慢性肝脏疾病，如慢性肝炎、肝硬化、慢性血吸虫肝病。

5. 肾病面容　面色苍白，双睑、颜面浮肿，舌色淡。见于慢性肾脏疾病。

6. 二尖瓣面容　面色晦暗，两颊紫红，口唇发绀。见于风湿性心脏病二尖瓣狭窄（图3-5）。

7. 甲状腺功能亢进症面容　眼裂增大，眼球突出，表情惊愕，兴奋不安，烦躁易怒。见于甲状腺功能亢进症（图 3 - 6）。

图 3 - 5　二尖瓣面容

图 3 - 6　甲状腺功能亢进症面容

8. 黏液水肿面容　面色苍白，颜面肿胀，睑厚面宽，表情淡漠，眉发脱落，反应迟钝，动作缓慢。见于甲状腺功能减退症。

9. 伤寒面容　表情淡漠，反应迟钝，呈无欲状态。见于伤寒。

10. 肢端肥大症面容　头颅增大，面部变长，下颌增大向前伸，眉及两颧隆起，耳鼻增大，唇舌肥厚。见于肢端肥大症（图 3 - 7）。

图 3 - 7　肢端肥大症面容

11. 满月面容　面如满月，皮肤发红，常伴有痤疮和毛发增多。见于库欣（Cushing）综合征及长期应用糖皮质激素者。

12. 苦笑面容　牙关紧闭，面肌痉挛，呈苦笑状。见于破伤风。

十、体位与步态

（一）体位

体位（position）指病人身体所处的状态。体位对某些疾病的诊断具有一定的意义。

1. 自动体位　身体活动自如，不受限制。见于正常人、轻症或疾病早期，也有部分病人病情虽严重而体位仍不受限制。

2. 被动体位　不能自己调整及变换身体位置。见于极度衰弱或意识丧失者。

3. 强迫体位　为减轻痛苦而被迫采取的体位。常见的强迫体位有以下几种：

（1）**强迫仰卧位**：病人仰卧，双腿蜷曲，借以减轻腹肌的紧张。见于急性腹膜炎。

（2）强迫俯卧位：俯卧可减轻脊背肌肉紧张。见于脊柱疾病。

（3）强迫侧卧位：卧向患侧，以减轻疼痛并有利于健侧呼吸。见于一侧胸膜炎和大量胸腔积液。

（4）强迫坐位（端坐呼吸）：坐于床沿，两手置于膝盖上或扶持床边。此体位可增加肺通气量，减轻心脏负荷。见于心、肺功能不全。

（5）强迫蹲位：在步行或活动过程中，由于呼吸困难或心悸而采取蹲踞位或膝胸位以缓解症状。见于法洛四联症等先天性发绀型心脏病。

（6）角弓反张：颈及脊背肌肉强直，以致头向后仰，胸腹前凸，背过伸，躯干呈弓形。见于破伤风及小儿脑膜炎。

（7）辗转体位：因疼痛辗转反侧，坐卧不安。见于胆绞痛、肾绞痛等。

（二）步态

步态（gait）指走路时所表现的姿态。健康人躯干端正，动作自如，步态稳健。在某些疾病时，可引起步态的改变。常见典型的异常步态有以下几种：

1. 蹒跚步态　走路时身体左右摇摆似鸭行。见于佝偻病、大骨节病、进行性肌营养不良及先天性双侧髋关节脱位等。

2. 醉酒步态　行走时躯干重心不稳，步态紊乱，似醉酒状。见于小脑疾患、酒精及巴比妥中毒。

3. 跨阈步态　踝部肌腱、肌肉弛缓，患足下垂，行走时必须抬高下肢才能起步。见于腓总神经麻痹。

4. 共济失调步态　行走时将足高抬，骤然垂落，双目向下注视，两脚间距较宽，闭目时不能保持平衡。见于脊髓痨。

5. 慌张步态　起步后小步急速趋行，身体前倾，有难以止步之势。见于帕金森病。

6. 剪刀步态　由于双下肢肌张力增高，移步时下肢内收过度，双腿交叉呈剪刀状。见于脑性瘫痪与截瘫。

十一、皮肤

皮肤（skin）的检查主要通过视诊观察，必要时可配合触诊检查。

（一）颜色

皮肤的颜色与毛细血管的分布、血液充盈度、色素量的多少及皮下脂肪的厚薄有关。常见的异常变化有以下几种：

1. 苍白　皮肤苍白见于贫血、休克、寒冷等。四肢末端的局限性苍白，多由于局部动脉痉挛或闭塞所致，见于雷诺病、血栓闭塞性脉管炎等。

2. 发红　皮肤发红与毛细血管扩张充血、血流加速和增多以及红细胞增多有关。生理情况见于运动、饮酒、日晒等；病理情况见于发热性疾病（肺炎球菌肺炎、肺结核等）、阿托品中毒、一氧化碳中毒等。

3. 发绀 详见第二章第六节。

4. 黄染 详见第二章第十四节。

5. 色素沉着 色素沉着是由于表皮基底层的黑色素增多，致使皮肤的色泽加深，可为全身性或局部性。正常人身体的外露部分，以及乳头、腋窝、生殖器官、关节、肛门周围等处色素较多。如这些部位的颜色明显加深，或其他部位出现色素沉着，则提示有病理改变。常见于慢性肾上腺皮质功能减退症、肝硬化、晚期肝癌、疟疾及使用砷剂和抗肿瘤药物等。妊娠期妇女，在面部、额部可出现棕褐色对称性色素斑，称为妊娠斑。老年人全身或面部也可发生散在的色素斑片，称为老年斑。

6. 色素脱失 因酪氨酸酶缺乏，使体内酪氨酸不能转化为多巴而形成黑色素，导致皮肤局部或全身性色素脱失。

（1）白癜：为大小不等的多形性色素脱失斑片，可逐渐扩大，但进展缓慢，无自觉症状，也不引起生理功能改变。常见于白癜风。

（2）白斑：为圆形或椭圆形色素脱失斑片，面积一般不大，常发生于口腔黏膜与女性外阴部，有发生癌变的可能。

（3）白化症：为一种遗传性疾病，由先天性酪氨酸酶缺乏引起，全身皮肤和毛发色素脱失。

（二）湿度

皮肤湿度与汗腺分泌功能有关。在气温高、湿度大的环境里出汗增多是一种生理调节功能。病理性出汗增多见于甲状腺功能亢进症、风湿热、结核病及布氏杆菌病等。夜间睡眠中出汗称盗汗，多见于结核病。手脚皮肤发凉而大汗淋漓称为冷汗，见于休克和虚脱病人。皮肤异常干燥见于维生素A缺乏症、严重脱水及黏液性水肿等。

（三）弹性

皮肤的弹性与年龄、营养状态、皮下脂肪及组织间隙液体量多少有关。儿童、青年人皮肤紧张富有弹性，老年人皮肤组织萎缩、皮下脂肪减少则弹性较差。检查方法是用食指和拇指将手背或上臂内侧皮肤提起，松手后，皮肤皱褶迅速恢复原状为弹性正常。皮肤皱褶展平缓慢为弹性减弱，见于慢性消耗疾病或严重脱水。

（四）皮疹

皮疹多为全身性疾病的表现之一，常见于传染病、皮肤病、药物及其他物质所致的过敏反应等。检查时应注意皮疹初现部位、发展顺序、分布情况、形态、大小、颜色、压之是否褪色、持续及消退时间、有无痛痒及脱屑等。

1. 斑疹 局部皮肤发红，一般不隆起皮面。见于斑疹伤寒、丹毒、多形性红斑等。

2. 丘疹 为局限性、实质性、隆起的损害，表面可呈扁平、圆形或乳头状。见于药物疹、麻疹、猩红热、湿疹等。

3. 斑丘疹 丘疹周围有皮肤发红的底盘时称为斑丘疹。见于风疹、猩红热、药物疹等。

4. 玫瑰疹 为直径 2 ~ 3mm 的鲜红色圆形斑疹，因病灶周围血管扩张所致，手指按压可褪色，松开时又复出现。多出现于胸腹部皮肤，为伤寒、副伤寒的特征性皮疹。

5. 荨麻疹 又称风团，为稍隆起皮面苍白色或红色的局限性水肿，大小不等，发生快，消退亦快，常伴有剧痒，为速发性皮肤变态反应所致。见于各种食物或药物过敏。

（五）出血

皮下出血可分为以下几种：小于 2mm 称为瘀点；3 ~ 5mm 为紫癜；5mm 以上为瘀斑；片状出血伴皮肤隆起者为血肿。小的瘀点应与红色皮疹或小红痣鉴别。皮疹受压时一般可褪色或消失，瘀点和小红痣受压后不褪色。皮肤黏膜出血见于造血系统疾病、重症感染、某些血管损害性疾病以及毒物或药物中毒等。

（六）蜘蛛痣及肝掌

蜘蛛痣是皮肤小动脉末端分支扩张所形成的血管痣，形似蜘蛛，大小不一，直径可由帽针头大到数厘米以上（图 3 - 8）。多出现于上腔静脉分布的区域，如面、颈、手背、上臂、前胸及肩部等处。检查时用棉签或火柴杆按压蜘蛛痣的中心，则其辐射状小血管网即褪色，去除压力后又复出现。一般认为蜘蛛痣的出现与肝脏对体内雌激素灭活作用减弱有关。常见于急慢性肝炎或肝硬化，有时也见于妊娠期妇女及健康人。

慢性肝病病人手掌大、小鱼际处常发红，加压后褪色，称为肝掌，发生机制和临床意义与蜘蛛痣相同。

图 3 - 8　蜘蛛痣

（七）水肿

水肿是皮下组织的细胞内及组织间隙内液体潴留过多所致。轻度水肿视诊不易发觉，可配合触诊。凹陷性水肿局部受压后可出现凹陷。非凹陷性水肿如黏液性水肿及象皮肿指压后无组织凹陷。全身性水肿常见于肾炎和肾病、心力衰竭、肝硬化失代偿期和营养不良等。局限性水肿见于局部炎症、外伤、过敏、血栓性静脉炎等。根据水肿的程度，可分为轻、中、重三度。

1. 轻度 仅见于眼睑、眶下软组织、胫骨前、踝部皮下组织，指压后可见组织轻度下陷，平复较快。

2. 中度 全身疏松组织均有可见性水肿，指压后可出现明显的或较深的组织下陷，平复缓慢。

3. 重度 全身组织严重水肿，低部皮肤紧张发亮，甚至有液体渗出。此外，胸腔、腹腔、鞘膜腔内可见积液，外阴部亦可见严重水肿。

（八）皮下结节

检查时注意其部位、大小、硬度、压痛及移动度。位于关节附近及长骨骺端圆形无压痛的硬质小结节多为风湿小结。在指尖、足趾、大小鱼际肌肌腱部位的粉红色有压痛的小结节称 Osler 小结，见于感染性心内膜炎。位于耳郭、跖趾等部位的黄白色（直径 1～2cm）结节，为尿酸盐结石或痛风石，见于痛风。游走性皮下结节，见于某些寄生虫病。

（九）毛发

毛发的多少、分布和颜色因性别与年龄而有所不同，亦受遗传、营养和精神状态的影响。一般男性体毛较多，女性体毛较少。中年以后因毛发根部的血液循环和细胞代谢减退，头发可逐渐减少或色素脱失，形成秃顶或白发。

1. 病理性脱发

（1）头部皮肤疾病：如脂溢性皮炎、螨寄生等，脱发以顶部为著。

（2）神经营养障碍：如斑秃，多为圆形脱发，范围大小不等，发生突然，可再生。

（3）某些发热性疾病：如伤寒。

（4）某些内分泌性疾病：如甲状腺功能减退症、垂体功能减退症等。

（5）理化因素性脱发：如接受过量的放射线、应用抗癌药物如环磷酰胺等。

2. 毛发异常增多 见于内分泌疾病或长期使用肾上腺皮质激素等。

（1）先天性多毛：特发性多毛症、先天性脊柱裂、毛痣等。

（2）内分泌疾病：库欣综合征、肢端肥大症、多囊卵巢综合征等。

（3）使用药物：如应用大剂量睾酮、长期应用糖皮质激素、口服避孕药等。

十二、淋巴结

（一）正常状态

淋巴结（lymph node）分布于全身，体格检查时仅能检查身体各部表浅性淋巴结。正常淋巴结很小，直径多在 0.2～0.5cm，质地柔软，表面光滑，与毗邻组织无粘连，不易触及，无压痛。

（二）检查方法

表浅淋巴结检查的一般顺序为耳前、耳后、乳突区、枕骨下区、颌下、颏下、颈后三角、颈前三角、锁骨上窝、腋窝、滑车上、腹股沟、腘窝（图3-9）。检查颈部淋巴结时，可站在被检者背后，让其头稍低，或偏向检查侧，以使皮肤或肌肉松弛，有利于触诊。检查锁骨上淋巴结时，让被检者取坐位或卧位，头稍向前屈，用双手进行触诊，左手触诊右侧，右手触诊左侧，由浅部逐渐触摸至锁骨后深部。检查腋窝淋巴结时，医生用手扶住被检者前臂并稍外展，医生以右手检查左侧，以左手检查右侧，触诊由浅入深直至腋窝顶部。检查滑车上淋巴结时，以左（右）手托住被检者的左（右）前臂，用右（左）手在滑车上由浅入深地进行触

图3-9 头颈部淋巴结的分布

摸。发现肿大淋巴结时，应注意其大小、数目、硬度、压痛、活动度、有无粘连，局部皮肤有无红肿、瘢痕、瘘管等。同时注意寻找引起淋巴结肿大的原发病灶。

（三）淋巴结肿大的临床意义

1. 局限性淋巴结肿大

（1）非特异性淋巴结炎：由引流区域的急慢性炎症所引起，如化脓性扁桃体炎、牙龈炎可引起颈部淋巴结肿大。初起时柔软，有压痛，表面光滑，无粘连，肿大至一定程度即停止。慢性炎症时，淋巴结较硬，最终可缩小或消退。

（2）单纯性淋巴结炎：淋巴结本身的急性炎症，肿大的淋巴结有压痛，中等硬度，多见于颈部。

（3）淋巴结结核：肿大的淋巴结常发生在颈部血管周围，常呈多发性，大小不等，质地稍硬，可相互粘连，或与周围组织粘连，如发生干酪性坏死，则可触及波动感。晚期破溃形成瘘管，愈合后可形成瘢痕。

（4）恶性肿瘤淋巴结转移：恶性肿瘤转移的淋巴结质地坚硬，或有橡皮样感，一般无压痛，与周围组织粘连，不易推动。胸部癌肿如肺癌可向右侧锁骨上窝或腋窝淋巴结群转移。胃癌多向左侧锁骨上窝淋巴结群转移，因此处系胸导管进颈静脉的入口，这种肿大的淋巴结称为 Virchow 淋巴结，为胃癌、食管癌转移的标志。

2. 全身淋巴结肿大

（1）感染性疾病：见于传染性单核细胞增多症、艾滋病、布氏杆菌病、麻风病、梅毒、钩端螺旋体病、黑热病、丝虫病等。

（2）非感染性疾病：见于淋巴瘤、急性白血病、慢性白血病、恶性组织细胞病、

系统性红斑狼疮、干燥综合征等。

<h1 style="text-align:center">第三节　头部检查</h1>

一、头颅外形

（一）检查方法与正常状态

头颅（skull）检查应结合视诊与触诊进行，通过视诊观察头颅的大小、外形及运动情况，通过触诊了解头颅有无压痛和异常隆起。头颅的大小以头围来衡量，测量时以软尺自眉间向后经枕骨粗隆绕头一周。头围在发育阶段的变化为：新生儿约34cm，出生后的前半年增加8cm，后半年增加3cm，第二年增加2cm，第三、四年内约增加1.5cm，4～10岁共增加1.5cm，到18岁可达53cm或以上，此后基本无变化。矢状缝和其他颅缝大多在出生后六个月内骨化，骨化过早会影响颅脑的发育。

（二）常见异常头颅及其临床意义

1. 小颅　小儿囟门多在12～18个月内闭合，如过早闭合即可形成小颅畸形，较小的头围常提示大脑发育不全。

2. 巨颅　额、顶、颞及枕部突出膨大呈圆形，颈部静脉充盈，相比之下颜面很小。由于颅内压增高，压迫眼球，形成双目下视，巩膜上部外露，称落日现象。见于脑积水（图3-10）。

3. 尖颅　由于矢状缝与冠状缝过早闭合所致。其特征为头顶部尖突高起，与颜面比例失常。见于先天性尖颅并指（趾）畸形，即Apert综合征（图3-11）。

4. 方颅　前额左右突出，头顶平坦呈方形。见于小儿佝偻病或先天性梅毒（图3-12）。

图3-10　脑积水图　　　图3-11　尖颅图　　　图3-12　方颅

5. 变形颅　发生于中年人，以颅骨增大变形为特征，同时伴有长骨的骨质增厚与弯曲。见于畸形性骨炎（Paget病）。

6. 长颅　自头顶至下颌部的长度明显增大。见于肢端肥大症及Marfan综合征。

7. 头部运动异常 头部活动受限，见于颈椎疾患；头部不随意地颤动，见于帕金森（Parkinson）病；与颈动脉搏动一致的点头运动，见于严重主动脉瓣关闭不全。

二、眼

（一）眉毛

正常人眉毛的疏密不完全相同，一般内侧与中间部分比较浓密，外侧部分较稀。外1/3眉毛稀疏或脱落，见于黏液性水肿、腺垂体功能减退症、麻风病等。

（二）眼睑

1. 眼睑水肿 因眼睑组织疏松，水肿易于在眼睑表现出来。常见于肾炎、肾病综合征、慢性肝病、营养不良、贫血、血管神经性水肿等。

2. 眼睑闭合障碍 双侧眼睑闭合障碍主要见于甲状腺功能亢进症；单侧眼睑闭合障碍见于面神经麻痹。

3. 上睑下垂 双侧上睑下垂见于先天性上睑下垂、重症肌无力；单侧上睑下垂提示动眼神经麻痹，见于脑炎、脑脓肿、脑外伤、白喉等。

4. 倒睫、睑内翻与睑外翻 倒睫、睑内翻主要见于沙眼，由瘢痕收缩所致，亦可因先天性发育异常引起。睑外翻可见于烧伤等引起的眼睑皮肤面瘢痕收缩和面神经麻痹导致的眼睑闭合障碍。

（三）结膜

按解剖部位，可将结膜分为三部分：睑结膜、球结膜和穹隆结膜。结膜的观察最好在自然光线下进行，必要时可在手电筒光照下进行。

1. 眼睑翻转法 观察睑结膜和穹隆结膜时，必须将眼睑翻转。下睑翻转法：以一手拇指或食指放在被检者下睑中央部睑缘稍下方往下牵拉下睑，同时嘱其向上看，下睑结膜和下穹隆结膜就可暴露。上睑翻转法：嘱被检者向下看，检查者将食指放在上睑中央眉下凹处，拇指放在睑缘中央稍上方的睑板前面，用这两个手指夹住此处眼睑皮肤，向前向下方牵拉眼睑，在食指轻轻下压的同时，拇指将眼睑皮肤往上捻卷，上睑即可被翻转（图3-13）。

图 3-13 翻转眼睑观察上睑结膜

2. 常见改变及其临床意义 结膜充血见于结膜炎、角膜炎；结膜苍白见于贫血；结膜发黄见于黄疸；结膜出现散在出血点，见于亚急性感染性心内膜炎、败血症；滤泡、乳头增生及血管翳见于沙眼；黄白色小颗粒见于结膜结石；球结膜水肿见于颅内压增高、肺性脑病、流行性出血热和重症水肿等。

（四）巩膜

巩膜不透明，呈瓷白色。巩膜发黄，见于各种原因引起的黄疸，分布均匀，无隆起。内眦部出现黄色斑块，不均匀分布，隆起，为脂肪沉着所致，多见于中年及老年人，特别是有高脂血症者。血液中其他黄色色素（如胡萝卜素等）增多时，一般黄染只出现于角膜周围，见于一次性食用大量橘子、柑子等。

（五）角膜

角膜表面有丰富的感觉神经末梢，因此角膜的感觉十分灵敏。检查时应注意其透明度，有无云翳、白斑、溃疡、软化、新生血管、色素沉着等。云翳与白斑如发生在角膜的瞳孔部位，可引起不同程度的视力障碍；角膜周围血管增生（血管翳）可为严重沙眼所致；角膜软化见于婴幼儿营养不良、维生素 A 缺乏等；角膜边缘及周围出现灰白色混浊环，是类脂质沉着的结果，多见于老年人，故称为老年环，无自觉症状，不妨碍视力；角膜边缘出现黄色或棕褐色的色素环，环的外缘较清晰，内缘较模糊，称为凯费（Kayser – Fleischer）环，是铜代谢障碍的结果，见于肝豆状核变性。

（六）瞳孔

检查瞳孔时应注意其形状、大小，两侧是否等大等圆，对光反射及集合反射等。

1. 瞳孔的形状及大小 正常瞳孔为圆形，双侧等大等圆，直径为 3～4mm。瞳孔括约肌收缩，使瞳孔缩小，由动眼神经的副交感神经支配；瞳孔扩大肌收缩，则使瞳孔扩大，由交感神经支配。瞳孔形状可因疾病而变化，青光眼或眼内肿瘤时，瞳孔可呈椭圆形；虹膜粘连时其形状可不规则。引起瞳孔大小改变的因素很多，生理情况下，婴幼儿和老年人瞳孔较小，在光亮处瞳孔较小，青少年瞳孔较大，精神兴奋或在暗处瞳孔可扩大；病理情况下，瞳孔缩小见于虹膜炎症、中毒（有机磷类农药、毒蕈中毒）、药物反应（毛果芸香碱、吗啡、氯丙嗪）等，瞳孔扩大见于外伤、颈交感神经刺激、青光眼绝对期、视神经萎缩、药物影响（阿托品、可卡因）等。瞳孔大小不等，常提示有颅内病变，如脑外伤、脑肿瘤、中枢神经梅毒、脑疝等。双侧瞳孔不等大，且变化不定，可能为中枢神经和虹膜的神经支配障碍，如瞳孔不等大且伴有对光反射减弱或消失以及意识不清，往往为中脑功能损害的表现。

2. 对光反射 分直接对光反射和间接对光反射。检查时，嘱被检者注视正前方，以手隔开另一眼，用手电筒光照射其一侧瞳孔，被照的瞳孔立即收缩，移除光照后迅速复原，称直接对光反射灵敏；未被照的瞳孔也同时收缩，移除光照后迅速复原，称间接对光反射灵敏。对光反射迟钝或消失见于昏迷。浅昏迷对光反射迟钝，深昏迷对光反射消失。

3. 集合反射　嘱被检者注视 1m 以外的目标（通常是检查者的食指尖），然后将目标逐渐移近眼球（距眼球 5～10cm），当目标缓慢移向眼球时，可见被检者双眼内聚（辐辏反射）；当目标快速移向眼球时，可见被检者瞳孔缩小（调节反射），合称集合反射。集合反射消失，见于动眼神经损害、睫状肌和双眼内直肌麻痹。

（七）眼球

1. 眼球突出　双侧眼球突出见于甲状腺功能亢进症。病人除突眼外，可有以下眼征：①Dalrymple 征：眼球向正前注视时，角膜上缘的上方露出长条巩膜，呈受惊的眼部表情；②Graefe 征：眼球下转时上睑不能相应下垂；③Stellwag 征：瞬目减少；④Mobius 征：眼球集合能力减弱；⑤Joffroy 征：上视时无额纹出现。单侧眼球突出，多由于局部炎症或眶内占位性病变所致，偶见于颅内病变。

2. 眼球下陷　双侧下陷见于严重脱水，单侧下陷见于霍纳（Horner）征或眼球萎缩。霍纳征表现为一侧面部无汗、眼睑下垂、瞳孔缩小、眼球内陷，为颈交感神经节受损所致，可见于肺尖部肺癌等。

3. 眼球运动　检查者将目标物（手指或棉签）置于被检者眼前 30～40cm 处，嘱被检者固定头部，眼球随目标方向移动，一般先查左眼，后查右眼，按水平向左→左上→左下、水平向右→右上→右下 6 个方向的顺序进行。眼球运动受动眼、滑车、外展三对脑神经支配，当这些神经麻痹时，就会出现眼球运动障碍，并伴有复视。由于支配眼肌运动的神经麻痹所发生的斜视，称为麻痹性斜视，多由脑炎、脑膜炎、脑脓肿、脑肿瘤、脑血管病所致。

双侧眼球发生一系列有规律的快速往返运动，称为眼球震颤。运动的速度起始时缓慢，称为慢相；复原时迅速，称为快相。运动方向以水平方向为常见，垂直和旋转方向较少见。检查时嘱被检者眼球随医生手指所示方向（水平或垂直）运动数次，观察是否出现震颤。自发的眼球震颤见于耳源性眩晕、小脑疾患等。

4. 眼压　眼压是指眼球内部的压力，它是眼内容物对眼球壁施加的均衡压力。眼内容物包括玻璃体、晶状体和房水，对眼压影响最大的是房水。正常的眼压不仅维持了眼球的正常形态，而且保证屈光间质发挥最大的光学性能。检查眼压可采用指测法和眼压计测量法。应用指测法时，先让被检者向下看（不能闭眼），检查者用两食指交替地轻按上眼睑，其余手指放在额部及颞部。如发现眼球张力异常，则需用眼压计进一步测量。眼压的正常范围是 11～21mmHg。

眼压增高见于颅内压增高、青光眼；眼压降低见于各种原因所致的严重脱水、眼球萎缩等。

（八）眼功能

1. 视力　视力分为中心视力与周边视力两种。中心视力是检查眼底黄斑中心凹的功能，周边视力即视野的检查，是指黄斑中心凹以外的视网膜功能。通常所指的视力即中心视力。中心视力的检测通用国际标准视力表进行，包括远距离视力表和近距离视力表。体格检查常规使用远视力表。

（1）**检查方法（远视力）**：视力表以标准亮度的光线照明，被检者距离视力表5m，两眼分别进行，一般先右后左，先用手掌或小板遮盖左眼，检查并记录右眼视力，遮盖眼时不要压迫眼球。检查者用指示杆指着视力表的试标，嘱被检者说出或用手势表示该试标的缺口方向，逐行检查，找出被检者的最佳辨认行。如果在5m处连最大的试标（0.1行）也不能识别，则嘱其向视力表走近，直到识别试标0.1为止。如走到视力表1m处还不能识别最大的试标时，则检查指数。检查距离从1m开始，逐渐移近，直到能正确辨认为止，并记录该距离。如指数在5cm处仍不能识别，则查手动。如果眼前手动不能识别，则查光感，在暗室中用手电照射受试眼，另眼须用手掌捂严不让透光，根据眼前能否感觉光亮，记录"光感"或"无光感"。配戴眼镜者，应分别记录裸眼视力与矫正视力。

（2）**正常标准及临床意义**：正常远视力标准为1.0，临床上又分为裸眼视力、矫正视力。裸眼视力，即不配戴眼镜的视力；矫正视力，即验光试镜后的视力。临床诊断及视残评定的等级应以矫正视力为标准。视力好坏直接影响人的工作及生活能力。目前，一些发达国家将视力低于0.5称为视力损伤，作为能否驾车的标准。世界卫生组织的标准规定，双眼矫正视力均低于0.3为低视力，矫正视力低于0.05为盲。

2. 色觉

（1）**检查方法** 色觉检查要在适宜的光线下进行，让被检者在50cm距离处读出色盲表上的数字或图像，如5~10秒内不能读出表上的彩色数字或图像，则可按色盲表的说明判断为某种色盲或色弱。

（2）**正常标准及临床意义**：色觉正常者能快速准确的识别色盲表上的数字或图像，色弱为对某种颜色的识别能力减低，色盲为对某种颜色的识别能力丧失。色觉障碍的人不适于从事交通运输、美术、印染、医疗、化验等项工作，也不适于服兵役（包括警察），因而色觉检查被列为体格检查的常规项目之一。

三、耳

1. 耳郭 注意耳郭的外形、大小、位置和对称性。缺损，见于先天性发育畸形和外伤。耳郭红肿伴局部热痛，常见于耳郭化脓性软骨膜炎。耳郭（耳轮处）出现黄白色结节，提示痛风石，见于痛风。

2. 外耳道 注意皮肤是否正常，有无溢液。有黄色油状物流出且无任何不适，提示为油性耵聍，常伴腋臭。有脓液流出应考虑中耳炎、外耳道炎。有血液或脑脊液流出则应考虑颅底骨折。外耳道内有局部红肿疼痛，并伴耳郭牵拉痛，提示外耳道疖肿。

3. 乳突 外壳由骨密质组成，内腔为大小不等的骨松质小房，乳突内腔与中耳相连。化脓性中耳炎引流不畅时可蔓延为乳突炎，此时可发现耳郭后方皮肤红肿，乳突有明显压痛，有时可见瘘管或疤痕等，严重时，可继发耳源性脑脓肿或脑膜炎。

4. 听力 听力检查可先用粗略的方法了解被检者的听力，必要时，通过精确测试方法确定耳聋的原因。

（1）检查方法：在静室内嘱被检者闭目坐于椅子上，并用手指堵塞一侧耳道，检查者持手表（机械表）或以拇指与食指互相摩擦，自1m以外逐渐移近被检者耳部，直到被检者听到声音为止，测量距离，以同样方法检查另一耳。比较两耳的测试结果并与检查者（正常人）的听力进行对照。一般在1m处可闻及机械表声或捻指声。

（2）临床意义：听力减退见于耳道耵聍或异物阻塞、听神经损害、局部或全身血管硬化、中耳炎、耳硬化等。

四、鼻

（一）鼻的外形

视诊时注意鼻部皮肤颜色和鼻外形的改变。鼻外伤引起鼻出血者，应检查有无鼻骨或软骨的骨折或移位。蝶形红斑，鼻梁部皮肤出现红色斑块，病损处高起皮面，并向两侧面颊部扩展，见于系统性红斑狼疮。酒糟鼻（rosacea），鼻尖和鼻翼处皮肤出现红斑和毛细血管扩张，组织肥厚，为中老年人常见的慢性皮肤损害。蛙鼻，鼻梁宽平如蛙状，由于鼻腔堵塞、外鼻变形所致，见于肥大性或多发性鼻息肉。鞍鼻（saddle nose），鼻梁凹陷，似马鞍状，见于鼻骨折、鼻骨发育不良、先天性梅毒和麻风病等。鼻翼扇动，吸气时鼻孔张大，呼气时鼻孔回缩，见于伴有呼吸困难的高热性疾病、支气管哮喘和心源性哮喘发作时。

（二）鼻中隔

正常鼻中隔位于鼻腔正中或稍有偏曲，如有明显的偏曲，并产生通气障碍，称为鼻中隔偏曲。严重的高位偏曲可压迫鼻甲，引起神经性头痛，也可因偏曲部骨质刺激黏膜而引起出血。鼻中隔出现孔洞称为鼻中隔穿孔，病人可听到鼻腔中有哨声，用小型手电筒照射一侧鼻孔，可见对侧有亮光透入。穿孔多为鼻腔慢性炎症、外伤等引起。

（三）鼻出血

注意出血是单侧还是双侧。临床上鼻出血多为单侧，常见于外伤、鼻腔感染、局部血管损伤、鼻咽癌、鼻中隔偏曲等。双侧出血则多由全身性疾病引起，如某些发热性传染病（流行性出血热、伤寒等）、血液系统疾病（血小板减少性紫癜、再生障碍性贫血、白血病、血友病）、高血压病、重症肝炎、慢性肝炎、肝硬化、维生素 C 或 K 缺乏等。

（四）鼻腔分泌物

鼻腔黏膜受到各种刺激时会产生过多的分泌物。清稀无色的分泌物见卡他性炎症，多为病毒感染引起；黏稠发黄或发绿的分泌物见于鼻或鼻窦的化脓性炎症，多为细菌感染引起。

（五）鼻窦

鼻窦为鼻腔周围含气的骨质空腔，共四对（图 3 – 14），皆有窦口与鼻腔相通，当引流不畅时易于发生炎症。鼻窦炎时出现鼻塞、流涕、头痛和鼻窦压痛。各鼻窦区压痛的检查方法如下：

图 3 – 14　鼻窦

正面图　　　　侧面图

1. 上颌窦　检查者双手固定于被检查者两侧耳后，将拇指分别置于左右颧部向后按压。

2. 额窦　检查者一手扶持被检者枕部，用另一手拇指或食指置于眼眶上缘内侧用力向后向上按压，或以两手固定头部，双手拇指置于眼眶上缘内侧向后、向上按压。

3. 筛窦　检查者双手固定于被检者两侧耳后，双侧拇指分别置于鼻根部与眼内眦之间向后方按压。

4. 蝶窦　因解剖位置较深，不能在体表进行检查。

五、口

（一）口唇

注意口唇颜色，有无疱疹、口角糜烂及歪斜。健康人口唇红润光泽。口唇苍白常见于贫血等；口唇发绀常见于心肺疾病等；口唇颜色深红，见于发热性疾病或一氧化碳中毒；口唇干燥并有皲裂，见于严重脱水；单纯疱疹为口唇黏膜与皮肤交界处发生的成簇半透明小水泡，病原体为单纯疱疹病毒，在机体抵抗力降低时出现，常伴发于大叶性肺炎、流行性脑脊髓膜炎、疟疾等；口唇突然发生非炎症性、无痛性肿胀，见于血管神经性水肿；口唇肥厚增大见于黏液性水肿及肢端肥大症等；口角糜烂见于核黄素缺乏；口角歪斜见于面神经麻痹；唇裂见于先天性发育畸形。

（二）口腔黏膜

正常口腔黏膜光洁，呈粉红色。出现蓝黑色色素沉着斑片多为肾上腺皮质功能减退症（Addison 病）。见到大小不等的黏膜下出血点或瘀斑，见于出血性疾病、维生素 C

缺乏等。在相当于第二磨牙的颊黏膜处出现针头大小白色斑点，周围有红晕，称麻疹黏膜斑（Koplik 斑），见于麻疹早期，对麻疹有诊断价值。黏膜溃疡可见于慢性复发性口疮。雪口病（鹅口疮）见于衰弱的病人、长期使用广谱抗生素和抗癌药者。

（三）牙齿

检查时应注意有无龋齿、残根、缺牙和义齿等。若有牙齿疾患应按下列格式标明所在部位：

上

右 —— 8 7 6 5 4 3 2 1 | 1 2 3 4 5 6 7 8 —— 左

　　　8 7 6 5 4 3 2 1 | 1 2 3 4 5 6 7 8

下

1. 中切牙　2. 侧切牙　3. 尖牙　4. 第一前磨牙　5. 第二前磨牙　6. 第一磨牙　7. 第二磨牙　8. 第三磨牙

如 ⌐7 为左上第二磨牙病变；1⌐ 为右下中切牙病变；6⌐ 与 ⌐4 为龋齿，则记录为 $\frac{6}{4}$ 龋齿。

正常牙齿为瓷白色。牙齿呈黄褐色称斑釉牙，为长期饮用含氟量过高的水所致。中切牙切缘呈月牙形凹陷且牙间隙分离过宽，称为哈钦森（Hutchinson）牙，为先天性梅毒的重要体征之一。单纯牙间隙过宽见于肢端肥大症。

（四）牙龈

正常牙龈呈粉红色，质坚韧且与牙颈部紧密贴合。检查时压迫无出血及溢脓。牙龈水肿见于慢性牙周炎。牙龈缘出血常为口腔内局部因素引起，如牙石等，也可由全身性疾病所致，如维生素 C 缺乏症、血液系统疾病等。牙龈挤压后有脓液溢出，见于慢性牙周炎、牙龈瘘管等。牙龈的游离缘出现蓝灰色点线称为铅线，是铅中毒的特征。在铋、汞、砷等中毒时，也可出现类似的黑褐色点线状色素沉着，应注意结合病史鉴别。

（五）舌

检查时应注意舌质、舌苔及舌的活动状态。正常人舌质淡红，苔薄白，舌体柔软，活动自如，伸舌居中，无震颤。舌体肥大常见于肢端肥大症和黏液性水肿；镜面舌（光滑舌），舌乳头萎缩，舌体变小，舌面光滑，呈粉红色或红色，常见于缺铁性贫血、恶性贫血及慢性萎缩性胃炎；草莓舌，舌乳头肿胀突出呈鲜红色，形如草莓，见于猩红热；牛肉舌，舌面绛红，状如牛肉，见于烟酸缺乏；地图舌，舌表面呈不规则隆起，状如地图，见于核黄素缺乏；毛舌，舌面铺有黑色或黄褐色毛，此为丝状乳头缠绕真菌丝及其上皮细胞角化所形成，见于久病衰弱或长期使用广谱抗生素者；舌震颤，见于甲状腺功能亢进症；舌偏向一侧，见于舌下神经麻痹。

（六）咽部与扁桃体

咽部可分为鼻咽、口咽及喉咽三部分。

1. 检查方法　被检者取坐位，头略后仰，张口并发"啊"音，检查者将压舌板放在其舌的前 2/3 与后 1/3 交界处并迅速下压，此时软腭上抬，在良好照明的配合下，迅速观察其软腭、腭垂、软腭弓、扁桃体、咽后壁情况。

2. 常见异常改变及其临床意义　咽部黏膜急性充血、水肿，黏液分泌增多，提示急性咽炎。咽部黏膜慢性充血，表面粗糙，出现簇状淋巴滤泡或颗粒，提示慢性咽炎。咽后壁向前隆起，见于咽后脓肿。扁桃体肿大，表面光滑，无充血，隐窝内清洁，提示扁桃体生理性肥大。扁桃体肿大，急性充血，表面有白色或黄白色点状渗出物且易被擦掉，伴寒战、高热，提示急性扁桃体炎。扁桃体肿大，慢性充血，隐窝内可有黄白色渗出物，无寒战、高热，提示慢性扁桃体炎。扁桃体肿大，表面有灰白色苔片状假膜，不易剥离，若强行剥离，则易引起出血，提示咽白喉。

3. 扁桃体肿大的分度　一般分为三度（图 3-15）：不超过咽腭弓者为 Ⅰ 度；超过咽腭弓者为 Ⅱ 度；达到或超过咽后壁中线者为 Ⅲ 度。应分两侧（左、右）记录扁桃体肿大的程度。

Ⅰ度扁桃体肿大　　　　Ⅱ度扁桃体肿大　　　　Ⅲ度扁桃体肿大（左侧）

图 3-15　扁桃体位置及其肿大分度示意图

（七）喉

喉位于喉咽之下，喉下为气管。喉为一个管腔结构，由软骨、肌肉、韧带、纤维组织及黏膜组成，是发音的主要器官。但声音的协调和语言的构成需肺、气管、咽部、口腔、鼻腔、鼻窦等多方配合。喉部病变时可伴疼痛、咳嗽、呼吸困难及声音嘶哑或失音。急性嘶哑或失音见于急性喉炎，慢性失音考虑慢性喉炎、喉结核或喉癌。喉上神经或喉返神经麻痹可导致声带麻痹以至失音。

六、腮腺

（一）正常状态

腮腺位于耳屏、下颌角及颧弓所构成的三角区内，正常时腺体薄而软，触诊时摸不出腺体轮廓（图 3-16）。腮腺导管位于颧骨下 1.5cm 处，横过嚼肌表面，开口于上颌第二磨牙相对的颊黏膜上，按压腮腺时，无分泌物流出。

腮腺导管
腮腺
胸锁乳突肌

图 3-16　腮腺及腮腺导管的位置

（二）常见腮腺肿大的临床意义

腮腺肿大时，可见到以耳垂为中心的隆起，并可触及边缘不明显的包块。

1. 急性流行性腮腺炎　腮腺肿大多为双侧，始为单侧，继而累及对侧，表面皮肤亮而不红，有压痛，腮腺导管口可见红肿，挤压无脓性分泌物流出。

2. 急性化脓性腮腺炎　腮腺肿大多为单侧，表面皮肤红肿，有压痛，可有波动感，挤压时，腮腺导管口可见脓性分泌物溢出，多见于抵抗力低下的重症病人及口腔卫生不良者。

3. 腮腺肿瘤　混合瘤，质韧，呈结节状，边界清楚，可有移动性。恶性肿瘤，质硬，生长迅速，与周围组织粘连，可伴有面瘫。

第四节　颈部检查

一、颈部的分区

为了准确描述和标记颈部病变的部位，根据解剖结构，可将每侧颈部分为两个三角区域：①颈前三角：为胸锁乳突肌内缘、下颌骨下缘与前正中线之间的区域。②颈后三角：为胸锁乳突肌后缘、锁骨上缘与斜方肌前缘之间的区域。

二、颈部的外形与活动

（一）正常状态

正常人直立位或坐位时颈部两侧对称，无偏斜。男性甲状软骨比较突出，形成喉头结节，女性则较平坦。颈部可向左右、前后自由转动，转动时可见胸锁乳突肌突起。

（二）异常改变及其临床意义

1. 头不能抬起 见于严重消耗性疾病的晚期、重症肌无力、进行性肌萎缩等。

2. 头向一侧偏斜 称为斜颈，见于颈肌外伤及瘢痕收缩、先天性斜颈等。

3. 颈部活动受限并伴有疼痛 见于颈肌扭伤或劳损、肥大性颈椎炎、颈椎关节脱位、颈椎结核及颈椎肿瘤等。

4. 颈部强直 为脑膜受刺激的特征，见于各种脑膜炎、蛛网膜下腔出血等。

5. 颈部包块 ①颈部淋巴结肿大，质韧，轻度压痛，提示为非特异性淋巴结炎。②颈部淋巴结肿大，相互粘连，融合成团，破溃后流豆渣样或米汤样物，周围皮肤呈暗红色，提示颈淋巴结结核。③颈部淋巴结肿大，质硬，无压痛，后出现粘连、破溃、出血，分泌物有恶臭味，提示恶性肿瘤淋巴结转移或恶性淋巴瘤。④包块为圆形，位于舌骨下、颈前中线处，直径 1~2cm，表面光滑，有囊性感，无压痛，且随舌伸缩上下活动，为甲状腺舌骨囊肿。⑤位于颈后三角区，多在出生后或 2 岁前即出现的囊性薄壁包块，提示为囊状水瘤，为淋巴组织发育异常所致。

三、颈部血管

（一）颈静脉

正常人立位或坐位时，颈外静脉常不显露，平卧时可稍见充盈，但不超过锁骨上缘与下颌角距离的下 2/3 水平且无搏动。

1. 颈静脉怒张及肝－颈静脉回流征 颈静脉充盈超过正常水平，称为颈静脉怒张。检查者用手压迫被检者右上腹肝脏部位，若颈静脉怒张更加明显，为肝－颈静脉回流征阳性。两者均提示静脉压增高，见于右心衰竭、缩窄性心包炎、大量心包积液及上腔静脉阻塞综合征，以右心衰竭最为常见。

2. 颈静脉搏动 颈静脉怒张伴颈静脉搏动，提示三尖瓣关闭不全。

（二）颈动脉

正常人安静状态下看不到颈动脉搏动，颈部大血管区闻不到血管杂音。

1. 颈动脉搏动 出现明显颈动脉搏动多见于主动脉瓣关闭不全、高血压、甲状腺功能亢进症及严重贫血等。颈动脉搏动应注意与颈静脉搏动鉴别：前者搏动强劲，为膨胀性，触诊时搏动感明显；后者搏动柔和，范围弥散，触诊时无搏动感。

2. 颈动脉杂音 在颈部大血管区若听到收缩期明显的粗糙血管杂音，应考虑颈动脉或椎动脉狭窄造成，常见于由大动脉炎、动脉硬化等。

四、甲状腺

（一）正常状态

甲状腺位于甲状软骨下方，呈蝶状，紧贴在气管的两侧，部分被胸锁乳突肌覆盖。其表面光滑，质地柔软，可随咽动作向上移动，视诊不能看到，触诊不能触及。

（二）检查方法

甲状腺的检查方法包括视诊、触诊及听诊。被检者取站立位或坐位，检查者先通过视诊观察甲状腺有无肿大及是否对称，然后进行触诊，触诊比视诊更能明确甲状腺的轮廓及病变的性质。甲状腺峡部触诊：站在被检者前面时，用拇指从胸骨切迹向上触摸，站在被检者后面时，用食指从胸骨切迹向上触摸，令其做吞咽动作配合。甲状腺侧叶触诊：站在前面触诊时，检查者一手拇指施压于一侧甲状软骨，将气管推向对侧，另一手食、中指在对侧胸锁乳突肌后缘向前推挤甲状腺，拇指在胸锁乳突肌前缘触诊，配合吞咽动作，重复查，可触及被推挤的甲状腺（图 3-17）。用同样方法查另一侧甲状腺。站在后面触诊时，类似前面触诊。一手食、中指施压于一侧甲状软骨，将气管推向对侧，另一手拇指在对侧胸锁乳突肌后缘向前推挤甲状腺，食、中指在其前缘触诊甲状腺（图 3-18），配合吞咽动作，重复查。用同样方法查另一侧甲状腺。当触到甲状腺肿大时，用钟形听诊器直接放在肿大的甲状腺上进行听诊。

图 3-17 甲状腺前面触诊   图 3-18 甲状腺后面触诊

（三）甲状腺肿大的分度

甲状腺肿大分三度：不能看出肿大但能触及为Ⅰ度；能触及又能看到肿大，但在胸锁乳突肌以内者为Ⅱ度；肿大超过胸锁乳突肌外缘者为Ⅲ度。

（四）甲状腺肿大的临床意义

1. 单纯性甲状腺肿 包括地方性、散发性、生理性，以地方性甲状腺肿常见。地方性甲状腺肿，甲状腺肿大可达Ⅲ度，多为弥漫性，质地柔软，无压痛。

2. 甲状腺功能亢进症 甲状腺多为弥漫性肿大，质地较韧，无压痛，触诊可触及震颤，听诊能闻及明显的吹风样血管杂音。触及震颤和闻及血管杂音是甲状腺功能亢进症的特征性体征。

3. 甲状腺炎 主要包括急性化脓性甲状腺炎、亚急性甲状腺炎、慢性淋巴细胞性甲状腺炎和慢性侵袭性纤维性甲状腺炎等，以亚急性甲状腺炎和慢性淋巴细胞性甲状腺炎为常见。①急性化脓性甲状腺炎：细菌感染所致，表现为发热，甲状腺肿大，表面皮肤红、肿、热，化脓后有波动感。②亚急性甲状腺炎：目前认为与病毒感染有关，甲状腺多为轻度肿大，常伴有结节，质稍韧，自觉痛感，压痛明显，不固定，与周围组织无粘连。③慢性淋巴细胞性甲状腺炎，又称桥本（Hashimoto）甲状腺炎，目前认为是自身免疫性疾病，甲状腺多为中度对称肿大，质硬，可有痛感和压痛。④慢性侵袭性纤维性甲状腺炎：又称 Riedel 甲状腺炎，原因未明，有人认为与自身免疫有关，甲状腺出现单侧不规则坚硬肿块，与周围组织粘连，固定，压痛不明显，常伴咽部异物感、吞咽不适、声嘶、呼吸困难等周围器官受压迫症状。

4. 甲状腺腺瘤 甲状腺出现单个圆形或椭圆形结节，质地稍硬，光滑，无压痛。

5. 甲状腺癌 甲状腺肿大，质地坚硬如石，表面有结节感，固定，不易推动，无压痛。

五、气管

正常人气管位于颈前正中部，气管检查的目的是确定气管有无移位。

（一）检查方法

被检查者取坐位或仰卧位，颈部处于自然伸直状态，检查者将食指与无名指指端分别固定于两侧胸锁关节上，手掌与被检者胸骨相平行，中指远端在胸骨上窝处上下、左右触摸气管，触及后置于其上，观察中指与食指、无名指指端之间的距离。中指触着气管在前正中线上，距食指、环指指端之间的距离相等，表示气管居中；两侧距离不相等则表示气管有移位。

（二）气管移位的临床意义

1. 气管移向健侧 见于患侧大量胸腔积液、大量胸腔积气、纵隔肿瘤及甲状腺肿大等。

2. 气管移向患侧 见于患侧肺不张、肺硬化、广泛胸膜粘连肥厚等。

3. 气管牵曳 又称为 Oliver 征，是指在主动脉弓动脉瘤时，由于心脏收缩时瘤体膨大将气管压向后下，因而随心脏搏动可以触到气管向下的拽动。

第五节　胸部检查

一、胸部的体表标志

为准确地描述和记录胸部病变的部位和范围，利用胸壁上某些突起的骨骼、凹陷和人为的画线等作为标志。

（一）骨骼标志

1. 胸骨角　又称路易（Louis）角，由胸骨柄与胸骨体交接处向前突起而成。该角与第 2 肋软骨相连，为计数肋骨的重要标志。它平对主动脉弓上缘、气管分叉处和第 4 胸椎。

2. 第 7 颈椎棘突　颈背部最突出处，其下部为胸椎的起点，为计数椎骨的标志。

3. 肩胛下角（左、右）　肩胛骨最下端，直立位，两上肢自然下垂时，该角平对第 7 肋和第 8 胸椎水平，可作为计数肋骨和椎骨的标志。

（二）窝和分区

1. 自然陷窝

（1）胸骨上窝：为胸骨柄上方的凹陷部，正常时气管位于其后正中。

（2）锁骨上窝（左、右）：为锁骨上方的凹陷部，相当于两肺尖的上部。

（3）锁骨下窝（左、右）：为锁骨下方至第 3 肋骨下缘的凹陷部，相当于两肺尖的下部。

（4）腋窝（左、右）：为上肢内上缘与胸壁相连的凹陷部。

2. 背部分区

（1）肩胛上区（左、右）：为肩胛冈以上的区域，相当于两肺尖的下部。

（2）肩胛下区（左、右）：为两肩胛下角的连线与第 12 胸椎水平线之间的区域，后正中线将其分为左右两部分。

（3）肩胛区：肩胛冈以下、两肩胛下角连线以上、两肩胛骨内缘以外、腋后线以后的区域。

（4）肩胛间区（左、右）：两肩胛骨内缘之间的区域。后正中线将其分为左右两部分。

（三）线性标志

1. 前正中线　为通过胸骨正中的垂直线。

2. 锁骨中线（左、右）　为通过锁骨的肩峰端与胸骨端两者中点的垂直线，即通过锁骨中点向下的垂直线。在正常男性和儿童此线常通过乳头。

3. 腋前线（左、右）　通过腋窝前皱襞的垂直线。

4. 腋后线（左、右） 通过腋窝后皱襞的垂直线。

5. 腋中线（左、右） 通过腋窝顶部的垂直线，即腋前线与腋后线等距离的平行线。

6. 肩胛线（左、右） 坐位两臂自然下垂时，通过肩胛下角的垂直线。

7. 后正中线 通过椎骨棘突的垂直线，即脊柱中线。

图 3-19 胸部体表标线与分区（正面图）　　图 3-20 胸部体表标线与分区（背面图）

图 3-21 胸部体表标线与分区（侧面图）

二、胸壁、胸廓与乳房

（一）胸壁

1. 胸壁静脉 正常胸壁静脉无明显显露。胸壁静脉明显显露、充盈及曲张见于肝硬化门静脉高压症、上或下腔静脉阻塞等。

2. 皮下气肿 指胸部皮下组织有气体积存。正常胸壁无皮下气肿。出现皮下气肿时，用手按压局部可有握雪感或捻发感，用听诊器听诊可听到类似捻头发的声音称为皮下气肿捻发音。皮下气肿系气体存积胸部皮下所致，提示气管、肺、胸膜损伤或病变，亦可见于胸壁皮肤产气杆菌感染。

3. 胸壁压痛　正常胸壁无压痛。出现压痛见于肋间神经炎、肋软骨炎、胸壁软组织炎、肋骨骨折、急性白血病等。急性白血病时，可伴有胸骨叩击痛。

（二）胸廓

检查胸廓时，病人取坐位或立位，暴露胸廓，平静呼吸，检查者从前、后、左、右对病人胸廓形态进行视诊检查，必要时可配合触诊，要两侧对比观察。

1. 正常状态　正常胸廓两侧大致对称，两肩平齐。成人胸廓前后径小于左右径，前后径与左右径之比为 1∶1.5，小儿和老年人胸廓前后径略小于左右径或相等。

2. 常见的胸廓外形改变及其临床意义

（1）**扁平胸**：胸廓的前后径小于左右径的一半或以上，常见于瘦长体型或慢性消耗性疾病。

（2）**桶状胸**：胸廓的前后径与左右径几乎相等，呈圆桶状，常见于肺气肿，亦可见于老年人或矮胖体型者。

图 3-22　胸廓外形的改变

（3）**佝偻病胸**：胸廓的前后径略长于左右径，其上下距离较短，胸骨下端向前突起，胸廓前侧壁肋骨凹陷，又称为鸡胸，见于佝偻病。佝偻病还可出现下列胸廓改变：佝偻病串珠，沿胸骨两侧各肋软骨与肋骨交界处隆起；肋膈沟，下胸部前面的肋骨外翻，沿膈附着的部位其胸壁向内凹陷形成沟状带；漏斗胸，胸骨剑突处显著内陷，形似漏斗。

（4）**胸廓一侧或局部变形**：胸廓一侧隆起多见于该侧大量胸腔积液、大量胸腔积气等。胸廓一侧凹陷见于该侧肺广泛纤维化、广泛胸膜肥厚粘连等。胸廓局部隆起见于心脏扩大、心包积液、升主动脉瘤、胸壁肿瘤及肋软骨炎等。胸廓局部凹陷见于局限肺不张等。

（5）**脊柱畸形引起的胸廓改变**：表现为脊柱前凸、脊柱后凸、脊柱侧凸等，主要为胸椎病变造成，严重畸形可引起呼吸、循环功能障碍。常见于胸椎先天发育畸形、胸椎结核、胸椎肿瘤、胸椎外伤等（图 3 – 22）。

（三）乳房

1. 检查方法 检查乳房时，应充分暴露双侧乳房、前胸、颈部，双上臂要在同一水平上。被检查者可取坐位、站立位或仰卧位。一般先做视诊，然后再做触诊。

（1）视诊：检查者站在被检查者的右面，观察双侧乳房的位置、大小、形态、对称性及有无溃疡、疤痕、色素沉着、水肿、过度角化等。必要时可嘱被检查者采取前倾位观察，此时乳房下垂，如有乳房病变并与胸肌粘连，则可出现局部凹陷。同时还需观察双侧乳头是否对称，有无移位和回缩，有无分泌物。

（2）触诊：①触诊顺序：为了检查和记录的方便，用通过乳头的水平线和垂直线将乳房分为 1（外上）、2（外下）、3（内下）、4（内上）四个象限。检查时按外上、外下、内下、内上、乳头的顺序进行。②触诊要点及注意事项：触诊时，应手指平置，压力适中（以能触及肋骨而不引起疼痛为宜）；触诊时，手指掌面应做圆周运动或来回滑动；先触诊健侧，后触诊患侧；触诊时，必须注意乳房的硬度和弹性，有无压痛及包块。若触及包块须注意其部位、大小、形态、硬度、压痛及活动度（图 3 – 23）。

2. 正常状态 儿童及男性乳房不大，乳头一般位于第四肋间锁骨中线处。女性乳房在青春期逐渐长大。青年女性发育成熟的乳房呈半球形，乳头呈圆柱状，乳房的上界在第 2 或第 3 肋骨，下界在第 6 或第 7 肋骨，内界起自胸骨缘，外界止于腋前线。孕妇及哺乳期妇女乳房明显增大，向前突出或下垂，乳晕扩大，色素加深，可见浅表静脉扩张。正常乳房触诊呈模糊的颗粒感和柔韧感。青年女性质地均匀一致，老年女性略有不平，哺乳期妇女有结节感。正常乳房无压痛，无包块。

图 3 – 23 乳房病变的定位与划区

3. 常见异常改变及其临床意义

（1）男性乳房异常：乳房增大常见于内分泌紊乱，如使用雌激素、肾上腺皮质功能亢进症及肝硬化等。

（2）女性乳房异常：①在腋窝与腹股沟连线上，出现多个乳头或乳房，称为副乳，为发育过程中退化不全所致。②乳房包块，初起为硬结，继之红、肿、热、痛，甚至出现波动感，提示为急性乳腺炎。③乳房包块，凸凹不平，质地坚硬，不易推动，表面皮肤呈"橘皮"或"猪皮"样，或形成溃疡，易出血，有恶臭，提示为乳腺癌。④一侧或双侧乳房多个囊性包块，与周围乳腺组织分界明显，提示为乳腺囊性增生病（慢性囊性乳腺病）。⑤乳房单个质韧包块，位于外上象限，表面光滑，提示为乳房纤维腺瘤。⑥乳房乳晕区单个直径数毫米大小包块，伴乳头血性（亦可为暗棕色）溢液，提示为乳管内乳头状瘤。⑦非哺乳期乳头流出清淡乳汁，多伴有闭经、不育，提示为泌乳素瘤。

三、肺及胸膜

（一）视诊

1. 呼吸运动　健康人在静息状态下呼吸运动稳定而有节律。正常男性与儿童以腹式呼吸为主，主要表现为膈肌运动，即胸廓下部及上腹部的动度较大。女性以胸式呼吸为主，主要表现为肋间肌运动。实际上这两种呼吸运动同时存在。某些疾病可使胸、腹式呼吸运动发生改变，常见改变为：胸式呼吸减弱而腹式呼吸增强，可见于肋间神经痛、肋骨骨折、肺炎、肺不张、胸膜炎、气胸等；腹式呼吸减弱而胸式呼吸增强，见于大量腹腔积液、腹腔巨大肿瘤等。

临床上当发生肺组织实变、肺气肿、肺肿瘤、肺空洞、胸腔积液、气胸、胸膜增厚或粘连等时，呼吸运动减弱或消失；发生代偿性肺气肿、酸中毒大呼吸时，呼吸运动增强。

当上呼吸道部分阻塞时，呼吸肌收缩，胸腔内负压增加，出现胸骨上窝、锁骨上窝及肋间隙向内陷，称为"三凹征"或"三凹征"阳性。因吸气时间延长，又称之为吸气性呼吸困难，多见于气管（主支气管）异物、气管肿瘤、急性喉炎、急性喉水肿等。当下呼吸道部分阻塞时，出现呼气费力，可引起肋间隙膨隆。因呼气时间延长，又称之为呼气性呼吸困难，多见于支气管哮喘和慢性阻塞性肺气肿。

2. 呼吸频率、深度及节律　见本章第二节一般检查。

（二）触诊

1. 胸廓扩张度　呼吸时，胸廓随之扩大和回缩，有一定运动度，即胸廓扩张度。正常两侧胸廓扩张度一致。检查方法：检查者将两手掌平放于被检者前胸下部两侧，拇指沿肋缘指向剑突，在深呼气末，拇指尖置于前正中线（或后正中线）两侧对称部位，嘱其做深呼吸，两手随之移动，观察两手拇指分开的距离（图 3 - 24）。亦可于背部将两手掌贴于肩胛下区对称部位，两手拇指在后正中线相遇，当被检者做深吸气时，观察两拇指随胸廓扩张分开的距离是否相等。胸腔积液、气胸、肺不张及大叶性肺炎等，病侧胸廓扩张度减弱。

2. 语音震颤　被检者发自声门的语音产生的声波振动，沿气管、支气管及肺泡传至胸壁，可用手感知，称为语音震颤。

检查方法：检查者以双手掌或双手掌尺侧缘平置于被检者胸廓两侧对称部位，嘱其用同等的强度重复发低调长音"yi"，此时检查者手掌可有振动感。检查顺序为自上到下，由前到后，双手交叉，左右对比。通过比较两侧相应部位的语音震颤的强弱，可判断胸内病变的性质。

语音震颤的强度受发音的强弱、音调的高低、胸壁的厚薄、邻近组织及器官等情况的影响，故正常人胸部的语音震颤与年龄、性别、体型及部位有关：成人较儿童强；男

图 3 – 24　检查胸廓呼吸动度的方法

性较女性强；瘦者较胖者强；前胸上部较下部强；后背下部较上部强，肩胛间区较强；右胸上部较左胸上部强。

　　病理情况下，影响语音震颤强弱的主要因素有气管与支气管是否通畅、肺组织的密度、胸膜腔的病变、胸壁传导是否良好等。

　　(1) 语音震颤增强：主要见于：①肺实变：肺泡内有炎性浸润，肺组织密度增高，声波传导良好，如大叶性肺炎实变期、肺梗死、压迫性肺不张等。②巨大空腔：肺内有接近胸壁的巨大空腔，且与支气管相通，声波在空腔中产生共鸣，若空腔周围有炎性浸润或与胸壁粘连，更有利于声波传导，如肺结核空洞、肺脓肿等。

　　(2) 语音震颤减弱或消失：主要见于：①支气管阻塞：声波传导受阻，如阻塞性肺不张。②肺气肿：肺内含气量增多。③胸腔积液或积气。④严重胸膜肥厚。⑤胸壁皮下气肿和水肿等。

　　3. 胸膜摩擦感　正常胸膜光滑，胸膜腔内有少量浆液起润滑作用，呼吸时不产生摩擦感。当胸膜发生炎症时，沉着其上的纤维蛋白使胸膜表面粗糙，呼吸时两层胸膜互相摩擦，触诊有似皮革相互摩擦的感觉，称为胸膜摩擦感，见于急性胸膜炎，在腋中线 5 ~ 7 肋间较易触及，呼气和吸气时均可出现，但吸气末更为明显。

(三) 叩诊

1. 叩诊方法及注意事项

　　(1) 叩诊方法：胸部叩诊的方法有间接和直接叩诊法两种，其中以间接叩诊法最为常用。

　　(2) 注意事项：①体位：被检者可取坐位或卧位，叩诊前胸时，胸部挺直；叩诊背部时，头稍低，胸稍向前倾，两手抱肩或抱肘；叩诊侧胸时，上肢举起抱枕部。②板指方向：叩诊前胸部时，板指平贴在肋间且与肋骨平行；叩诊肩胛间区时，板指与脊柱平行；叩诊肩胛下角以下时，板指仍需平贴于肋间并与肋骨平行。③顺序：叩诊时应自上而下，由前向后，两侧对比。④力度：叩击力量要均等，轻重需适宜。

2. 正常叩诊音

　　(1) 正常肺部叩诊音：在胸部叩诊，正常肺野呈清音。由于多种因素影响，存在生理性差异。如肺上叶的体积较下叶小，含气量较少，且上胸部肌肉较厚，故前胸上部较下部叩诊音相对稍浊；右肺上叶较左肺小，且惯用右手者右侧胸大肌较左侧为厚，故右肺上部叩诊音亦相对稍浊；背部肌肉、骨骼层次较多，故背部叩诊音较前胸部稍浊；右侧腋下部因受肝的影响叩诊音稍浊。

（2）正常胸部叩诊音：在胸部叩诊，正常可叩出四种叩诊音。正常肺野呈清音；左侧腋前线下方胃泡区，又称为 Traube 鼓音区，呈鼓音；心脏或肝脏被肺覆盖的区域呈浊音；心脏或肝脏未被肺覆盖的区域呈实音。

3. 病理叩诊音　在正常肺部的清音区，若出现浊音、实音、过清音、鼓音，即为病理性叩诊音，提示肺、胸膜、胸壁有病理性改变。病理性叩诊音的性质和范围取决于病变的大小、性质及病变部位的深浅。一般病变部位深度距体表5cm 以上，或病变范围直径小于 3cm 或少量胸腔积液，常不能分辨出叩诊音的改变。

（1）浊音：主要见于：①肺部大面积含气量减少，如肺炎、肺不张、肺梗死及重度肺水肿等。②肺内不含气的病灶，如肺内肿物、未破溃的肺脓肿等。

（2）实音：主要见于胸腔积液、胸膜肥厚、胸壁水肿、胸壁肿瘤等。

（3）鼓音：接近胸壁的肺内大空腔，其直径大于 3~4cm 时，病变区叩诊呈鼓音，如肺脓肿、空洞型肺结核、肺肿瘤或囊肿破溃形成的空洞。气胸时病侧呈鼓音。

（4）空瓮音：为兼有金属性回响的鼓音，见于张力性气胸或位置浅表、内壁光滑的巨大空洞。

（5）过清音：是由于肺泡含气量增加且弹力减弱所致，见于肺气肿。

4. 肺界的叩诊

（1）肺上界：即肺尖的宽度。自斜方肌前缘的中点开始向外叩，直至清音变为浊音，标记该点。然后再从上述中点向颈部方向叩，至清音变浊音，再标记该点。两点间的距离即为肺尖的宽度，正常宽度为 4~6cm，右侧较左侧稍窄。肺上界变窄或叩诊呈浊音，常见于肺结核；肺上界变宽，多见于肺气肿。

（2）肺下界：通常在两侧锁骨中线、腋中线和肩胛线上叩诊。正常人，在上述三条线上，肺下界分别为第6、第8 和第10 肋间，两侧肺下界大致相同。叩诊时，嘱被检查者平静呼吸，从肺野的清音区开始，前胸部从胸骨角开始，后胸部从肩胛线上第8 肋间开始，向下叩至实音点即为肺下界。肺下界可因体型、发育的不同而有差异。如矮胖者肺下界可上升一肋间，瘦长者则可下降一肋间。病理情况下，肺气肿、腹腔脏器下垂等可使肺下界下移，肺萎缩、胸腔积液、腹腔积液、腹腔巨大肿瘤等可使肺下界上移。

（3）肺下界移动度：即相当于呼吸时膈的移动范围。首先在被检者平静呼吸时，于肩胛线上叩出肺的下界，然后让被检者在深吸气后屏住呼吸，立即再向下叩出肺下界，以笔做标记；被检查再做深呼气后屏住呼吸，由下向上叩出肺下界，再以笔做标记，两个标记间的距离为肺下界移动度。正常人肺下界移动度范围为 6~8cm。移动度范围的多少与肋膈窦的大小有关，在腋中线及腋后线处移动度最大。肺下界移动度减弱见于肺气肿、肺不张、肺纤维化、肺炎和肺水肿。当胸腔大量积液、积气及胸膜广泛增厚粘连时，其移动度不能叩出。

（四）听诊

被检者取坐位或卧位。听诊由肺尖开始，自上而下，由前向后，两侧对比。被检者微张口做均匀呼吸，必要时做深呼吸或咳嗽。

1. 正常呼吸音

（1）支气管呼吸音：支气管呼吸音是由口鼻吸入或呼出的气流在声门、气管及支气管形成湍流（旋涡）所产生的声音，类似将舌抬高，呼气时所发出的"哈"音。吸气是主动运动，吸气时声门增宽，气流通过较快；呼气是被动运动，声门变窄，气流通过较慢。①听诊部位：在喉部、胸骨上窝、背部6、7颈椎及1、2胸椎附近听到。②听诊特点：呼气时相长于吸气时相，呼气音强于吸气音。

图 3 - 25　三种正常呼吸音的分布及比较

升支为吸气时相，降支为呼气时相；线条粗细表示音响强弱，长短表示时相；斜线与垂线的夹角表示音调高低，角度小为音调高，角度大为音调低

（2）肺泡呼吸音：吸气时，气流经过支气管进入肺泡，冲击肺泡壁，使肺泡由松弛变为紧张，呼气时肺泡由紧张变为松弛，肺泡弹性的变化和气流产生的振动，形成肺泡呼吸音。此音类似上牙咬住下唇，以口吸气时发出的"夫"音。①听诊部位：除支气管呼吸音及支气管肺泡呼吸音分布区域外，肺部的其余部位，均可听到肺泡呼吸音。②听诊特点：吸气时相长于呼气时相，吸气音强于呼气音。肺泡呼吸音的强弱与呼吸的深浅、胸壁的厚薄、肺组织的弹性以及被检者体型、年龄、性别等有关。呼吸愈深愈快，肺泡呼吸音愈强；年龄愈小，胸壁愈薄，肺组织的弹性愈好，肺泡呼吸音则愈强。所以儿童强于成人，青中年人强于老年人；男性强于女性，系因男性呼吸运动力量较强，且皮下脂肪较少；肺组织较多，肌肉较薄的部位，如乳房下部、肩胛下区、腋窝下部肺泡呼吸音较强，肺尖、肺底较弱。

（3）支气管肺泡呼吸音：该呼吸音兼有支气管呼吸音和肺泡呼吸音二者的特点，

故亦称混合性呼吸音。①听诊部位：正常在胸骨角、右肺尖、肩胛间区 3、4 胸椎水平听到。②听诊特点：吸气时相与呼气时相大致相等；其吸气音近似肺泡吸气音，但音响较强，音调较高；呼气音近似支气管呼气音，但音响较弱，音调较低。

2. 异常呼吸音（病理呼吸音）

（1）异常肺泡呼吸音

肺泡呼吸音减弱或消失：其原因与进入肺泡的空气量减少、气流速度减慢及呼吸音传导障碍有关。肺泡呼吸音减弱可出现于双侧、单侧或局部。常见原因有：①全身衰竭，呼吸无力。②胸廓活动受限，如胸痛、肋软骨骨化、肋骨切除等。③呼吸肌疾病，如重症肌无力、膈肌麻痹或痉挛等。④支气管狭窄或阻塞，如慢性支气管炎、支气管哮喘、阻塞性肺不张。⑤肺疾患，如肺气肿、肺炎早期及肺纤维化等。⑥胸膜疾病，如气胸、胸腔积液及胸膜肥厚等。⑦腹部疾病，如大量腹水、腹腔内巨大包块等。

肺泡呼吸音增强：双侧肺泡呼吸音增强，系因呼吸运动及通气功能增强使进入肺泡的空气量增多和（或）进入肺泡的气流速度加快所致，见于运动后、发热、贫血及代谢性酸中毒等。一侧肺或胸膜疾病，则出现健侧代偿性肺泡呼吸音增强。

呼气延长：肺泡呼吸音呼气时相明显延长，系因下呼吸道狭窄或部分阻塞，使呼气阻力增加，或肺泡壁弹性减弱，使呼气驱动力下降所致，见于支气管哮喘、慢性支气管炎和阻塞性肺气肿等。

（2）异常支气管呼吸音：凡在肺泡呼吸音听诊区域内听到支气管呼吸音，即为异常支气管呼吸音。常见于以下病变：

肺组织实变：支气管呼吸音通过致密的实变部位，由于传导良好，在胸壁易于听到。实变范围愈大、愈浅，其声音愈强，反之则弱。见于大叶性肺炎实变期、肺梗死等。

肺内大空洞：当空洞较大与支气管相通，且其周围肺组织又有实变时，音响在空洞内产生共鸣，加之实变组织传导良好，故可在胸壁听到支气管呼吸音。见于肺脓肿空洞、肺结核空洞等。

压迫性肺不张：肺组织受压，使肺膨胀不全，组织变致密，传导良好，在积液的上方可听到较弱的支气管呼吸音。见于胸腔积液等。

（3）异常支气管肺泡呼吸音：凡在肺泡呼吸音听诊区域内听到支气管肺泡呼吸音，即为异常支气管肺泡呼吸音（异常混合性呼吸音）。其产生机制是：①实变部位较深，被正常肺组织遮盖。②实变范围较小，且与正常肺组织相互掺杂存在。见于支气管肺炎、大叶性肺炎早期、肺结核等。

3. 啰音
啰音（rale）是指伴随呼吸音出现的附加音。在正常情况下无啰音。依据其性质的不同，分为干啰音（rhonchi）和湿啰音（moist rale）两种。

（1）干啰音
产生机制：气管、支气管及细支气管狭窄或部分阻塞，气流通过时，产生湍流或黏稠分泌物振动所产生的音响。病理基础：①炎症引起的呼吸道黏膜充血、肿胀、黏稠分泌物增多；②支气管平滑肌痉挛；③管腔内有包块、异物；④管壁被管外淋巴结或包块压迫。

分类：根据其音调高低分为两种：①鼾音：又称低调干啰音，音调低而响亮，类似熟睡时的鼾声，发生于气管或主支气管。②哨笛音：又称高调干啰音，音调高，似乐音，根据其性质常被描述为哮鸣音、飞箭音、唑唑音等，多发生于较小支气管或细支气管。两侧广泛的细小支气管强烈痉挛导致管腔狭窄通常出现哮鸣音。

听诊特点：①吸气与呼气均可听到，但在呼气末明显，持续时间较长。②不稳定，强度、性质、部位和数量易发生改变。③同一机体可同时听到两种干啰音。

临床意义：出现干啰音提示气管、支气管有病变。①局限性，部位较固定者，常见于支气管内膜结核、支气管肺癌、纵隔肿瘤等。②双侧肺部弥漫性干啰音，尤其是哮鸣音，常见于支气管哮喘、慢性支气管炎、心源性哮喘、支气管肺炎等。③发生在主支气管以上的干啰音，有时不用听诊器亦可听到，谓之痰鸣，见于昏迷或濒死状态的病人（无力咳出分泌物）。

(2) 湿啰音

产生机制：①呼吸过程中，气体通过气管、支气管及细支气管腔内的稀薄分泌物，如渗出液、痰液、血液及脓液等，形成的水泡破裂所产生的声音，故又称水泡音。②小支气管、细支气管管壁及肺泡因分泌物粘着而陷闭，吸气时突然被冲开，重新充气所产生的爆裂音。

分类：①大水泡音：又称粗湿啰音，产生于气管、主支气管或空洞内，于吸气早期出现。②中水泡音：又称中湿啰音，产生于中等口径的支气管，多发生于吸气中期。③小水泡音：又称细湿啰音，产生于小支气管和细支气管，多出现于吸气晚期。④捻发音：为一种极细而均匀一致的听诊音，似在耳边用手捻搓一束头发所发出的声音，故称捻发音，多于吸气末出现（图3-26）。

图3-26 啰音发生的部位

听诊特点：①吸气与呼气均可听到，但以吸气末明显，断续而短暂，一次连续多个出现。②稳定，部位及性质等易变性小。③同一机体可同时听到两种以上水泡音。

临床意义：出现湿啰音提示气管、支气管、肺实质有病变。①局限性湿啰音，多见于大叶性肺炎、肺结核、支气管扩张、肺脓肿、肺癌等。②两侧肺底的湿啰音，多见于肺淤血、支气管肺炎等。③两肺满布湿啰音，多见于慢性支气管炎、严重支气管肺炎、急性肺水肿等。

另外，捻发音是一种特殊的湿啰音。老年人或长期卧床病人，初次深呼吸时，可在肺底听到捻发音，经数次呼吸后消失，无临床意义。病理情况下，在细支气管和肺泡充血或炎症时可听到捻发音，见于肺炎早期、肺淤血早期等。

4. 语音共振 语音共振（听觉语音）产生的机制与语音震颤基本相同。

（1）**检查方法**：嘱被检者用耳语音调发"一"的音，检查者用听诊器在胸部听诊。正常语音共振在气管及支气管附近较强，在肺底较弱。

（2）**临床意义**：语音共振改变的临床意义与语音震颤基本相同，但较语音震颤更为灵敏。减弱多见于胸腔积液、支气管阻塞、胸膜肥厚、肺气肿等。某些病理变化可使语音共振增强或性质发生变化，根据听诊音的差异，分为支气管语音、胸语音、羊鸣音和耳语音。支气管语音，语音共振增强且更加清晰，见于肺实变。胸语音，语音共振比支气管语音更强、更响亮、更清晰，见于大范围的肺实变，且有时出现在支气管语音之前。羊鸣音，似羊叫声，可在中等量积液上方肺受到压迫的区域或肺实变伴有少量积液的部位听到。耳语音，当被检查者用耳语音调发"一"时，正常在肺泡呼吸音的区域仅听到极微弱的声音，该音增强、调变高且清晰时称耳语音，常见于肺实变。

5. 胸膜摩擦音 胸膜摩擦音是胸膜发生炎症或纤维素渗出时，脏层和壁层胸膜随呼吸运动相互摩擦所产生的声音。这种声音颇似用一手掩耳，以另一手指在其手背上摩擦时所听到的声音，吸气或呼气时均可听到，但一般在吸气末或呼气初较为明显，屏气时即消失。胸膜摩擦音最易听到的部位是前下侧胸壁（腋中线 5～7 肋间），即呼吸运动最大的部位，可随体位的改变而消失或复现。常发生于纤维素性胸膜炎、肺梗死、胸膜肿瘤及尿毒症，亦可见于严重脱水的病人。在靠近心脏的胸膜发生炎症时，在呼吸和心脏跳动时都可听到的摩擦音，称为胸膜心包摩擦音。

四、常见肺部疾病的体征

肺及胸膜的常见病变有肺实变、肺不张、肺水肿、肺空洞、肺气肿、气胸、胸腔积液、胸膜增厚等，其体征见表 3 - 2。

表 3 - 2 常见肺及胸膜病变体征

	视诊	触诊	叩诊	听诊
肺实变	胸廓对称，患侧呼吸运动减弱	气管居中，局部语颤增强	局部浊音	局部闻及支气管呼吸音、湿啰音，听觉语音增强
阻塞性肺不张	患侧胸廓凹陷，呼吸运动减弱	气管移向患侧，患侧或局部语颤消失	患侧或局部浊音或实音	患侧或局部呼吸音消失，无啰音，听觉语音消失或减弱
压迫性肺不张	胸廓不定，患侧呼吸运动减弱	气管不定，患侧或局部语颤增强	患侧或局部浊音或浊鼓音	患侧或局部闻及支气管呼吸音，无啰音，听觉语音消失
肺水肿	胸廓对称，呼吸运动减弱	气管居中，语颤正常或减弱	双肺清音或浊音	双肺呼吸音减弱，闻及湿啰音，听觉语音正常或减弱
支气管哮喘	桶状胸，呼吸运动减弱	气管居中，语颤减弱	双肺过清音	双肺呼气延长，闻及广泛哮鸣音
肺气肿	桶状胸，呼吸运动减弱	气管居中，语颤减弱	双肺过清音	双肺呼吸音减弱，呼气延长，无啰音，听觉语音减弱
肺空洞	胸廓正常或局部凹陷，呼吸运动局部减弱	气管居中或移向患侧，局部语颤增强	局部鼓音、破壶音、空瓮音	局部闻及支气管呼吸音、湿啰音，听觉语音增强

续表

	视诊	触诊	叩诊	听诊
气胸	患侧胸廓饱满，呼吸运动减弱或消失	气管移向健侧，患侧语颤减弱	患侧鼓音	患侧呼吸音减弱或消失，无啰音，听觉语音减弱或消失
胸腔积液	患侧胸廓饱满，呼吸运动减弱	气管移向健侧，患侧语颤减弱或消失	患侧实音	患侧呼吸音减弱或消失，无啰音，听觉语音减弱或消失
胸膜增厚	患侧胸廓凹陷，呼吸运动减弱	气管移向患侧，患侧语颤减弱或消失	实音或浊音	患侧呼吸音减弱或消失，无啰音，听觉语音减弱或消失

五、心脏

心脏在胸腔中纵隔内，位于胸骨体和第2~6肋软骨后方，第5~8胸椎前方，上方与大血管相连，下方为膈，其2/3居正中线左侧，1/3在其右侧，心脏前部大部分为右心室和右心房，小部分为左心室和左心房，心脏后部大部分为左心房，小部分为右心房，心脏膈部主要为左心室。

细致准确的心脏检查对于判断有无心脏病以及心脏病的病因、性质、部位和程度均有重要意义。即便在现代医学诊断手段高度发达的今天，仍有一些心脏的体征是目前常规检查仪器不能发现的，如心音的改变、心脏杂音的判断，尤其在院外的某些意外、急诊患者、住院患者病情变化、某些偏远农村或山区等发生紧急情况时，更需要用心脏的视诊、触诊、叩诊、听诊方法，判断心脏结构与功能状态，并进行快速及时的处理。因此，心脏检查是心血管疾病的诊断基础，应当重视并熟练掌握正确的心脏检查方法。

（一）视诊

心前区视诊时，被检者取仰卧位，暴露胸部，检查者站在病人右侧，观察心前区外形、心尖搏动及其他搏动。

1. 心前区外形 正常人心前区（相当于心脏在前胸壁上的投影）与右侧相应部位基本是对称的，异常情况有以下几种：

（1）心前区隆起：胸骨下段及胸骨左缘第3、4、5肋骨与肋间的局部隆起，为儿童时期心脏增大，尤其是右心室肥厚挤压胸廓所致。见于先天性心脏病如法洛四联症、肺动脉瓣狭窄等。

（2）心前区饱满：心前区肋间隙突出，常见于大量心包积液。

2. 心尖搏动 心脏收缩时，心尖向前冲击心前区左前下方胸壁，形成心尖搏动。

（1）正常心尖搏动：位于左侧第5肋间锁骨中线内侧0.5~1.0cm处，搏动范围的直径为2.0~2.5cm。由于胸壁肥厚、肺气肿或女性乳房遮盖的影响，可使相当一部分正常人见不到心尖搏动。观察心尖搏动时，需注意其位置、强度、范围有无异常。

（2）心尖搏动位置的改变

生理因素的影响：①体位的影响：仰卧位时，心尖搏动可因膈肌较高而稍上移；左侧卧位时，心尖搏动可向左移2~3cm；右侧卧位时，心尖搏动可向右移1.0~2.5cm。

②体型的影响：小儿、妊娠、矮胖体型者横膈位置较高，心脏常呈横位，心尖搏动向外上移位，可在左侧第四肋间锁骨中线外；瘦长体型者横膈下移，心脏呈垂直位，心尖搏动可位于左侧第 6 肋间。

病理因素的影响：①心脏疾病：左心室增大时，心尖搏动向左下移位；右心室增大时，因左心室被推向左后，心尖搏动向左移位，或向左上移位；先天性右位心时，心尖搏动位于右侧与正常心尖搏动相对应的部位。②胸部疾病：右侧胸腔积液或气胸时，心尖搏动移向健侧；肺不张、粘连性胸膜炎时，心尖搏动移向患侧。如侧卧位时，心尖搏动无移位，提示有心包纵隔胸膜粘连的可能。胸膜病变或脊柱畸形也可影响心尖搏动的位置。③腹部疾病：凡是能增加腹压而影响膈肌位置的疾病，均能影响心尖搏动的位置。例如大量腹水或腹腔巨大肿瘤使横膈抬高，心脏呈横位，导致心尖搏动位置上移。

（3）心尖搏动强弱及范围的改变：生理情况下，胸壁肥厚或肋间窄者，心尖搏动较弱且范围小；胸壁薄或肋间宽者心尖搏动相应增强且范围大；剧烈运动或精神紧张时，心尖搏动增强。病理情况下，发热、严重贫血、甲状腺功能亢进症及左心室肥厚均可使心尖搏动增强；扩张型心肌病、急性心肌梗死、心包积液、缩窄性心包炎、肺气肿、左侧大量胸腔积液及气胸等可使心尖搏动减弱甚或消失；心功能不全病人的心尖搏动较弥散，范围增大。

（4）负性心尖搏动：正常心脏收缩时，心尖搏动向外凸起。心脏收缩时心尖搏动内陷，称负性心尖搏动，见于粘连性心包炎或心包与周围组织广泛粘连，亦可见于重度右心室肥厚引起心脏顺钟向转位而使左心室向后移位者。

3. 心前区其他搏动 常见的搏动有：①胸骨左缘第 2 肋间的搏动，多见于肺动脉扩张或肺动脉高压；②胸骨右缘第 2 肋间的搏动，多见于主动脉弓动脉瘤或升主动脉扩张；③胸骨左缘第 3、4 肋间的搏动，见于右心室肥大；④剑突下搏动，见于肺气肿伴右心室肥大或腹主动脉瘤。鉴别搏动来自右心室或腹主动脉的方法有两种：一是嘱病人深吸气，搏动增强则为右心室搏动，减弱则为腹主动脉搏动。二是用两三个手指平放，从病人剑突下向上压入前胸壁后方，搏动冲击手指末端，吸气时增强，则为右心室搏动，搏动冲击手指掌面，吸气时减弱，则为腹主动脉搏动。另外，消瘦者在剑突下亦可见到正常的腹主动脉搏动或垂位心的右心室搏动。

（二）触诊

心脏触诊检查内容包括心尖搏动、心前区其他搏动、心脏震颤、心包摩擦感。触诊震颤和心包摩擦感多用右手掌小鱼际。

1. 心尖搏动 视诊未见心尖搏动时，可通过触诊确定，视诊已见心尖搏动时，可以进一步证实视诊的结果。其正常状态、异常改变及其临床意义同视诊。检查者先用右手全手掌并拢置于心前区感受心尖搏动，逐渐改换为用手掌的尺侧缘（小鱼际），或用食指和中指指腹并拢触诊，用指腹触诊确定心尖搏动的位置、范围、强度。由于心尖搏动冲击胸壁的时间即为心室收缩的开始，因此触诊有助于确定心音、震颤及杂音出现的时期，也有助于确定心尖搏动是否为抬举性。抬举性心尖搏动是指心尖区徐缓、有力、局限的搏动，可使手指尖端抬起且持续到第二心音开始，同时心尖搏动范围也增大，见于左心室肥厚。

2. 心前区其他搏动 通过触诊进一步确定视诊已经发现的心前区其他搏动，常见的其他搏动同视诊。

3. 震颤 震颤是触诊时手掌在心前区触及的一种微细的震动感。该感觉与用手在猫喉部摸到的呼吸震颤相似，因此也称猫喘。触诊时使用手掌尺侧小鱼际或手指指腹。心脏震颤为器质性心血管疾病的特征性体征之一。

（1）产生机制：血流紊乱形成湍流（旋涡）使心瓣膜、心腔壁或血管壁发生震动而出现震颤。震颤的强度与瓣膜狭窄的程度、血流速度及心脏两腔室之间的压力差大小有关。瓣膜狭窄程度越重，血流速度越快，压力越大，震颤越强，但过度狭窄则震颤又减弱消失。

（2）分类及临床意义：触到震颤的部位往往能闻及杂音，但听到杂音时，不一定能触及震颤。如能触及震颤则可以肯定心脏有器质性病变。发现震颤后应首先确定其部位，其次确定其出现的时期。根据震颤出现的时期，可分为收缩期震颤、舒张期震颤和连续性震颤三种。其出现的部位与临床意义见表3-3。

表3-3 心前区震颤的部位与临床意义

部位	时相	常见病变
胸骨右缘第2肋间	收缩期	主动脉瓣狭窄
胸骨左缘第2肋间	收缩期	肺动脉瓣狭窄
胸骨左缘第3、4肋间	收缩期	室间隔缺损
胸骨左缘第2肋间	连续性	动脉导管未闭
心尖区	舒张期	二尖瓣狭窄

4. 心包摩擦感 正常时心包腔内有少量的液体，以润滑壁层和脏层的心包膜。心包膜发生炎症时，纤维素渗出致心包膜表面粗糙，心脏收缩时粗糙的脏壁两层心包膜摩擦产生的震动在心前区被触知即为心包摩擦感。心包摩擦感在胸骨左缘第4肋间较易触及（因心脏在此处不被肺遮盖，且接近胸壁），以收缩期、坐位稍前倾、深呼气末更为明显。心包腔内渗液增多，将脏壁两层心包膜隔开后，心包摩擦感消失，故心包摩擦感见于纤维素性心包炎，或称干性心包炎。

（三）叩诊

心脏叩诊的目的在于确定心脏（包括所属大血管）的大小、形状及其在胸腔内的位置。

1. 叩诊的方法及注意事项

（1）叩诊的方法：心界的叩诊采用间接叩诊法。

（2）注意事项：①体位：嘱被检者取仰卧位或坐位，平静呼吸；②板指方向：仰卧位时，指板与肋间平行，坐位时，指板与所测定的心脏边缘平行；③叩诊顺序：通常的顺序是由外向内，自下而上，先左后右（先叩左界再叩右界）。叩诊时，沿肋间进行。叩左界时，从心尖搏动外 2~3cm 处开始，叩诊音由清音变为浊音即为心界外缘，确定心界后，再依次上移一个肋间叩诊，直至第 2 肋间；叩右界时，先叩出肝上界，然后在上一肋间开始，依次上移至第 2 肋间止。对各肋间叩得的浊音界逐一做出标记，并测量其与前正中线的垂直距离。

2. 正常心脏浊音界 心脏的浊音界包括绝对浊音界和相对浊音界（图 3-27）。心脏及大血管为不含气器官，叩诊呈绝对浊音（实音），而心脏被肺遮盖的部分叩诊呈相对浊音（浊音）。心界是指心脏的相对浊音界，它反映心脏的实际大小。正常心右界各肋间几乎与胸骨右缘相合，仅在第 4 肋间处稍超过胸骨右缘；心左界在第 2 肋间几乎与胸骨左缘相合，其下一肋间直至第 5 肋间则逐渐左移并向左下形成向外凸起的弧形。正常人心脏左右相对浊音界与前正中线的平均距离见表 3-4。正常成人左锁骨中线至前正中线的距离为 8~10 cm。

图 3-27 心脏绝对浊音界和相对浊音界

表 3-4 正常成人的心脏相对浊音界

右界（cm）	肋间	左界（cm）
2~3	II	2~3
2~3	III	3.5~4.5
3~4	IV	5~6
	V	7~9

心界各部分的组成：心左界于第 2 肋间处相当于肺动脉段，向下为左心房的左心耳，再向下为左心室；心右界于第 2 肋间相当于上腔静脉和升主动脉，向下为右心房；心下界心尖部为左心室，其余均为右心室（图 3-28）。

3. 心脏浊音界的改变及其临床意义 心脏浊音界的大小、形态、位置，受心脏本身因素和心脏以外因素的影响，以心脏本身因素的影响为主。

（1）心脏本身因素影响

1）左心室增大：心脏左界向左下扩大，心腰部由正常的钝角变为近似直角，使心浊音界外形呈靴形（靴形心）。常见于主动脉瓣关闭不全和高血压性心脏病，又称主动脉瓣型心（图3-29）。

图3-28 心脏各个部位在胸壁的投影

图3-29 主动脉瓣关闭不全的心浊音界
（靴形心）

2）左心房与肺动脉段扩大：可使心腰部饱满或膨出，使心浊音界外形呈梨形（梨形心）。常见于二尖瓣狭窄，故又称二尖瓣型心（图3-30）。

图3-30 二尖瓣狭窄的心浊音界（梨形心）

3）心包积液：心界向两侧扩大，心浊音界的外形随体位改变，坐位时心浊音界呈三角烧瓶形，平卧位时心底部浊音界增宽。见于心包积液，为其特征性体征之一。

（2）心脏以外因素影响：一侧大量胸腔积液或气胸时可使心界移向健侧，而在患侧叩不出；一侧胸膜增厚或肺不张则使心界移向病侧；大量腹水或腹腔巨大肿瘤等可使横膈抬高，心脏呈横位，心脏左、右界都扩大；肺气肿时心脏浊音界变小或叩不出；肺浸润、肺实变、肺部肿瘤或纵隔淋巴结肿大时，因心脏浊音区与病变浊音区连在一起，则心脏浊音区无法叩出。

（四）听诊

1. 听诊概述

（1）心脏瓣膜听诊区：心脏各瓣膜关闭与开放时产生的声音，常沿血流方向传导到前胸壁体表的不同部位，此处听诊最清楚，称为心脏瓣膜听诊区。心脏有四个瓣膜，通常有五个瓣膜听诊区（其中主动脉瓣有两个听诊区）。注意：心脏各瓣膜听诊区与其瓣膜口在胸壁上的投影并不相一致（图3-31）。

二尖瓣区：心尖部，即心尖搏动最强处，也称心尖区。该区正常一般位于左侧第5肋间锁骨中线稍内侧。

肺动脉瓣区：胸骨左缘第2肋间。

主动脉瓣区：胸骨右缘第2肋间。

主动脉瓣第二听诊区：胸骨左缘第3肋间，又称Erb区。

三尖瓣区：胸骨体下端近剑突稍偏右或稍偏左。

图3-31 心脏瓣膜解剖部位与瓣膜听诊区位置

M：二尖瓣区 A：主动脉瓣区 E：主动脉瓣第二听诊区（Erb） P：肺动脉瓣区 T：三尖瓣区

(2) 听诊顺序：听诊时可由二尖瓣区开始，沿逆时针方向进行，即二尖瓣区→肺动脉瓣区→主动脉瓣区→主动脉瓣第二听诊区→三尖瓣区，亦可按二尖瓣区→主动脉瓣区→主动脉瓣第二听诊区→肺动脉瓣区→三尖瓣区的顺序进行。无论哪种顺序均不要遗漏听诊区，必要时也听颈部、左腋下或背部，以便全面了解心脏情况。

(3) 听诊内容：心脏听诊内容包括心率、心律、心音、额外心音、心脏杂音及心包摩擦音。

2. 心率 心率是指每分钟心脏跳动的次数，以第一心音为准，通常在二尖瓣区听取。正常成人的心率范围是60~100次/分。

(1) 窦性心动过速：成人心率超过100次/分（一般不超过140~160次/分）或婴幼儿心率超过150次/分，称为窦性心动过速。生理状况下见于情绪紧张、剧烈运动等。病理状态下见于发热、休克、严重贫血、心力衰竭、心肌炎、甲状腺功能亢进症和使用肾上腺素、阿托品等。

(2) 窦性心动过缓：成人心率低于60次/分（一般在40次/分以上），称为窦性心动过缓。生理状况下见于身体十分健壮者，如运动员。病理状态下见于颅内压升高、胆汁淤积性黄疸、甲状腺功能减退症、高钾血症和使用强心苷、奎尼丁、β受体阻滞剂等。心率低于40次/分，提示病态窦房结综合征或房室传导阻滞。

3. 心律　是指心脏跳动的节律。正常成人心脏跳动的节律是规整的。常见的心律不齐有：

（1）**窦性心律不齐**：表现为吸气时心率增快，呼气时心率减慢，屏气时均匀。一般无临床意义，可见于部分健康的儿童及青少年。

（2）**过早搏动（期前收缩）**：过早搏动简称早搏，是指在原来规则的心律基础上，心脏异位起搏点提前发出激动，引起一次心脏收缩，其后有一较长的间歇（代偿间歇），使基本的心律发生了改变。根据异位起搏点的不同，可分为室性早搏、房性早搏和交界性早搏，临床上以室性早搏最为常见。根据早搏发生的频率可分为频发早搏（≥5次/分）与偶发早搏（<5次/分）。早搏规律出现，可形成联律，每隔一个正常的心脏搏动出现一次早搏，称为二联律，每隔二个正常的心脏搏动出现一次早搏，或每隔一个正常心脏搏动出现二次早搏，称为三联律。室性早搏呈二联律或三联律，常见于洋地黄中毒或心肌病变。

（3）**心房颤动**：心房颤动是由于心房内异位起搏点发出的高频率的冲动（350～600次/分）或异位冲动产生的环行运动所致。其听诊特点是：心律绝对不规则；第一心音强弱绝对不等；脉搏短绌，即心室率大于脉率。心房颤动临床上常见于二尖瓣狭窄、冠状动脉粥样硬化性心脏病、甲状腺功能亢进症、高血压病等。

4. 心音　用心音图检查，可记录到四个心音，按其在心动周期中出现的先后顺序，依次命名为第一心音（S_1）、第二心音（S_2）、第三心音（S_3）和第四心音（S_4）。用听诊器听诊，通常只能听到第一和第二心音，在儿童和青少年中有时也可听到第三心音。

（1）**第一心音**：出现在心室的等容收缩期，它的出现标志着心室收缩期的开始。①产生机制：第一心音主要是由二尖瓣和三尖瓣关闭产生的震动形成。②最响部位：第一心音在心前区各部分均可听到，但在心尖部最响。③与心尖搏动的关系：第一心音与心尖搏动同时出现。④听诊特点：第一心音音调较低，强度较大，持续时间较长，约0.1s。

（2）**第二心音**：出现在心室的等容舒张期，它的出现标志着心室舒张期的开始。①产生机制：第二心音主要是由主动脉瓣和肺动脉瓣关闭产生的震动形成。②最响部位：第二心音在心前区各部均可听到，但在心底部最响。③与心尖搏动的关系：第二心音在心尖搏动之后出现。④听诊特点：第二心音音调较高，强度较弱，持续的时间较短，约0.08s。

（3）**第三心音**：有时在第二心音之后（自第二心音开始后0.12～0.18s）还可听到一个短而弱的声音，称为第三心音。它是由于在心室的快速充盈期之末，血流自心房急速流入心室，冲击心室壁，使心室壁、房室瓣、腱索、乳头肌突然紧张、震动所致。第三心音的听诊特点是音调低钝而重浊，强度弱，持续时间短，约0.04s。通常在心尖部或其内上方听得较清楚，左侧卧位、呼气末或运动后心跳由快逐渐减慢时更为明显。见于部分正常的儿童和青少年。

（4）**第四心音**：出现在心室舒张末期，第一心音前0.1s（收缩期前）。主要是由于心房肌在克服心室舒张末压用力收缩时使房室瓣及其相关结构如瓣膜、瓣环、腱索、乳头肌突然紧张震动所产生。正常情况下，不能被人耳听到，如能闻及则通常为病理性的，可在心尖部及其内侧听到。

心脏听诊最基本的技能是要判定第一心音和第二心音，并以此来判定心脏杂音或额外心音所处的心动周期时相。第一心音和第二心音的区别见表 3-5。

表 3-5　第一心音和第二心音的区别

区别点	第一心音	第二心音
最响部位	心尖部	心底部
音调	较低	较高
强度	较强	较弱
持续时间	较长，0.1s	较短，0.08s
与心尖搏动的关系	同时出现	在其后出现

(5) 心音的改变及其临床意义

心音强度的改变：第一、第二心音同时增强见于胸壁薄或心脏活动增强时，如劳动、情绪激动、严重贫血等；同时减弱见于肥胖、胸壁水肿、左侧胸腔大量积液、肺气肿、心肌炎、心肌病、心肌梗死、心功能不全、休克、心包积液等。

第一心音强度的改变：①第一心音增强：见于二尖瓣狭窄、高热、贫血、甲状腺功能亢进症等。二尖瓣狭窄时，心室充盈减慢且减少，心室开始收缩时二尖瓣位置低垂，左心室血容量较少，使心室收缩期变短，左心室内压力迅速上升，致二尖瓣瓣膜突然紧张关闭，产生高调、清脆的第一心音。完全性房室传导阻滞时，心房和心室的搏动各不相关，形成房室分离，各自保持自己的心律，当心房、心室同时收缩时，则第一心音极强，称"大炮音"。②第一心音减弱：见于二尖瓣关闭不全、心肌炎、心肌病、心肌梗死、心力衰竭等。二尖瓣关闭不全时，左心室舒张期过度充盈，二尖瓣在心室收缩前位置较高，关闭时振幅较小，第一心音减弱。

第二心音强度的改变：①第二心音增强：主动脉瓣区第二心音增强，见于高血压、动脉粥样硬化等；肺动脉瓣区第二心音增强，见于肺动脉高压、二尖瓣狭窄等。②第二心音减弱：主动脉瓣区第二心音减弱，常见于主动脉瓣狭窄伴关闭不全，肺动脉瓣区第二心音减弱，常见于肺动脉瓣狭窄伴关闭不全。

心音性质的改变：当心肌有严重病变时，第一心音失去其原有的特征且明显减弱，与同时减弱的第二心音极相似，当心率增快时，收缩期与舒张期的时限几乎相等，听诊类似钟摆声，故称"钟摆律"，又称"胎心率"，常见于大面积急性心肌梗死、重症心肌炎等。

心音分裂：正常人心室收缩时，构成第一心音的两个主要成分二尖瓣与三尖瓣的关闭并不同步，二尖瓣关闭早于三尖瓣关闭 0.02~0.03s。心室舒张时，构成第二心音的两个主要成分主动脉瓣与肺动脉瓣的关闭也不同步，主动脉瓣关闭早于肺动脉瓣关闭约0.03s。当时间差小于 0.03s 时，人耳是分辨不出来的，故听诊时为一个声音。如两个瓣膜关闭的时间差大于 0.03s，听诊时即可听到两个声音，称为心音分裂。

第一心音分裂：二尖瓣与三尖瓣关闭的时间差增大造成第一心音分裂，在心尖区或胸骨左下缘听得较清楚。常见于完全性右束支传导阻滞、肺动脉高压等，因右心室收缩明显晚于左心室，故三尖瓣关闭明显晚于二尖瓣。

第二心音分裂：肺动脉瓣关闭与主动脉关闭的时间差增大造成第二心音分裂。生理性分裂，多见于青少年，由于深吸气时，胸腔负压增加，右心回心血量增加，右室射血时间延长，使肺动脉瓣关闭明显晚于主动脉瓣关闭造成。通常分裂，是最常见的第二心音分裂，常见于二尖瓣狭窄伴肺动脉高压、肺动脉瓣狭窄、完全性右束支传导阻滞（右室排血时间延长）等。固定分裂，是指第二心音分裂不受吸气、呼气的影响，第二心音分裂的两个成分时距较固定，见于先天性心脏病房间隔缺损。呼气时，右心房回心血量虽减少，但由于左房向右房的血液分流，右心血量增加，右心射血时间延长，肺动脉瓣关闭明显延迟，导致第二心音分裂。吸气时，回心血流增加，但右房压力增高使左向右分流稍减，抵消了吸气造成的右心血量增加，因此第二心音的分裂时距较固定。反常分裂，又称逆分裂，是指主动脉瓣关闭迟于肺动脉瓣，常见于完全性左束支传导阻滞、主动脉瓣狭窄、重度高血压等。

5. 额外心音　是指在正常的第一、第二心音之外听到的持续时间较短的附加心音。分为舒张期额外心音、收缩期额外心音和医源性额外心音。

（1）舒张期额外心音

奔马律：在第二心音之后出现的额外心音，当心率增加时，与原有的第一、第二心音构成类似马奔跑时的蹄声，故称奔马律。按出现的时间可分三种：①舒张早期奔马律：最常见，是病理性的第三心音，又称第三心音奔马律。第三心音奔马律是由于心室舒张期负荷过重，心肌张力减低与顺应性减退，以致心室舒张时，血流充盈引起室壁振动造成。舒张早期奔马律见于急性心肌梗死、重症心肌炎、心肌病等引起的心力衰竭时。②舒张晚期奔马律：又称收缩期前奔马律或房性奔马律，发生在第四心音出现的时间，为增强的第四心音，是由于心室舒张末期压力增高或顺应性减退，以致心房为克服心室的充盈阻力而加强收缩所产生的异常心房音。常见于高血压性心脏病、肥厚型心肌病、主动脉瓣狭窄等。③重叠型奔马律：为舒张早期和晚期奔马律重叠出现引起，如两种奔马律同时出现而无重叠则称舒张期四音律，常见于心肌病、心力衰竭等。奔马律是心肌严重损害的体征。

开瓣音：又称二尖瓣开放拍击声，见于二尖瓣狭窄而瓣膜尚柔软时。舒张早期血液自高压力的左房迅速流入左室，弹性尚好的瓣叶迅速开放后突然停止，产生的振动形成开瓣音，在心尖内侧听的较清楚。开瓣音的存在是二尖瓣瓣叶弹性尚好的标志，可作为二尖瓣分离术适应证的重要参考条件。

心包叩击音：舒张早期心室快速充盈时，增厚的心包阻碍心室舒张致心室在舒张过程中骤然停止导致室壁振动形成心包叩击音，在胸骨下段左缘听诊较清楚。见于缩窄性心包炎。

肿瘤扑落音：出现在第二心音后 $0.08 \sim 0.12s$，在心尖部或胸骨左缘第 3、4 肋间听得较清楚，可随体位改变。见于心房黏液瘤。

（2）收缩期额外心音

收缩早期额外心音：在第一心音后 0.05～0.07s 出现，又称收缩早期喀喇音，主要由于扩大的主动脉或肺动脉的动脉壁在心室射血时振动形成，在心底部听诊较清楚。肺动脉收缩期喷射音常见于肺动脉高压、原发性肺动脉扩张、轻度肺动脉瓣狭窄等。主动脉收缩期喷射音常见于高血压、主动脉瘤、轻度主动脉瓣狭窄等。

收缩中、晚期喀喇音：在第一心音后 0.08s 出现称为收缩中期喀喇音，在第一心音后 0.08s 以上出现称为收缩晚期喀喇音。见于二尖瓣脱垂。二尖瓣在收缩中、晚期脱入左房，引起瓣叶及其腱索突然振动，产生收缩中、晚期喀喇音。由于二尖瓣脱垂可能造成二尖瓣关闭不全，因而部分二尖瓣脱垂病人可同时伴有收缩晚期杂音。收缩中、晚期喀喇音合并收缩晚期杂音合称为二尖瓣脱垂综合征。

（3）医源性额外心音：常见的有两种，即人工瓣膜音和人工起搏音，前者是植入人工瓣膜所致，后者是植入心脏起搏器所致。

6. 心脏杂音　是指在心音与额外心音之外持续时间较长的音。

（1）杂音的产生机制：正常情况下血液流动呈层流状态，不发出声音。血流加速或血流紊乱使层流变为湍流（旋涡）振动心壁、大血管壁及瓣膜腱索产生杂音。具体机制如下（图3－32）：

图 3 – 32　杂音产生机制示意图

1）血流加速：如剧烈运动、严重贫血、高热、甲状腺功能亢进症等。

2）瓣膜口狭窄：如二尖瓣狭窄、主动脉瓣狭窄、肺动脉瓣狭窄、先天性主动脉缩窄等。

3）瓣膜关闭不全：如主动脉瓣关闭不全、二尖瓣关闭不全、肺动脉瓣关闭不全、二尖瓣脱垂等。

4）心腔或大血管间异常通道：如房间隔缺损、室间隔缺损、动脉导管未闭等。

5）心腔内有漂浮物：如断裂的腱索等。

6）大血管瘤样扩张：如升主动脉瘤等。

（2）**杂音的听诊要点**：杂音的听诊应注意其出现的时期、最响部位、性质、传导方向、强度与形态，以及与体位、呼吸和运动的关系。

1）时期：按照杂音在心动周期中出现的时间可分为收缩期杂音（systolic murmur，SM）、舒张期杂音（diastolic murmur，DM）和连续性杂音（continous murmur）。出现在第一心音和第二心音之间的杂音称为收缩期杂音，出现在第二心音与下一心动周期第一心音之间的杂音称为舒张期杂音，连续出现在收缩期与舒张期的杂音称为连续性杂音。收缩期与舒张期均出现但不连续的杂音，称为双期杂音。应特别注意连续性杂音和双期杂音的区别。一般认为，收缩期杂音可能是功能性的也可能是器质性的，而舒张期杂音和连续性杂音只能是器质性的。根据杂音出现的早晚、持续时间的长短，可分为早期、中期、晚期和全期杂音。

2）最响部位：杂音最响部位常与病变部位有关。一般情况下，杂音在某瓣膜听诊区最响，则提示该瓣膜有病变。例如：杂音在心尖部位最响，提示二尖瓣病变；杂音在主动脉瓣区最响，提示主动脉瓣病变等。心脏瓣膜以外的病变亦有不同的听诊部位，例如室间隔缺损的杂音在胸骨左缘第 3 肋间最响，房间隔缺损的在胸骨左缘第 2 肋间最响，动脉导管未闭的杂音在在胸骨左缘第 2 肋间及附近最响。

3）传导方向：杂音可以较局限，也可以向远处传导，杂音传导常沿着产生杂音的血流方向传导。较局限的杂音，例如：二尖瓣狭窄的舒张期杂音局限于心尖区；肺动脉瓣狭窄的收缩期杂音局限于胸骨左缘第 2 肋间。向远处传导的杂音，例如：二尖瓣关闭不全的收缩期杂音在心尖部位最响，向左腋下及左肩胛下角处传导；主动脉瓣关闭不全的舒张期杂音，在主动脉瓣第二听诊区最响，向心尖部传导；主动脉瓣狭窄的收缩期杂音，在主动脉瓣区最响，向上传至颈部。一般说来，杂音传导越远，声音越弱，但性质不变。因此，在心前区两个听诊区听到同性质、同时期的杂音时，哪一听诊区最响，则提示该听诊区为病变区，若移动听诊部位，杂音逐渐减弱，而移近另一听诊区时杂音又增强但性质不同，则应考虑两个瓣膜或部位均有病变。

4）性质：是指杂音的频率不同表现出的音色与音调的不同。根据杂音音色可分为吹风样杂音、隆隆样（雷鸣样）杂音、机器样杂音、喷射样杂音、叹气样杂音、乐音样杂音和鸟鸣样杂音等。根据杂音音调可分为柔和杂音和粗糙杂音。病变性质不同，杂音的性质也不同。因此，临床上可根据杂音的性质判断病变的性质。例如：心尖区舒张期隆隆样杂音提示二尖瓣狭窄；心尖区粗糙的全收缩期杂音，提示二尖瓣关闭不全；主动脉瓣第二听诊区舒张期叹气样杂音主要见于主动脉瓣关闭不全；胸骨左缘第 2 肋间及附近的连续机器样杂音主要见于动脉导管未闭；乐音样杂音常见于感染性心内膜炎等。一般说来，功能性杂音音调较柔和，器质性杂音音调较粗糙。

5) 强度与形态：杂音的强度即杂音响亮的程度，杂音的形态即杂音的强度在心动周期中的变化规律。收缩期杂音的强度一般采用 Levine 6 级分级法（见表 3-6）。舒张期杂音的强度也可参照此标准，或分为轻、中、重度三级。6 级杂音分类法的记录方法：听到的杂音级别为分子，总的分级级数为分母，如响度为 2 级的杂音，记为 2/6 级杂音。

表 3-6　杂音强度分级

级别	响度	听诊特点	震颤
1	最轻	很弱，须在安静环境下仔细听诊才能听到，易被忽略	无
2	轻度	较易听到，杂音柔和	无
3	中度	明显的杂音，较响亮	无或可能有
4	响亮	杂音响亮	有
5	很响	杂音很强，向周围及背部传导	明显
6	最响	杂音极响、震耳，听诊器稍离开胸壁也能听到	强烈

一般 2 级以下的收缩期杂音为功能性的，无病理意义，3 级以上的多为器质性的，有病理意义。杂音的强度不一定与病变的严重程度成正比，病变较重时，杂音可较弱，相反，病变较轻时，杂音也可能较强。

常见的杂音形态（心音图记录）有 5 种：①递增型杂音：杂音由弱逐渐增强，如二尖瓣狭窄的舒张期隆隆样杂音。②递减型杂音：杂音由较强逐渐减弱，如主动脉瓣关闭不全时的舒张期叹气样杂音。③递增递减型杂音：又称菱形杂音，杂音由弱转强，再由强转弱，如主动脉瓣狭窄时的收缩期杂音。④连续型杂音：杂音由收缩期开始，逐渐增强，高峰在第二心音处，舒张期开始渐减，直到下一心动周期的第一心音前消失，如动脉导管未闭时的连续性杂音。⑤一贯型杂音：杂音强度大体保持一致，如二尖瓣关闭不全时的全收缩期杂音。

6) 与体位、呼吸和运动的关系

体位：二尖瓣狭窄的舒张期杂音在左侧卧位时明显，主动脉瓣关闭不全的舒张期杂音在坐位且身体稍前倾时更清楚，二尖瓣、三尖瓣、肺动脉瓣关闭不全的杂音在仰卧位时较清楚。

呼吸：深吸气时，三尖瓣狭窄或关闭不全的杂音、肺动脉瓣狭窄或关闭不全的杂音增强。深呼气时，二尖瓣狭窄或关闭不全、主动脉瓣关闭不全或狭窄的杂音增强。深吸气后，紧闭声门并用力做呼气动作（Valsalva 动作），肥厚型梗阻性心肌病、主动脉瓣下狭窄的杂音增强，经瓣膜产生的杂音减弱。

运动：可使心脏杂音增强。

(3) 杂音的临床意义：根据杂音产生的部位有无器质性病变，可区分为器质性杂音和功能性杂音，根据杂音的临床意义又可分为病理性杂音和生理性杂音。功能性杂音包括生理性杂音、相对性杂音（瓣膜相对狭窄或关闭不全产生的杂音）及全身性疾病导致的血流动力学改变（如甲状腺功能亢进症引起的血流加速）产生的杂音。生理性与器质性收缩期杂音的鉴别见表3-7。

表3-7　生理性与器质性收缩期杂音的鉴别

鉴别点	生理性	器质性
年龄	儿童、青少年多见	不定
部位	肺动脉瓣区或心尖区	不定
性质	柔和，吹风样	粗糙，风吹样，常呈高调
持续时间	短促	较长，多为全收缩期
强度	≤2/6级	≥3/6级
震颤	无	3/6级以上常伴有震颤
传导	局限	沿血流方向传导较远
心脏大小	正常	有心房或心室增大

1）收缩期杂音

二尖瓣区：功能性杂音多见于运动、发热、贫血、妊娠及甲状腺功能亢进症等。杂音柔和，吹风样，2/6级以下，时间短，较局限。相对性杂音是指有心脏病理意义的功能性杂音，如左心室增大引起的二尖瓣相对性关闭不全、高血压性心脏病、冠心病、贫血性心脏病和扩张型心肌病等。杂音较粗糙，吹风样，强度2~3/6级，持续时间长。器质性杂音，见于风湿性二尖瓣关闭不全、二尖瓣脱垂综合征等。杂音粗糙，吹风样，高调，响亮，强度在3/6级以上，时限长，可占全收缩期，甚至遮盖第一心音，并向左腋下传导。

主动脉瓣区：功能性杂音见于升主动脉扩张如高血压、主动脉粥样硬化等。杂音柔和，常伴有主动脉瓣区第二心音亢进。器质性杂音见于主动脉瓣狭窄。杂音为喷射性，响亮且粗糙，并向颈部传导，常伴有震颤及主动脉瓣区第二心音减弱。

肺动脉瓣区：功能性杂音常见于儿童及青少年。杂音柔和，吹风样，强度在2/6级以下，持续时间短。心脏病理情况下的功能性杂音见于肺动脉扩张产生的相对性肺动脉瓣狭窄，多由肺淤血或肺动脉高压引起。杂音较响，伴肺动脉瓣区第二心音亢进。器质性杂音见于肺动脉瓣狭窄。杂音为典型的收缩中期杂音，呈喷射性，粗糙，强度在3/6级以上，常伴震颤及肺动脉瓣区第二心音减弱。

三尖瓣区：功能性杂音见于右心室扩大引起的三尖瓣相对性关闭不全，如二尖瓣狭窄、肺源性心脏病。杂音为吹风样，柔和，吸气时增强，3/6级以下。器质性杂音极少见。

其他部位：功能性杂音见于部分青少年，在胸骨左缘第2、3、4肋间可闻及生理性杂音，主要是由于左心室或右心室将血液排入主动脉或肺动脉时产生的紊乱血流所致，杂音柔和，无传导，一般为1~2/6级，平卧位吸气时清楚，坐位时减轻或消失。在胸骨左缘第3、4肋间出现的响亮而粗糙的收缩期杂音伴震颤提示为器质性杂音，见于室间隔缺损或肥厚型梗阻性心肌病。

2）舒张期杂音

二尖瓣区：相对性二尖瓣狭窄引起的功能性舒张期杂音，可发生于主动脉瓣关闭不全时，又称 Austin Flint 杂音，不伴有第一心音亢进或开瓣音，主要由于舒张期从主动脉反流左心室的血液将二尖瓣前叶冲起形成。该杂音应注意与二尖瓣狭窄引起的杂音鉴别。风湿性二尖瓣狭窄引起的器质性杂音，在心尖部闻及，出现于舒张中晚期，调低，隆隆样，递增性，不传导，左侧卧位呼气末较清楚，常伴第一心音亢进、二尖瓣开瓣音及舒张期震颤。

主动脉瓣区：各种原因引起的主动脉瓣关闭不全所致的器质性杂音，为舒张早期递减型杂音，柔和，叹气样，可向胸骨左缘及心尖部传导，在主动脉瓣第二听诊区听的较清楚，前倾、坐位、呼气末屏气时更易听到。常见于风湿性主动脉瓣关闭不全、先天性主动脉瓣关闭不全、梅毒性升主动脉炎等。

肺动脉瓣区：多为功能性杂音。肺动脉扩张导致相对性肺动脉瓣关闭不全的杂音称为 Graham Steel 杂音，杂音为递减型，柔和，吹风样，吸气末增强，较局限，多伴肺动脉瓣区第二心音增强，常见于二尖瓣狭窄伴明显肺动脉高压。

三尖瓣区：杂音局限于胸骨左缘第 4、5 肋间，低调，隆隆样，深吸气末增强，见于三尖瓣狭窄。

3）连续性杂音：多见于先天性心脏病动脉导管未闭。杂音粗糙、响亮，似机器转动样，持续于整个收缩期与舒张期，掩盖第二心音，在胸骨左缘第 2 肋间稍外侧闻及，常伴震颤。此外，先天性心脏病主动脉与肺动脉间隔缺损、冠状动静脉瘘、冠状动脉窦瘤破裂等也可出现连续性杂音。

7. 心包摩擦音　纤维素的沉积使光滑的脏层与壁层心包膜变得粗糙，以致在心脏搏动时产生摩擦而出现的声音，称为心包摩擦音。该音为粗糙、高调、类似纸张摩擦的声音，在心前区或胸骨左缘第 3、4 肋间最清楚，坐位前倾或呼气末更明显，与呼吸无关，屏气时仍存在。见于各种感染性心包炎、急性心肌梗死后综合征、尿毒症、心脏损伤后综合征和系统性红斑狼疮等。当心包内有一定量积液后，心包摩擦音消失。

六、常见心脏疾病的体征

常见的心脏病变有二尖瓣狭窄、二尖瓣关闭不全、主动脉瓣关闭不全、主动脉瓣狭窄、心包积液等，其体征见表 3-8。

表 3-8　常见心脏病变体征

	视诊	触诊	叩诊	听诊
二尖瓣狭窄	二尖瓣面容，心尖搏动向左移位，发绀	心尖左移，心尖部可触及舒张期震颤，右心室肥大时可有剑突下抬举样搏动	心浊音界早期向左、后再向右扩大，心腰部膨出，心浊音界呈梨形	心尖部第一心音亢进，心尖部局限的隆隆样舒张中晚期杂音，可伴开瓣音、肺动脉瓣区第二心音亢进及分裂、肺动脉瓣区舒张期杂音。三尖瓣区收缩期杂音

	视诊	触诊	叩诊	听诊
二尖瓣关闭不全	心尖搏动向左下移位	心尖左下移位搏动有力，呈抬举性，重者可触及收缩期震颤	心浊音界向左下扩大，后期亦可向右扩大	心尖部3/6级以上粗糙的吹风样全收缩期杂音，范围广泛，向左腋部及左肩胛下角传导，并可掩盖第一心音，肺动脉瓣第二心音亢进、分裂，心尖部第一心音减弱
主动脉瓣狭窄	心尖搏动向左下移位	心尖搏动局限，主动脉瓣区可触及收缩期震颤，脉搏细弱	心浊音界向左下扩大	主动脉瓣区（一区）响亮粗糙的收缩期杂音，向颈部传导，可出现第二心音减弱、第二心音逆分裂。心尖部第一心音减弱
主动脉瓣关闭不全	心尖搏动向左下移位，颈动脉搏动明显，并可随心脏收缩出现点头征	心尖部搏动弥散，呈抬举性，向左下移位，伴有水冲脉	心浊音界向左下扩大，心腰明显凹陷，心浊音界呈靴形	主动脉瓣第二听诊区叹气样递减型舒张期杂音，向心尖部传导。心尖部可有柔和的隆隆样舒张期杂音。可有股动脉枪击音及杜氏双重杂音，主动脉瓣区第一心音减弱
心包积液	心前区饱满，颈静脉怒张，心尖搏动减弱或消失	心尖搏动弱且不易触到，脉搏快弱，出现奇脉、肝-颈静脉回流征	心浊音界向两侧扩大，并可随体位改变而变化，呈烧瓶样	心音遥远，心率增快

第六节 腹部检查

　　腹部位于胸廓和骨盆之间，包括腹壁、腹膜腔和腹腔脏器。腹部的范围，内部上起横膈，下至骨盆；体表前面上起两侧肋弓下缘和剑突，下至两侧腹股沟韧带和耻骨联合，后面为脊柱、肋骨和腰肌。腹部检查可采用视诊、触诊、叩诊、听诊，最主要的检查方法是触诊。为防止触诊和叩诊引起胃肠蠕动增加，影响肠鸣音检查，故腹部检查按视诊、听诊、叩诊、触诊的顺序进行，但记录时仍按视诊、触诊、叩诊、听诊的顺序记录。

一、腹部体表标志及分区

（一）体表标志

　　为了准确描记腹部脏器病变的部位和范围，需要借助腹部体表某些突起的骨骼、肌肉等作为标志，常用的体表标志（图3-33）有肋弓下缘、剑突、腹上角（两侧肋弓的交角）、腹直肌外缘、脐、髂前上棘、腹股沟韧带、肋脊角（背部两侧第12肋骨与脊柱的交角）、耻骨联合、腹中线（前正中线的延续）等。

图 3 - 33 腹部前面体表标志示意图

（二）腹部分区

临床上常用的分区方法有四区法和九区法。

1. 四区法 通过脐画一条垂线和一条水平线，将腹部分为四区，即右上腹、右下腹、左上腹和左下腹。

2. 九区法 用两条水平线和两条垂直线将腹部分为九区。两条水平线分别为两侧第 10 肋下缘的连线（上面）和两侧髂前上棘的连线（下面）；两条垂线分别为通过左、右髂前上棘至腹中线的水平线中点的垂线。这四条线相交将腹部分成九区，即左、右上腹部（季肋部），左、右侧腹部（腰部），左、右下腹部（髂窝部），上腹部，中腹部（脐部）和下腹部（耻骨上部）（图 3 - 34）。各区所包含的主要脏器如下：

图 3 - 34 腹部体表九区法示意图

（1）*右上腹部（右季肋部）*：肝右叶，胆囊，结肠肝曲，右肾，右肾上腺。

（2）*右侧腹部（右腰部）*：升结肠，空肠，右肾。

（3）*右下腹部（右髂部）*：回肠下端，盲肠，阑尾，淋巴结，女性右侧卵巢及输卵管，男性右侧精索。

（4）*左上腹部（左季肋部）*：脾，胃，结肠脾曲，胰尾，左肾，左肾上腺。

（5）*左侧腹部（左腰部）*：降结肠，空肠，回肠，左肾。

（6）*左下腹部（左髂部）*：乙状结肠，淋巴结，女性左侧卵巢及输卵管，男性左侧精索。

（7）**上腹部**：胃，肝左叶，十二指肠，胰头，胰体，横结肠，腹主动脉，大网膜。

（8）**中腹部**：十二指肠，空肠，回肠，下垂的胃及横结肠，肠系膜，输尿管，腹主动脉，大网膜。

（9）**下腹部**：回肠，乙状结肠，输尿管，胀大的膀胱，女性增大的子宫。

二、视诊

进行腹部视诊时，被检者应排空膀胱，取仰卧位，两手自然置于身体两侧。温度要适宜，光线要充足，暴露要充分（但暴露时间不宜过长）。从头侧或足侧射来的光线有利于观察腹部表面的轮廓、包块、肠型及蠕动波。检查者一般站在被检者的右侧，按自上而下顺序观察。

（一）腹部外形

1. 正常状态 平卧时，匀称体型者，腹部平坦对称，即前腹壁与肋缘至耻骨联合大致位于同一水平面；小儿及肥胖者前腹壁呈圆形，高于肋缘与耻骨联合形成的平面，称腹部饱满；老年人及消瘦者前腹壁稍低于肋缘与耻骨联合形成的平面，称腹部低平。

2. 腹部膨隆 平卧时，前腹壁明显高于肋缘与耻骨联合形成的平面，称腹部膨隆。

（1）**全腹膨隆**：①大量腹腔积液：腹壁松弛，液体沉积于腹腔两侧，呈蛙腹状。常见于肝硬化门静脉高压症、心力衰竭、缩窄性心包炎、腹膜转移癌、肾病综合征、结核性腹膜炎等。②腹内积气：包括胃肠道内积气和腹膜腔积气，腹部呈球形，转动体位，其形状无明显改变。胃肠道内积气常见于肠梗阻、肠麻痹。腹膜腔积气常见于胃肠穿孔、治疗性人工气腹。③腹内巨大包块：见于巨大卵巢囊肿、畸胎瘤等。④其他：晚期妊娠、肥胖症等。另外，当腹膜有炎症或肿瘤浸润时，腹部常呈尖凸状，称为尖腹。

（2）**局部膨隆**：多由于腹腔内某一脏器增大、炎性包块、腹内肿瘤、腹壁上的肿物、疝等引起。例如，右上腹膨隆见于肝癌、肝脓肿、肝淤血、肝血管瘤等；上腹部膨隆见于幽门梗阻、急性胃扩张等；右下腹膨隆见于回盲部结核或肿瘤、阑尾炎性包块；左下腹膨隆见于降结肠或乙状结肠肿瘤、干结粪块等。腹壁或腹膜后肿物如神经纤维瘤、纤维肉瘤等，一般不随体位变动而变动；膈下脏器或其肿块随呼吸移动。疝多出现在腹白线、脐、腹股沟、手术瘢痕区等部位，在腹压增加时出现膨隆，而降低腹压或卧位时消失。

3. 腹部凹陷 仰卧时前腹壁明显低于肋缘与耻骨联合形成的平面，称腹部凹陷。

（1）**全腹凹陷**：见于极度消瘦和严重脱水。严重者前腹壁几乎贴近脊柱，肋弓、髂嵴和耻骨联合显露，使腹外形呈舟状，称舟状腹，见于恶病质，如慢性消耗性疾病的晚期（结核病、恶性肿瘤）、糖尿病等。

（2）**局部凹陷**：多由于手术后腹壁瘢痕收缩所致，当加大腹压或立位时凹陷更明显。吸气性呼吸困难时表现为上腹部在吸气时明显凹陷。

（二）呼吸运动

1. 正常状态 正常男性和儿童以腹式呼吸为主，正常成年女性以胸式呼吸为主。

2. 腹式呼吸改变

（1）腹式呼吸减弱或消失：常见于急性腹膜炎、膈肌麻痹、大量腹水、腹腔内巨大肿物及晚期妊娠等。

（2）腹式呼吸增强：常见于癔症、大量胸腔积液、大量胸腔积气等。

（三）腹壁静脉

1. 正常状态 正常腹壁皮下静脉一般不显露，较瘦或皮肤白皙的人隐约可见，腹壁皮肤薄而松弛的老年人多易看出，但静脉较直，无迂曲。脐水平线以上的腹壁静脉血流自下而上经胸壁静脉和腋静脉进入上腔静脉；脐水平线以下的腹壁静脉血流自上而下经大隐静进入下腔静脉。

图3-35 判断静脉血流方向手法示意图
a. 食、中指压迫静脉后移动；b. 放开中指；
c. 放开食指

2. 腹壁静脉曲张 腹壁静脉曲张是指腹壁静脉明显显露且迂曲变粗，为侧支循环形成引起，常见于肝硬化门静脉高压症、上腔静脉阻塞、下腔静脉阻塞。

（1）判断腹壁静脉血流方向的方法：选择一段没有分支的腹壁静脉，检查者将右手食指和中指并拢压在该段静脉上，一手指紧压不动，另一手指沿静脉紧压而向外移动，将静脉中的血液挤出，到一定距离后放松该手指，观察该段静脉是否充盈。如挤空的这一段静脉快速充盈，则血流方向是从放松手指一端流向紧压手指一端；如挤空的这一段静脉无充盈，则血流方向是从紧压手指一端流向放松手指一端（图3-35）。

（2）腹壁静脉血流方向对血管阻塞部位的判断：①肝硬化门静脉高压症：腹壁静脉曲张以脐为中心向四周伸展呈"水母头样"，血流方向与正常的血流方向相同。②下腔静脉阻塞：曲张的静脉分布在腹壁两侧，脐以下腹壁静脉血流方向自下而上。③上腔静脉阻塞：曲张的静脉分布在腹壁两侧，脐以上静脉血流方向自上而下。

（四）胃肠型和蠕动波

胃和肠的轮廓分别称为胃型和肠型，胃肠蠕动时形成的推进性隆起称蠕动波。正常人腹部一般看不到胃肠型和蠕动波，腹壁松弛或菲薄的经产妇、老年人可能见到。

胃肠型和蠕动波多见于肠道梗阻。幽门梗阻（胃梗阻）时，可见胃型和胃蠕动波，胃蠕动波自左肋缘下开始，缓慢地向右推进，到达右腹直肌旁消失，称为正蠕动波，有时还可见到自右向左的逆蠕动波。肠梗阻时，可看到肠型和肠蠕动波，小肠梗阻所致的蠕动波多见于脐部。严重肠梗阻时，胀大的肠袢呈管状隆起，横行排列于腹中部，组成多层梯形肠型，并可见到明显蠕动波，方向不一致。出现肠麻痹时，则肠蠕动波消失。

（五）腹部皮肤

1. 皮疹　①玫瑰疹：淡红色斑丘疹，直径 2～3mm，压之褪色，2～4 日消退，分批出现，见于伤寒。②带状疱疹：沿胸神经呈带状排列的粟粒至黄豆大小水疱，周围绕有红晕，多发生在腹壁一侧，一般不超过正中线，见于带状疱疹。

2. 颜色　血液自腹膜后间隙渗到侧腹壁的皮下使左腰部皮肤呈蓝色（Grey-Turner sign），见于急性出血性胰腺炎等；腹腔内大出血使脐周围或下腹壁皮肤发蓝（Gullen sign），见于异位妊娠破裂等；腹部和腰部不规则的斑片状色素沉着，见于多发性神经纤维瘤；腹股沟及系腰带部位有褐色素沉着，见于肾上腺皮质功能减退；在脐与耻骨之间的中线上出现褐色素沉着，见于孕妇，分娩后可消失。

3. 腹纹　多出现在下腹部。银白色条纹（腹壁真皮结缔组织因张力增高裂开所致），见于肥胖者、经产妇；妊娠纹，呈淡蓝色或粉红色，见于孕妇；紫纹，除下腹部外，尚出现在臀部、股外侧和肩背部，见于皮质醇增多症。

4. 瘢痕　腹部瘢痕多为外伤、手术或皮肤感染的遗迹，特别是某些特定部位的瘢痕常提示手术史。

5. 疝　体内的脏器或组织离开其正常的解剖部位，通过先天或后天的薄弱点、缺损或孔隙进入另一部位，称为疝。腹壁常见的疝有：脐疝，多见于婴幼儿，也可见于经产妇或大量腹水病人；切口疝，见于手术瘢痕愈合不良者；股疝，位于腹股沟韧带中部，多见于女性；腹股沟斜疝，多见于男性，位于腹股沟区或下降至阴囊。

6. 脐　正常脐清洁干燥。脐凹处出现浆液性或脓性分泌物，且有臭味，见于脐炎；脐凹处分泌物呈水样，且有尿臊味，见于脐尿管未闭；脐部溃疡坚硬、固定且突出，多见于癌肿。

三、触诊

腹部触诊时，被检者一般取仰卧位，头垫低枕，两手平放于躯干两侧，两腿屈起并稍分开，腹肌放松，张口缓缓做腹式呼吸。腹部无明确病变部位时，一般先从左下腹开始触诊，沿逆时针方向依次进行，最后至脐部；腹部有明确病变部位时，则应从正常部位开始，逐渐移向病变部位。触诊过程中，注意与被检者交流，随时观察其表情反应。

（一）腹壁紧张度

正常腹壁柔软，触诊时腹肌有一定张力，但无抵抗力。若检查者触诊的手过凉或因被检者不习惯被触摸、怕痒导致的腹肌自主性痉挛，称肌卫增强，在适应、诱导或转移注意力后可消失，属于正常现象。

1. 腹壁紧张度增加　在某些病理情况下可引起全腹或局部腹壁紧张度增加。

（1）全腹腹壁紧张度增强：①腹部饱满：腹壁肌张力增加，有抵抗感，但无肌痉挛，无压痛，主要由于腹腔内容物增加引起，见于肠胀气、气腹、大量腹水等。②腹部揉面感（柔韧感）：腹壁柔韧且具抵抗力，不易压陷，似和面时的柔韧感，见于结核性腹膜炎、癌的腹膜种植或转移。③腹壁高度紧张：腹肌痉挛，有强烈抵抗感，伴明显压痛、反跳痛。腹壁硬如木板，称板状腹。全腹壁高度紧张见于急性弥漫性腹膜炎，多由急性胃肠道穿孔、胆囊穿孔、阑尾穿孔所致。

（2）局部腹壁紧张度增强：多由腹腔内某一脏器炎症波及腹膜引起，如左上腹肌紧张，常见于急性胰腺炎；右上腹肌紧张，常见于急性胆囊炎；右下腹肌紧张，常见于急性阑尾炎。

2. 腹壁紧张度减低　①全腹紧张度减低：腹壁松软无力，无弹性，多见于慢性消耗性疾病、大量放腹水后、经产妇、年老体弱及重度脱水等。②腹壁肌张力消失：见于重症肌无力、脊髓损伤所致腹肌瘫痪。

（二）压痛与反跳痛

正常腹部无压痛及反跳痛。由浅入深，按压腹壁时发生疼痛，称为压痛。在触诊腹壁出现压痛时，手指可在原处稍停留片刻，使压痛趋于稳定，然后迅速抬起手指，如此时被检者腹痛骤然加剧，并呈现痛苦表情，称为反跳痛。

1. 压痛　压痛有定位诊断的价值，当腹腔脏器出现炎症、淤血、肿瘤、破裂、扭转及腹膜受到各种刺激等，均可引起腹部压痛，压痛的部位往往正是病变所在部位。而有些病变的压痛仅局限于一点，称为压痛点。临床常见压痛部位或压痛点有：

（1）右上腹压痛：提示肝、胆等病变。

（2）上腹部压痛：提示胃、十二指肠等病变。

（3）左上腹压痛：提示胰、脾等病变。

（4）右下腹压痛：提示阑尾、升结肠、女性右侧输卵管或卵巢等病变。

（5）下腹部压痛：提示膀胱、女性子宫等病变。

（6）左下腹压痛：提示乙状结肠、女性左侧输卵管或卵巢等病变。

（7）脐部压痛：提示小肠病变，如急性肠炎、肠梗阻、各种肠寄生虫病等。

（8）阑尾压痛点：位于右髂前上棘至脐连线的中 1/3 与外 1/3 交界处，又称麦氏（Mc Burney）点。此点压痛，主要见于阑尾炎。

（9）胆囊压痛点　位于右侧腹直肌外缘与肋弓交界处。此点触痛，主要见于胆囊炎。

（10）肾脏和尿路压痛点：①季肋点，在第 10 肋前端；②上输尿管点，在腹直肌外缘脐水平线上；③中输尿管点，在两髂前上棘连线与通过耻骨结节所作垂直线的相交点，相当于输尿管进入骨盆处；④肋脊点，在脊柱外缘和第 12 肋骨下缘所成的夹角处；⑤肋腰点，在第 12 肋骨下缘和腰肌外缘所成的夹角处。上述各点压痛，主要见于泌尿系感染或结石（图 3-36）。

2. 反跳痛　压痛的部位标志着病变的部位，反跳痛的出现则表示病变已累及壁腹膜。壁腹膜受到的刺激越强烈，反跳痛越明显，腹肌抵抗程度也越严重，即腹肌越

图 3－36 腹部常见压痛部位或压痛点

1. 胃炎、胃溃疡 2. 十二指肠溃疡 3. 胰腺炎 4. 胆囊炎 5. 阑尾炎 6. 小肠疾病 7. 膀胱炎或子宫病变
8. 回盲部炎症 9. 乙状结肠病变 10. 脾、结肠脾曲病变 11. 肝、结肠肝曲病变 12. 胰腺炎的腰部压痛点

紧张。

腹部压痛、反跳痛、腹肌紧张三者同时存在称为腹膜刺激征，是急性腹膜炎的可靠体征。

（三）波动感

腹腔内有大量游离液体时，用手叩击腹部，可感到液体波动的感觉，称波动感，又称液波震颤。

1. 检查方法 病人取仰卧位，检查者用一手掌面贴于病人一侧腹壁，另一手四指并拢屈曲，用指端叩击对侧腹壁，如贴于腹壁的手掌有被液体波动冲击的感觉，为有波动感。为防止腹壁本身的震动传到对侧腹壁，可让助手将手掌尺侧缘或直尺压于脐部腹中线上，以阻止腹壁震动的传导。

2. 临床意义 触及波动感表示腹腔液体量已达 3000mL 以上。大量腹腔积液常见于肝硬化、原发性肝癌、急性腹膜炎、右心衰竭等。为观察腹腔积液的变化，常需定期在同样条件下测量腹围（常用厘米表示）进行比较。腹围测量方法是让病人排尿后平卧，用一软尺经脐绕腹一周，测得的周长即为腹围。

（四）腹部包块

腹部包块常由某些实质性脏器肿大（如肝、脾）或空腔脏器肿大（如胆囊）、肿瘤、囊肿或发炎的组织等引起。腹部触诊发现包块，一要注意触诊的要点，二要鉴别包块是良性还是恶性，三要区分包块是腹壁上的还是腹腔内的。

1. 触诊要点

（1）部位：从腹部各区的脏器分布，即可联想到其可能起源的脏器。如上腹中部的包块，多来源于胃或胰腺；右肋下的包块，常来源于肝脏和胆囊。

（2）**大小**：凡触及包块，都要准确量取纵径、横径和前后径的大小（以厘米表示），以利动态观察。为了形象化，亦可用公认的大小实物做比喻，如黄豆、蚕豆、核桃、鸡蛋、拳头、西瓜等。

（3）**形态**：包块的形态如何，轮廓是否清楚，表面是否光滑，边缘是否规则，有无切迹等，均应注意触察。如右肋缘下触到边缘光滑的卵圆形包块应考虑胆囊肿大；左肋缘下触到有明显切迹的包块主要考虑脾肿大。

（4）**质地**：质地一般可分软、韧、硬三种程度。包块质地柔软，见于囊肿、脓肿等，如卵巢囊肿、多囊肾等；质地韧可见于慢性肝炎；质地坚硬可见于肝癌等。

（5）**压痛**：炎性包块多有明显压痛，如右下腹包块的压痛，常见于阑尾周围脓肿、肠结核；右上腹肝脏肿大且有压痛常见于肝炎、肝脓肿等，淤血性肝大压痛多不明显。

（6）**活动度**：包块随呼吸上下移动，主要见于肝、脾、胃、肾或其肿物，胆囊因附在肝下，横结肠借助胃结肠韧带与胃相连，故其肿物也随呼吸而上下移动。肝脏、胆囊及带蒂的肿物或游走的脏器移动度大，局部炎性包块或脓肿及腹腔后壁的肿瘤，一般不移动。

（7）**搏动性**：如果在腹腔触到搏动性包块，则应考虑腹主动脉瘤的可能，但腹主动脉附近的包块，可因传导而触及搏动感，应加以鉴别。前者向四面扩散，后者只向一个方向传导。

2. 良性包块与恶性包块的鉴别

（1）**良性包块**：见于良性肿瘤、炎症包块、空腔脏器梗阻等。①良性肿瘤：由于生长缓慢，有完整的包膜，呈膨胀性生长，不转移。触诊时，一般界限清楚，表面光滑，边缘规则，活动度大。若为囊性，质地柔软，可呈圆形或卵圆形。②炎症包块：触诊可有明显压痛。③空腔脏器梗阻：有时包块可出现一些特殊形态，如肠套叠的腊肠样包块，蛔虫性肠梗阻的条索状包块，肠扭转可出现局部压痛的肠袢等。

（2）**恶性包块**：包括原发性恶性肿瘤与转移性恶性肿瘤。触诊时，包块呈实质性，形态不规则，表面凹凸不平，质地坚硬，活动受限。晚期病人可有恶病质。

3. 腹腔包块与腹壁包块的鉴别　腹壁紧张试验是区别包块位于腹壁还是腹腔内的方法：病人仰卧，两下肢伸直，腹肌放松，先观察包块的突出程度，再嘱病人用力屏气，抬头起坐或两腿悬空举起使腹肌紧张，如包块消失或不明显，表示包块位于腹腔内，如包块突出更为明显，则表示包块位于腹壁。

（五）肝脏触诊

1. 触诊方法

（1）**单手触诊法**：检查者右手中间三指并拢，腕关节自然伸直，从右锁骨中线的延长线上，自脐水平以下开始。触诊时嘱被检者做均匀而较深的腹式呼吸，触诊的手法应与呼吸运动密切配合，呼气时，腹壁松弛下陷，右手逐渐向腹部加压，吸气时，腹壁隆起，右手随腹壁缓慢被动抬起，但不要离开腹壁且稍加压力。当病人呼气时，手指压向腹腔深部；当病人吸气时，手指向上迎触下移的肝缘。此时，由于膈肌下降，而将肝下缘推向下方，恰好右手缓慢抬起且稍向前上方加压，便与肝下缘相遇，肝自手指下滑过；若未触及时，则可逐渐向上移动，每次移动不超过 1cm，手指逐渐移向肋缘，直到触到肝缘或肋缘。

（2）**双手触诊法**：是常用的触诊方法，检查者位于被检者的右侧，左手托住被检者右腰部，拇指张开置于肋部，左手稍向上推以固定肝脏，右手手法同单手触诊，在右锁骨中线及前正中线上，分别触诊肝下缘并测量其与肋缘及剑突根部的距离，以厘米（cm）表示（图 3-37）。触诊时应注意：①主要以食指前桡侧指腹接触肝脏，因该部位最敏感。②对腹直肌发达者，右手应放在腹直肌外缘稍向外，否则肝缘易被其掩盖。③应配合呼

图 3-37 双手法肝脏触诊

吸运动，吸气时手指上抬速度要落后于腹壁的抬起速度，呼气时手指应在腹壁下陷前提前下压，这样才易触到肝脏。④对肝脏巨大的病人，检查者右手食指应从髂前上棘水平开始，逐渐上移，直至触到肝缘。⑤对有腹水的病人，应用冲击触诊法。

2. 触诊内容

（1）**大小**：正常人的肝脏，在右肋缘下一般触不到。腹壁松软或体瘦的人，于深吸气末，可于右肋弓下触及肝下缘，但不超过 1cm，在剑突下可触及肝下缘，但一般不超过 3cm，在腹上角较锐的瘦高者剑突根部下可达 5cm，但不应超过剑突根部至脐距离的 1/3。触及超过正常范围的肝脏见于肝大或肝下移。两者可用叩诊肝界的方法鉴别，如肝上界降低，且肝上下径正常，则为肝下移；如肝上界正常或升高则提示肝大。

肝下移肝脏质地柔软，表面光滑，无压痛。常见于内脏下垂、肺气肿或右侧胸腔积液（致膈肌下移）。

肝大可分为弥漫性肝肿大和局限性肝大。弥漫性肝大常见于肝炎、脂肪肝、肝淤血、肝硬化早期、白血病、血吸虫病、华支睾吸虫病等。局限性肝大常见于肝脓肿、肝囊肿、肝肿瘤等。

（2）**质地**：临床上常将肝脏的质地分为三级，即质软、质韧、质硬。正常肝脏质地柔软，如触口唇；慢性肝炎及肝淤血时，肝脏质韧如触鼻尖；肝硬化、肝癌质硬如触前额。肝脓肿或肝囊肿有液体时，呈囊性感，大而表浅者可触到波动感。

（3）**表面形态和边缘**：正常肝脏表面光滑，边缘整齐，且厚薄一致。肝边缘钝圆见于脂肪肝或肝淤血。肝表面不光滑，呈不均匀的小结节状，边缘不整齐且薄厚也不一致，见于肝癌、肝硬化、多囊肝和肝包虫病。肝表面呈大块状隆起，见于巨块型肝癌或肝脓肿。肝表面分叶似香蕉状，见于肝梅毒。

（4）**压痛**：正常肝脏无压痛。当肝包膜有炎性反应或因肝大受到牵拉时，则出现

肝压痛。轻度弥漫性压痛见于肝炎、肝淤血等；剧烈局限性压痛常见于较表浅的肝脓肿。

当右心衰竭引起肝淤血肿大时，用手压迫肝脏可使颈静脉怒张更明显，称为肝－颈静脉回流征阳性。

（5）**搏动**：正常肝脏及炎症、肿瘤等引起的肝大并不伴有搏动。触到肝脏搏动，应注意分清是单向性的还是扩张性的。单向性常为传导性搏动，是肝脏传导了其下面的腹主动脉的搏动引起的，故置于肝脏表面的手掌有被向上推动的感觉。扩张性搏动见于三尖瓣关闭不全，是右心室收缩时的搏动通过右心房、下腔静脉而传导至肝脏引起的，将两手掌分别置于肝脏左右叶上面，即可感到两手被推向两侧。

（6）**肝区摩擦感**：检查者将右手掌面轻贴于肝区，让被检者做腹式呼吸运动，正常时触不到摩擦感。肝表面和邻近的腹膜因有纤维素性渗出物而变得粗糙时，二者相互摩擦产生的振动被触知，称为肝区摩擦感，见于肝周围炎。

（7）**肝震颤**：正常肝脏触诊无震颤。检查需用浮沉触诊法。当手压下时，如感到一种微细的震动感，称为肝震颤，见于肝包虫病，因包囊中的多数子囊浮动，撞击囊壁而形成震颤。

（六）胆囊触诊

1. 胆囊肿大　可用单手滑行触诊法或钩指触诊法，触诊要领同肝脏触诊。正常胆囊一般不能触及。当胆囊肿大时，在右肋弓下腹直肌外缘可触到一卵圆形或梨形、张力较高的包块，随呼吸运动上下移动，质地视病变性质不同。胆囊肿大的主要原因有：①胆总管阻塞，胆汁大量潴留，见于壶腹周围癌、胆总管结石等，触之一般为囊性感而无压痛。②急性胆囊炎，胆囊渗出物潴留，触之有囊性感和明显压痛。③胆囊结石或胆囊癌，触之有实体感。④胰头癌，癌肿压迫胆总管导致胆道阻塞，黄疸进行性加深，胆囊也显著肿大，但无压痛，无发热，称无痛性胆囊增大征阳性（Courvoisier 征）。

2. 胆囊触痛及墨菲征　检查者以左手掌平放于被检查者右肋弓缘部，将左手大拇指指腹钩压于右腹直肌外缘与肋弓交界点（胆囊点）处，嘱被检者缓慢深吸气。在吸气过程中，发炎的胆囊下移时碰到用力按压的拇指，可引起疼痛，此为胆囊触痛。因剧烈疼痛而使吸气停止，称墨菲（Murphy）征阳性（图 3－38）。胆囊触痛及墨菲征阳性提示急性胆囊炎。

图 3－38　Murphy 征检查法

（七）脾脏触诊

1. 触诊方法　脾脏明显肿大而位置又较表浅时，可用右手单手触诊法，如肿大的脾脏位置较深，则应用双手触诊法。双手触诊法的检查方法是：被检者取仰卧位，两腿稍屈曲，检查者左手绕过被检者腹前方，手掌置于其左腰部第 7～10 肋处，试将脾脏从后向前托起，右手掌平放于腹部，与左肋弓大致成垂直方向，用弯曲的手指末端轻轻压向腹部深处，配合腹式呼吸运动，逐渐由下向上接近肋弓，有节奏地进行触摸，直到触及脾缘或左肋弓缘为止。如果脾脏肿大，当被检者深吸气时，触诊的手指可触到脾脏边缘。当脾脏轻度肿大而仰卧位不易触到时，可嘱被检者改用右侧卧位，右下肢伸直，左下肢屈曲，此时用双手触诊法则容易触到脾脏。

正常脾脏不能被触及，触及脾脏时应注意其大小、质地、表面情况、有无压痛及摩擦感等。

2. 脾脏肿大的测量方法　多采用用三线测量法，以厘米（cm）表示。①1 线测量（甲乙线）：指在左锁骨中线上，左锁骨中线与左肋弓缘交点至脾下缘的距离。当脾脏轻度肿大时，可仅做 1 线测量。②2 线测量（甲丙线）：是指左锁骨中线与左肋弓缘交点至脾脏最远点的距离。③3 线测量（丁戊线）：是指脾右缘与前正中线的最大距离。如脾脏向右增大超过前正中线时，以"＋"表示；未超过前正中线则测量脾右缘与前正中线的最短距离，以"－"表示（图 3-39）。

3. 脾脏肿大的触及特点：①位于左季肋部，其下缘可随呼吸上下移动。②有明显的边缘，中等以上的脾脏肿大者，可触到有特征性的 1～2 个

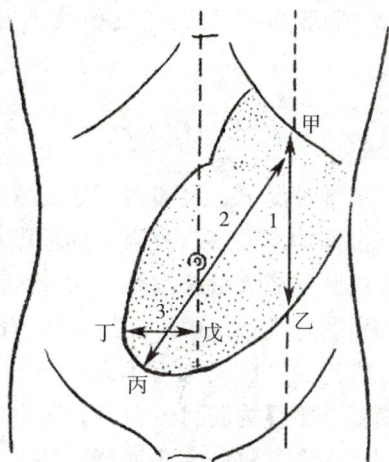

图 3-39　脾肿大测量法

脾切迹及脾的表面。③增大的脾位置较浅，贴近前腹壁，手指难以插入左肋缘下，在其上方叩诊呈浊音并与左季肋部脾浊音区相延续。

4. 脾脏肿大的分度及临床意义　正常脾脏不能触及。临床上通常将肿大的脾脏分为轻度、中度和高度三种程度。深吸气时，脾脏在肋下不超过 2cm 者为轻度肿大，常见于急性或慢性肝炎、粟粒型结核、伤寒、急性疟疾、感染性心内膜炎、败血症等，一般质地柔软；超过 2cm 至脐水平线以上，为中度肿大，常见于肝硬化、慢性淋巴细胞白血病、慢性溶血性黄疸、淋巴瘤、系统性红斑狼疮、疟疾后遗症等，一般质地较硬；超过脐水平线或前正中线则为高度肿大，又称巨脾。脾表面光滑，常见于慢性粒细胞白血病、黑热病、慢性疟疾和骨髓纤维化症等；表面不光滑且有结节，则见于恶性组织细胞病、淋巴肉瘤；脾脏表面有囊性肿物多见于脾囊肿。脾压痛见于脾脓肿、脾周围炎和脾梗死，由于脾包膜有纤维素渗出，并累及壁腹膜，故脾脏触诊时有摩擦感并有明显压痛。

（八）腹部正常可触到的脏器

正常人，尤其是体质较瘦者，腹腔内某一器官可以被触及，应注意与异常包块鉴

别。常可被触及的脏器有右肾下极、腹直肌腱划、主动脉腹部（腹主动脉）、横结肠（上腹部触到的一个活动的稍向下弯的横条状物，如腊肠样粗细）、乙状结肠（左下腹腹股沟韧带处触及的平滑、稍硬、腊肠样粗、无压痛的圆筒状物，有粪块潴留时，呈粗索条状物）、4~5 腰椎椎体、盲肠（在右下腹近腹股沟韧带处可触到的表面光滑、无压痛、中度活动性的圆柱状物）、充盈的膀胱（在耻骨联合上方触及的囊性物，排尿后立即消失）、子宫（妊娠 12 周后，可在耻骨联合上方触到）。

四、叩诊

通过腹部叩诊可了解腹腔实质脏器的大小和部位有无变化及有无叩痛、胃肠道充气状况、腹腔内有无积气或积液、胃与膀胱扩大的程度等。腹部叩诊一般采用间接叩诊法。

（一）腹部叩诊音

正常情况下，腹部大部分区域的叩诊音为鼓音，肝脏、脾脏、充盈的膀胱、增大的子宫占据的部位以及两侧腹部近腰肌处为浊音或实音。肝、脾及其他脏器的极度肿大，腹腔内肿瘤或大量腹水时，鼓音区范围缩小，病变部位可出现浊音或实音；胃肠高度胀气和胃肠穿孔致气腹时，鼓音区范围增大，鼓音也更明显。

胃泡鼓音区又称为 Traube 区，在左前胸下部，为胃内含气所致。上界为肺的下缘及横膈，下界为肋弓，右界为肝左叶，左界为脾，成一半月形区。正常时此鼓音区的大小因胃内含气量的多少而异，胃扩张时此鼓音区增大，肝脾肿大时此鼓音区缩小。因此，此一区域之大小，可间接探知肝、脾大小程度。此外，左侧胸腔积液时，该鼓音区也缩小。

（二）肝脏叩诊

通过肝脏叩诊可确定肝脏的界限和肝区有无叩击痛。

1. 肝脏的界限 叩诊肝上界时，通常是沿右锁骨中线、右腋中线和右肩胛线，由肺区向下叩至肝区，依次可叩得三个音响，即清音→浊音→实音，由清音转为浊音时，即为肝上界，此处相当于被肺遮盖的肝顶部。正常肝上界位于右锁骨中线第 5 肋间，腋中线第 8 肋间，肩胛线第 10 肋间。矮胖体型者肝上下界均高一肋间，瘦长体型者则低一个肋间。继续向下叩，浊音转为实音，此处肝脏不被肺所遮盖，而直接贴近胸壁，称为肝绝对浊音界。再继续向下叩，由实音转为鼓音处，即为肝下界。确定肝下界，也可由腹部鼓音区沿右锁骨中线或正中线向上叩，由鼓音转为实音处即是。正常肝下界，一般恰在右肋弓缘上。叩得的肝下界比触得的肝下缘一般高 1~2cm，但若肝缘明显增厚，则两者接近。肝脏叩诊可以大致确定肝脏大小。沿右锁骨中线测量肝脏上缘至下缘的距离，成人正常为 9~11cm。

肝脏浊音界扩大见于肝癌、肝脓肿、肝炎、肝淤血及多囊肝等；肝脏浊音界缩小见于急性重型肝炎、肝硬化和胃肠胀气等；肝浊音界消失代之以鼓音，多见于急性胃肠穿孔等。肝脏浊音界向上移位见于右肺纤维化、右下肺不张及气腹、鼓肠等；肝浊音界向下移位见于肺气肿、右侧张力性气胸等。膈下脓肿时，由于肝下移和膈升高，肝浊音区也扩大，但肝脏实际并未增大。

2. 肝区叩击痛　检查者将左手掌置于被检者右季肋部肝脏表面，右手握拳，以中等力量叩击左手背，正常无疼痛或轻度疼痛，出现较明显的疼痛时，称为肝区叩击痛。肝区叩击痛多见于肝炎、肝脓肿、肝癌和肝内胆管结石等。当有膈下炎症、左侧脾胃周围炎症时，亦可出现剧烈的叩击痛，应注意区别。

（三）膀胱叩诊

膀胱叩诊在耻骨联合上方进行，自上向下叩。膀胱空虚时，叩不出膀胱的轮廓。当膀胱有尿液充盈时，在耻骨上方可叩出膀胱圆形浊音区。女性妊娠时的子宫增大、子宫肌瘤、卵巢囊肿，在该部位也可叩出浊音，须加以鉴别。方法是让被检者排尿或导尿后复查，如浊音区转为鼓音，即为尿潴留所致膀胱增大。腹水时，耻骨上方叩诊也有浊音区，但此区的弧形上缘凹向脐部，而膀胱肿大时，浊音区的弧形上缘凸向脐部。

（四）肾区叩击痛

被检者采取坐位或侧卧位，检查者用左手掌平放在被检者的肾区，即肋脊角处，右手握拳，用中等强度的力量叩击左手背，正常时肾区无叩击痛。肾区叩击痛常见于急性肾盂肾炎、肾结石、肾结核、肾脓肿及肾周围炎等。

（五）移动性浊音

腹腔内有较多的液体存留时，由于重力的作用，液体潴积于腹腔的低处，故在此处叩诊呈浊音。被检者取仰卧位，腹中部因肠管内有气体，故在液面浮起，叩诊呈鼓音，两侧腹部因腹水积聚，叩诊呈浊音。检查者将板指固定在左侧腹的浊音处不动，嘱被检者右侧卧位，再进行叩诊，此时因腹水积于下部，而肠管上浮，故上部呈鼓音，下腹呈浊音。再嘱被检者取左侧卧位，同样方法叩诊，原来的浊音区变为鼓音区，原来的鼓音区变为浊音区。这种因体位不同而出现浊音区变动的现象，称为移动性浊音。当腹腔内游离腹水在1000mL以上时，即可叩出移动性浊音。少量的腹水可通过肘膝位叩出。让被检者取肘膝位，使脐部处于最低部位，由侧腹向脐部叩诊，如脐部由仰卧位时的鼓音转为浊音，则提示有腹水的可能。出现腹水常见于心力衰竭、肾炎、肝硬化、急性腹膜炎等。

五、听诊

腹部听诊时，应将听诊器体件置于腹壁上，有规律地移动其位置，全面听诊腹部九区，尤其是上腹部、脐部、右下腹部及肝、脾各区，重点是了解胃肠蠕动情况，对胃肠梗阻或急性腹膜炎等的诊断有一定帮助。

（一）肠鸣音

肠管蠕动时，肠内的气体和液体随之而流动，产生一种断断续续的咕噜声（或气过水声），称为肠鸣音。听诊肠鸣音通常在右下腹部。

1. 正常状态　正常情况下，肠鸣音每分钟 4~5 次，其频率、声响和音调变异较大，餐后或饥饿时明显，休息时较微弱。

2. 临床意义

（1）肠鸣音活跃：肠鸣音每分钟达 10 次以上，但音调无明显改变，常见于急性肠炎、口服泻药后、胃肠道大出血等。

（2）肠鸣音亢进：肠鸣音每分钟达 10 次以上，音调高亢、响亮，呈金属音，见于机械性肠梗阻。

（3）肠鸣音减弱或消失：5 分钟听到 1 次，称肠鸣音减弱，5 分钟内未出现肠鸣音，称肠鸣音消失。肠鸣音减弱或消失常见于老年性便秘、低钾血症、麻痹性肠梗阻、急性腹膜炎等。

（二）振水音

振水音是指胃内气体与液体相互撞击而发出的声音。正常人喝进较多液体后可听到振水音，但空腹或饭后 6~8 小时以上则无振水音。

1. 检查方法　被检者取仰卧位，检查者将听诊器体件置于被检者上腹部，或用耳凑近此处，然后用稍弯曲的手指连续迅速地冲击上腹部，仔细听诊有无振水音。

2. 临床意义　空腹或饭后 6~8 小时以上听到振水音，表示胃内有液体潴留，见于幽门梗阻、急性胃扩张、胃液体分泌过多。

（三）血管杂音

正常腹部无血管杂音。腹部血管杂音对诊断某些疾病有一定的作用，听诊中不能忽视，血管杂音可分为动脉性杂音和静脉性杂音。

1. 动脉性杂音　①若在腹中部闻及粗糙的收缩期吹风样杂音，提示腹主动脉瘤、腹主动脉狭窄，前者可触及一搏动性包块，后者伴有下肢血压低于上肢，甚至足背动脉搏动消失。②若在左或右上腹部闻及粗糙的收缩期吹风样杂音，提示肾动脉狭窄。

2. 静脉性杂音　在脐周或上腹部闻及连续柔和的嗡鸣音，提示肝硬化门静脉高压症，可伴以脐为中心的辐射状腹壁静脉曲张。

（四）胎心音

妊娠 4 个月后可听到胎儿心音，该音系双音，第一音和第二音相接近，如钟表的"滴答"音，每分钟 120~160 次。妊娠 6 个月以前，胎儿心音多在脐下正中或稍偏左、偏右听到，妊娠 6 个月以后，胎儿心音多在胎背所在侧听得清楚。胎儿心音消失，提示出现死胎，胎儿心音过快或过慢，常提示胎儿缺氧。

六、常见腹部疾病的体征

腹部的常见病变有腹水、幽门梗阻、胃肠胀气、气腹、急性腹膜炎、急性胆囊炎、急性阑尾炎等，其体征见表3-9。

表3-9 常见腹部病变体征

病变	视诊	触诊	叩诊	听诊
腹腔积液（腹水）	腹部隆起，呈蛙腹，可有脐疝、腹壁静脉曲张，腹式呼吸减弱或消失	大量腹水可有液波震颤	大量腹水叩出移动性浊音	肠鸣音减弱或消失
幽门梗阻	可见到胃型、胃蠕动波		空腹时可叩到振水音	可闻及气过水声
腹腔积气	全腹膨隆，腹部呈球形	腹壁紧张度可增加	鼓音范围增大，甚至全腹，肝浊音界消失	肠鸣音减弱或消失
胃肠胀气	腹部局部膨胀或全腹部膨隆（如积气在小肠可见脐周不规则肠型和蠕动波）	腹壁紧张度可增加	鼓音范围增大，甚至全腹	肠鸣音减弱或消失
急性腹膜炎	急性危重病容，表情痛苦，强迫仰卧位，双下肢屈曲，呼吸浅快，腹式呼吸减弱或消失，腹部膨隆	腹肌紧张、腹部压痛和反跳痛，重者呈板状腹	鼓音，可有移动性浊音，叩诊肝浊音界缩小或消失	肠鸣音减弱或消失
急性阑尾炎	急性病容，表情痛苦	右下腹阑尾点局限压痛、反跳痛和腹肌紧张，有时右下腹可触及一压痛性包块		肠鸣音减弱或消失
急性胆囊炎	急性病容，表情痛苦	右上腹肌紧张，Murphy征阳性，有时可触及一囊性包块	胆囊区可有叩击痛	

第七节 脊柱与四肢检查

一、脊柱检查

脊柱是支撑体重、维持躯体各种姿势的重要支柱，也是躯体完成各项活动的枢纽。脊椎疾病主要表现为疼痛、姿势或形态异常以及活动受限等。脊柱检查应注意其弯曲度、有无畸形、活动是否受限、有无压痛及叩击痛等。

（一）脊柱的弯曲度

1. 检查方法 病人取站立位或坐位，从侧面观察有无过度的前后弯曲，用手指沿脊柱棘突，以适当压力从上向下划过，划压后皮肤出现一条红色充血痕，以此痕为标准观察脊柱有无侧弯。

2. 生理性弯曲　正常人直立时，脊柱从侧面观察有四个生理性弯曲，即颈段稍向前凸、胸段稍向后凸、腰椎明显向前凸、骶椎明显向后凸。

3. 脊柱畸形

(1) 脊柱后凸：脊柱胸段过度向后弯曲称脊柱后凸，也称驼背。脊柱后凸时，前胸凹陷，头颈部前倾。常见于：①佝偻病：多见于儿童，坐位时胸段呈明显均匀性向后弯曲，仰卧位时弯曲可消失；②结核病：多见于青少年，病变常在胸椎下段及腰段，由于椎体的破坏、压缩，棘突明显向后凸出，形成特征性的成角畸形，常伴有其他部位的结核病如肺结核等；③强直性脊柱炎：多见于成年人，脊柱胸段成弧形或弓形向后凸，常伴脊柱强直性固定，仰卧位时亦不能伸直；④脊椎退行性变：多见于老年人，病变部位多在脊柱胸段上半部，由于骨质退行性变，胸椎椎体被压缩而造成胸椎明显后凸；⑤其他：如外伤所致脊椎压缩性骨折、脊椎骨软骨炎、发育期姿势不良。

(2) 脊柱前凸：脊柱过度向前弯曲称为脊柱前凸。病变多发生在腰椎。检查时发现病人腹部明显向前突出，臀部明显向后突出。多见于晚期妊娠、大量腹水、腹腔巨大肿瘤、髋关节结核及先天性髋关节后脱位。

(3) 脊柱侧凸：脊柱离开后正中线向左或右偏曲称脊柱侧凸。根据侧凸发生的部位不同，可分为胸段侧凸、腰段侧凸及胸腰段联合侧凸；根据侧凸的性状不同，分为姿势性侧凸和器质性侧凸。①姿势性侧凸：姿势性侧凸的早期，脊柱的弯曲度不固定，改变体位可使侧凸消失。如平卧或向前弯腰时脊柱可恢复常态。因此姿势性侧凸时，脊柱无结构异常。主要见于儿童发育期坐、立姿势不良，一侧下肢明显短于另一侧而引起代偿性侧凸，椎间盘突出等所致坐骨神经痛引起的侧凸，脊髓灰质炎后遗症等。②器质性侧凸：脊柱器质性侧凸的特点是改变体位不能使侧凸得到纠正。主要见于慢性胸膜肥厚或胸膜粘连、肩部或胸廓畸形、先天性脊柱发育不全、佝偻病等。

(二) 脊柱活动度

1. 检查方法　病人取直立位，将其骨盆固定，嘱做前屈、后伸、侧弯、旋转等动作，以观察脊柱的情况及有无变形。已有脊柱外伤、可疑骨折或关节脱位的病人，应避免脊柱活动，以防止损伤脊髓。

2. 正常活动范围　正常脊柱有一定活动度，但各部位的活动范围明显不同。颈椎和腰椎的活动范围最大，胸椎的活动范围很小，骶椎几乎不活动。颈椎前屈时，颏部可触及胸骨柄。颈椎后伸时，两眼可直视上空，鼻尖及额部在同一水平，颈、胸椎部皮肤皱褶可与枕外粗隆接近。颈部左、右侧曲，可使耳郭接近肩部。颈椎在做旋转运动时（两肩不得发生旋转），可使下颌碰肩，且可看到侧方。胸腰段前屈与后伸，伸膝位前屈时，手指尖可达足或地面。后伸时，指尖可达腘窝上方。脊柱左、右侧弯可使脊柱成一均匀的弯弧，指尖可达膝侧。脊柱左、右旋转（医生用两手固定骨盆，然后病人两手抱住枕骨，躯干做左、右旋转运动），旋转不受限。正常人直立时，在骨盆固定的条件下，颈段、胸段、腰段的活动范围参考值见表3-10。

表 3 - 10 颈、胸、腰椎及全脊椎活动范围

	前屈	后伸	左右侧弯	旋转度（一侧）
颈椎	35°~45°	35°~45°	45°	60°~80°
胸椎	30°	20°	20°	35°
腰椎	45°	30°	35°	45°
全脊柱	128°	125°	73.5°	115°

3. 活动受限的临床意义

（1）颈椎活动受限：颈椎及软组织有病变时，活动常不能达到以上范围，否则有疼痛感，严重时出现僵直。主要原因是：①颈部肌纤维组织炎及韧带劳损；②颈椎病；③结核或肿瘤浸润；④颈椎外伤、骨折或关节脱位。

（2）腰椎活动受限：检查时应注意询问病史，观察局部有无肿胀变形等。主要原因是：①腰部肌纤维组织炎及韧带受损；②腰椎椎管狭窄；③椎间盘突出症；④腰椎结核或肿瘤；⑤腰椎骨折或脱位。

（三）脊柱压痛与叩击痛

1. 压痛 检查脊柱有无压痛时，嘱被检者取端坐位，身体稍向前倾，医生以右手拇指从枕骨粗隆开始，自上而下逐个按压脊椎棘突、棘突韧带及椎旁肌肉，正常均无压痛。若有压痛，则提示该部位的脊椎或肌肉可能有相应的病变。常见的病变有脊椎结核、椎间盘突出症、脊椎外伤或骨折、棘上韧带剥离、棘间韧带损伤、腰肌纤维炎或劳损等。另外，落枕时，斜方肌中点处有压痛；颈肋综合征及前斜角肌综合征，锁骨上窝和颈外侧三角区内有压痛。

2. 叩击痛

（1）检查方法：脊柱叩击痛的检查方法有两种，即直接叩击法和间接叩击法。

直接叩击法：用叩诊锤或手指直接叩击各椎体的棘突。此法多用于检查胸椎与腰椎。

间接叩诊法：嘱病人取端坐位，医生将左手掌面置于其头顶，右手半握拳，以小鱼际肌部位叩击左手背，观察病人脊柱各部位有无疼痛。

（2）临床意义：正常人脊柱各部位无叩击痛，出现叩击痛的部位即为病变处。颈椎病变或颈椎间盘脱出症，间接叩诊时可出现上肢的放射性疼痛。叩击痛阳性见于脊柱结核、脊椎骨折及椎间盘突出症等。

（四）脊柱的试验检查

1. 颈椎试验检查

（1）臂丛神经牵拉试验：病人取坐位，医生一手将病人头部推向健侧，另一手握住病人腕部向外下方牵引，如能诱发患肢疼痛、麻木感即为阳性，多见于颈椎病。

（2）侧屈椎间孔挤压试验：病人取坐位，头稍向患侧的侧后方倾斜，医生立于病

人后方，双手交叉放于病人头顶向下施加压力，使椎间孔变小，若出现颈部疼痛，并向患侧上肢放射则为阳性，多见于颈椎病及颈椎间盘突出症。

（3）旋颈试验：病人取坐位，头略后仰，并向左、右做旋转动作。如病人出现头痛、头昏、视力模糊等症状，提示椎动脉型颈椎病。主要因为转头时椎动脉受到扭曲，加重了椎-基动脉供血不足，头部停止转动，症状便可消失。

（4）前屈旋颈试验：病人取坐位，嘱其头颈部前屈，并左右旋转，如颈椎处感到疼痛，则为阳性，多见于颈椎小关节退行性变。

2. 腰骶椎试验检查

（1）拾物试验：多用于小儿腰部前屈运动的检查。病人站立，嘱其拾起地上物品，腰椎正常者两膝能伸直，腰部弯曲将物品拾起，腰椎僵硬者，则一手扶膝蹲下，腰部挺直地屈膝下蹲拾物，称为拾物试验阳性。多见于腰椎结核、腰椎间盘突出症、腰肌外伤或炎症。

（2）摇摆试验：病人取平卧位，双髋、双膝关节极度屈曲，双手抱于膝前，医生手扶病人双膝，左右摇摆，使腰部做被动屈曲及摇摆活动，如有腰部疼痛为阳性，见于腰部组织劳损或腰骶部病变。

（3）股神经牵拉试验：病人取俯卧位，下肢伸直，医生将一侧下肢抬起或膝关节屈曲，使髋关节过伸，引起沿股神经区放射性疼痛，即大腿前方出现放射痛为阳性，见于腰椎3、4椎间盘突出压迫腰2、3、4神经根。

（4）骨盆回旋试验：又称腰骶关节试验。病人取仰卧位，医生极度屈曲两侧髋、膝关节，使臀部离床，腰部被动前屈，若腰骶部出现疼痛则为阳性，见于腰部的软组织损伤及腰骶椎病变（如腰椎间盘突出症）。

（5）屈颈试验：病人可取仰卧位、端坐位或直立位，医生一手置于病人胸前，另一手置于其枕后，将病人头部前屈，若出现腰痛及下肢放射痛即为阳性，主要是因为屈颈时，脊髓在椎管内可上升1~2cm，脊神经根受到牵拉，加重了突出的椎间盘对神经根的压迫，出现下肢的放射痛。常见于腰椎间盘突出症。

二、四肢检查

四肢的检查以视诊和触诊为主，两者互相配合，注意观察四肢及其关节的形态，肢体的位置、活动度或运动情况。正常人四肢与关节左右对称，形态正常，无肿胀，活动自如。

（一）肢体的形态异常

1. 指关节变形

（1）梭形关节：指间关节增生、肿胀，呈梭状畸形，为双侧对称病变。早期出现局部红肿及疼痛，晚期可见手指关节明显僵直，活动受限，手腕及手指向尺侧偏斜。多见于类风湿关节炎（图3-40）。

（2）爪形手：手指关节呈鸡爪样变形。常见于进行性肌萎缩、脊髓空洞症及麻风

图 3-40 梭形关节

等。第4、5指爪形手则见于尺神经损伤（图3-41）。

（3）其他：单个指关节出现梭形肿胀见于骨结核或内生软骨瘤，指间关节侧方肿胀见于手指侧副韧带损伤。

图 3-41 爪形手

2. 杵状指（趾） 手指或足趾末端肥厚、增生，指甲从根部到末端拱形隆起，呈杵状膨大，称杵状指（趾）或鼓槌状指（趾）。一般认为杵状指（趾）的发生与肢体末端慢性缺氧、代谢障碍及中毒性损害有关。主要因为这些因素可使肺及肝破坏还原型铁蛋白的能力减弱，加之缺氧使末梢毛细血管增生、扩张，使指（趾）端血流丰富，软组织增生膨大。杵状指（趾）常见的原因有：①呼吸系统疾病，如支气管肺癌、支气管扩张、慢性肺脓肿；②心血管疾病，如亚急性细菌性心内膜炎、发绀型先天性心脏病；③营养障碍性疾病，如肝硬化；④其他，锁骨下动脉瘤可引起同侧杵状指（图3-42）。

图 3-42 杵状指

3. 匙状甲 又称反甲，表现为指甲中央凹陷，边缘翘起，指甲变薄，表面粗糙，有条纹。主要原因是缺铁或某些氨基酸代谢紊乱所致营养障碍。见于缺铁性贫血、高原病，偶见于风湿热及甲癣。

4. 肩关节畸形 正常双肩对称，肩关节外形为浑圆状，呈弧形。常见的肩关节畸形有：①方肩：肩关节弧形轮廓消失，肩峰突出，常见于肩关节脱位或三角肌萎缩；②耸肩：两侧肩关节一高一低，颈短耸肩，多见于先天性肩胛高耸症及脊柱侧弯；③肩章状肩：锁骨骨折，远端下垂，使该侧肩下垂，肩部突出畸形，如戴肩章状，多见于外伤性肩锁关节脱位、锁骨外端过度上翘。

5. 胼胝或鸡眼 多因不正常的负重摩擦或挤压

摩擦引起，病因不同，其发生的部位也不同。如拇外翻，在第一跖骨内侧；足内翻，在足外侧与第 5 跖骨下方；横弓下陷，在足掌中部；马蹄足，在第 2、3、4 跖骨下方等。

6. 扁平足 足弓塌陷，足前部外展，足底与跟底外翻，内踝加大，外踝缩小，足跟变宽，跟腱止点外移。

7. 足内、外翻畸形 ①足内翻：足外侧负重，跟骨内旋，前足内收，足纵弓高度增加，站立时足不能踏平，呈固定形内翻、内收位，多见于先天性畸形或脊髓灰质炎后遗症。②足外翻：足内侧负重，跟骨外旋，前足外展，足纵弓塌陷，足呈固定形外翻、外展位，多见于胫前、胫后肌麻痹。

8. 马蹄内翻足 踝关节跖屈，前半足触地，足不能背屈，多取旋后及内收位，多与内翻足并存，称马蹄内翻足，也称作"马蹄足"。多见于跟腱挛缩或腓总神经麻痹。

9. 膝内、外翻畸形 正常双脚并拢直立时，两膝与两内踝都可同时靠拢。如双内踝靠拢时，两侧膝关节分离，呈"O"形弯曲，称 O 形腿。如两侧膝关节靠拢时，两内踝分离，呈"X"形弯曲，称 X 形腿。多见于佝偻病。

（二）肢体的运动功能异常

肢体的主动运动是在神经的协调下由肌肉、肌腱带动关节来完成的，其中任何一个环节受到损害，都会引起运动功能障碍。

1. 肢体瘫痪 随意运动（自主运动）是指在意识支配下的运动，随意运动功能的丧失称为瘫痪。肢体瘫痪可分为单瘫、偏瘫、截瘫、交叉瘫及双侧瘫。

（1）**单瘫**：为单一肢体的随意运动丧失。多见于脊髓灰质炎。

（2）**偏瘫**：为一侧肢体的随意运动丧失，可伴有同侧中枢性面瘫与舌瘫，是最常见的一种瘫痪。多见于脑出血、脑动脉血栓形成、脑栓塞等。

（3）**截瘫**：为双侧下肢随意运动丧失。常见于脊髓外伤、脊髓炎、脊柱结核等，是由脊髓横贯性损伤造成的。

（4）**交叉瘫**：为一侧颅神经损害所致的同侧周围性颅神经瘫痪和对侧肢体的中枢性瘫痪。多见于脑干病变。

（5）**双侧瘫**：是四肢瘫的一种，为脑桥、延髓、两侧内囊损害所致。多见于脑血管病变。

2. 手指震颤 是指两组拮抗肌交替收缩所产生的不自主动作（不随意动作），可有以下几种类型：①静止性震颤：静止时表现明显，动作如同"搓丸"样，在做意向性动作时则减轻或消失，伴肌张力增高，见于帕金森病。②动作性震颤：休息时无震颤，动作时出现，在动作终末、愈接近目的物愈明显，见于小脑疾患。③老年性震颤：与帕金森病类似，为静止性震颤，发生于老年人，肌张力通常不高，可表现为手抖或点头。

3. 扑翼震颤 属动作性震颤，将病人两臂抬起，使其手和腕部悬空，则可出现两手快落慢抬的震颤动作，与飞鸟扑翼相似。见于慢性肝病及肝性昏迷。

4. 舞蹈症 肢体大关节快速、无目的、不对称地运动，类似舞蹈，睡眠时可减弱或消失。多见于儿童脑风湿性病变。

5. 手足搐搦　发作时手足肌肉紧张性痉挛。手搐搦表现为腕部屈曲，手指伸展，指掌关节屈曲，拇指内收，靠近掌心并与小指相对，形成"助产士手"；足搐搦则表现为踝关节与跖趾关节跖屈曲状，足趾伸直。在发作间隙可做激发试验诱发：在病人前臂缠血压计袖带，然后充气使水银柱达舒张压以上，持续 4 分钟出现搐搦为阳性。见于低钙血症和碱中毒。

（三）肢体的血管异常

肢体的血管检查包括动脉和静脉的检查。检查动脉，主要检查上肢的肱动脉、桡动脉、尺动脉，下肢动脉的股动脉、腘动脉、胫后动脉及足背动脉。注意动脉有无迂曲、扩张、动脉壁增厚，有无搏动、震颤及血管杂音。检查静脉，主要检查上肢的头静脉、贵要静脉、肘正中静脉、前臂正中静脉，下肢的大隐静脉、小隐静脉，注意静脉有无扩张、扭曲、伸延、囊袋状隆起，有无溃疡、瘘管形成等。

1. 动脉变硬迂曲呈条索状　正常情况下，动脉管壁光滑、柔软，有一定的弹性，用一手指压迫其血管，使其血液阻断，则其远端的动脉壁不能触及，如仍能触及，则标志已有动脉硬化。动脉壁变硬，弹性丧失，呈条索状，见于早期动脉硬化；动脉迂曲甚至出现结节，见于明显动脉硬化。

2. 动脉搏动减弱或消失　生理情况下，两侧脉搏差异很小。两侧桡动脉搏动强弱不等，见于上肢多发性大动脉炎等；左侧脉搏出现较右侧晚，见于主动脉弓动脉瘤；下肢脉搏弱于上肢脉搏甚至触不到，见于下肢多发性大动脉炎、主动脉缩窄；一侧胫后动脉或足背动脉脉搏减弱或消失，多见于下肢血栓闭塞性脉管炎等。

3. 下肢静脉曲张　主要是下肢的浅静脉（大、小隐静脉）血液回流受阻或静脉瓣功能不全所致。多见于长期从事站立性工作的人或栓塞性静脉炎病人。一般多发生在小腿，曲张的静脉如蚯蚓状怒张、弯曲，久立加重，卧位抬高下肢可减轻，局部皮肤颜色紫暗并有色素沉着，甚至形成溃疡，久治不愈或遗留棕褐色瘢痕，严重时小腿有明显的肿胀感。

4. 周围血管征　周围血管征包括：①水冲脉；②枪击音（将听诊器膜形体件放在股动脉上，闻及与心跳一致的、短促响亮如射枪的"嘭——"音）；③杜若兹（Duroziez）双重杂音（将听诊器钟形体件稍加压力置于股动脉上，闻及收缩期与舒张期双期吹风样杂音）；④毛细血管搏动征（用手指轻压病人指甲末端或以玻片轻压病人口唇黏膜，局部随心动周期出现规律性的红白交替改变）。周围血管征主要见于明显的主动脉瓣关闭不全、动脉导管未闭、甲状腺功能亢进症等。

（四）肢体的试验检查

1. 肩部病变试验检查

（1）搭肩试验：嘱病人将一手置于对侧肩关节前方，如肘不能贴于胸壁，或手不能置于对侧肩上，即为阳性。见于肩关节脱位。

（2）抗力试验：嘱病人屈肘并做前臂旋后动作，医生给以阻力，如肱骨结节间沟部位疼痛，即为阳性。见于肱二头肌长头肌腱炎或腱鞘炎。

2. 肘关节病变试验检查

（1）伸肘试验：将病人患侧手部放置在病人头顶上，再嘱病人主动伸直肘关节，如不能自动伸直，即为阳性。见于尺骨鹰嘴骨折。

（2）桡骨小头试验：以病人左手为例，肘关节屈曲成直角，医生左手握住病人手部，右手食指、中指并列，中指尖置于肱骨外上髁处，食指所按处就是桡骨小头。然后将前臂做旋前、旋后运动，食指尖即可感到桡骨小头的旋转运动。如桡骨小头向前或向外突出，旋转运动受限，即为阳性。见于桡骨小头脱位。

（3）旋臂屈腕试验：病人屈肘，医生一手握住其肘关节上方，另一手握住腕部，前臂旋前，将腕部被动掌屈，再被动使肘部缓慢伸直，如肱骨外上髁处出现剧痛，即为阳性。见于肱骨外上髁炎，为桡侧伸腕长肌起点扭伤所致。

3. 腕部病变试验检查

（1）屈拇握拳试验：病人拇指内收屈曲握拳，将拇指握于掌心内，医生一手握住腕关节上方，另一手使病人的腕关节被动向尺侧偏斜，引起桡骨茎突处明显疼痛，即为阳性。见于桡骨茎突处腱鞘炎。

（2）腕三角软骨挤压试验：病人腕关节位于中立位，然后使腕关节被动向尺侧偏斜，并纵向挤压，若出现下尺桡关节疼痛，即为阳性。见于腕关节软骨损伤、尺骨茎突骨折。

4. 髋关节病变试验检查

（1）"4"字试验：又称骶髂关节分离试验。病人取仰卧位，患侧下肢屈膝屈髋，将患侧踝部置于对侧膝关节上，呈"4"字形，医生一手按住对侧髂前上棘，另一手将患侧膝部向外侧按压，如骶髂部出现疼痛为阳性。阳性表示该侧髋关节有病变。做此试验时，应先确定骶髂关节有无病变，如有病变，也可呈阳性。

（2）托马斯（Thomas）征：病人仰卧于硬板床上，两下肢伸直，腰椎因代偿作用，向前凸起，此时，医生可将手插入腰部下方。将健侧髋、膝关节极度屈曲，使腰背部紧贴床面，此时，患肢呈屈曲畸形，即为阳性。见于该侧髋关节有屈曲性挛缩畸形、髋关节结核。

5. 膝关节病变试验检查

（1）浮髌试验：病人采取平卧位，下肢伸直放松，医生左手拇指与其余四指分开固定在肿胀关节上方，并加压压迫髌上囊，右手拇指与其余四指分开固定在肿胀关节下方，使关节液集中于髌骨平面，然后用右手食指垂直按压髌骨并迅速抬起，按压时髌骨与关节面有碰触感，松手时髌骨浮起，即为浮髌试验阳性，提示有中等量以上的关节积液（图3-43）。

（2）回旋挤压试验（改良麦氏征）：病人取仰卧位，医生一手握住其膝关节以稳定大腿并感觉异常声响，另一手握住其足跟。检查外侧半月板时，先使小腿在内旋位充分内收、极度屈膝，然后外展、伸直。在伸直过程中，有声响和疼痛为阳性，提示外侧半月板损伤。检查内侧半月板时，先使小腿在外旋位充分外展、极度屈膝，然后内收、伸

图 3 – 43 浮髌试验

直。在伸直过程中，有声响和疼痛为阳性，提示内侧半月板损伤。

（3）抽屉试验：病人取坐位或仰卧位，屈膝90°，足平放于床上，医生一手紧握小腿下部，另一手握住小腿上端，向前、向后推拉胫骨上端，正常时前后可有少许活动，一般在0.5cm左右。如超过此范围，即为阳性。向前活动增大表示前交叉韧带损伤，向后活动增大，表示后交叉韧带损伤。

6. 血管病变试验

（1）肢体垂举试验：病人患肢下垂时，皮肤先潮红，后发绀，再将其抬高45°，2～3分钟后，足部皮肤出现苍白、发凉、疼痛，即为阳性。见于血栓闭塞性脉管炎。

（2）动脉栓塞部位试验：病人取仰卧位，医生用梳子沿胫骨前面从上向下划至足背，并在小腿两侧及后面各划一次，即可出现一条条血管舒张性红纹，用湿布揩干后更明显，此红纹在动脉栓塞部位以下，则颜色变淡甚至消失。

第八节 生殖器、肛门与直肠检查

一、生殖器检查

（一）男性生殖器检查

男性生殖器包括阴茎、阴囊、睾丸、附睾及精索、前列腺等。睾丸、附睾及精索位于阴囊内。检查时应让病人充分暴露下身，双下肢取外展位，先检查外生殖器阴茎及阴囊，后检查内生殖器、前列腺及精囊。

1. 阴茎 呈圆柱体，分头、体、根三部分，由三个海绵体（两个阴茎海绵体，一个尿道海绵体）构成。阴茎皮肤薄而软，并有显著的伸缩性。阴茎海绵体充血后阴茎变粗、变硬，称为勃起。

（1）包皮：阴茎的皮肤在冠状沟前向内翻转覆盖于阴茎表面称为包皮，成人包皮不应掩盖尿道口，翻起后应露出阴茎头。若翻起后仍不能露出尿道口或阴茎头称为包茎，多为先天性包皮口狭窄或炎症、外伤后粘连所致。包皮超过阴茎头，但翻起后能露出阴茎头和尿道口，称为包皮过长，易引起炎症或包皮嵌顿，甚至可诱发阴茎癌。

（2）阴茎头与阴茎颈：阴茎前端膨大的部分称为阴茎头，俗称龟头。在阴茎头、颈交界部位有一环形浅沟，称为阴茎颈或阴茎头冠。检查时将包皮上翻暴露出全部阴茎头及阴茎颈，观察其表面的色泽、有无充血、水肿、分泌物及结节。正常阴茎头红润光滑，质地柔软。出现硬结并伴有暗红色溃疡、易出血或融合为菜花状，应考虑阴茎癌。阴茎颈处出现单个椭圆形硬质溃疡称为硬下疳，愈后留有瘢痕，提示梅毒。阴茎部如出现淡红色小丘疹融合成蕈样，呈乳突状突起，提示尖锐湿疣。

（3）**尿道口**：检查时，用食指置于龟头上，拇指置于龟头下，轻轻挤压将尿道口分开，仔细观察有无红肿、分泌物及溃疡。正常尿道口黏膜红润、清洁、无分泌物。尿道口红肿，附着分泌物或有溃疡，且有触痛，多见于尿道炎。尿道口狭窄见于先天性畸形或炎症粘连。尿道口位于阴茎腹面称为尿道下裂。

（4）**阴茎大小**：正常成年人阴茎长 7～10cm。成人阴茎过小呈婴儿型见于垂体功能或性腺功能不全。儿童阴茎过大呈成人型，见于性早熟，如促性腺激素过早分泌，假性性早熟见于睾丸间质细胞瘤。

2. 阴囊　为腹壁的延续部分，囊壁由多层组织构成。阴囊内有一隔膜将其分为左右两个囊腔，各含精索、睾丸和附睾。

（1）**检查方法**：采用视诊与触诊。被检者取立位或仰卧位，两腿分开。先观察阴囊皮肤及外形，后进行阴囊触诊。触诊时，检查者将双手拇指置于阴囊前面，其余四指放在阴囊后面，双手同时触诊。触睾丸时，应注意其大小、形状、硬度、有无触痛及缺如，并注意两侧的对比。阴囊肿大时，应做透光试验。阴囊透光试验做法：用不透明的纸片卷成圆筒（直径约5cm），一端置于肿大的阴囊表面，手电筒在对侧照射，从纸筒的另一端观察阴囊。如阴囊呈半透明橙红色，为透光试验阳性；不透光则为透光试验阴性。

（2）**阴囊外观**：正常阴囊皮色深暗，多皱褶，外有少量阴毛，富有汗腺及皮脂腺。视诊时注意观察皮肤有无皮疹、脱屑等损害，观察阴囊外形有无肿胀。常见异常改变及其临床意义：①阴囊肿大：见于阴囊水肿、睾丸鞘膜积液、阴囊疝或睾丸肿瘤。阴囊疝是肠管或肠系膜经腹股沟管下降至阴囊内所形成，表现为一侧或双侧阴囊肿大，触之有囊性感，有时可推回腹腔，但用力使腹腔内压增高时可再降入阴囊。鞘膜积液触之有水囊样感。睾丸鞘膜积液（液体）与阴囊疝或睾丸肿瘤（实体物）可通过阴囊透光试验鉴别，前者阴囊透光试验阳性，后者阴囊透光试验阴性。②阴囊象皮肿：阴囊皮肤水肿、粗糙、增厚如象皮样，多为丝虫病引起的淋巴管炎或淋巴管阻塞所致。

（3）**精索**：由输精管、提睾肌、血管及淋巴管等组成，位于附睾上方，呈柔软的索条状，无压痛。常见异常改变及其临床意义：①精索呈串珠样肿胀，见于输精管结核。②精索触及蚯蚓团样感，为精索静脉曲张。③靠近附睾的精索有结节，常由丝虫病引起。④精索有挤压痛且局部皮肤红肿，多见于精索的急性炎症。

（4）**睾丸**：睾丸呈椭圆形，表面光滑柔韧，两侧大小基本一致。常见异常改变及其临床意义：①睾丸急性肿痛且压痛明显，见于外伤、流行性腮腺炎、淋病等。②睾丸慢性肿痛多由结核引起。③单侧睾丸肿大、质硬并有结节，应考虑睾丸肿瘤或白血病细胞浸润。④睾丸过小常为先天性或内分泌疾病引起，如肥胖性生殖无能症等；睾丸萎缩见于流行性腮腺炎或外伤后遗症及精索静脉曲张。⑤睾丸未降入阴囊内而在腹股沟管内或阴茎根部、会阴部等处，称为隐睾症，一侧多见。⑥未触及睾丸，应考虑先天性无睾症。后两者影响生殖器官和第二性征的发育。

(5) 附睾：是贮存精子和促进精子成熟的器官，位于睾丸后外侧，上端膨大为附睾头，下端细小如囊锥状为附睾尾，正常无结节，无压痛。常见异常改变及其临床意义：①附睾呈结节状硬块，并伴有输精管增粗且呈串珠状，多为附睾结核。结核灶可与阴囊皮肤粘连，破溃后形成瘘管不易愈合。②急性炎症时肿痛明显，常伴有睾丸肿大，附睾与睾丸分界不清。③慢性附睾炎时，附睾肿大且有轻压痛。

3. 前列腺

(1) 正常状态：前列腺位于膀胱下方，耻骨联合后约2cm处，是包绕尿道根部的实质性附属性腺，尿道从前列腺中纵行穿过，排泄管开口于尿道前列腺部。正常成人前列腺距肛门约4cm，质韧而有弹性，左、右两叶之间可触及中间沟，每叶前列腺约拇指指腹大小。

(2) 检查方法：被检者取肘膝位或右侧卧位。检查者食指戴指套，涂以润滑剂（常用液状石蜡），徐徐插入肛门，向腹侧触诊。触诊时，注意前列腺大小、质地、表面情况、压痛、中间沟是否消失等。需留取前列腺液送检时，应同时做前列腺按摩，方法是：食指由外向内、同时向下徐徐按摩数次后，再沿中间沟向尿道口方向滑行挤压，即可见前列腺液从尿道口流出。

(3) 常见异常改变及其临床意义：①前列腺肿大且有明显压痛，见于急性前列腺炎。②前列腺肿大，中间沟消失，但表面光滑、质硬、无压痛及粘连，见于良性前列腺肥大症。③前列腺肿大、质硬，并可触及结节，应考虑前列腺癌。

（二）女性生殖器检查

女性生殖器包括内外两部分，一般情况下女性病人的生殖器不做常规检查，全身性疾病疑有局部表现时或怀疑生殖系统疾病时对女性生殖器进行检查。检查时病人应排空膀胱，暴露下身，仰卧于检查台上，两腿外展、屈膝，检查者戴无菌手套。检查采用视诊与触诊。触诊包括双合诊、三合诊、肛腹诊。未婚女性一般行肛腹诊。特别提示：男性医护人员检查女性病人时，须有女医务人员或病人家属在场。

1. 外生殖器

(1) 阴阜：位于耻骨联合前面，此处因皮下脂肪丰富而柔软丰满。性成熟后皮肤有阴毛，呈倒三角形分布，为女性第二性征。常见异常改变及其临床意义：①若阴毛先浓密后脱落而明显稀少或缺如，见于性功能减退症或席汉综合征（Sheehan's syndrome）。席汉综合征是指产后大出血、出血性休克引起垂体缺血性坏死，促性腺激素分泌减少导致阴毛脱落、性欲减退、闭经及产后无乳的一组表现。②阴毛明显增多，呈男性分布，多见于肾上腺皮质功能亢进症。

(2) 大阴唇与小阴唇：大阴唇为一对纵行长圆形隆起的皮肤皱襞，皮下组织松软，富含脂肪及弹力纤维，性成熟后表面有阴毛。未生育妇女两侧大阴唇自然合拢遮盖外阴；经产妇两侧大阴唇常分开；老年人或绝经后常萎缩。小阴唇位于大阴唇内侧，为一对较薄的皮肤皱襞，两侧小阴唇常合拢遮盖阴道外口。小阴唇表面光滑，呈浅红色或褐色，前端融合后包绕阴蒂，后端彼此会合形成阴唇系带。常见异常改变及其临床意义：①阴唇皮肤增厚似皮革，色素增加，并有群集成片的小多角性扁平丘疹，伴外阴瘙痒，提示为外阴慢性单纯性苔藓。②阴唇皮肤变薄，干燥，皲裂，菲薄甚至似卷烟纸样，提示为外阴硬化性苔藓。③阴唇出现对称性、多发性米粒至高粱粒大小成簇疱疹，提示为生殖器疱疹。④阴唇及其周围多发性乳头状疣，其上可有指样突起，可融合成鸡冠状或菜花样，提示为尖锐湿疣。⑤局部色素脱失，出现境界醒目的白色斑片，提示为外阴白癜风。

（3）**阴蒂**：阴蒂为两侧小阴唇前端会合处与大阴唇前连合之间的隆起部分，外表为阴蒂包皮，露出的阴蒂头直径为 0.6～0.8cm。常见异常改变及其临床意义：①阴蒂过小见于性功能发育不全。②阴蒂肥大主要见于女性假两性畸形，该畸形是由于肾上腺皮质增生、肿瘤或使用了大量的雄激素造成女性的男性外表，表现为阴蒂肥大似阴茎、喉结突出、发音低粗、乳房不发育等。

（4）**阴道前庭**：阴道前庭为两侧小阴唇之间的菱形裂隙，前部有尿道口，后部有阴道口。前庭大腺分居于阴道口两侧，如黄豆粒大，开口于小阴唇与处女膜之间的沟内。未开始性生活者处女膜完整，已婚者有处女膜裂痕，经产妇仅余残痕。常见异常改变及其临床意义：①尿道口两侧红肿、疼痛并有脓液流出，见于前庭大腺脓肿。②尿道口两侧肿大明显而压痛轻，可见于前庭大腺囊肿。

2. 内生殖器

（1）**阴道**：阴道为生殖通道，平常前后壁相互贴近，内腔狭窄，但富于收缩和伸展性。受性刺激时阴道前 1/3 产生收缩，分娩时可高度伸展。用拇、食指分开两侧小阴唇，在前庭后部可见阴道外口，其周围有处女膜。正常阴道黏膜呈浅红色，柔软，光滑。观察时应注意其紧张度，有无肿块、分泌物、出血等。

（2）**子宫**：正常宫颈表面光滑，妊娠时质软，呈紫色，成年未孕子宫长约 7.5cm，宽约 4cm，厚约 2.5cm。触诊子宫使用双合诊法，应注意宫颈有无充血、糜烂、肥大及息肉。正常产后妇女子宫增大，触之较韧，光滑，无压痛。子宫体积匀称性增大见于妊娠，非匀称性增大见于各种肿瘤。

（3）**输卵管**：正常输卵管表面光滑，质韧，无压痛，不易触及。常见异常改变及其临床意义：①输卵管肿胀、增粗或有结节，弯曲或僵直，且常与周围组织粘连、固定，明显触压痛者，多见于急慢炎症或结核。②明显肿大可为输卵管积脓或积水。③双侧输卵管病变，管腔变窄或梗阻，则难以受孕。

（4）**卵巢**：卵巢为一对扁椭圆形性腺，具有产生卵子、分泌性激素的功能。成年女子的卵巢约 4cm×3cm×1cm 大小，表面光滑，质软。绝经后萎缩变小、变硬。常见异常改变及其临床意义：①增大伴压痛常见于卵巢炎症。②卵巢不同程度肿大常提示卵巢囊肿。

二、肛门与直肠检查

直肠全长 12～15cm，上接乙状结肠，下连肛管，肛管下端在体表的开口为肛门。

肛门与直肠的检查方法以视诊、触诊为主，辅以内镜检查。可根据检查目的不同，让被检者采取不同的体位。

（一）常用体位

1. 肘膝位 被检者两肘关节屈曲，置于床上，胸部尽量靠近床面，两膝关节屈曲成直角跪于床上，臀部抬高。此体位最常用于检查前列腺、精囊和进行乙状结肠镜检查（图3-44）。

2. 左侧卧位 被检者向左侧卧位，右腿向腹部屈曲，左腿伸直，臀部靠近检查台右边。适用于病重、年老体弱或女性病人。

3. 仰卧位或截石位 被检者仰卧，臀部垫高，两腿屈曲、抬高并外展。适用于病重体弱者、膀胱直肠窝的检查和进行直肠双合诊（即右手食指在直肠内，左手在下腹部，双手配合，以检查盆腔脏器）。

图3-44 肘膝位

4. 蹲位 被检者蹲成排大便时的姿势，屏气向下用力。适用于检查直肠脱出、内痔及直肠息肉等。

肛门与直肠检查结果及其病变部位应按时钟方向进行记录，并注明检查时的体位。肘膝位时肛门后正中点为12点钟位，截石位时则与此相反，为6点钟位。

（二）视诊

1. 视诊方法 检查者用手分开被检者臀部，仔细观察肛门及周围皮肤颜色及皱褶。正常颜色较深，皱褶自肛门向外周呈放射状，让被检者收缩肛门括约肌时皱褶更明显，做排便动作时皱褶变浅。另外，还应注意观察肛门周围有无脓血、黏液、肛裂、瘢痕、外痔、瘘管口、溃疡、脓肿等。

2. 常见异常改变及其临床意义 ①肛门闭锁与狭窄，多见于新生儿先天性畸形，因感染、外伤、手术引起的肛门狭窄，可在肛周发现瘢痕。②肛门周围红肿及压痛，常见于肛门周围脓肿或炎症。③肛裂为肛管下段（齿状线以下）深达皮肤全层的纵行及梭行裂口或感染性溃疡，排便时疼痛，粪便周围附有少量鲜血，触诊时有明显触压痛。④痔是直肠下端黏膜下或肛管边缘皮下的内痔静脉丛或外痔静脉丛扩大和曲张所致的静脉团，常表现为大便带血、痔块脱出、疼痛或瘙痒感。痔可分为外痔、内痔和混合痔。外痔是肛门外口（齿状线以下）的紫红色柔软包块，表面被肛管皮肤覆盖；内痔是肛门内口（齿状线以上）的紫红色柔软包块，表面被直肠下端黏膜覆盖，排便时可突出肛门外；混合痔是齿状线上、下均可发现的紫红色包块，兼有内、外痔的特点。⑤肛门直肠瘘，简称肛瘘，是直肠、肛管（内口）与肛门皮肤（外口）相通的瘘管，多为肛管或直肠周围脓肿与结核所致，不易愈合。肛瘘可在肛门周围皮肤处发现瘘管开口，有时可见脓性分泌物流出，在直肠或肛管内可见内口或伴有硬结。⑥直肠脱垂，又称脱肛，是指肛管、直肠、乙状结肠下端的肠壁部分或全层向外翻而脱出于肛门外，肛门外见到紫红色柔软包块。

（二）触诊

1. 触诊方法　肛门和直肠的触诊称为肛门指诊或直肠指诊。被检者可采取肘膝位、左侧卧位或仰卧位，检查者右手食指戴指套或手套，涂适量润滑剂（如液状石蜡），将食指置于肛门外口轻轻按摩，待被检者肛门括约肌放松后，再徐徐插入肛门、直肠内（图 3 - 45）。指诊时注意有无触痛、波动感、包块，黏膜是否光滑，指套上是否有异常物质，如黏液、脓液、血液等。必要时做直肠镜和乙状结肠镜检查，以求准确诊断。

图 3 - 45　直肠指诊

2. 常见异常改变及其临床意义　①剧烈触痛，见于肛裂或感染；②触痛伴有波动感，见于肛门、直肠周围脓肿；③触及柔软、光滑而有弹性的包块，多为直肠息肉；④触及坚硬、凹凸不平的包块，应考虑直肠癌；⑤指诊后指套表面带有黏液、脓液或血液，提示直肠炎或直肠癌。

第九节　神经系统检查

神经系统检查包括脑神经、运动功能、感觉功能、神经反射及自主神经检查等。本节主要介绍脑神经、感觉功能、运动功能、神经反射检查。检查时，应使被检者充分配合，检查者要耐心细致，尽可能避免遗漏体征。

一、脑神经检查

（一）嗅神经

1. 检查方法　被检者闭双眼，先按压住一侧鼻孔，检查者取检测气味用的物品靠近被检者另一侧开放的鼻孔，嘱其深吸气，然后让其说出所闻到的气味。用同样方法检查另一侧鼻孔。检测气味常用的物品有香皂、杏仁、香烟、咖啡、巧克力等。检查时应注意：①确定两侧的嗅觉是否一致；②为保证结果的准确性，可取 2 ~ 3 种不同测试物分别检测；③测试物的气味应为被检者熟悉且无刺激性，刺激性大的物品如甲醛、酒精、氨水等不宜采用。

2. 临床意义　具有气味的微粒（嗅素）随气流进入鼻腔，接触嗅黏膜，溶入嗅腺的分泌物中，刺激嗅细胞发出神经冲动，经嗅神经、嗅球、嗅束传至大脑海马旁回中的嗅觉中枢，产生嗅觉。从嗅黏膜到嗅觉中枢通路中的任何一个部位损害，均可出现嗅觉障碍。常见的嗅觉障碍有：①嗅素不能到达嗅区黏膜所致的嗅觉减退或失嗅：见于各种原因引起的鼻腔阻塞，如鼻甲肥大、鼻息肉、鼻中隔偏曲等。②嗅黏膜、嗅神经、嗅球、嗅束损害所致的嗅觉减退或失嗅：见于鼻炎、嗅神经炎、颅前窝骨折累及筛孔等。③嗅觉中枢病变所致的嗅觉异常：可表现为嗅觉过敏（嗅敏度增强）、错嗅（香被辨为臭）、幻嗅（无嗅素而有味）等，见于癔症、神经症、精神分裂症等。

（二）视神经

主要是视力检查，检查方法与临床意义见本章第三节头部检查。

（三）动眼神经、滑车神经、展神经

1. 检查方法　①外观：主要观察眼裂有无增大或缩小，眼球有无突出或内陷，眼球有无偏斜，眼睑有无下垂，瞳孔状况。②眼球运动：嘱其向上、向下、向内、向外转动运动，观察有无眼球运动障碍，眼球有无偏斜。③对光反射（直接与间接）与调节反射。

2. 临床意义　①出现眼球运动向内、向上、向下运动障碍，上睑下垂，瞳孔散大，出现复视，调节反射消失，均提示动眼神经麻痹。②单纯出现眼球向下及向外运动障碍（减弱），提示滑车神经麻痹。③出现眼球向外运动障碍及伴有麻痹性内斜视，提示展神经麻痹。

（四）三叉神经

三叉神经感觉纤维分布于面部皮肤及眼、鼻、口腔黏膜，运动纤维支配咀嚼肌、颞肌和翼状内外肌的运动。

1. 检查方法　①感觉功能：嘱被检者闭眼，依次进行触觉、痛觉、温觉等的检查，检查时，应注意仔细观察被检者的反应，两侧对比，如有异常，确定其病变区域（眼支分布于眼裂以上的皮肤，上颌支分布于眼裂与口裂之间，下颌支分布于口裂与下颌底之间）。检查触觉用棉絮或软毛刷触面部皮肤，检查痛觉用针尖轻刺面部皮肤，检查温觉用装热水（40℃～50℃）或冷水（5℃～10℃）的试管接触面部皮肤。②角膜反射（详见本节神经反射检查）。③运动功能：检查者用双手分别按压被检者两侧的颞肌、咀嚼肌并嘱其做咀嚼动作，比较两侧肌力，嘱其做张口动作，比较下颌有无歪斜（以露齿时上下门齿的中缝线为标准）。

2. 临床意义　①感觉功能障碍：某支分布区域或一侧面部触觉、痛觉、温觉减退或消失，提示该支或同侧三叉神经损害，常见于三叉神经痛、脑桥小脑脚肿瘤、延髓空洞症。②运动功能障碍：一侧咀嚼肌肌力减弱、下颌偏向病侧，提示该侧三叉神经运动

纤维受损，常见于牙根脓肿、龋齿、颅脑损伤或肿瘤等。

（五）面神经

1. 检查方法　①运动功能：首先观察被检者额纹、鼻唇沟、眼裂、口角有否改变，并作两侧对比。然后嘱其做皱额、闭眼、露齿、微笑、鼓腮、吹口哨等动作，并作两侧对比。②味觉功能：让被检者伸舌，检查者依次取少量酸（柠檬）、甜（糖）、苦（奎宁）、咸（食盐）的测试物品溶于水后，用棉棒蘸取涂在被检者一侧舌前部，嘱被检者用手指出某个预定的符号（酸、甜、苦、咸），但不能讲话和缩舌，分别测试两侧。注意每测一种测试物后应用清水漱口，以免发生干扰。

2. 临床意义　①一侧额纹变浅或消失、眼裂增大、鼻唇沟变浅，不能皱额、闭眼、鼓腮或吹口哨漏气，露齿或微笑时口角歪向健侧，提示该侧面神经周围性瘫痪，常见于面神经炎等。②双侧额纹正常、眼裂正常、能皱额、能闭眼，但一侧鼓腮或吹口哨漏气、露齿或微笑口角歪向患侧，提示该侧中枢性瘫痪，常见于脑血栓形成、脑出血、脑肿瘤、脑炎等。③舌前2/3味觉消失，提示面神经在面神经管内损伤，常见于面神经炎。中枢性面瘫与周围性面瘫的鉴别见表3－11。

表3－11　中枢性面瘫和周围性面瘫的鉴别

	中枢性面瘫	周围性面瘫
受损部位	核上组织受损（皮质、皮质脑干纤维、内囊、脑桥等）	面神经核或面神经受损
病因	脑血管疾病、脑肿瘤、脑炎等	受寒、耳部或脑膜感染、神经纤维瘤等
面肌	病灶对侧颜面下部肌肉麻痹，不能露齿、鼓腮、吹口哨	病灶同侧面肌麻痹，不能露齿、鼓腮、吹口哨
角膜反射	存在	消失
鼻唇沟	变浅	变浅
口角	示齿时口角偏向病侧	示齿时口角偏向病灶对侧
味觉功能	无障碍	舌前2/3味觉障碍

（六）位听神经（前庭蜗神经）

1. 检查方法

（1）听力

1）听力粗测：在安静环境下，被检者用棉花堵塞另一侧外耳道，检查者持机械手表自1m以外逐渐移近该侧耳，直至被检者听清表音为止，记录手表与该耳的距离。以同样方法测另一耳。正常人一般在距离1m处可闻及机械表音。

听力精确测试：最常用、最基本的是音叉试验。①任内试验（Rinne test）：又称气骨导比较试验。检查者手持音叉柄，向另一手掌的鱼际肌或肘关节处轻击音叉臂，检查气导听力时，立即将振动的叉臂末端置于距被检者外耳道1cm处，且与外耳道口位于同一水平面；检查骨导听力时，立即将振动的叉柄末端的底部紧贴在鼓窦区或其上方的颅外面。通过比较同侧气传导和骨传导的时间判断耳聋的性质。气导声响强于骨导声响，为正常人或感音性耳聋；骨导声响较气导强，为传导性耳聋；两者传导时间相等为混合性耳聋或中度传导性耳聋。②韦伯试验（Weber test）：又称骨导偏向试验。检查者将音叉击响后，立即将振动的叉柄末端的底部紧贴在颅中线的前额部或下颌部，比较被检者两侧耳骨导听力的强弱。两侧听力相等，为正常人或两耳听力同等程度下降者；病侧骨传导较强，骨导偏向耳聋侧，为传导性耳聋；病侧骨导听力减弱，骨导偏向健侧，为正常或感音性耳聋。③施瓦巴赫试验（Schwabch test）：又称骨导对比试验，是将病人和正常人骨导听力进行比较。将击响的音叉按任内试验法交替测病人和正常人的骨传导听力，先放于正常人（一般为本人）身上，声音消失后，迅速放于被检者的身上。然后再给被检者做骨导试验，声音消失后，迅速放于检查者的相应部位。两者骨导时间相似，为正常；被检者骨导时间大于检查者（正常人），为传导性耳聋；被检者骨导时间小于检查者（正常人），为感音性耳聋。

（2）前庭神经：①一般观察：观察被检者有无眼球震颤、平衡障碍。②特殊检查：如旋转试验、外耳道灌注冷水及热水试验。

2. 临床意义

（1）耳聋：传导性耳聋常见于耵聍栓塞、外耳道异物、中耳炎、鼓膜穿孔或破裂等。感音性耳聋常见于药物损害（链霉素、庆大霉素、卡那霉素等）、噪音损害、听神经炎、脑干血管病、多发性硬化等。

（2）平衡障碍：平衡障碍表现为眩晕，伴恶心、呕吐及眼球震颤，常见于梅尼埃（Meniere）病、迷路炎、椎 – 基底动脉供血不足、前庭神经元炎、听神经瘤等。

（七）舌咽神经与迷走神经

1. 检查方法 ①运动功能：嘱被检者做张口动作，首先观察两侧软腭高度是否一致，悬雍垂是否居中，然后，嘱其发"啊"音，注意观察软腭上提及悬雍垂偏移情况。②味觉功能：同面神经的味觉功能检查，注意将测试物涂于舌后1/3处。③咽反射：嘱被检者做张口动作，用压舌板轻触咽后壁，正常出现咽部肌肉收缩并诱发恶心反射。再让其饮水，观察有无呛咳或水从鼻孔流出现象（如被检者平时已有饮食呛咳，不应再做饮水观察）。

2. 临床意义 一侧舌咽神经与迷走神经核及核以下损害，出现声音嘶哑及带鼻音，吞咽困难及呛咳，患侧软腭不能上抬，咽反射消失，悬雍垂偏向对侧；双侧舌咽神经与迷走神经核及核以下损害（周围性延髓麻痹），出现声音嘶哑及带鼻音，吞咽困难及呛咳，两软腭不能上抬，咽反射消失，常伴舌肌萎缩，又称真性延髓性麻痹；双侧舌咽神经与迷走神经核上损害（中枢性延髓麻痹），出现声音嘶哑及带鼻音，吞咽困难及呛咳，但咽反射亢进，无舌肌萎缩，又称假性延髓性麻痹。真性延髓性麻痹与假性延髓性麻痹的鉴别见表3－12。

表 3 – 12　真性延髓性麻痹与假性延髓性麻痹的鉴别

	真性延髓性麻痹	假性延髓性麻痹
受损部位	延髓的舌咽、迷走神经或其核	双侧上运动神经元病损（主要是运动皮质及其发出的皮质脑干束）
病因	脑炎、脊髓灰质炎、多发性神经炎等	两侧脑血管病及脑炎等
表现	双侧受损时表现为声音嘶哑，吞咽困难，咽部感觉丧失，咽反射消失，常伴舌肌萎缩；一侧受损时表现为病侧软腭不能上举，悬雍垂偏向健侧，病侧咽反射消失	声音嘶哑，吞咽困难，咽部感觉存在，咽反射亢进，无舌肌萎缩，伴有下颌反射和掌颏反射亢进
锥体束征	阴性	阳性

（八）副神经与舌下神经

1. 副神经　副神经支配胸锁乳突肌与斜方肌。检查方法：让被检者做转头与耸肩动作，观察动作情况，并作两侧对比。临床意义：一侧胸锁乳突肌瘫痪，头不能向同侧倾斜，面不能转向对侧，可伴肌肉萎缩；一侧斜方肌瘫痪，同侧肩下垂，耸肩力量减弱，可伴肌肉萎缩。提示同侧副神经损伤。

2. 舌下神经　舌下神经支配舌肌。检查方法：让被检者伸舌，观察有无伸舌偏斜、舌肌萎缩及肌束颤动。临床意义：伸舌时，舌尖偏向一侧，伴舌肌萎缩，提示同侧舌下神经损伤；舌不能伸出，提示双侧舌下神经损伤。

二、运动功能检查

运动是指骨骼肌的活动，可分为随意运动和不随意运动。随意运动受大脑皮质运动区支配，主要由锥体束完成；不随意运动主要由锥体外系和小脑支配完成。

（一）肌力检查

1. 检查方法　肌力是指肢体随意运动时肌肉收缩的力量。嘱被检者肢体做伸屈动作，检查者施以相反的力，观察肌力状态；或嘱被检者做肢体抬高动作，观察其肢体的活动状况。注意两侧比较。

2. 肌力分级　肌力采用 0 ~ 5 级六级分类法。

0 级：完全瘫痪，肌肉无收缩。

1 级：肌肉可收缩，但不能产生动作。

2 级：肢体可在床面移动，但不能抬起。

3 级：肢体能抗地心引力抬离床面，但不能克服阻力。

4 级：肢体能对抗阻力，但力量较弱。

5 级：正常肌力。

3. 临床意义　肌力减弱或丧失即瘫痪。具体临床意义见第三章第七节脊柱与四肢检查。

根据病变部位不同，瘫痪分为上运动神经元性瘫痪（中枢性瘫痪）和下运动神经元性瘫痪（周围性瘫痪），二者鉴别见表3-13。

表3-13　上、下运动神经元瘫痪鉴别

	上运动神经元瘫痪	下运动神经元瘫痪
瘫痪分布	整个肢体为主	肌群为主
肌张力	增强	减弱或消失
腱反射	增强或亢进	减弱或消失
病理反射	有	无
肌萎缩	无	有

（二）肌张力检查

1. 检查方法　肌张力是指静止状态下的肌肉紧张度。检查时，检查者用手挤捏被检者肌肉以感知其硬度及弹性；用一手扶住关节，另一手握住肢体远端做被动伸屈动作以感知其阻力。

2. 临床意义

（1）肌张力增高：①肌肉坚实变硬，肢体被动伸屈阻力大呈折刀现象（起始阻力大，终末突然减弱），提示锥体束损害，常见于脑血管病如脑血栓形成、脑出血等。②肌肉坚实变硬，肢体被动伸屈阻力大呈铅管样（阻力均匀一致变大），提示锥体外系损害，常见于帕金森病等。

（2）肌张力降低：肌肉松软无力，肢体被动伸屈阻力减退，关节活动范围增大，提示脊髓或周围神经损害，常见于脊髓前角灰质炎、周围神经病等。

（三）不随意运动检查

不随意运动亦称不自主运动，是指被检查者在意识清醒的情况下出现的不受主观意识支配、无目的的异常动作，主要包括舞蹈症、震颤、抽搐等。检查方法及临床意义具体见第本章第七节脊柱与四肢检查。

（四）共济运动检查

机体完成某一动作时，某一肌群协调一致的运动称为共济运动。共济运动主要由小脑维持完成，前庭神经系统、视神经、深感觉、锥体外系等也参入其中。常用的检查有：

1. 指鼻试验　被检者手臂外展伸直，以食指接触距其前方0.5m检查者的食指，再用食指触指自己的鼻尖，先慢后快，先睁眼做，再闭眼做，先做一侧，再做另一侧。临床意义：正常人指鼻准确。一侧指鼻不准确、动作缓慢或出现震颤，提示同侧小脑半球病变。睁眼时指鼻准确，闭眼时不准确，提示深感觉障碍，见于脊髓梅毒。

2. 跟膝胫试验　被检者取仰卧位，将一侧足跟部放在另一肢体膝关节下面，嘱其足跟沿胫骨前缘滑下，先睁眼做，再闭眼做，先做一侧，再做另一侧，观察整个动作过程。临床意义：正常人整个动作过程流畅、准确。一侧动作不准确或出现震颤，提示同侧小脑半球病变。睁眼时动作准确，闭眼时动作不准确，提示深感觉障碍，见于脊髓梅毒。

3. 快复轮替动作　让被检者伸直手掌，并以前臂做快速的旋前旋后动作，或一手用手掌、手背连续交替拍打对侧手掌，先做一侧，再先做另一侧，观察其整个动作过程。临床意义：整个动作过程流畅、准确。一侧动作笨拙，缓慢而不均匀，提示同侧小脑半球病变。

4. 闭目难立征（Romberg test）　被检者双足跟并拢直立，向前平伸双手，先睁眼做，再闭眼做，观察其站立情况。临床意义：正常人睁闭眼站立均平稳。睁闭眼均站立不平稳，提示小脑半球病变。睁眼时站立平稳，闭眼时，出现身体晃动或倾斜，提示深感觉障碍，见于脊髓梅毒。

三、感觉功能检查

感觉是作用于各个感受器的各种形式刺激在人脑中的直接反映。解剖学将感觉分为内脏感觉、特殊感觉（视觉、听觉、味觉、嗅觉）和一般感觉（浅感觉、深感觉和复合感觉）。感觉功能检查必须在被检者意识清醒及精神状态正常时进行。检查时应嘱被检者闭目，充分暴露被测部位，将刺激物由感觉障碍区移向正常区，或由正常区移向感觉过敏区，注意两侧对比、上下对比及远近端对比。对意识不清的被检者或小儿，可根据面部表情、肢体回缩动作及哭叫等反应粗略估计感觉功能有无障碍。避免暗示性提问，必要时重复进行。

（一）浅感觉检查

1. 检查方法　检查触觉用棉花捻触皮肤或黏膜，检查痛觉用大头针的针头均匀地轻刺皮肤，检查温度觉用装热水（40℃～50℃）或冷水（5℃～10℃）的试管接触皮肤。嘱被检者闭眼，依次进行触觉、痛觉、温度觉的检查。检查时，应注意仔细观察被检者的反应，两侧对比，如有异常（感觉过敏、减退或消失），确定其区域。

2. 临床意义　痛觉、温度觉异常，提示脊髓丘脑侧束损害。触觉异常，提示脊髓丘脑后索损害。

（二）深感觉检查

1. 检查方法　被检者闭眼，依次检查运动觉、位置觉、震动觉，并作两侧对比。检查运动觉时，检查者用手轻捏被检者的手指或足趾做上下移动，让其说出移动的方向；检查位置觉时，检查者将被检者的肢体摆成一定姿势或放置在一定位置，让其说出其所摆姿势或所处的位置；检查震动觉时，检查者将敲击后振动的音叉（128Hz）柄放在被检者肢体突起的骨骼处如内踝、外踝、桡骨茎突、尺骨鹰嘴、髌骨等，让其说出有无振动及振动持续时间。

2. 临床意义　正常人能正确说出检查时的运动觉、位置觉、震动觉。一侧深感觉障碍或消失，提示同侧脊髓后索损害。

（三）复合感觉（精细触觉、皮质感觉）检查

1. 检查方法　被检者闭眼，依次检查皮肤定位觉、两点辨别觉、实体辨别觉和体表图形觉，并作两侧对比。检查皮肤定位觉时，用棉签轻触被检者皮肤，让其说出所触部位；检查两点辨别觉时，用分开的双脚规轻刺被检者两点皮肤，逐渐缩小距离，直至感觉为一点时为止（正常：指尖处皮肤为 2~8mm，手背处皮肤 2~3cm，躯干处皮肤6~7cm）；检查实体辨别觉时，将硬币、笔、火柴盒等日常熟悉的物品让被检者用手抚摸，然后说出物品的名称及形状；检查体表图形觉时，检查者在被检者皮肤上画简单图形如三角形、圆形或写简单的字，然后让其说出是何图形或何字。

2. 临床意义：复合感觉障碍，提示大脑皮质损害。

（四）感觉障碍

根据病变的性质，感觉障碍可分为抑制性症状和刺激性症状。

1. 抑制性症状　指感觉径路破坏出现感觉减退或缺失。

（1）**感觉缺失**：是指被检者在意识清楚的情况下，对刺激无任何感知。若同一部位各种感觉均缺失，称为完全性感觉缺失；在同一部位一种或数种感觉缺失而其他感觉存在，称为分离性感觉障碍。

（2）**感觉减退**：是指被检者在意识清楚的情况下，感觉敏感度下降，对强的刺激产生弱的感觉。

2. 刺激性症状　是指由于感觉径路受到刺激或兴奋性增高而出现的异常感觉。

（1）**感觉过度**：对刺激的阈值增高且反应时间延长。表现为对轻微刺激的辨别力减弱，当受到强烈刺激后，经过一段时间潜伏期达到阈值后，才出现一种定位不明确的强烈不适感或疼痛。

（2）**感觉过敏**：指给予轻微刺激引起强烈疼痛的感觉。

（3）**感觉异常**：指无外界刺激而出现的异常自发性感觉，如麻木感、痒感、针刺感、蚁走感、束带感、肿胀感等。

（4）**感觉倒错**：指对刺激的错误感觉，如非疼痛刺激产生疼痛的感觉，冷的刺激产生热的感觉。

（5）**疼痛**：依病变部位及疼痛特点分为：①局部疼痛：指病变部位的局限性疼痛，如神经炎的局部神经痛。②放射性疼痛：指疼痛由局部扩展到受累的感觉神经支配区，如坐骨神经痛。③扩散性疼痛：疼痛由一个神经分支分布区扩散到另一分支分布区，如手指远端挫伤疼痛扩散到整个上肢。④牵涉痛：内脏病变出现的相应体表区疼痛，如心绞痛引起左肩及左上肢痛。

四、神经反射检查

神经反射检查对神经系统疾病的定位诊断具有重要价值。反射是通过反射弧（感受

器、传入神经、中枢、传出神经和效应器）完成的。反射弧中任何一个环节发生病变，都能影响反射活动，表现为反射减弱或消失。同时，反射又受高级神经中枢控制，锥体束以上发生病变时，则可使反射活动失去抑制，而出现反射亢进。检查时应使被检者肌肉放松，肢体置于合适位置并注意两侧对比。

（一）生理反射

根据刺激的部位，可将生理反射分为浅反射和深反射。刺激皮肤或黏膜引起的反射称为浅反射，刺激肌腱、骨膜引起的反射称为深反射。

1. 浅反射

（1）角膜反射：嘱被检者眼睛向内侧注视，用湿棉絮尖从视野外侧轻触被检者一侧角膜外缘，观察眼睑闭合情况，同侧眼睑闭合称为直接角膜反射，对侧眼睑闭合称为间接角膜反射。角膜反射的传入神经为三叉神经眼支，中枢为脑桥，传出神经为面神经。临床意义：正常反应为双侧眼睑迅速闭合。直接与间接角膜反射均消失，见于被测侧三叉神经损害；直接反射消失，间接反射存在，见于被测侧面神经瘫痪；角膜反射完全消失，见于深昏迷。

（2）腹壁反射：被检者仰卧，双下肢稍屈曲，使腹壁松弛，检查者用钝头竹签分别沿肋弓下缘、平脐水平及腹股沟上缘平行方向，迅速由外向内轻划两侧腹壁皮肤，正常反应为受刺激部位腹肌收缩，即腹壁反射存在（图 3－46）。腹壁反射的传入、传出神经均为肋间神经。反射中枢：上腹壁为胸髓 7～8 节段；中腹壁为胸髓 9～10 节段；下腹壁为胸髓 11～12 节段。上、中或下部反射消失分别见于上述不同平面的胸髓病损。一侧腹壁反射减弱或消失见于同侧锥体束病损。双侧腹壁反射完全消失见于深昏迷、急性腹膜炎、肥胖者、老年人及经产妇等。

图 3－46　腹壁反射和提睾反射检查示意图

（3）提睾反射：用钝头竹签由下而上轻划男性被检者股内侧上方皮肤，观察睾丸上提情况。正常反应为同侧提睾肌收缩，睾丸上提（图 3－46）。其传入和传出神经皆为生殖股神经，中枢为腰髓 1～2 节段。双侧反射消失见于腰髓 1～2 节段损害；一侧反射消失见于同侧锥体束损害。此外，腹股沟疝、阴囊水肿、睾丸炎等局部病变亦可使该反射减弱或消失。

2. 深反射

（1）肱二头肌反射：检查者左手托住被检者屈曲的肘部，拇指置于肱二头肌肌腱上，以叩诊锤叩击拇指，观察前臂运动情况。正常反应为肱二头肌收缩，前臂快速屈曲（图 3－47）。肱二头肌反射传入、传出神经为肌皮神经，反射中枢在颈髓 5~6 节段。

（2）**肱三头肌反射**：被检者上臂外展，肘部半屈，检查者左手托住被检者肘部，右手用叩诊锤直接叩击鹰嘴上方 1.5~2cm 处的肱三头肌肌腱，观察前臂运动情况。正常肱三头肌收缩，前臂稍伸展（图 3-48）。肱三头肌反射的传入、传出神经为桡神经，反射中枢在颈髓 7~8 节段。

图 3-47　肱二头肌反射检查示意图　　　**图 3-48　肱三头肌反射检查示意图**

（3）**膝腱反射**：被检者取坐位时，小腿完全放松下垂，取仰卧位时，检查者左手托起膝关节，使髋、膝关节稍屈曲，右手用叩诊锤叩击髌骨下方股四头肌肌腱，观察小腿运动情况。正常反应为股四头肌收缩，小腿伸展（图 3-49）。膝腱反射的传入、传出神经为股神经，反射中枢在腰髓 2~4 节段。

（4）**跟腱反射**：被检者仰卧，髋及膝关节稍屈曲，下肢取外展外旋位，检查者左手托被检者足掌，使足呈过伸位，右手持叩诊锤叩击跟腱，观察足运动情况。正常反应为腓肠肌收缩，足向跖面屈曲（图 3-50）。跟腱反射的传入、传出神经为胫神经，反射中枢在骶髓 1~2 节段。

图 3-49　膝腱反射检查示意图　　　**图 3-50　跟腱反射检查示意图**

深反射改变的临床意义：①深反射减弱和消失：常见于下运动神经元瘫痪，如周围神经炎、神经根炎、脊髓前角灰质炎等；肌肉疾患，如重症肌无力、周期性瘫痪等；脑或脊髓的急性损伤，如急性脊髓炎、脑出血早期；深昏迷、深度麻醉等。被检者精神紧张或注意力集中于被检部位，可出现可疑性减弱或消失。②深反射亢进：常见于锥体束损害，如脑血栓形成、脑出血等。此外，也见于神经症、甲状腺功能亢进症等。

（二）病理反射

病理反射是指锥体束损害时，大脑失去了对脑干和脊髓的抑制功能而出现的异常反射，又称锥体束征。锥体束征阳性常见于脑血栓形成、脑出血、脑炎等。1.5 岁以内的婴幼儿由于锥体束尚未发育完善，也可出现这种反射，不属于病理性。临床常用的病理反射有：

1. 巴宾斯基（Babinski）征 被检者仰卧，髋及膝关节伸直，检查者用钝头竹签由后向前划足底外侧缘，至小趾根部再转向拇趾侧，正常反应为足趾均不动或向跖面屈曲，阳性反应为拇趾缓缓背伸，其余四趾呈扇形散开（图 3 –51）。

2. 奥本海姆（Oppenheim）征 检查者用拇指及食指沿被检者胫骨前缘自上而下用力滑擦，阳性反应同 Babinski 征（图 3 –51）。

3. 戈登（Gordon）征 检查者将拇指和其余四指分置于被检者腓肠肌处，以适度力量挤捏，阳性反应同 Babinski 征（图 3 –51）。

4. 查多克（Chaddock）征 检查者用钝头竹签沿被检者足背外侧从外踝下方由后向前划至趾跖关节处，阳性反应同 Babinski 征（图 3 –51）。

图 3 –51 几种病理反射示意图

以上四种病理反射以 Babinski 征最典型，最常用，价值也最大。

5. 霍夫曼（Hoffmann）征 左手持被检者腕部，右手中指与食指夹住被检者中指，稍向上提，使腕部处于轻度过伸位，然后以拇指迅速弹刮被检者中指指甲。正常五指均不动，阳性反应为其余四指轻微掌屈。此征为上肢锥体束征，较多见于颈髓病变。

（三）阵挛

1. 髌阵挛 被检者仰卧，下肢伸直，用拇指和食指夹住髌骨上缘，突然用力向下方快速推动并维持用力，髌骨出现节律性的上下运动为髌阵挛阳性，临床意义同深反射亢进。

2. 踝阵挛　被检者仰卧，髋关节稍屈曲，一手托其腘窝，一手持其足掌前端，急速推其踝关节背屈并继续维持适当用力，踝关节出现节律性伸屈运动，为踝阵挛阳性，临床意义同深反射亢进。

（四）脑膜刺激征

软脑膜和蛛网膜的炎症，或蛛网膜下腔出血，可刺激脊神经根，导致其支配的肌肉发生反射性痉挛，当牵拉这些肌肉时，被检者可出现防御反应，从而产生一系列阳性体征，统称为脑膜刺激征。见于各种脑膜炎、脑炎、蛛网膜下腔出血、颅内压增高、脑水肿等。

1. 颈强直　被检者去枕仰卧，双下肢伸直，检查者右手置于被检者胸前，左手托其枕部并使其做被动屈颈动作。正常颈部柔软易屈，若颈有抵抗或不能前屈并有痛苦表情，提示为颈强直。

2. 凯尔尼格（Kernig）征　被检者仰卧，检查者托起被检者一侧大腿，使髋、膝关节各屈曲成直角，然后一手置于其膝关节前上方固定膝关节，另一手托其踝部，将被检者小腿抬高尽量使其膝关节伸直。正常膝关节可伸达135°以上。阳性表现为伸膝受限，并伴大腿后侧及腘窝部疼痛（图3–52）。

图 3 –52　Kernig 征检查示意图

3. 布鲁津斯基（Brudzinski）征　被检者仰卧，下肢伸直，检查者用一手托被检者枕部，另一手置于被检者胸前，使头前倾。正常表现双下肢不动。阳性表现为双侧膝关节和髋关节同时屈曲（图3–53）。

图 3 – 53　Brudzinski 征检查示意图

（四）拉赛克（Lasegue）征

Lasegue 征为神经根或坐骨神经受刺激引起。常见于坐骨神经炎、腰椎间盘突出症或腰骶神经根炎等造成的坐骨神经痛。

被检者仰卧，双下肢伸直，检查者一手置于被检者膝关节上，另一手将其下肢抬起。正常人伸直的下肢可抬高 70° 以上，抬高小于 30° 以下并出现自上而下的放射性疼痛为阳性（图 3 – 54）。

图 3 – 54　Lasegue 征检查示意图

第十节　全身体格检查

全身体格检查是对住院病人和健康人群全身各个部位进行的全面系统的体格检查，它是医学生和临床医生必备的基本功，也是评价和考核临床医师临床技能的重要指标。医学生在分段学习了各器官和系统的检查之后，必须能够融会贯通，综合运用，顺序、流畅、合理、全面、系统地完成全身体格检查。

一、基本要求

1. 检查前准备要充分　全身体格检查前，检查者要充分做好准备工作。①要穿戴工作衣帽，服装大方整洁；②要剪短指甲，双手清洗干净；③要清点好检查所需要的器械（如听诊器、叩诊锤、体温计等）；④向被检者自我介绍并告知检查目的，以取得对方合作。

2. 检查时顺序要合理　全身体格检查应遵循先整体后局部、先外后内、从头到脚分段进行的原则，合理的顺序不仅可以提高检查的效率，而且能尽最大可能减少体位变动，减轻病人的不适，同时也能避免检查项目的遗漏和方便检查记录。

3. 检查时内容要全面　全身体格检查的目的是对全身的健康状况进行全面细致的筛查，因此，要力求内容全面，收集尽可能完整的客观资料，完成病历特别是住院病历的各项信息要求。

4. 检查时操作要规范　在分段体格检查中，已详细学习了体格检查的基本方法和身体各部位、各重要器官（如甲状腺、甲状腺、肝脏等）的检查手法，在全身体格体检时应严格按照各项体格检查项目的要求，步骤清晰，手法精细，动作准确，操作规范，只有这样才能获得有价值的体检结果。

5. 检查时要注意原则性和灵活性的统一　进行全身体格检查时，既要遵守检查的基本原则，而又不拘泥于检查的基本原则，尽可能做到原则性与灵活性完美的统一。主要做到：①在全身体格检查中，应与病人有适度的沟通与交流，边查边问，边查边想，边查边分析，边查边判断；②在全身体格检查中，应根据问诊的提示，对罹患的脏器和系统有所侧重；③在全身体格检查中，对急诊和危重病人，不能按常规进行，在必要的检查后先抢救，其余检查待病情稳定后再行补充；④在全身体格检查中，对体位受限的病人，某些检查如外生殖器、肛门、直肠检查等，应根据具体病情确定是否检查，如需检查应有第三者在场，并注意保护病人隐私。

6. 检查后处理要完善　全身体格检查后，要注意做到：①向病人致谢，并交代检查后病人应注意的事项；②整理好检查的器械，收拾干净弃用的物品（如棉球、竹签、废纸片）并带走；③及时记录检查结果。

二、检查顺序

进行全身体格检查时，总的原则是要尽量减少病人的体位变动，因而检查的顺序常因体位不同而不同。检查的一般顺序如下：

1. 卧位检查顺序　一般情况→生命体征→头部检查→颈部检查→前、侧胸部检查→腹部检查→上肢检查→下肢检查→神经系统检查→（嘱病人取坐位）背部检查→（嘱病人取站立位）脊柱、四肢关节运动及共济运动检查→（必要时）外生殖器检查→肛门与直肠检查。

2. 坐位检查顺序　一般情况→生命体征→头部检查→颈部检查→上肢检查→背部检查→（嘱病人取卧位）前、侧胸部检查→腹部检查→下肢检查→神经系统检查→（嘱病人取站立位）脊柱、四肢关节运动及共济运动检查→（必要时）外生殖器检查→肛门与直肠检查。

三、检查要点

根据全身体格检查的基本要求和检查的逻辑顺序，拟定检查的基本项目，准备检查器械。以下检查项目既是全身筛查必不可少的，也是住院病历要求的各项检查。

1. 一般情况　观察发育、体型、营养、意识、面容、表情、体位等一般状态。

2. 生命体征　测量体温（腋温10分钟）；触诊桡动脉测脉搏至少30秒；观测呼吸至少30秒；测右上肢血压2次。

3. 头部检查　尽量在自然光线下进行检查。

（1）观察头颅外形、异常运动、毛发色泽及分布，头部有无损伤等情况，触诊头部有无包块、压痛。

（2）观察眉毛分布、有无脱落。

（3）观察眼睑有无内翻、水肿，上睑有无下垂。

（4）观察眼球外形、有无突出或下陷。

（5）检查双眼的视力。

（6）检查上下睑结膜、球结膜、巩膜、泪囊。

（7）检查面神经运动功能（皱额、闭目）。

（8）检查眼球六个方位的运动功能。

（9）检查瞳孔形状及大小，双侧是否等大同圆，直接对光反射和间接对光反射，调节与集合反射。

（10）观察双侧耳郭有无畸形、结节，外耳道有无溢液，检查乳突有无压痛，触诊颞颌关节及其运动。

（11）检查双耳听力。

（12）检查外鼻、鼻前庭、鼻中隔。

（13）检查双侧鼻道通气状态。

（14）检查鼻窦（额窦、筛窦和上颌窦）有无压痛、叩击痛。

（15）观察口唇、牙齿、牙龈、口腔黏膜、悬雍垂、扁桃体、咽后壁、舌质、舌苔及伸舌运动情况等。

（16）检查面神经运动功能（露齿、鼓腮、吹口哨）。

（17）检查三叉神经功能运动功能、感觉功能。

4. 颈部检查

（1）观察颈部外形、皮肤状况，颈静脉是否充盈。

（2）分别触诊双侧颈动脉搏动情况。

（3）触诊颈部淋巴结（按顺序由浅入深触诊耳前→耳后→枕后→颌下→颏下→颈前→颈后→锁骨上淋巴结），注意其部位、大小、数目、硬度、压痛、活动度、有无粘连，局部皮肤有无改变等。

（4）触诊甲状软骨、甲状腺峡部、甲状腺侧叶（配合吞咽动作），注意甲状腺的轮廓、大小、表面情况，有无结节、肿块和震颤。

（5）听诊颈部血管、甲状腺及有无杂音。

（6）触诊气管位置。

（7）检查颈椎屈曲度、左右活动度。

（8）检查副神经（耸肩及对抗头部旋转运动）。

5. 前、侧胸部检查

（1）观察胸廓外形、对称性，肋间隙宽度，胸部皮肤，胸壁有无静脉曲张，呼吸运动等。

（2）检查胸壁弹性，有无皮下气肿、压痛，胸骨有无压痛。

（3）检查双侧乳房，注意双侧乳房大小、对称性、乳头位置，有无异常分泌物，皮肤有无改变，有无结节及包块，男性有无乳房增生。

（4）触诊腋窝淋巴结（由浅入深触诊外侧淋巴结群、胸肌淋巴结群、肩胛下淋巴结群、中央淋巴结群、腋尖淋巴结群），注意其部位、大小、数目、硬度、压痛、活动度，有无粘连，局部皮肤有无改变等。

（5）检查胸廓扩张度。

（6）检查触觉语颤，注意双侧对比，是否对称，有无增强或减弱。

（7）检查胸膜摩擦感。

（8）叩诊双肺（按自上而下、由外向内、双侧对比的原则依次叩诊肺尖、前胸和侧胸），注意叩诊音分布，叩出肺下界。

（9）听诊双肺（按自上而下、由外向内、双侧对比的原则依次听诊肺尖、前胸和侧胸），注意比较对称部位两侧呼吸音有无异常，有无啰音。

（10）检查语音共振。

（11）检查胸膜摩擦音。

（12）观察心尖搏动、心前区有无异常搏动。

（13）触诊心尖搏动、心前区有无震颤。

（14）检查心包摩擦感。

（15）叩诊心脏相对浊音界。

（16）听诊心脏（依次听诊心脏各瓣膜听诊区），听取心率、心律、心音、杂音、心包摩擦音。

6. 背部检查

（1）请受检者坐起，充分暴露背部。

（2）观察脊柱、胸廓外形，呼吸运动。

（3）检查胸廓活动度、对称性。

（4）检查双侧触觉语颤。

（5）叩诊双侧后胸部。

（6）叩诊双侧肺下界移动度（在肩胛线上）。

（7）听诊双侧后胸部。

（8）检查双侧语音共振。

（9）检查脊柱有无侧弯、压痛、叩击痛。

（10）检查双侧肋脊点、肋腰点有无压痛。

（11）检查双侧肾区有无叩击痛。

7. 腹部检查

（1）请受检者取仰卧位，正确暴露腹部。

（2）请受检者屈膝放松腹肌，双上肢置于躯干两侧，平静呼吸。

（3）观察腹部外形、对称性、皮肤、脐及腹式呼吸等。

（4）在脐区听诊肠鸣音至少1分钟。

（5）听诊腹部有无血管杂音。

（6）检查振水音。

（7）叩诊全腹。

（8）叩诊肝脏上、下界。

（9）检查肝脏有无叩击痛。

（10）检查移动性浊音。

（11）浅触诊全腹部。

（12）深触诊全腹部。

（13）单手法触诊肝脏（配合加深腹式呼吸）。

（14）双手法触诊肝脏（配合加深腹式呼吸）。

（15）剑突下触诊肝脏。

（16）检查肝－颈静脉回流征。

（17）检查墨菲征。

（18）双手法触诊脾脏。

（19）双手法触诊肾脏。

（20）检查麦氏点有无压痛。

（21）检查腹部触觉、痛觉。

（22）检查腹壁反射。

8. 上肢检查

（1）观察上肢皮肤、关节、双手及指甲等。

（2）触诊指间关节和掌指关节。

（3）检查指关节运动。

（4）检查上肢远端肌力。

（5）触诊腕关节。

（6）检查腕关节运动。

（7）触诊双肘鹰嘴和肱骨髁（肱骨内上、外上髁）。

（8）触诊滑车上淋巴结。

（9）检查肘关节运动。

（10）检查屈肘、伸肘的肌力。

（11）视诊肩部外形。

（12）触诊肩关节及其周围。

（13）检查肩关节运动。

（14）检查上肢触觉、痛觉。

（15）检查肱二头肌反射。

（16）检查肱三头肌反射。

（17）检查桡骨膜反射。

（18）检查霍夫曼征。

9. 下肢检查

（1）观察双下肢外形、皮肤、趾甲等。

（2）触诊腹股沟区有无肿块、疝等。

（3）触诊腹股沟淋巴结横组。

（4）触诊腹股沟淋巴结纵组。

（5）触诊股动脉搏动，必要时听诊。

（6）检查髋关节屈曲、内旋、外旋运动。

（7）检查双下肢近端肌力（屈髋）。

（8）触诊膝关节及浮髌现象。

（9）检查膝关节屈曲运动。

（10）检查髌阵挛和踝阵挛。

（11）检查跟膝胫试验。

（12）触诊踝关节及跟腱。

（13）检查有无水肿。

（14）触诊双足背动脉。

（15）检查踝关节背屈、跖屈活动。

（16）检查双足背屈、跖屈肌力。

（17）检查踝关节内翻、外翻运动。

（18）检查屈趾、伸趾运动。

（19）检查下肢触觉（或痛觉）。

（20）检查膝反射。

（21）检查跟腱反射。

（22）检查巴宾斯基征。

（23）检查查多克征。

（24）检查奥本海姆征。

（25）检查戈登征。

（26）检查凯尔尼格征。

（27）检查布鲁津斯基征。

（28）检查拉塞格征。

10. 肛门、直肠检查（必要时）

（1）嘱受检者左侧卧位，右腿屈曲。

（2）观察肛门、肛周、会阴区。

（3）戴上手套，食指涂以润滑剂行直肠指诊。

（4）观察指套上有无分泌物。

11. 外生殖器检查 必要时进行，向病人解释检查的必要性，消除顾虑，注意保护隐私。被检查者取仰卧位，确认膀胱已经排空。

（1）男性生殖器检查

1）视诊阴毛、阴茎、冠状沟、龟头、包皮。

2）视诊尿道外口。

3）视诊阴囊，必要时做提睾反射。

4）触诊双侧睾丸、附睾、精索。

（2）女性生殖器检查

1）视诊阴毛、阴阜、大阴唇、小阴唇、阴蒂。

2）视诊尿道口及阴道口。

3）触诊阴阜、大阴唇、小阴唇。

4）触诊尿道旁腺、巴氏腺。

12. 共济运动、步态、脊柱活动度检查 被检查者在站立状态下进行。

（1）指鼻试验（睁眼、闭眼）。

（2）指指试验（睁眼、闭眼）。

（3）轮替动作。

（4）闭目难立试验（注意做保护动作）。

（5）观察步态。

（6）检查颈椎活动度，做前屈、后伸、左右侧弯、旋转动作。

（7）检查腰椎活动度，做前屈、后伸、左右侧弯、旋转动作。

四、全身体格检查的记录要点

1. 一般检查

（1）发育：记录发育是否正常，与年龄、智力、体格成长是否相称。

（2）体型：记录体型（无力型、超力型、正力型）。

（3）营养：记录营养状态（良好、中等、不良）。

（4）意识：记录意识状态（清楚、淡漠、模糊、昏睡、谵妄、昏迷）。

（5）面容、表情：记录面容与表情状态（安静，忧虑，烦躁，痛苦，急、慢性病容或特殊面容）。

（6）体位：记录体位状态（自主、被动、强迫）。

2. 生命体征

（1）体温：一般记录腋窝温度。

（2）桡动脉：记录桡动脉搏动的强度、频率、节律及两侧是否对称。

（3）呼吸：记录呼吸的频率、节律及深度。

（4）血压：记录收缩压与舒张压的值（格式为收缩压/舒张压）及脉压值。

3. 头部检查

（1）头颅：记录头颅外形有态异常，有无异常运动；毛发色泽及分布是否均匀；头皮有无损伤、包块、压痛。

（2）眼：记录眉毛分布是否均匀，有无脱落；眼睑有无内翻、水肿，上睑有无下垂；眼球外形有无突出或下陷；视力（双眼）是否正常；睑结膜、球结膜有无充血和出血点；巩膜有无黄染；泪囊有无红肿和异常分泌物；皱额、闭目是否正常；眼球在六个方位的运动功能是否正常，有无眼球震颤；双侧瞳孔是否等大同圆，对光反射（直接和间接）是否存在，调节与集合反射是否存在。

（3）耳：记录耳郭有无畸形、结节；外耳道有无溢液及何种溢液；乳突有无压痛。

（4）听力：记录双耳听力是否正常。

（5）鼻：记录外鼻皮肤、外形有无异常改变；鼻骨或软骨有无骨折或移位；鼻中隔有无偏曲；鼻腔是否通气，有无异常分泌物；鼻窦（额窦、筛窦和上颌窦）有无压痛、叩击痛。

（6）口：记录口唇颜色，有无唇裂、干燥或皲裂；牙齿排列是否整齐，有无龋齿、残根、缺齿、义齿等；牙龈有无红肿、出血或溢脓；口腔黏膜有无溃疡、出血或瘀斑；悬雍垂是否居中，有无咽部充血、红肿；扁桃体有无肿大及其肿大的程度；舌体、舌质、舌苔及伸舌运动等有无异常；面神经运动功能（露齿、鼓腮、吹口哨）有无异常；三叉神经运动功能与感觉功能有无异常。

4. 颈部检查

（1）外形：记录两侧是否对称、直立。

（2）颈静脉：记录是否充盈。

（3）颈动脉：记录有无异常搏动及血管杂音。

（4）颈部淋巴结：按顺序（耳前→耳后→枕后→颌下→颏下→颈前→颈后→锁骨上）记录淋巴结的大小、数目、硬度、压痛、活动度、有无粘连，局部皮肤有无改变等状态。

（5）甲状腺：记录甲状腺的轮廓、大小（分度）、表面情况，有无结节、肿块，有无震颤及血管杂音。

（6）气管：记录位置是否居中。

（7）颈椎活动度：记录屈曲、左右活动有无异常。

（8）副神经：记录耸肩及对抗头部旋转运动有无异常。

5. 前、侧胸部检查

（1）胸廓：记录外形是否对称，肋间隙宽度，胸部皮肤，胸壁有无静脉曲张，呼吸运动等情况。

（2）胸壁：记录胸壁弹性，有无皮下气肿、压痛，胸骨有无压痛。

（3）乳房：记录双侧乳房大小、对称性、乳头位置，有无异常分泌物，皮肤有无改变，有无结节及包块，男性有无乳房增生。

（4）腋窝淋巴结：记录外侧淋巴结群、胸肌淋巴结群、肩胛下淋巴结群、中央淋巴结群、腋尖淋巴结群的状态。

（5）胸廓扩张度：记录双侧是否对称。

（6）触觉语颤：记录双侧是否对称，有无增强或减弱。

（7）胸膜摩擦感：记录是否触及。

（8）叩诊双肺：记录肺尖宽度，前胸和侧胸的叩诊音分布，锁骨中线、腋中线、肩胛线上肺下界的位置。

（9）听诊双肺：记录肺尖、前胸和侧胸对称部位两侧呼吸音有无异常，有无啰音。

（10）语音共振：记录双侧有无增强和减弱。

（11）胸膜摩擦音：记录是否闻及。

（12）心前区：记录有无异常隆起和凹陷，心尖搏动位置，心前区有无异常搏动。

（13）震颤：记录心前区有无震颤，震颤出现的部位与时相。

（14）心包摩擦感：记录是否触及。

（15）叩诊心脏相对浊音界：按规定格式记录心脏左界和右界。

（16）听诊心脏：记录心率、心律、心音、杂音、心包摩擦音。

6. 背部检查

（1）外形：记录脊柱、胸廓有无形态异常，呼吸运动是否对称。

（2）胸廓活动度：记录是否对称。

（3）触觉语颤：记录双侧是否对称。

（4）叩诊双侧后胸部：记录叩诊音有无异常。

（5）肺下界移动度：记录肺下界移动范围（在肩胛线上）。

（6）听诊双侧后胸部：记录有无呼吸音异常和啰音。

（7）语音共振：记录双侧有无增强和减弱。

（8）脊柱：记录有无侧弯、压痛、叩击痛。

（9）肋脊点、肋腰点：记录双侧有无压痛。

（10）双侧肾区：记录有无叩击痛。

7. 腹部检查

（1）听诊肠鸣音：记录肠鸣音次数及音调。

（2）听诊血管杂音：记录腹部有无血管杂音及位置、时相。

（3）叩诊振水音：记录是否触及。

（4）叩诊全腹：记录叩诊音有无异常。

（5）叩诊肝界：记录肝上、下界距离（在右锁骨中线上）。

（6）叩诊肝脏：记录质地、边界、表面情况，有无叩击痛。

（7）叩诊移动性浊音：记录是否存在。

（8）浅触诊全腹部：记录腹肌紧张程度。

（9）深触诊全腹部：记录有压痛与反跳痛，有无包块及包块状态。

（10）肝-颈静脉回流征：记录阳性或阴性。

（11）胆囊触诊：记录有无压痛、墨菲征阳性或阴性。

（12）脾脏触诊：记录大小、质地、边缘、表面情况。

（13）肾脏触诊：记录位置、有无压痛及肿块。

（14）触诊麦氏点：记录有无压痛与反跳痛。

（15）腹部触觉、痛觉：记录是否存在。

（16）腹壁反射：记录是否存在。

8. 上肢检查

（1）上肢皮肤、关节、双手及指甲：记录有无异常及异常状态。

（2）指间关节、掌指关节、指关节：记录有无畸形，活动是否灵活。

（3）上肢远端肌力：记录是否正常。

（4）腕关节：记录有无结节、包块，活动是否受限。

（5）双肘鹰嘴和肱骨髁（肱骨内上、外上髁）：记录有无结节、压痛。

（6）滑车上淋巴结：记录有无肿大及状态。

（7）肘关节运动：记录是否灵活。

（8）屈肘、伸肘的肌力：记录是否正常。

（9）肩关节及其周围：记录外形有无畸形，活动是否受限。

（10）上肢触觉、痛觉：记录是否正常。

（11）肱二头肌反射：记录是否存在，两侧是否对称。

（12）肱三头肌反射：记录是否存在，两侧是否对称。

（13）桡骨膜反射：记录是否存在，两侧是否对称。

（14）霍夫曼征：记录是否存在，两侧是否对称。

9. 下肢检查

（1）双下肢外形、皮肤、趾甲：记录有无异常及异常状态。

（2）腹股沟区：记录有无肿块、疝。

（3）腹股沟淋巴结横组：记录有无肿大及状态。

（4）腹股沟淋巴结纵组：记录有无肿大及状态。

（5）股动脉搏动：记录有无异常搏动，听诊有无血管杂音。

（6）髋关节活动度：记录屈曲、内旋、外旋运动有无受限。

（7）双下肢近端肌力（屈髋）：记录是否正常及异常状态。

（8）膝关节：记录有无红肿，浮髌试验阴性或阳性。

（9）膝关节活动：记录屈曲运动是否受限。

（10）髌阵挛和踝阵挛：记录是否存在。

（11）跟膝胫试验：记录是否准确。

（12）踝关节及跟腱：记录有无异常。

（13）下肢水肿：记录有无水肿，凹陷性或非凹陷性。

（14）双足背动脉：记录有无异常搏动。

（15）踝关节背屈、跖屈活动、内翻、外翻运动：记录是否受限。

（16）双足背屈、跖屈肌力：记录是否正常。

（17）下肢触觉（或痛觉）：记录是否灵敏。

（18）膝反射：记录是否灵敏，两侧是否对称。

（19）跟腱反射：记录是否灵敏，两侧是否对称。

（20）巴宾斯基征：记录是否引出，两侧是否对称。

（21）查多克征：记录是否引出，两侧是否对称。

（22）奥本海姆征：记录是否引出，两侧是否对称。

（23）戈登征：记录是否引出，两侧是否对称。

（24）凯尔尼格征：记录是否引出，两侧是否对称。

（25）布鲁津斯基征：记录是否引出，两侧是否对称。

（26）拉塞格征：记录是否引出，两侧是否对称。

10. 肛门、直肠检查

（1）肛门、肛周、会阴区：记录有无结节、肛裂、炎症、皮疹等。

（2）直肠指诊：记录进指是否容易，有无直肠触痛，穹隆有无肿物，指套上有无分泌物或出血。

11. 外生殖器检查

（1）男性外生殖器检查

1）阴毛：记录分布类型，有无缺如或稀少。

2）阴茎：记录大小形态有无异常，有无硬结和溃疡，尿道外口有无触痛或排泄物。

3）睾丸：记录形状大小是否一致，有无肿物和触痛，提睾反射是否存在。

4）附睾：记录位置是否正常，有无增大、肿块和触痛。

5）精索：有记录无肿胀及静脉曲张。

（2）女性外生殖器检查

1）阴毛、阴阜、大阴唇、小阴唇、阴蒂：记录有无畸形、水肿、炎症、溃疡、赘生物或肿块。

2）阴道：记录有无畸形、充血、出血、溃疡、瘢痕、肿块，有无异常分泌物等。

12. 共济运动、步态、脊柱活动度检查

（1）指鼻试验（睁眼、闭眼）：记录是否准确。

（2）指指试验（睁眼、闭眼）：记录是否准确。

（3）轮替动作：记录是否灵活。

（4）闭目难立试验：记录是否平稳及不平稳的状态。

（5）步态：记录有无异常步态。

（6）颈椎活动度：记录前屈、后伸、左右侧弯、旋转是否受限。

（7）腰椎活动度：记录前屈、后伸、左右侧弯、旋转是否受限。

复习思考题

1. 简述扁桃体肿大的临床分度。

2. 简述甲状腺肿大的临床意义。

3. 简述大叶性肺炎实变期的典型体征。

4. 简述心房颤动的听诊特点。

5. 试述淋巴结肿大的临床意义。

6. 试述干啰音与湿啰音的听诊特点及临床意义。

7. 试述心脏杂音产生的机制。

8. 试述心脏杂音的特性及听诊要点。

9. 试述肝脏触诊的检查方法。

10. 试述肌力的分级。

第四章　实验室诊断

1. 血液检查项目、尿液检查项目和粪便检查项目的参考值与改变的临床意义。

2. 肝功能检查项目和肾功能检查项目的参考值与改变的临床意义。

3. 其他检查项目（血糖、血脂、血淀粉酶、心肌酶与心肌特异蛋白、乙型病毒性肝炎病毒标志物测定）的参考值与改变的临床意义。

实验室检查是指主要运用物理学、化学、免疫学、生物学、遗传学及分子生物学等技术和方法对人体的血液、体液、分泌物、排泄物及组织细胞等标本进行观察、测定，以获得反映机体功能状态、病理变化、病因等客观资料的检查方法。它对协助疾病的诊断、进行病情观察、制定治疗与护理措施及判断预后等具有重要意义。

第一节　血液检查

血液由血浆（约55%）与血细胞（约45%）组成，血细胞由红细胞、白细胞及血小板组成。试管内注入抗凝血后离心，血细胞下沉，上层浅黄色液体为血浆，下层深红色细胞为压紧的红细胞，中间一薄层灰白色细胞为白细胞和血小板。血浆含91%~92%的水分，8%~9%的固体成分，包括蛋白质、无机盐、维生素及代谢产物等。

一、标本采集

血液标本分为全血、血浆和血清。全血主要用于对血细胞成分的检查；血清用于大部分临床生化检查和免疫学检查；血浆适用多数出血与凝血功能项目的检查。血液一般检查需要采集全血或血浆标本。

（一）采集方法

1. 皮肤采血法（毛细血管采血法）　皮肤采血法多选择手指或耳垂部位采血，主要用于微量需血的检查或一般常规检查，采血量0.01~0.1mL。采血时尽量避开有炎症、化脓、冻伤等皮肤损伤部位，切忌用力挤压。

2. 静脉采血法 静脉采血法通常选择肘部静脉、腕部静脉或手背静脉采集,用于需血量较多的检测项目或全自动血液分析仪测定时,采血量 2 ~ 5mL。严禁从静脉输液管中采集血液标本。

3. 真空采血法 真空采血法是应用真空负压采血器从静脉采集化验血标本的一种采血方法,通常选择肘部静脉、腕部静脉或手背静脉采集。适合于小儿采血,其成功率高,标本合格率高。

(二) 注意事项

1. 抗凝剂的使用 因检验目的不同,某些检验项目需要在全血和血浆标本中使用抗凝剂以获得抗凝血。血液检查中需加入抗凝剂的检验项目有全血细胞分析、血红蛋白含量、红细胞沉降率、血浆凝血酶原时间、活化部分凝血酶原时间等。常用的抗凝剂有草酸盐(有效抗凝浓度 2mg/mL)、枸橼酸钠(有效抗凝浓度 5mg/mL)、肝素(有效抗凝浓度 0.1 ~ 0.2mg/mL)及乙二胺四乙酸(EDTA)盐(有效抗凝浓度 1 ~ 2mg/mL)。

2. 及时送检和检验 血液标本离体后,其代谢活动仍在继续进行,为防止检验结果受影响,采集后应立即送检,并尽快进行检查。

3. 实验结果分析 分析检验结果应密切结合临床资料,并考虑药物、饮食因素等对检验结果的影响。药物、饮食对血液检查的影响主要有:许多药物由于其药理学或毒理学的影响,进入人体后可引起人体生理、生化和病理方面的复杂变化(这些变化并非原发病所致),从而影响临床检验结果;另一些药物由于其化学性质可与检验试剂起反应,从而干扰检验结果,出现假阳性假阴性或多种无法解释的结果。如抗癌药物,绝大多数抗癌药物对人体造血系统有抑制和毒害作用,可导致血液中红细胞、白细胞、血小板和血红蛋白数量的减少(少数药物可使血细胞异常升高),肝功能改变,有的使血脂值升高。为了最大限度地避免和清除"药物干扰检测"这一现象,医师、化验师和药师必须研究不同给药途径给药后的药物代谢动力学,判定检验结果时要综合考虑给药途径、药物的血药浓度水平、药物的半衰期、排泄途径和清除率等。高脂、高糖饮食会对血糖、血脂的检测产生影响。

二、血液一般检查

(一) 红细胞计数和血红蛋白测定

通过红细胞计数(red blood cells count, RBC)和血红蛋白(hemoglobin, HGB, Hb)含量测定,可以了解是否有贫血以及贫血的程度。

1. 参考值 不同人群的红细胞数和血红蛋白分别为:成年男性(4.0 ~ 5.5)× 10^{12}/L,120 ~ 160g/L;成年女性(3.5 ~ 5.0)× 10^{12}/L,110 ~ 150g/L;新生儿(6.0 ~ 7.0)× 10^{12}/L,170 ~ 200g/L。

2. 临床意义

(1) 红细胞和血红蛋白增多:①红细胞相对性增多:由血液浓缩引起,见于严重吐泻、大面积烧伤、大量出汗等。②红细胞绝对性增多：继发性增多，生理情况下见于高原地区居民；病理情况下见于慢性心肺疾患患者，如发绀型先天性心脏病、肺源性心脏病等。原发性增多，多见于真性红细胞增多症。真性红细胞增多症（polycythemia vera）是一种原因未明的以红细胞增多为主的骨髓增殖性疾病，目前认为是多能造血干细胞受累所致。其特点为红细胞持续性显著增多，可达（7~10）×10^{12}/L，血红蛋白达180~240g/L。本病属慢性和良性增生，部分病人可转变为白血病。

(2) 红细胞和血红蛋白减少：①生理性减少见于3个月至15岁以下的儿童、妊娠中晚期的孕妇、老年人等。②病理性减少见于各种原因引起的贫血，如再生障碍性贫血、缺铁性贫血、溶血性贫血等。

临床上根据血红蛋白减少的程度将贫血分为四级：轻度，血红蛋白低于参考值的低限至90g/L；中度，90~60g/L；重度，60~30g/L；极重度，低于30g/L。

临床上根据红细胞和血红蛋白减少的比例可初步判断贫血的类型：①正细胞性贫血：红细胞与血红蛋白按比例减少，见于急性失血性贫血、溶血性贫血及再生障碍性贫血等。②小细胞低色素性贫血：血红蛋白减少比红细胞减少更明显，见于缺铁性贫血、铁粒幼细胞性贫血和海洋性贫血等。③大细胞性贫血：红细胞减少比血红蛋白减少更明显，见于巨幼红细胞性贫血等。

临床上根据红细胞计数的医学决定水平：高于6.8×10^{12}/L，应采取相应的治疗措施；低于3.5×10^{12}/L，为诊断贫血的界限；低于1.5×10^{12}/L，应考虑输血。

（二）红细胞形态检查

1. 正常形态与大小　正常红细胞为淡红色双凹圆盘形，大小较一致，直径6~9μm，中央淡染区的大小相当于细胞直径的1/3~2/5。

2. 形态异常　①球形红细胞：涂片中此种细胞超过20%才有诊断价值，见于遗传性球形红细胞增多症、自身免疫性溶血性贫血。②椭圆形红细胞：一般高于25%~50%才有诊断价值，主要见于遗传性椭圆形红细胞增多症。③口形红细胞，中央淡染区呈扁平裂缝状，状如微张口的嘴形或鱼口状，超过10%有诊断价值，常见于遗传性口形红细胞增多症，少量可见于弥漫性血管内凝血及酒精中毒。④靶形红细胞：中央淡染区扩大，但中心部位又有部分色素存留而深染，形似射击的靶标，见于珠蛋白生成障碍性贫血、异常血红蛋白病、缺铁性贫血等。⑤镰形红细胞：状似镰刀，见于镰形红细胞性贫血。⑥泪滴形红细胞：呈泪滴状，见于骨髓纤维化、珠蛋白生成障碍性贫血、溶血性贫血等。⑦棘细胞及刺细胞：棘细胞外周呈钝锯齿状突起，刺细胞外周呈不匀称、不规则的棘刺状突起，主要见于棘形红细胞增多症（先天性无β脂蛋白血症）。⑧裂细胞：指红细胞发生各种明显的形态学改变，可呈梨形、新月形、逗点形、三角形、盔形等，见于弥散性血管内凝血、血栓性血小板减少性紫癜、心血管创伤性溶血性贫血等。

3. 大小异常　红细胞大小异常包括：①小红细胞：直径<6μm，见于小细胞低色素性贫血，如缺铁性贫血。②大红细胞：直径>10μm，见于溶血性贫血、急性失血性贫血等。③巨红细胞：直径>15μm，常见于巨幼细胞贫血。④红细胞大小不均：直径相差可达 1 倍以上，见于缺铁性贫血、溶血性贫血、失血性贫血及巨幼细胞贫血等，其中以巨幼细胞贫血最为明显。

（三）网织红细胞检查

网织红细胞（reticulocyte，Ret）是指晚幼红细胞脱核后到完全成熟的红细胞之间的过渡型细胞。由于晚幼红细胞脱核后，其胞质内还残存核糖体等嗜碱性物质，经煌焦油蓝或新亚甲蓝染色后呈现浅蓝或深蓝色的网织状，故称网织红细胞。

1. 参考值 成人的百分数及绝对值分别是 $0.5\% \sim 1.5\%$、$(24 \sim 84) \times 10^9/L$。新生儿 $2\% \sim 6\%$。

2. 临床意义

（1）判断骨髓造血情况

1）网织红细胞增多：提示骨髓红细胞系增生旺盛。常见于溶血性贫血、急性失血性贫血，也见于放射治疗和化学治疗后造血恢复时。

2）网织红细胞减少：提示骨髓造血功能低下。见于再生障碍性贫血，典型病例常低于 0.5%，其绝对值小于 $15 \times 10^9/L$，该检验结果为再生障碍性贫血的诊断标准之一。也见于恶性贫血、骨髓病性贫血等。

（2）观察贫血疗效：缺铁性贫血和巨幼细胞性贫血经有效治疗 $3 \sim 5$ 天后可见网织红细胞增高，$7 \sim 10$ 天达高峰，2 周左右逐渐减低，此称网织红细胞反应。网织红细胞反应是贫血治疗疗效观察的指标和贫血病人随访检查的项目之一。

（3）骨髓移植效果监测：骨髓移植后第 21 天，如 Ret 高于 $15 \times 10^9/L$，常表示无移植并发症；若 Ret 低于 $15 \times 10^9/L$，伴中性粒细胞和血小板增高，提示可能为骨髓移植失败。

（四）红细胞比容测定

红细胞比容（hematocrit，HCT，Ht），以前称红细胞压积（PCV），是指在一定条件下，经离心沉淀后压紧的红细胞在全血标本中所占体积的比值。

1. 参考值 成年人温氏法（Wintrobe 法）及微量毛细管法（微量法）的参考值分别为男性 $0.40 \sim 0.50L/L$、$(0.467 \pm 0.039) L/L$，女性 $0.37 \sim 0.48L/L$、$(0.421 \pm 0.054) L/L$。

2. 临床意义

（1）红细胞比容增高：①各种原因引起的血液浓缩，致红细胞比容相对性增高，如大量呕吐、严重腹泻、大面积烧伤、大手术后。临床上测定脱水病人红细胞比容，可了解血液浓缩程度，作为计算补液参考。②真性红细胞增多症引起红细胞比容绝对性增高，可高达 $0.60 L/L$ 以上，甚至达 $0.80L/L$。

（2）红细胞比容减低：见于各种原因引起的贫血。但由于种类，红细胞比容减低的程度并不与红细胞计数完全一致，再生障碍性贫血为正细胞性贫血，缺铁性贫血为小细胞性贫血，巨幼细胞性贫血为大细胞性贫血。

（五）红细胞平均指数测定

红细胞平均指数包括：平均红细胞容积（mean corpuscular volume，MCV），指每个红细胞的平均体积，以飞升（fL，$1L = 10^{15} fL$）为计量单位；平均红细胞血红蛋白量（mean corpuscular hemoglobin，MCH），指每个红细胞内所含血红蛋白的平均量，以皮克（pg，$1g = 10^{12} pg$）为计量单位；平均红细胞血红蛋白浓度（mean corpuscular hemoglobin concentration，MCHC），指每升血液中平均所含血红蛋白的量（克数），以 g/L 为计量单位。临床检验分为血液分析仪法（EDTA 抗凝全血）和手工法，血液分析仪法的数值由仪器直接打印报出，手工法的数值由已测得的 RBC、Hb 和 HCT 计算得出，其计算公式为：MCV（fL）= HCT（L/L）/RBC（$\times 10^{12}$/L），MCH（pg）= Hb（g/L）/RBC（$\times 10^{12}$/L），MCHC（g/L）= Hb（g/L）/HCT（L/L）。

1. 参考值

MCV：80～100fL（血液分析仪法）；80～92fL（手工法）。

MCH：27～34pg（血液分析仪法）；27～31pg（手工法）。

MCHC：320～360g/L（血液分析仪法）；320～360g/L（手工法）。

2. 临床意义 分析 MCV、MCH、MCHC 三项红细胞平均值，可进行贫血的形态学分类，见表 4 - 1。

表 4 - 1 贫血的形态学分类（血液分析仪法数值）

贫血类型	MCV（g/L）	MCH（pg）	MCHC（g/L）	病因
正细胞性贫血	80～100	27～34	320～360	再生障碍性贫血、急性溶血性贫血、急性失血性贫血、白血病等
大细胞性贫血	>100	>34	320～360	恶性贫血、巨幼细胞性贫血
小细胞低色素性贫血	<80	<27	<320	缺铁性贫血、铁粒幼细胞性贫血、珠蛋白生成障碍性贫血
单纯小细胞性贫血	<80	<27	320～360	慢性感染及中毒引起的贫血

（六）红细胞沉降率

红细胞沉降率（erythrocyte sedimentation rate，ESR）是指红细胞在一定条件下沉降的速率，简称血沉。

1. 参考值

男性：0～15mm/1h 末（魏氏法，Westergren 法）。

女性：0～20mm/1h 末（魏氏法，Westergren 法）。

2. 临床意义 红细胞表面的唾液酸带有负电荷，故红细胞相互排斥，不易聚集，悬浮于血浆中，下沉缓慢。影响红细胞聚集的因素主要存在于血浆中，白蛋白带有负电荷，具有抑制红细胞聚集、减缓下沉的作用；纤维蛋白原、球蛋白、免疫复合物等带有正电荷，具有促进红细胞聚集、加快下沉的作用，尤以纤维蛋白原为促进血沉最有力的物质。另外，红细胞数量多时，阻力大，下沉慢；红细胞数量少时，阻力小，下沉快。

（1）血沉增快

1）生理性增快：见于 12 岁以下儿童、60 岁以上老人、妇女月经期、妊娠 3 个月以上的孕妇等。

2）病理性增快：①炎症性疾病：感染是血沉增快最常见的原因，感染时血中 α_1 抗胰蛋白酶、α_2 巨球蛋白、C 反应蛋白、结合球蛋白、纤维蛋白原等反应物质增多，这些物质易使红细胞形成缗钱状聚集，故血沉增快。②组织损伤及坏死：范围较大的组织损伤或手术创伤、脏器梗死后的组织坏死都可使血沉增快。③恶性肿瘤：恶性肿瘤患者，肿瘤迅速增长时血沉增快，恶性肿瘤手术切除后或治疗较彻底，患者血沉可趋正常，复发或转移时又可增快。良性肿瘤血沉多正常。④高球蛋白血症：如系统性红斑狼疮、多发性骨髓瘤、慢性肾炎、肝硬化、巨球蛋白血症等。⑤贫血：贫血病人的血沉可随贫血加重而增快，但两者并不成正比，异形红细胞不容易聚集成缗钱状，故遗传性红细胞增多症、镰形红细胞性贫血病人的血沉增快不明显。⑥高胆固醇血症：动脉粥样硬化、糖尿病、肾病综合征、黏液性水肿等高胆固醇血症的病人血沉可加快。

血沉虽然为一非特异性指标，但对判断结核病、恶性肿瘤、自身免疫性疾病（风湿热、类风湿关节炎、系统性红斑狼疮等）有一定的价值，常可作为疾病是否活动的监测指标，病变活动时血沉加快，病变好转或静止时血沉逐渐恢复正常。另外，对急性心肌梗死和心绞痛的鉴别也有有一定的价值，急性心肌梗死时血沉加快，心绞痛发作时血沉正常。

（2）血沉减慢：一般无意义。

（七）白细胞计数及白细胞分类

通过白细胞计数（white blood cells count，WBC）及白细胞分类（white blood cells differential count，DC），了解白细胞总数及其各组成细胞的变化，借以协助相关疾病的诊断。

1. 参考值

（1）白细胞计数：不同人群白细胞计数分别为成人 $(4 \sim 10) \times 10^9/L$、新生儿 $(15 \sim 20) \times 10^9/L$、6 个月 ~2 岁 $(11 \sim 12) \times 10^9/L$。

（2）白细胞分类：百分数和绝对值见表 4-2。

表 4-2 白细胞分类的百分数和绝对值

细胞分类	百分数（%）	绝对值（$10^9/L$）
中性粒细胞（N）		
杆状核（st）	0~5	0~0.5
分叶核（sg）	50~70	2~7
嗜酸性粒细胞（E）	0.5~5	0.02~0.5

续表

细胞分类	百分数（%）	绝对值（10⁹/L）
嗜碱性粒细胞（B）	0 ~ 1	0 ~ 0.1
淋巴细胞（L）	20 ~ 40	0.8 ~ 4
单核细胞（M）	3 ~ 8	0.12 ~ 0.8

2. 临床意义 白细胞总数的增多或减少主要受中性粒细胞数量的影响，故白细胞总数增多或减少与中性粒细胞的增多或减少有着密切关系和基本相同的临床意义。

(1) 中性粒细胞（neutrophil，N）

1）中性粒细胞增多：中性粒细胞增多常伴随白细胞总数的增多。

生理性增多：见于妊娠后期及分娩时、剧烈运动或劳动后、饱餐或淋浴后、高温或严寒等。

病理性增多：常见于急性感染，特别是急性化脓性感染，为其最常见的原因；严重的组织损伤及大量血细胞破坏，如严重外伤、大面积烧伤、较大手术、急性心肌梗死及严重的血管内溶血等；急性大出血，急性大出血后，白细胞总数及中性粒细胞明显增多，特别是内出血时，白细胞总数可高达 20×10^9/L；急性中毒，如糖尿病酮症酸中毒、尿毒症、急性铅中毒、急性汞中毒及安眠药中毒等；白血病和其他恶性肿瘤；骨髓增殖性疾病。

2）中性粒细胞减少：常见于某些革兰阴性杆菌感染（如伤寒、副伤寒）、某些病毒感染（如流行性感冒、病毒性肝炎）及某些原虫感染（如疟疾、黑热病）；血液病，如再生障碍性贫血、非白血性白血病、恶性组织细胞病、巨幼细胞贫血、严重缺铁性贫血等；物理、化学因素损伤，如 X 线、γ 射线等物理因素和苯、铅、汞、氯霉素、抗肿瘤药等化学因素损伤骨髓；脾大及其功能亢进。

(2) 嗜酸性粒细胞（eosinophil，E）

1）嗜酸性粒细胞增多：见于过敏性疾病，如支气管哮喘、药物过敏、食物过敏等；寄生虫病，如蛔虫病、钩虫病、血吸虫病等；皮肤病，如湿疹、剥脱性皮炎、天疱疮、银屑病等；血液病，如慢性粒细胞白血病、嗜酸粒细胞白血病等。

2）嗜酸性粒细胞减少：见于伤寒或副伤寒初期、应激状态（大手术、烧伤等）、长期应用肾上腺皮质激素后等。

(3) 嗜碱性粒细胞（basophil，B）

1）嗜碱性粒细胞增多：见于过敏性疾病，如过敏性结肠炎、药物过敏、食物过敏等；血液病，如慢性粒细胞白血病、嗜碱性粒细胞白血病等；恶性肿瘤（特别是转移癌）；传染病，如流行性感冒、水痘、结核病等。

2）嗜碱性粒细胞减少：无临床意义。

(4) 淋巴细胞（lymphocyte，L）

1）淋巴细胞增多

生理性增多：婴儿出生时淋巴细胞约占 35%，粒细胞占 65%。4 ~ 6 天后淋巴细胞可达50%，与粒细胞比例大致相等。4~6岁时，淋巴细胞比例逐渐减低，粒细胞比例增加，逐渐达正常成人水平。

病理性增多：主要见于感染，如麻疹、风疹、水痘、流行性腮腺炎、传染性单核细胞增多症、病毒性肝炎等病毒感染，也可见于百日咳杆菌、结核杆菌、布鲁菌、梅毒螺旋体、弓形体等感染；恶性肿瘤，如淋巴细胞性白血病、淋巴瘤等；急性传染病的恢复期；移植排斥反应。

2）淋巴细胞减少：主要见于应用肾上腺皮质激素、烷化剂、抗淋巴细胞球蛋白等的治疗以及放射线损伤、免疫缺陷性疾病、丙种球蛋白缺乏症等。

（5）单核细胞（monocyte，M）

1）单核细胞增多

生理性增多：见于婴幼儿及儿童。

病理性增多：见于疟疾、黑热病、活动性肺结核、急性感染的恢复期、单核细胞白血病、多发性骨髓瘤、恶性组织细胞病、淋巴瘤、骨髓增生异常综合征等。

2）单核细胞减少：无临床意义。

（八）白细胞形态异常

1. 中性粒细胞的中毒性改变　主要出现细胞大小不均、中毒颗粒（胞质中出现粗大、分布不均、深紫或紫黑色颗粒）、空泡形成、核变性（出现核固缩、溶解及碎裂）等改变。多见于严重感染、急性中毒及大面积烧伤等。

2. 中性粒细胞的核象变化　中性粒细胞核象是指粒细胞的分叶状况。正常时，外周血中性粒细胞核以3叶居多，杆状核与分叶核之比为1∶13。

（1）核左移（shift to the left）：外周血液中出现不分叶核粒细胞（包括杆状核粒细胞、晚幼粒、中幼粒或晚幼粒细胞等）的百分率增高（超过5%）时，称为核左移。核左移分再生性左移和退行性左移，前者是指核左移伴有白细胞总数增高，后者则表现为核左移而白细胞总数不增高甚至减低。核左移常见于感染，尤其是急性化脓性细菌所致的感染，也见于急性中毒、急性溶血、急性失血等。杆状核粒细胞超过5%为轻度核左移；杆状核粒细胞超过10%，并伴有少数晚幼粒细胞为中度核左移；杆状核粒细胞超过25%，并出现更幼稚的粒细胞为重度核左移。

（2）核右移（shift to the right）：外周血液中若中性粒细胞核出现5叶或更多分叶，其百分率超过3%称为核右移。主要见于恶性贫血、应用抗代谢药物后、炎症恢复期等，如在疾病进展期突然出现核右移，则表示预后不良。

3. 异形淋巴细胞　指外周血液中见到的形态变异的不典型淋巴细胞。异形淋巴细胞增多可见于传染性单核细胞增多症、流行性出血热、药物过敏、输血后、血液透析或体外循环术后、放射治疗后等。

（九）血小板计数

血小板计数（platelet count or blood platelet count，PC，BPC，PLT）是指单位全血

中的血小板数量。

1. 参考值　（100～300）×10^9/L。

2. 临床意义　正常人血小板数随时间和生理状态变化：午后高于早晨；冬季高于春季；高原居民高于平原居民；月经前减低，月经后增高；运动、饱餐后增高；妊娠中晚期增高。

（1）血小板减少：指血小板数低于 $100×10^9$/L。见于：①血小板生成障碍：如再生障碍性贫血、急性白血病。②血小板破坏过多：如特发性血小板减少性紫癜、脾功能亢进、免疫性血小板减少症。③血小板消耗增多：如弥散性血管内凝血（DIC）。④其他：肝硬化、大量输入库存血或血浆、感染。

当血小板在（20～50）×10^9/L 时，可有轻度出血或手术后出血；当血小板低于 $20×10^9$/L 时，可出现较严重出血；当血小板低于 $5×10^9$/L 时，常有严重出血。

（2）血小板增多：指血小板超过 $400×10^9$/L。原发性增多见于骨髓增殖性疾病，如真性红细胞增多症、原发性血小板增多症、骨髓纤维化早期、慢性粒细胞性白血病等；反应性增多见于急性感染性疾病、急性溶血（输血反应、某些药物不良反应、母婴血型 ABO 不合、毒素、机械性因素等，导致红细胞短时间内大量破裂，血红蛋白溢出，从而引起一系列临床表现）、某些癌症病人。

（十）血小板平均容积和血小板分布宽度测定

1. 血小板平均容积　血小板平均容积（mean platelet volume，MPV）代表单个血小板的平均容积。

（1）参考值：7～11fL。

（2）临床意义：增加见于：①血小板破坏增加而骨髓代偿功能良好者。②造血功能抑制解除后（MPV 增加是造血功能恢复的首要表现）。减低见于：①白血病病人。②骨髓造血功能不良或骨髓造血功能衰竭。

2. 血小板分布宽度　血小板分布宽度（platelet distribution width，PDW）反映血小板容积大小的离散度，用所测单个血小板容积大小的变异系数（CV%）表示。

（1）参考值：15%～17%。

（2）临床意义：减少表明血小板的均一性高。增高表明血小板大小悬殊，见于急性髓系白血病、巨幼细胞贫血、慢性粒细胞白血病、脾切除后、巨大血小板综合征、血栓性疾病等。

三、溶血性贫血检查

（一）红细胞渗透脆性试验

红细胞渗透脆性试验（erythrocyte osmotic fragility test）用以测定红细胞对不同浓度低渗氯化钠的抵抗力。在低渗氯化钠溶液中，红细胞逐渐膨胀甚至破裂而溶血。将病人的红细胞加入按比例配制的不同浓度低渗氯化钠溶液中观察其溶血情况，开始溶血时氯化钠溶液的浓度表示红细胞最小抵抗力，完全溶血时氯化钠溶液的浓度表示其最大抵抗力。

1. 参考值

开始溶血：0.42% ~0.46%（4.2~4.6g/L）氯化钠溶液。

完全溶血：0.28% ~0.34%（2.8~3.4 g/L）氯化钠溶液。

2. 临床意义

（1）脆性增高：指在超过0.50%浓度氯化钠溶液中开始溶血、在超过0.38%浓度溶液中完全溶血。主要见于遗传性球形红细胞增多症、温抗体型自身免疫性溶血性贫血、遗传性椭圆形红细胞增多症。

（2）脆性减低：主要见于海洋性贫血、缺铁性贫血等。海洋性贫血又称地中海贫血（Thalassemia），是一组遗传性溶血性贫血，其共同特点是由于珠蛋白基因的缺陷使血红蛋白中的珠蛋白肽链有一种或几种合成减少或不能合成，导致血红蛋白的组成成分改变。本组疾病的临床症状轻重不一，大多表现为慢性进行性溶血性贫血。

（二）酸化溶血试验（Ham 试验）

阵发性睡眠性血红蛋白尿症（paroxysmal nocturnal hemoglobinuria，PNH）病人存在对补体敏感性增高的红细胞，在 pH6.6~6.8 的血清中，经37℃孵育，易发生溶血。

1. 参考值 阴性。

2. 临床意义 阳性主要见于 PNH。

（三）抗人球蛋白试验（Coombs 试验）

自身免疫性溶血性贫血（autoimmune hemolytic anemia，AIHA）病人体内免疫发生异常，产生的自身抗体或（和）补体结合在红细胞膜上，使红细胞破坏加速。不完全抗体（IgG）无法架接两个邻近的红细胞，而只能与一个红细胞抗原相结合。人球蛋白抗体是完全抗体，可与多个不完全抗体的 Fc 段相结合，导致红细胞凝集现象，称为抗人球蛋白试验阳性。直接 Coombs 试验阳性说明病人红细胞表面上包被有不完全抗体，而间接 Coombs 试验阳性则说明病人血清中存在着不完全抗体。

1. 参考值 直接、间接抗人球蛋白试验阴性。

2. 临床意义 ①直接 Coombs 试验阳性见于新生儿溶血病、自身免疫性溶血性贫血、系统性红斑狼疮、类风湿关节炎、恶性淋巴瘤、甲基多巴及青霉素等引起的药物性溶血反应。②间接 Coombs 试验主要用于 Rh 或 ABO 妊娠免疫性新生儿溶血病母体血清中不完全抗体的检测。

（四）血浆游离血红蛋白检查

1. 参考值 <50mg/L。

2. 临床意义 血管内溶血时血浆游离血红蛋白明显增高，自身免疫性溶血性贫血、珠蛋白生成障碍性贫血可轻度增高，血管外溶血时正常。

(五)诊断步骤

1. 确定有无贫血 若 RBC、Hb、HCT 低于参考值的下限则为贫血，以 Hb 为主。

2. 明确溶血存在

血象：①正细胞正色素性贫血。Hb、RBC 多呈平行性下降，MCV、MCH、MCHC 多正常。②WBC 常升高，可见核左移。③PLT 可反应性升高。④Ret 显著升高，常超过 10%，重者可达 75% 以上。⑤出现幼红细胞。据不同原因，可出现球形、椭圆形、靶形、口形、镰刀形等红细胞。

骨髓象：①骨髓增生明显活跃。G/E 明显下降。②红细胞系增生显著，幼红细胞常超过 40%，原始及早幼红细胞增多，但仍以中、晚幼红细胞增高为主，细胞形态染色无明显异常。③粒系细胞总百分率可相对减低，但其各阶段比例及细胞形态染色大致正常。④巨核细胞正常或增多。⑤成熟红细胞形态学改变同外周血。

此外，血浆游离血红蛋白含量增高，肝珠蛋白含量减低，血清间接胆红素增高，尿胆原含量增高。

3. 判定溶血部位 血管内溶血与血管外溶血可参照表 4-3 鉴别。

表 4-3 血管内溶血与血管外溶血的鉴别

检查项目	血管内溶血	血管外溶血
红细胞形态异常	- ~ +	+ + ~ + + +
血浆游离血红蛋白	+ ~ + + +	- ~ +
高铁血红素白蛋白	+	-
尿 Rous 试验	+ ~ + +	-
血红蛋白尿	- ~ + + +	-
红细胞渗透脆性试验		+ +

4. 查明溶血原因 溶血性贫血（hemolytic anemia，HA）的原因较复杂，一般可先做常用的筛选试验，如红细胞形态观察及网织红细胞、血浆游离血红蛋白、血清结合珠蛋白、高铁血红素白蛋白、尿含铁血黄素测定，根据筛选试验结果再选择适当的诊断试验，如红细胞渗透脆性试验、抗人球蛋白试验、蔗糖水溶血试验及血红蛋白电泳等。

四、血栓与止血检测

(一)出血时间测定

出血时间（bleeding time，BT）是指在一定条件下，将皮肤毛细血管刺破后，血液自然流出到自然停止所需要的时间。试验前病人须停用阿司匹林等抗血小板药物。

1. 参考值

Duke 法：1~3 分钟，超过 4 分钟为异常。

IVY 法：2~6 分钟，超过 7 分钟为异常。

出血时间测定器法：（6.9 ± 2.1）分钟，超过9分钟为异常。

2. 临床意义

（1）BT 延长：见于：①血小板明显减少，如血小板减少性紫癜；②血小板功能异常，如血小板无力症、巨大血小板综合征；③凝血因子严重缺乏，如血管性血友病（vWD）、弥散性血管内凝血；④血管壁异常，如遗传性出血性毛细血管扩张症；⑤药物影响，如服用阿司匹林、潘生丁等。

（2）BT 缩短：主要见于血栓前状态或血栓性疾病，如心血管疾病（冠心病、二尖瓣狭窄合并心房颤动等）、脑血管疾病（脑动脉硬化、脑血栓形成等）、糖尿病伴周围血管病、弥散性血管内凝血、妊娠高血压综合征等。

（二）凝血时间测定

凝血时间（clotting time，CT）是指离体静脉血发生凝固所需要的时间。它反映内源性凝血系统的功能状态，是内源性凝血系统的筛选试验之一。

1. 参考值

普通试管法：4 ~ 12 分钟。

硅管法：15 ~ 32 分钟。

2. 临床意义

（1）CT 延长：见于血友病 A、血友病 B、纤维蛋白原缺乏症、重症肝病（肝硬化晚期、肝癌晚期、重症肝炎等）、新生儿出血症、药物影响（应用肝素等抗凝剂）等。

（2）CT 缩短：见于血液高凝状态、血栓性疾病。

（三）毛细血管脆性试验

毛细血管脆性试验（capillary fragility test，CFT）又称为束臂试验，是通过物理加压方法来检查毛细血管壁柔韧性和完整性的一种方法，当毛细血管本身的结构和功能、血小板的质和量以及体液因子有缺陷或受到某些化学物质、物理因素的作用时，毛细血管的脆性和通透性增加。

1. 检查方法　在前臂屈侧肘弯下 4cm 处划一直径 5cm 的圆圈，并标出原有出血点。按常规测量血压方法绑缚袖带，使压力维持在收缩压和舒张压之间（一般在 90mmHg）8 分钟。解除袖带 5 分钟后观察圈内新出血点数。

2. 参考值　男性少于 5 个；女性及儿童少于 10 个。

3. 临床意义　新出血点增多见于遗传性出血性毛细血管扩张症、过敏性紫癜、维生素 C 或 P 缺乏症、原发性或继发性血小板减少症、先天性或获得性血小板功能缺陷症、血管性血友病等。

（四）血浆凝血酶原时间测定

血浆凝血酶原时间（prothrombin time，PT）指在受检血浆中加入组织凝血活酶和 Ca^{2+} 后血浆凝固所需要的时间。此为外源性凝血系统的筛选试验，可同时报告凝血酶原比值（PTR）和国际标准化比值（INR）。PTR 即被检血浆的凝血酶原时间（s）/正常血浆的凝血酶原时间（s）。INR 即 PTR^{ISI}，ISI 为国际敏感度指数，ISI 越小（小于 2.0）组织凝血活酶的敏感性越高。

1. 参考值 PT：11 ~ 13s，测定值超过对照值 3s 以上为异常；PTR：1.0 ± 0.05；INR：1.0 ± 0.1。

2. 临床意义

（1）PT 延长：见于凝血因子（Ⅱ、Ⅴ、Ⅶ、Ⅹ 及纤维蛋白原）缺乏、维生素 K 缺乏、重症肝病（肝硬化晚期、肝癌晚期、重症肝炎等）、纤维蛋白溶解亢进、弥散性血管内凝血、药物影响（使用肝素等抗凝剂）等。

（2）PT 缩短：见于血液高凝状态和血栓性疾病，如弥散性血管内凝血早期、心肌梗死、脑血栓形成、多发性骨髓瘤、药物影响（如长期口服避孕药）等。

（3）口服抗凝剂的监测：PT 是监测口服抗凝剂的首选试验。在应用口服抗凝剂的过程中，使 PT 维持在对照值（12.0 ± 1.0）s 的 1.5 ~ 2 倍、PTR 维持在 1.5 ~ 2.0 为最佳。PTR > 2.0 时，出血发生率为 22%，PTR < 2.0 时，出血发生率仅为 4%。

（五）活化部分凝血活酶时间测定

活化部分凝血活酶时间（activated partial thromboplastin time，APTT）是指在受检血浆中加入部分凝血活酶磷脂悬液和 Ca^{2+} 后血浆凝固所需要的时间。此为内源性凝血系统的筛选试验，又是监测肝素治疗的首选指标。

1. 参考值 32 ~ 43s，较正常对照值延长 10s 以上为异常。

2. 临床意义 同凝血时间测定，但较普通试管法凝血时间测定更敏感。

（六）纤溶活性检查

纤维蛋白溶解系统简称纤溶系统，主要由五部分组成，即纤溶酶原、纤溶酶原激活剂、纤溶酶原激活剂抑制物、纤溶酶及纤溶酶抑制物。当纤维蛋白凝块形成时，在纤溶酶原激活剂作用下，纤溶酶原活化为纤溶酶，纤溶酶降解纤维蛋白凝块形成可溶性纤维蛋白片段。人体纤溶系统，对于保持血管壁的正常通透性，维持血液的流动状态等有重要作用。

1. 纤维蛋白（原）降解产物（fibrin/fibrinogen degradation product，FDP） 指在纤溶酶作用下，纤维蛋白（原）降解产生的一系列蛋白质碎片的总称。

（1）参考值：<5mg/L（ELISA 法）。

（2）临床意义：FDP 增高是体内纤溶亢进的标志，但不能鉴别是原发性还是继发性。增高主要见于纤溶亢进、弥散性血管内凝血等，也可见于肺栓塞、移植排斥反应及恶性肿瘤等。

2. D – 二聚体（D – Dimer，DD） 在活化的因子ⅩⅢ的作用下，可溶性纤维蛋白单体生成交联纤维蛋白。DD 是交联纤维蛋白在纤溶酶降解下产生的 FDP 中的一个片段，故 DD 是交联纤维蛋白特异的降解产物。

（1）参考值：<0.2mg/L（ELISA 法）。

（2）临床意义：主要用于诊断继发性纤溶、弥散性血管内凝血、静脉血栓形成和肺栓塞等。①DD 增高是继发性纤溶亢进的标志：在原发性纤溶亢进时，FDP 阳性，DD 阴性；而在继发性纤溶亢进时，两者均阳性，故可鉴别原发性纤溶和继发性纤溶。②弥散性血管内凝血（DIC）的诊断：DD 是 DIC 重要的早期诊断依据之一，是确诊 DIC 的特异指标，准确率达 93%。③静脉血栓形成和肺栓塞的诊断：DD 对静脉血栓形成高度敏感，是静脉血栓形成和肺栓塞首选筛查指标之一。

五、骨髓细胞学检查

（一）骨髓细胞学检查的适应证与禁忌证

1. 适应证

（1）确诊某些血液系统疾病：如白血病、多发性骨髓瘤、恶性组织细胞病、巨幼细胞性贫血及再生障碍性贫血等疾病的诊断依赖骨髓细胞检查，又称骨髓象。

（2）助诊某些血液系统疾病：如缺铁性贫血、溶血性贫血、原发性血小板减少性紫癜、骨髓增生异常综合征及脾功能亢进等。

（3）诊断某些感染性疾病：寄生虫感染，如疟疾、黑热病及弓形虫病等；病毒感染，如传染性单核细胞增多症，需区分白细胞与类白细胞反应。

（4）其他：如骨髓转移癌、放射病等的诊断。

临床上出现下列情况可考虑骨髓细胞检查：①外周血细胞数量、形态显著异常；②肝、脾、淋巴结肿大原因不明；③持续发热原因不明；④恶性血液病化疗效果观察；⑤骨髓活检、细胞培养及染色体分析等。

2. 禁忌证 具有明显出血倾向者，如血友病。

（二）骨髓细胞的起源、组成与演变

1. 血细胞起源 血细胞源于骨髓，人出生后，骨髓可生成所有血细胞，脾和淋巴结只能生成淋巴细胞，肝脏不再造血。在骨髓，造血干细胞发育为髓系干细胞和淋巴系干细胞，髓系干细胞分化为红系、粒单系、巨核系、嗜酸系和嗜碱系的祖细胞，并分别分化为相应的成熟细胞；淋巴系干细胞分化为 T 淋巴细胞和 B 淋巴细胞，B 淋巴细胞受抗原刺激后分化为浆细胞。

2. 骨髓细胞的组成 为便于研究，人们将骨髓细胞分为六大系统，即红细胞系统、粒细胞系统、巨核细胞系统、单核细胞系统、淋巴细胞系统和浆细胞系统，分别简称为红系、粒系、巨核系、单系、淋系和浆系。

3. 骨髓细胞的演变 红系和粒系分五个阶段，即原始、早幼、中幼、晚幼和成熟细胞；巨核系分为五个阶段，即原始、幼稚、颗粒、产板和成熟巨核细胞；单、淋、浆系分为三个阶段，即原始、幼稚、成熟细胞。一般有如下基本规律：

（1）胞体：①胞体大小：由大到小；但巨核则相反。②外形：由圆形到不规则形

（红细胞始终呈圆形）。

（2）胞核：①胞核大小：由大到小；但巨核则相反。②胞核形态：由圆到不圆到分叶或不规则。③核染质：由细致疏松到粗糙密集；由细沙状到粗网状到块状；由着色浅到深。④核位置：由居中到偏位。⑤核仁：由大到小，由多到少到消失。

（3）胞质：①量：由少到多；②颜色：由深蓝到淡蓝到淡红；③颗粒：由无到有；由非特异颗粒到特异颗粒。

（4）胞核与胞质之比：由大到小。

（三）骨髓细胞学检查的内容

1. 标本采集

（1）步骤：①骨穿：一般取髂前上棘或髂后上棘，当针头有落空感时即开始抽吸，见红即止。抽吸骨髓量 <0.2mL。②涂片：要快，多推几张，不要浪费，防止凝固。并配合 1～3 张血片。③染色：最常用瑞氏染色。

（2）判断标准：①抽吸骨髓液时，病人有酸痛感。②可见骨髓小粒和脂肪滴。③镜下可见骨髓特有细胞，如大量幼稚细胞、巨核细胞、浆细胞、组织嗜碱细胞、纤维细胞、成骨细胞和破骨细胞等。

2. 检查内容

（1）低倍镜（LP）观察：①一般检查：取材、涂片、染色是否满意。②增生程度：依据有核细胞比例，增生程度分为五级，即极度活跃、明显活跃、活跃、减低及极度减低，详见表4－4。③计数巨核细胞：正常巨核细胞 7～35/（1.5cm×3cm）。巨核细胞数目减少或无，见于再障或急性白血病；增多见于巨核细胞型白血病、特发性血小板减少性紫癜、真性红细胞增多症及慢性粒细胞性白血病等。④注意有无特殊细胞：寻找体积较大的特殊细胞或成团出现的细胞，如尼曼匹克细胞、高雪细胞、转移癌细胞等。

表4－4 骨髓增生程度分级

增生程度	成熟红细胞：有核细胞	有核细胞占全部细胞比例（%）	常见情况
极度活跃	1：1	>50	白血病
明显活跃	10：1	>10	白血病、增生性贫血
活跃	20：1	1～10	正常骨髓、增生性贫血
减低	50：1	0.5～1	再生障碍性贫血（慢性型）
极度减低	200：1	<0.5	再生障碍性贫血（急性型）

（2）油镜观察：骨髓细胞分类计数和粒红比值计算。①有核细胞分类：临床上计数 200～400 个细胞，科研需计数 500～1000 个。计数各系统、各阶段细胞百分率。②粒红比值（granulocytes/erythroblasts，G/E）：即粒细胞与有核红细胞的比值，正常为 2：1～4：1。③观察细胞形态有无异常。④观察有无特殊细胞及寄生虫。

3. 正常骨髓象

（1）有核细胞增生活跃，G/E 为 2：1～4：1。

（2）各系统、各阶段细胞比例正常，相互间比例正常。①粒系占比例最大，为50%～60%，原粒细胞<2%，早幼粒细胞<4%，嗜酸性粒细胞<5%，嗜碱性粒细胞<1%。②红系有核红占20%左右，原红细胞<1%，早幼红细胞<5%，中晚幼红各约10%。③淋系约占20%，原幼淋罕见。单系<5%，浆系<2%，通常成熟。④在一张1.5cm×3cm的涂片上，通常可见巨核细胞7～35个，以颗粒巨和产板巨为主，血小板散在或成群。⑤其他细胞如巨噬细胞、组织嗜碱细胞不多见。

（3）各系统、各阶段细胞形态正常。

（4）无寄生虫及其他异常细胞。

（四）血涂片检查

低倍、高倍镜下分类计数，观察白细胞、红细胞、血小板形态。

（五）常见血液病血液学特点

1. 缺铁性贫血　缺铁性贫血（iron deficiency anemia，IDA）是指由于各种原因导致机体用来制造血红蛋白的贮存铁减少甚至耗尽时所发生的贫血。IDA 是贫血中最常见的类型，多发生于幼儿、妊娠及哺乳期妇女、慢性失血及胃肠道吸收功能障碍者。

血象：①小细胞低色素性贫血。RBC 减少，Hb 显著减少，MCV、MCH 及 MCHC 均减低，RDW 升高。②WBC、DC 一般正常。③PLT 一般正常。④Ret 常轻度增多。⑤重者红细胞大小不一，小细胞多见，中心淡染区扩大。

骨髓象：①骨髓增生明显活跃，G/E 减少。②红系明显增生，幼红细胞总百分率常>30%，其中以中、晚幼红细胞增多为主，各阶段幼红细胞核浆发育不平衡，呈老核幼浆现象，即核染色质较致密，染色较深，而胞质 Hb 发育迟缓。③粒系相对减低，各阶段百分率及细胞形态染色大致正常。④巨核系形态比例大致正常。⑤成熟红细胞形态学变化同外周血，嗜多色性红细胞较易见到。⑥骨髓涂片铁染色显示细胞内、外铁均减少。

2. 巨幼细胞性贫血　巨幼细胞性贫血（megaloblastic anemia，MA）系由于某些原因引起叶酸或维生素 B_{12} 缺乏，或需求过盛，或吸收障碍，最终导致 DNA 合成障碍的特殊类型的增生性贫血。常发生于偏食、营养不足、妊娠妇女、婴幼儿及慢性胃肠疾患等。

血象：①大细胞高色素性贫血。RBC 显著减少，Hb 减少，MCV 与 MCH 增多，MCHC 多正常，RDW 升高。②WBC 多正常，重者可减少，成熟粒细胞可见核右移。③PLT 多正常。④Ret 常轻度增多。⑤重者红细胞大小不一，大红细胞多见，中心淡染区缩小甚至消失。

骨髓象：①骨髓增生明显活跃；G/E 减少。②红系明显增生，幼红细胞百分率常>40%，以早、中幼红细胞增多为主；巨幼红细胞常>10%，细胞体增大，细胞核染色质疏松，着色浅淡，核浆发育不平行，呈老浆幼核现象，表现为胞核的发育明显落后于胞质。③粒系常相对减低，并可见巨晚幼粒细胞、巨杆状核粒细胞及核右移现象。④巨核细胞数量大多正常，部分巨核细胞也可发生巨型变。⑤成熟红细胞形态学变化同外周血。

3. 再生障碍性贫血　再生障碍性贫血（aplastic anemia，AA）是由于多种原因使骨髓多能造血干细胞或造血微环境受损、机体免疫缺陷与紊乱，从而导致骨髓造血功能衰竭而发生的一类贫血。男多于女，青壮年较多。可分为急性与慢性两型。

（1）急性再生障碍性贫血

血象：①多为正细胞正色素性贫血。RBC 显著减少，Hb 显著减少。MCV、MCH、MCHC 及 RDW 多正常。②WBC 显著减少，常 $<1 \times 10^9/L$；中性粒细胞显著减少，而淋巴细胞相对增多。③PLT 显著减少，常 $<3 \times 10^9/L$。④Ret 显著减少。

骨髓象：多部位穿刺显示：①骨髓增生多为重度减低。②粒、红两系均严重减少。粒系以成熟粒细胞为主，红系以中、晚幼红为主，细胞形态染色大致正常。③淋巴细胞相对增多，可达80%或更多。④浆细胞、组织细胞及组织嗜碱细胞等非造血细胞增多。⑤巨核细胞明显减少甚至不见。⑥成熟红细胞形态、染色无明显变化。

（2）慢性再生障碍性贫血：慢性再生障碍性贫血由于骨髓呈向心性受损并可出现代偿性造血灶，更需多次、多部位穿刺来进行诊断。

血象：全血细胞减少，不如急性型显著。

骨髓象：①骨髓多为增生不良，代偿性造血灶则可显示增生活跃甚至明显活跃；G/E 正常或减少。②粒系正常或减少。③幼红细胞正常或增多，可见幼红细胞成熟停滞于晚期的现象。④淋巴细胞相对增多。⑤非造血细胞比急性型为少。⑥巨核细胞明显减少或缺如。⑦成熟红细胞形态染色多大致正常。

4. 急性白血病　白血病是造血系统恶性肿瘤，以某一类或几类血细胞过度增生为病理特征，并可浸润和破坏其他组织。白血病可分为急性白血病（acute leukemia，AL）和慢性白血病。AL 包括急性淋巴细胞白血病和急性非淋巴细胞白血病。以下为 AL 的共同特征。

血象：①多表现为正细胞正色素性贫血。②WBC 常增多；DC 必须依赖血涂片。③PLT 多减少。④血涂片可见有核红细胞，并可见某一系或几系原始或幼稚白血病细胞，百分率高低不一，高者可达90%以上。

骨髓象：①骨髓增生多为极度活跃或明显活跃。②以某一类型或几种类型的原始及幼稚的白血病细胞增生为主，并恶性变明显。③常见白血病裂孔（Leukemic Hiatus）现象，即出现大量原始细胞和少量成熟细胞，而缺乏中间过渡阶段的细胞，表明白血病细胞有成熟障碍。④红系细胞多受抑制，成熟红细胞形态常无明显变化。⑤巨核细胞多明显减少或消失，血小板常减少或有形态异常。

5. 慢性白血病　慢性白血病（chronic leukemia，CL）系骨髓中某一类白细胞呈慢性弥漫性恶性增生，常无明显的成熟障碍和形态异常，但细胞的生化成分及功能等常有异常。CL 主要有慢性粒细胞白血病（chronic myelocytic leukemia，CML）和慢性淋巴细胞白血病（chronic lymphocytic leukemia，CLL）。国内以 CML 常见，欧美白人以 CLL 多见。

（1）**慢性粒细胞白血病**：为粒细胞恶性增生性疾病。根据自然病程，CML 可分为慢性期、加速期和急变期，急变后转变为急性白血病。以下是慢性期特征。

血象：①多为正细胞正色素性贫血。RBC、Hb 早期可正常，晚期减少。②WBC 异常增高：初期白细胞数量一般在 $50 \times 10^9/L$ 左右，其后多数在（$100 \sim 300$）$\times 10^9/L$ 之间，高者可达 $1000 \times 10^9/L$。③PLT：早期增多，晚期减少。④血涂片：可见有核红细胞。分类中中幼粒细胞以下各阶段粒细胞占大多数，原粒与早幼粒细胞之和 <10%，嗜碱性粒细胞显著增多，可达 10% ~ 20%，嗜酸性粒细胞与单核细胞也可增多。血小板大小不一，形态异常。

骨髓象：①骨髓增生常极度活跃，G/E 显著增高。②骨髓增生细胞以粒系细胞为主，以中性中幼粒、晚幼粒及杆状核粒细胞居多，原粒与早幼粒细胞之和一般 <10%，嗜碱性和嗜酸性粒细胞常明显增多。③幼红细胞百分率减低，成熟红细胞形态大致正常。④巨核细胞和血小板早期常增多，但晚期减少，可见小巨核细胞。

此外，约 90% 以上的 CML 患者可查见 Ph 染色体，即 9 号和 22 号染色体的长臂相互易位而形成的异常染色体，或称费城染色体，是 CML 诊断的重要指标。

（2）**慢性淋巴细胞白血病**：为淋巴细胞恶性增生性疾病，多见于 60 岁以上的老年人。多为 B 淋巴细胞型。

血象：①多为正细胞正色素性贫血。RBC、Hb 早期可正常，晚期减少。②WBC 增多，多在（$30 \sim 100$）$\times 10^9/L$ 之间。分类以淋巴细胞为主。③PLT 晚期时常减少。④血涂片：红细胞形态大致正常，易见幼红细胞，易见淋巴细胞破碎而致的篮状细胞。

骨髓象：①骨髓增生明显活跃或极度活跃。②淋巴系细胞显著增生，以白血病性淋巴细胞增生为主，可达 50% ~ 90%，原始及幼稚淋巴细胞之和一般 <5%。白血病细胞极易破碎形成篮状细胞。③其他系细胞随患者病情发展而异，成熟红细胞形态大致正常。

六、血型鉴定与配血试验

血型（blood group）是人类的一种遗传性状，与人类输血关系密切的是 ABO 血型系统，其次是 Rh 血型系统。

（一）血型鉴定

1. ABO 血型鉴定

（1）**ABO 血型系统的抗原与抗体**：ABO 血型系统分类是根据红细胞表面的抗原（A 或 B 抗原）为分型原则，红细胞表面含有某种抗原，则血清中就不会存在相对应的天然抗体，因此将血型分为 A 型、B 型、O 型、AB 型 4 型，见表 4-5。

表 4-5　ABO 血型系统分型

血型	红细胞表面抗原	血清中抗体
A	A	抗 B
B	B	抗 A

续表

血型	红细胞表面抗原	血清中抗体
O	无	抗 A 与抗 B
AB	A 与 B	无

（2）ABO 血型系统的鉴定：进行 ABO 血型鉴定时，用已知标准血清鉴定受检者（血型未知）红细胞表面的抗原称正向定型，同时用已知标准红细胞鉴定受检者血清中的抗体称反向定型。只有受检者红细胞表面的抗原鉴定和血清中的抗体鉴定所得结果完全相符时，才能肯定受检者血型。ABO 血型系统定型试验结果判定见表 4-6。

表 4-6　ABO 血型系统定型试验结果判定

血型	标准血清 + 被检红细胞（正向定型）			标准红细胞 + 被检血清（反向定型）		
	B 型血清	A 型血清	O 型血清	A 型红细胞	B 型红细胞	O 型红细胞
A	+	-	+	-	+	-
B	-	+	+	+	-	-
O	-	-	-	+	+	-
AB	+	+	+	-	-	-

2. Rh 血型鉴定　人类血型系统中，Rh 血型在临床上的重要性仅次于 ABO 血型系统。1940 年，有人证明人的红细胞上有与恒河猴（Macacus Rhesus）红细胞相同的抗原，于是将这种抗原命名为 Rh 抗原。含有此种抗原者称为 Rh 阳性，不含有此种抗原者称为 Rh 阴性。

（1）Rh 血型系统的抗原与抗体：目前认定人类红细胞上的 Rh 抗原有 5 种，按抗原性的强弱依次为 D、E、C、c、e，因 D 抗原的抗原性最强，故其临床意义最大。Rh 血型相应的抗体也有 5 种，即抗 D、抗 E、抗 C、抗 c、抗 e，抗 D 抗体是其中最重要的抗体。由于大多数 Rh 血型不合的输血反应和新生儿溶血都是抗 D 抗体引起，所以粗略地称含 D 抗原的红细胞为 Rh 阳性，不含 D 抗原的红细胞为 Rh 阴性，Rh 血型鉴定也仅做 D 抗原的鉴定。凡是抗 D 血清阳性，即为 Rh 抗原阳性。我国汉族人中 99% 以上为 Rh 抗原阳性。

（2）Rh 血型系统的鉴定：Rh 抗原中抗原性最强、出现频率最高、临床意义较大的是 D 抗原，故临床实验室一般只做 D 抗原鉴定，根据 D 抗原存在与否，分为 Rh 阳性及阴性。鉴定所采用的方法依抗体的性质而定，如系完全抗体可用生理盐水凝集试验；如系不完全抗体则应用胶体介质法、木瓜酶（或菠萝蛋白酶）法或抗人球蛋白法。

（二）交叉配血试验

1. 概念　配血试验是检查供、受血者中是否含有不相合的抗原、抗体成分。供血者红细胞与受血者血清的反应称主侧试验，供血者血清与受血者红细胞的反应称次侧试验，两者合称为交叉配血试验。在输血前必须进行交叉配血试验，目的是：①进一步验证 ABO 血型鉴定的正确性，防止血型鉴定错误导致的输血后严重溶血反应。②发现不规则抗体。③发现 ABO 血型以外的配血不合。目前以聚凝胺（polybrene）配血法较好，不仅能检出 IgM、IgG 抗体，还能发现引起溶血性输血反应的大多数抗体。交叉配血试验常用试管法进行。

2. 结果判定　同型血交叉配血时，主侧试验、次侧试验均无凝集反应、无溶血，表示血型相合，可以输血；异型配血时（指供血者为 O 型，受血者为 A 型、B 型或 AB 型），如主侧试验无凝集、无溶血，次侧试验有凝集、无溶血，但凝集较弱，效价低于 1∶200，可以少量输血（一般不超过 200mL）；不论何种原因导致主侧试验凝集，绝对不可输用。

3. 临床意义

（1）避免溶血性输血反应：由于 ABO 血型抗体多是 IgM 型天然抗体，首次血型不合即可引发严重的输血反应，因此，输血前必须进行血型鉴定和交叉配血试验，完全相配时才能输血。

（2）避免新生儿溶血症：新生儿溶血症是指母亲血型与胎儿血型不合引起的一种溶血性疾病。ABO 血型溶血病，是因 IgG 型抗体能通过胎盘，在母亲和胎儿血型不合时发生溶血，病情一般较轻，多发生于 O 型血母亲孕育 A 型或 B 型血胎儿时，与胎次无关。

（3）提高器官移植的成功率：ABO 抗原为强移植原，血型不合时加速对移植物的排斥，导致移植失败，特别是皮肤和肾脏移植，肾脏移植 ABO 血型不合者，失败率达 46%，而血型相合者，失败率为 9%。

（4）其他：ABO 血型检查还可用于亲缘鉴定、法医学鉴定及某些相关疾病的调查。

附　血液分析仪简介

血液分析仪（hematology analyzer，HA）是目前临床血液一般检查最常用的检测仪器，常用的有三分群与五分类两大类仪器，主要有两大功能，即细胞计数和细胞分类，一般能检测二十多项参数，功能较全的仪器最多的能检测 40 项参数。三分群血液分析仪测定项目与参考值，见表 4-7。

表 4-7　三分群血液分析仪测定项目与参考值

测定项目	男性	女性	备注
白细胞计数（WBC）	3.9~9.7	3.5~9.1	$\times 10^9$/L
淋巴细胞群（LYM）	18.7~47	18.7~47	%
中间细胞群（MID）	3.5~7.9	3.5~7.9	%
粒细胞群（GRAN）	46.0~76.5	46.0~76.5	%
淋巴细胞群绝对值（LYM）	1.0~3.3	1.0~3.3	$\times 10^9$/L
中间细胞群绝对值（MID）	0.2~0.7	0.2~0.7	$\times 10^9$/L
粒细胞群绝对值（GRAN）	1.8~6.4	1.8~6.4	$\times 10^9$/L

续表

测定项目	男性	女性	备注
红细胞计数（RBC）	4.3 ~ 5.9	3.9 ~ 5.2	$\times 10^{12}$/L
血红蛋白（HGB）	137 ~ 179	116 ~ 155	g/L
血细胞比容（HCT）	0.4 ~ 0.52	0.37 ~ 0.47	L/L
红细胞平均容积（MCV）	83 ~ 101	80 ~ 101	fL
红细胞平均血红蛋白量（MCH）	27.2 ~ 34.7	27.2 ~ 34.3	pg
红细胞平均血红蛋白浓度（MCHC）	329 ~ 360	329 ~ 340	g/L
红细胞体积分布宽度（RDW）	<14.5	<14.5	%
血小板计数（PLT）	98 ~ 302	98 ~ 302	$\times 10^9$/L
血小板平均体积（MPV）	7.6 ~ 13.2	7.6 ~ 13.2	fL
血小板体积分布宽度（PDW）	14.8 ~ 17.2	14.8 ~ 17.2	%

第二节　尿液检查

一、标本采集

（一）采集方法

一般通过自然排出方式收集尿液，如果排尿有困难，可以采用导尿或者耻骨上膀胱穿刺方式取得。

1. 晨尿（morning urine）　清晨首次尿，适用于蛋白质、细菌、有形成分的镜检、妊娠试验及尿本 – 周（Bence – Jones）蛋白测定，采集量一般为 5 ~ 20mL。

2. 随机尿（random urine）　随时留取的尿液标本，适合于门诊或急诊病人的临时化验，以及隐血、酮体、尿糖、尿淀粉酶等的检验，采集量一般为 10mL。

3. 计时尿（timed urine）　①3 小时尿：上午 6 ~ 9 点时段内采集，用于检查尿液有形成分、1 小时尿排泄率检查。②餐后尿：通常收集午餐后 2 小时尿，有利于病理性糖尿、蛋白尿或尿胆原检查。③12 小时尿：晚上 8 时排尿弃去，此后开始收集至次日上午 8 时最后一次排出的全部尿液，适用于 Addis 计数、微量白蛋白、球蛋白排泄率测定。④24 小时尿：上午 8 时排尿弃去，此后开始收集至次日上午 8 时最后一次排出的全部尿液，用于检测体内代谢产物，如肌酐、肌酸、尿素、蛋白质、17 – 羟类固醇、17 – 酮类固醇、电解质、儿茶酚胺以及尿浓缩结核杆菌检查。

4. 清洁中段尿　用肥皂水或碘伏清洗女性外阴、男性阴茎龟头后，收集中段尿 10 ~ 20mL 于灭菌容器内，用于细菌培养。

（二）注意事项

1. 避免污染，及时送检　尿液标本要避免污染，成年女性采集尿液标本时应避开月经期，防止阴道分泌物混入，用清洁干燥容器盛取标本。清洁中段尿留取时要严格用肥皂水或碘伏局部清洗，盛于干燥灭菌容器内。尿液标本应争取在采集后半小时内送检。

2. 妥善保存，防止变质　不能立即检验的标本，可置 2℃ ~ 8℃ 冰箱保存 6 ~ 8 小时，并根据不同的检验目的加入化学试剂。①甲苯：用于尿糖、尿蛋白检测的防腐，每升尿液中加入 5mL。②甲醛：能较好地保护细胞和管型，每升尿液中加入 400g/L 甲醛 5mL。③麝香草酚：用于尿电解质、结核杆菌检查的防腐，每升尿液中加入 1g。④盐酸：用于尿 17 - 羟或 17 - 酮类固醇、肾上腺素、去甲肾上腺素及儿茶酚胺等化学成分定量检测的防腐，每升尿液加入 5 ~ 10mL。⑤冰乙酸：用于醛固酮和 5 - 羟色胺检测的防腐，24 小时尿液中加入 10 ~ 25mL。

二、尿液一般检查

（一）一般性状检查

1. 尿量　正常成人 24 小时尿量一般为 1000 ~ 2000mL。

（1）多尿：24 小时尿量超过 2500mL 称为多尿。①暂时性多尿：见于饮水过多、应用利尿剂、静脉输液过多等。②病理性多尿：见于糖尿病、尿崩症、慢性肾炎早期、急性肾衰竭多尿期及精神性多尿等。

（2）少尿或无尿：24 小时尿量少于 400mL 或每小时尿量少于 17mL，称少尿；24 小时尿量少于 100mL，称无尿。少尿或无尿根据病因可分为肾前性、肾性和肾后性。①肾前性：是肾脏血流量减少或不足造成的少尿或无尿，见于休克、严重脱水、心力衰竭、肾动脉栓塞等。②肾性：是肾脏实质病变特别是肾单位病变造成的少尿或无尿，见于急性肾炎、肾小管坏死、肾衰竭等。③肾后性：是指尿路梗阻造成的少尿或无尿，见于泌尿系结石、膀胱肿瘤、良性前列腺肥大症等。

2. 外观　正常新鲜尿液多呈淡黄色，透明。尿液颜色受尿色素、盐类沉淀、食物、药物、尿量等影响较大，有时可出现混浊。常见的异常颜色有：

（1）血尿：呈淡红色云雾状、洗肉水样或混有血凝块。每升尿液内含血量超过 1mL 即可出现淡红色。血尿主要见于泌尿系统感染、肿瘤、结石、结核、外伤等，亦可见于出血性疾病如血小板减少性紫癜、血友病等。

（2）血红蛋白尿和肌红蛋白尿：呈浓茶色、酱油色或红葡萄酒色。血红蛋白尿见于严重的血管内溶血，如蚕豆病、阵发性睡眠性血红蛋白尿及血型不合的输血反应等。肌红蛋白尿常见于挤压综合征、缺血性肌坏死等。挤压综合征通常系指四肢或躯干肌肉丰富的部位，受外部重物、重力的长时间压榨，或长期固定体位的自压，而造成肌肉组织的缺血性坏死，出现以肢体肿胀、肌红蛋白尿及高血钾为特点的急性肾功能衰竭的一种病理过程。

（3）脓尿和菌尿：菌尿呈云雾状，静置后不下沉；脓尿放置后可有白色云絮状沉淀，加热或加酸均不能使混浊消失。脓尿和菌尿见于泌尿系统感染，如肾盂肾炎、膀胱炎等。

（4）**胆红素尿**：呈深黄色豆油样，振荡后泡沫亦呈黄色且不易消失。见于胆汁淤积性黄疸及肝细胞性黄疸。

（5）**乳糜尿**：呈乳白色。见于丝虫病和肿瘤压迫淋巴管。

（6）**黑酸尿**：呈黑色。为先天性代谢障碍性疾病，主要表现黑色尿、耳软骨呈蓝灰色、巩膜黑斑、皮肤棕色色素沉着、慢性多发性关节炎。

3. 气味 正常新鲜尿液一般无味，有时呈挥发酸味，尿液长时间放置后，因尿素分解可出现氨臭味。新鲜尿即有氨臭味，见于慢性膀胱炎、尿潴留等；糖尿病酮症酸中毒，尿液呈烂苹果味；有机磷农药中毒，尿液呈蒜臭味；苯丙酮尿症尿液呈鼠尿味，以小儿多见。

4. 酸碱反应 正常尿液 pH 约为 6.5，波动在 4.5～8.0 之间。尿液酸碱度受膳食结构影响较大，以肉食为主尿液偏酸性，以素食为主尿液偏碱性。

（1）**酸度增高**：见于酸中毒、糖尿病、痛风、白血病、服用某些药物（氯化铵、维生素 C 等）、低钾性代谢性碱中毒（排酸性尿为其特征之一）等。

（2）**碱度增高**：见于碱中毒、膀胱炎、肾小管性酸中毒、尿潴留等。

5. 尿比密 尿比密（specific gravity，SG）是指在 4℃ 条件下尿液与同体积纯水的重量之比。正常成人为 1.015～1.025。

（1）**尿比密增高**：见于肾前性少尿、急性肾炎、糖尿病、肾病综合征等。

（2）**尿比密减低**：见于大量饮水、慢性肾衰竭、尿崩症等。

（二）化学检查

1. 尿糖

（1）**参考值**：定性试验：阴性。定量检测：0.56～5.0mmol/24h 尿。

（2）**临床意义**：①血糖增高性糖尿：见于糖尿病、嗜铬细胞瘤、库欣（Cushing）综合征、肢端肥大症、肝硬化、胰腺炎、胰腺癌等，其中以糖尿病最常见。②血糖正常性糖尿：由于肾小管重吸收葡萄糖的功能减退所致，又称肾性糖尿。常见于慢性肾炎、肾病综合征、间质性肾炎和家族性糖尿等。③暂时性糖尿：生理性糖尿见于大量进食碳水化合物、静脉注射大量葡萄糖后；应激性糖尿见于颅脑外伤、急性脑血管病、急性心肌梗死等。④其他糖尿：因进食或体内代谢失调可出现乳糖、半乳糖、果糖、甘露糖及戊糖等非葡萄糖糖尿。

2. 尿蛋白

（1）**参考值**：定性试验：阴性。定量检测：0～80mg/24h 尿。

（2）**临床意义**：蛋白尿是指定性试验阳性或定量检测超过 150mg/24h 尿或定量检测超过 100mg/L 尿。

生理性蛋白尿：见于发热、严重受寒、精神紧张、剧烈活动后、长期站立后等。尿蛋白定性一般不超过一个 +，定量检测不超过 0.5g/24h 尿。

病理性蛋白尿：包括肾小球性蛋白尿、肾小管性蛋白尿、混合性蛋白尿、溢出性蛋白尿、组织性蛋白尿和假性蛋白尿6种。①肾小球性蛋白尿：为最常见的一种蛋白尿。各种原因导致肾小球滤过膜通透性及电荷屏障受损，血浆蛋白大量滤入原尿，超过肾小管重吸收能力所致。常见于急性肾炎、慢性肾炎、慢性肾盂肾炎、肾病综合征等。②肾小管性蛋白尿：炎症或中毒等因素引起近曲小管对低分子量蛋白质的重吸收减弱所致。常见于肾盂肾炎、间质性肾炎、肾小管性酸中毒、肾小管损伤（汞、镉、砷、苯、四氯化碳、庆大霉素、多黏菌素等）及肾移植术后。③混合性蛋白尿：肾脏病变同时累及肾小球和肾小管而产生的蛋白尿。常见于慢性肾炎、肾盂肾炎、系统性红斑狼疮性肾炎、糖尿病性肾病综合征等。④溢出性蛋白尿：血液中异常增多的低分子蛋白质，超过肾小管的重吸收能力随尿排出。见于溶血性贫血（血红蛋白尿）、挤压综合征（肌红蛋白尿）、多发性骨髓瘤、轻链病及浆细胞病（凝溶蛋白尿）等。⑤组织性蛋白尿：炎症或药物刺激肾小管分泌蛋白质增多或肾组织被破坏引起的蛋白尿。⑥假性蛋白尿：由于尿内混有血、脓、黏液、阴道分泌物等而导致蛋白定性试验阳性。

3. 酮体

（1）参考值：阴性。

（2）临床意义：多见于糖尿病酮症酸中毒。发热、严重呕吐、腹泻、禁食、酒精性肝炎、肝硬化等亦可因糖代谢障碍而出现酮尿。

（三）显微镜检查

1. 细胞

（1）红细胞：正常尿沉渣镜检红细胞0~3个/高倍视野（HP），超过3个/HP而外观无改变称镜下血尿。常见于急性肾炎、慢性肾炎、肾结核、肾结石、肾肿瘤、肾盂肾炎、急性膀胱炎、血友病等。

（2）白细胞：正常尿沉渣镜检白细胞0~5个/HP。白细胞大量出现常见于泌尿系化脓性感染，如肾盂肾炎、膀胱炎、尿道炎等。

（3）上皮细胞：正常尿液中可见到少量上皮细胞。上皮细胞大量出现常见于泌尿系感染、损伤、肿瘤等。

2. 管型 管型是蛋白质、细胞或碎片在肾小管、集合管中凝固而形成的圆柱形蛋白聚体。

（1）透明管型：主要由蛋白质构成，无色透明，较细，两端钝圆，偶尔含有少量颗粒。正常0~偶见/HP。剧烈运动、重体力劳动、麻醉、发热等可一过性增多；急性肾炎、慢性肾炎、急性肾盂肾炎、恶性高血压及心力衰竭等增多。

（2）颗粒管型：由大小不等颗粒聚集于透明管型基质中形成，颗粒占管型体积的1/3以上。见于急性肾炎、慢性肾炎、肾盂肾炎、肾小管损伤等。

（3）细胞管型：透明管型内含有可辨的细胞，其含量超过管型体积的1/3。上皮细胞管型，常见于肾小管损伤，肾移植手术后发生排异反应也易见到此种管型；红细胞管型，常见于急性肾炎、慢性肾炎等；白细胞管型，常见于肾盂肾炎、间质性肾炎等。

（4）其他：蜡样管型，出现常提示有严重的肾小管坏死；脂肪管型，常见于肾病综合征、慢性肾炎急性发作、中毒性肾病等；肾衰竭管型，见于肾衰竭。

3. 结晶体　尿沉渣在显微镜下正常可观察到各种形态的盐类结晶，一般无临床意义。经常出现于新鲜尿中并伴有较多红细胞时，有患泌尿系结石的可能。

4. 病原体　清洁中段尿经培养后，找到大肠埃希菌（旧称大肠杆菌）等细菌，见于泌尿系化脓性感染；找到结核杆菌，见于泌尿系结核；找到淋球菌，见于淋病。

三、尿液其他检查

（一）尿溶菌酶测定

溶菌酶来自单核细胞和中性粒细胞，可从肾小球滤过，但90%以上被肾小管重吸收，所以正常尿液中很少或无溶菌酶。

1. 参考值　尿液 0～2mg/L。

2. 临床意义　尿溶菌酶升高主要见于肾小管损害性疾病如肾小管中毒等，亦可见于急性单核细胞白血病（血溶菌酶增加，超过肾小管重吸收能力）。

（二）尿凝溶蛋白

凝溶蛋白（本–周蛋白，Bence–Jones Protein）是免疫球蛋白的轻链，能自由通过肾小球滤过膜，当浓度超过近曲小管重吸收的极限时可自尿中排出。该蛋白在 pH4.9±0.1 条件下加热至 40℃～60℃时可发生凝固，温度升高至 90℃～100℃时又可溶解，温度下降至 56℃左右时又发生凝固，故称凝溶蛋白。

1. 参考值　阴性。

2. 临床意义　阳性主要见于多发性骨髓瘤、巨球蛋白血症等。

（三）尿胆红素

1. 参考值　定性试验：阴性。定量检测：≤2mg/L。

2. 临床意义　阳性或增多见于胆汁淤积性黄疸和肝细胞性黄疸。

（四）尿胆原

1. 参考值　定性试验：阴性或弱阳性。定量检测：≤10mg/L。

2. 临床意义

（1）**阳性或增多**：①肝功能受损，见于病毒性肝炎、中毒性肝损害、肝硬化等。②溶血性疾病，见于异型输血、自身免疫性溶血等。③肠道对尿胆原的回吸收增加，见于顽固性便秘、肠梗阻等。

（2）**减少或消失**：见于：①胆道梗阻，见于胆石症、胆管肿瘤、胰头癌等。②新生儿（因肠内缺乏细菌）及长期服用抑制肠道细菌的药物。

（五）尿淀粉酶

1. 参考值　尿淀粉酶＜1000U/L（Somogyi 法）。

2. 临床意义 增高见于：①急性胰腺炎，这是尿淀粉酶增高的主要原因。②胰腺管阻塞，见于胰腺癌、胰腺损伤等。

（六）尿红细胞形态

1. 参考值 正常人尿红细胞计数＜10000/mL；肾小球性血尿多形性红细胞大于计数的80%，血尿红细胞平均体积为（58.3±16.35）fL，非肾小球源性血尿为（112.5±14.45）fL。

2. 临床意义 肾小球性血尿红细胞呈多形性改变（＞80%），见于各种肾小球疾病；非肾小球性血尿红细胞呈均一性，见于尿路系统炎症、结石、肿瘤、畸形、血液病等。

（七）尿微量清蛋白

在无尿路感染和心衰竭的情况下，尿中有少量清蛋白的存在，浓度在20～200 μg/min的亚临床范围，称为微量清蛋白尿，但用常规蛋白半定量方法不易检测到，需用放免法或酶联免疫吸附法、免疫比浊法检测。

1. 参考值 正常人尿清蛋白排出率（UAE）为5～30mg/24h，超过30mg/24h为微量清蛋白尿。

2. 临床意义 见于①糖尿病，为早期糖尿病肾病的诊断指标。②肾小球疾病、狼疮性肾炎、小管间质疾病等。③高血压病、高脂血症、肥胖、吸烟、剧烈运动及饮酒等。

（八）尿电解质

1. 尿钠检查

（1）参考值：130～260mmol/24h尿（3～5g/24h尿）。

（2）临床意义：①减少：见于各种原因引起的低钠血症，如呕吐、腹泻、严重烧伤、糖尿病酸中毒等。②一次性尿钠检测意义：急性肾小管坏死时，一次性尿钠＞40mmol/L；肾前性少尿时，一次性尿钠＜30mmol/L。

2. 尿钙检查

（1）参考值：2.5～7.5mmol/24h尿（0.1～0.3g/24h尿）。

（2）临床意义：①减少：见于甲状旁腺功能减退、慢性肾衰竭、慢性腹泻、小儿手足搐搦症等。②增多：见于甲状旁腺功能亢进症、多发性骨髓瘤等。

3. 尿钾检查

（1）参考值：51～102mmol/24h尿。

（2）临床意义：①尿钾排出增多：见于原发性醛固酮增多症、库欣综合征、肾小管间质疾病、肾小管酸中毒、糖尿病酸中毒、药物（如硫酸锂、乙酰唑胺）影响等。②尿钾排出减少：多见于各种原因引起的钾摄入少、吸收不良或胃肠丢失过多。

（九）乳糜尿试验

乳糜尿乃因从肠道吸收的乳糜液未经正常的淋巴管引流入血液而逆流进入尿中所致，如含有较多的血液则称为乳糜血尿。尿液中的乳糜是一种脂肪微滴，可使尿外观呈不同程度的乳白色。用脂肪溶剂（如乙醚）可将其从尿中提取，并可用脂溶性染料如苏丹Ⅲ染料染色。

1. 结果判断　乙醚与尿液接触处的乙醚层涂片，加苏丹Ⅲ染色，若出现红色脂肪球，则为乙醚试验阳性。

2. 参考值　阴性。

3. 临床意义　乳糜尿见于丝虫病，也可见于结核、肿瘤、胸腹部创伤或某些原因引起的肾周淋巴循环受阻，淋巴管阻塞而致乳糜液进入尿液。

附　尿液分析仪简介

干化学尿分析仪又称尿液分析仪是用干化学法检测尿中某些成分的自动化仪器，该仪器将已使用的尿试纸条应用现代光－电技术检测其有否有呈色反应及呈色程度，并用微电脑控制检测过程和处理结果。其基本组成包括试条及传送装置、光－电系统、微电脑三部分。尿自动分析仪常使用 8~11 种检测组合试验。8 项检测项目包括蛋白、葡萄糖、酸碱度（pH）、酮体、胆红素、尿胆原、隐血和亚硝酸盐；9 项检测项目在 8 项基础上增加了尿白细胞检查；10 项检测项目在 9 项基础上增加了尿比密检查；11 项检测项目在 10 项检测增加了维生素 C 检查。干化学尿分析仪具有同时自动完成多项检测、操作简易、标本用量少、检测速度快等优点，但影响因素多，易出现假阳性或假阴性结果，因此本法一般仅用于作初诊病人或健康体检的筛选试验。11 种检测项目及参考值见表 4-8。

表 4-8　尿自动分析仪检测项目及参考值

项目及代码	参考值
酸碱度（pH）	5~7
蛋白（PRO）	阴性（<0.1g/L）
葡萄糖（GLU）	阴性（<2mmol/L）
酮体（KET）	阴性
隐血（BLD）	阴性（<10 个红细胞/μL）
胆红素（BIL）	阴性（1mg/L）
尿胆原（UBG）	阴性或弱阳性
亚硝酸盐（NIT）	阴性
白细胞（LEU）	阴性（<15 个白细胞/μL）
比密（SG）	1.015~1.025
维生素 C（VC）	阴性（<10mg/L）

第三节　粪便检查

一、标本采集

（一）自然排出的粪便标本采集

1. 用洁净干燥的容器留取新鲜标本，不得混有尿液或其他物质，如做细菌学检查应将标本盛于加盖无菌容器内立即送检。

2. 粪便标本有脓血时，应当挑取脓血及黏液部分涂片检查，外观无异常的粪便要多点取样检查。

3. 对某些寄生虫及虫卵的初筛检测，应采取"三送三检"方法，因为许多肠道原虫和某些蠕虫卵都有周期性排出现象。

4. 从粪便中检测阿米巴滋养体等寄生原虫，应在收集标本后30分钟内送检，并注意体温。

5. 粪便隐血检测，病人应素食3天，并禁服铁剂及维生素C，否则易出现假阳性。

（二）肠道粪便标本的采集

需要检测粪便而病人不能自行排出粪便或无粪便排出时，应通过肛门采集粪便标本。

1. 将手指带上指套插入直肠取得粪便。

2. 用无菌生理盐水棉签轻插至直肠内6~7cm处旋转取得粪便。

3. 用生理盐水灌肠获取粪便标本。

二、一般性状检查

（一）量

正常成人多每日排便一次，其质量100~300g，因饮食习惯、食物种类、食量等不同有较大差异。慢性胰腺炎等疾病引起的消化不良粪便量增多。

（二）颜色与性状

正常成人为黄褐色圆柱状软便，婴儿粪便呈黄色或金黄色糊状。常见病理改变有：

1. **稀糊状或水样便**　见于各种感染性或非感染性腹泻。小儿粪便呈绿色稀糊状提示肠炎；大量黄绿色稀汁样便（3000mL或更多）并含有膜状物应考虑伪膜性肠炎；副溶血性弧菌食物中毒排洗肉水样便；出血坏死性肠炎排红豆汤样便。

2. **米泔样便**　呈白色淘米水样，量大。见于霍乱、副霍乱。

3. **黏液便**　正常粪便中含少量黏液，因与粪便均匀混合不易看见。小肠炎症时，增多的黏液均匀地混于粪便中；大肠及直肠病变时，增多的黏液附着于粪便表面，常见于过敏性结肠炎、细菌性痢疾、阿米巴痢疾等。

4. 脓性及脓血便　常见于痢疾、溃疡性结肠炎、局限性肠炎、结肠或直肠癌等。阿米巴痢疾，呈暗红色果酱样；细菌性痢疾，以黏液及脓为主。

5. 鲜血便　常见于痔疮、直肠息肉、直肠癌及肛裂等。

6. 柏油样便　呈柏油状。多见于上消化道出血，如消化性溃疡、胃癌、钩虫病等。

7. 白陶土样便　见于胆汁淤积性黄疸。钡餐造影术后粪便可呈黄白色。

8. 细条状便　提示直肠狭窄，多见于直肠癌。

（三）气味

正常粪便因含硫化物及粪臭素等而有臭味。慢性肠炎、慢性胰腺炎、直肠癌溃烂继发感染出现恶臭味。

（四）寄生虫虫体

可在粪便中见到的寄生虫虫体有蛔虫、蛲虫及绦虫等较大虫体或其片段。

三、显微镜检查

（一）细胞

1. 白细胞　正常粪便中无或偶见。小肠炎症，白细胞一般少于 15 个/HP。细菌性痢疾可见大量白细胞或脓细胞。过敏性肠炎、肠道寄生虫病（尤其是钩虫病及阿米巴痢疾）粪便中可见到较多的嗜酸性粒细胞。

2. 红细胞　正常粪便中无。出现红细胞见于细菌性痢疾、阿米巴痢疾、溃疡性结肠炎、结肠癌等。

3. 巨噬细胞　正常粪便中无。主要见于细菌性痢疾等。

4. 肠黏膜上皮细胞　正常粪便中无。常见于结肠炎、伪膜性肠炎等。

5. 肿瘤细胞　粪便中找到成堆的肿瘤细胞见于乙状结肠癌、直肠癌等。

（二）食物残渣

正常粪便中的食物残渣均系已充分消化后的无定形细小颗粒，仅可偶见淀粉颗粒和脂肪小滴等。淀粉颗粒增多见于慢性胰腺炎、腹泻；脂肪小滴增多见于急性或慢性胰腺炎、胰腺癌、消化不良综合征等；结缔组织主要见于蛋白酶缺乏症；肌肉纤维、植物纤维及植物细胞在肠蠕动亢进、腹泻时增多。

（三）寄生虫和寄生虫卵

肠道寄生虫病，可在粪便中查到相应虫体及虫卵。特别是虫卵检查，对诊断肠道寄生虫病具有决定性价值。

四、化学检查

(一) 粪便隐血试验

粪便隐血试验（fecal occult blood test，FOBT）是指用化学方法检查出肉眼和显微镜都不能证实的消化道少量出血的试验。联苯胺法原理：消化道少量出血后，红细胞被破坏，释放出的血红蛋白能催化过氧化氢，释放出新生态氧，将试剂中的联苯胺氧化成联苯胺蓝而显蓝色。颜色的深浅与血红蛋白的量成正比。

1. 参考值　阴性。

2. 临床意义　阳性主要见于消化性溃疡（活动时呈阳性）、胃癌（持续阳性）、钩虫病等。

(二) 胆色素试验

结合胆红素随着胆汁进入肠道后，在肠道细菌的作用下，转变为无色的粪胆原（尿胆原），粪便被排出时，其中的粪胆原（尿胆原）被氧化为黄色，这是粪便呈黄色的主要原因。

1. 参考值

结合胆红素：阴性。

粪胆原（尿胆原）：阳性。

粪胆素（尿胆素）：阳性。

2. 临床意义　婴儿（肠道正常菌群尚未建立）或使用大量抗生素后的成人，结合胆红素可呈阳性；胆汁淤积性黄疸，粪胆原（尿胆原）、粪胆素（尿胆素）可呈弱阳性或阴性。

(五) 细菌检查

粪便细菌占干重的三分之一，多属正常菌群。主要是大肠杆菌、厌氧菌和肠球菌，还有产气杆菌、变形杆菌及绿脓杆菌等过路菌，此外有少量芽孢菌和酵母菌。肠道致病菌的检查主要靠直接涂片和粪便细菌培养。怀疑伪膜性肠炎时，涂片革兰染色，查找葡萄球菌、白色念珠菌及厌氧性难辨芽孢梭菌等。怀疑肠结核时，涂片抗酸染色，查找分枝杆菌。粪便培养有助于确诊和菌种鉴定，常见致病菌如伤寒杆菌及痢疾杆菌等。

第四节　肝功能实验室检测

肝脏是人体最大的外分泌腺，具有许多重要的功能，其主要的功能有：①调节糖、蛋白质和脂肪的代谢；②调节胆红素的代谢；③解毒；④灭活激素（雌激素、抗利尿激素等）；⑤合成某些重要的因子（如凝血因子、红细胞生成素原、血管紧张素原等）。肝功能检查只能检查肝脏的部分功能。

一、标本采集

采集空腹（禁食8小时）静脉血进行肝功能检查，全项检查需抽血5～10mL，单项检查2mL。标本采集时应注意：①血液标本应盛放于干燥洁净的试管内，防止溶血。②检验血清胆红素用的标本应避免阳光直射。③酶学检查的血液标本应抗凝，抗凝剂一般选择肝素。

二、蛋白质代谢功能检查

（一）血清总蛋白和白蛋白、球蛋白测定

总蛋白（total protein，TP）主要包括白蛋白（albumin，A）和球蛋白（globulin，G）。白蛋白是由肝细胞合成的，肝细胞是合成白蛋白的唯一细胞，肝细胞破坏后减少。球蛋白的主要成分是免疫球蛋白，免疫球蛋白由肝脏和肝脏以外的单核－吞噬细胞系统产生，肝脏或肝脏以外慢性炎症刺激单核－吞噬细胞系统，血清球蛋白增加。

1. 参考值

（成人）总蛋白：60～80g/L。

白蛋白：40～55g/L。

球蛋白：20～30g/L。

A/G：1.5：1～2.5：1。

2. 临床意义

（1）血清白蛋白

血清白蛋白减少：①白蛋白合成减少，见于肝细胞损害（慢性肝炎、肝硬化、肝癌等）、合成原料不足（蛋白摄入不足、消化吸收不良、慢性消耗性疾病等）。②白蛋白丢失过多，见于肾病综合征、严重烧伤等。

血清白蛋白增高：一般不会增高，增高仅见于各种原因引起的血液浓缩。

（2）血清球蛋白

血清球蛋白增高：①慢性肝脏疾病，如慢性肝炎、肝硬化等。②M球蛋白血症，如多发性骨髓瘤、原发性巨球蛋白血症等。③自身免疫性疾病，如系统性红斑狼疮、风湿热等。④其他慢性感染，如结核病、疟疾、黑热病、麻风病及慢性血吸虫病等。

血清球蛋白降低：较少见。①生理性减少，见于3岁以下的婴幼儿。②免疫功能抑制，见于长期应用肾上腺皮质激素或免疫抑制剂。③先天性低γ球蛋白血症。

（3）A/G倒置：白蛋白降低和（或）球蛋白增高均可引起A/G倒置，临床上常见于慢性肝炎、肝硬化。

（二）血清蛋白电泳

血清蛋白电泳是利用血清蛋白的电性质不同，检测血清中不同的蛋白质占血清总蛋白的含量。在碱性环境中，血清蛋白质均带负电，在电场中向阳极泳动，因血清中各种

蛋白质的等电点及电荷量不同，它们在电场中的泳动速度也不同。白蛋白分子量小，所带负电荷相对较多，在电场中泳动速度最快；γ球蛋白分子量最大，泳动速度最慢。通过电泳可区分为白蛋白、α_1球蛋白、α_2球蛋白、β球蛋白和γ球蛋白五个区带。

1. 参考值   常采用醋酸纤维素膜法。

白蛋白：0.62～0.71（62%～71%）。

α_1球蛋白：0.03～0.04（3%～4%）。

α_2球蛋白：0.06～0.10（6%～10%）。

β球蛋白：0.07～0.11（7%～11%）。

γ球蛋白：0.09～0.18（9%～18%）。

2. 临床意义

（1）肝脏疾病：轻型急性肝炎电泳结果多无异常。重型肝炎、慢性肝炎、肝硬化、肝癌合并肝硬化，α_1、α_2、β球蛋白减少，γ球蛋白增加，慢性活动性肝炎和失代偿的肝硬化γ球蛋白增加尤为显著。

（2）M球蛋白血症：多发性骨髓瘤、原发性巨球蛋白血症，白蛋白降低，γ球蛋白明显升高，β球蛋白亦可升高，大部分病人在γ区带、β区带或β区带与γ区带之间可见结构均一、基底窄、峰高尖的M蛋白。

（3）其他：肾病综合征、糖尿病肾病，α_2及β球蛋白（脂蛋白的主要成分）增高，白蛋白及γ球蛋白降低。

3. 血氨   正常人血液中有很少量的游离氨。体内氨主要源于氨基酸脱氨基作用，80%～90%的氨主要在肝中合成尿素而解毒，故氨在肝脏中形成尿素是维持血氨正常的关键。当肝脏功能严重受损时血氨升高，而氨对中枢神经系统有高度毒性，易致肝性脑病。

1. 参考值   18～72μmol/L。

2. 临床意义

（1）血氨升高：①生理性升高：见于高蛋白饮食或剧烈运动后。②病理性升高：主要见于严重肝病，如重型肝炎、肝硬化、肝癌等。血氨升高是诊断肝性脑病的依据之一。此外，上消化道大出血时，因肠道内含氮物质剧增，血氨亦可升高。

（2）血氨降低：见于低蛋白饮食及贫血等。

三、胆红素代谢功能检查

血清中的总胆红素（total bilirubin，TB）包括结合胆红素（conjugated bilirubin，CB）和非结合胆红素（unconjugated bilirubin，UCB）。前者溶于水，能被肾小球滤过进入尿中。后者不溶于水，不能被肾小球滤过进入尿中。

（一）血清总胆红素检查

1. 参考值   1.7～17.1μmol/L。

2. 临床意义   增高见于各种原因引起的黄疸。溶血性黄疸通常＜85.5μmol/L；肝细胞性黄疸在 17.1～171μmol/L；胆汁淤积性黄疸 >171μmol/L（不完全性梗阻为171～265μmol/L，完全性梗阻通常 >342μmol/L）。17.1～34.2μmol/L，为隐性黄疸；34.2～171μmol/L，为轻度黄疸；171～342μmol/L，为中度黄疸；>342mμmol/L，为重度黄疸。

（二）血清结合胆红素和非结合胆红素检查

1. 参考值
结合胆红素：0～6.8μmol/L。
非结合胆红素：1.7～10.2μmol/L。

2. 临床意义　单纯血清非结合胆红素增高主要提示溶血性黄疸，单纯血清结合胆红素增高主要提示胆汁淤积性黄疸，血清非结合胆红素和结合胆红素均增高主要提示肝细胞性黄疸。

四、血清酶检查

（一）血清氨基转移酶

用于检查肝功能的主要是丙氨酸氨基转移酶（alanine aminotransferase，ALT）和天门冬氨酸氨基转移酶（aspartate aminotransferase，AST）。ALT 主要分布在肝脏，其次在骨骼肌、肾脏、心肌等；AST 主要分布在心肌，其次在肝脏、骨骼肌和肾脏。在肝细胞中，ALT 主要存在于非线粒体中，而大约80%的 AST 存在于线粒体内。由上可知，ALT 与 AST 均为非特异性细胞内功能酶，正常时血清含量很低，但当细胞受损时，细胞膜通透性增加，胞质内的 ALT 与 AST 释放入血液，血清中 ALT 与 AST 活性升高。中等度肝细胞损伤时，ALT 反映肝细胞损伤的灵敏度较 AST 为高，但严重肝细胞损伤时，血清中 AST/ALT 比值升高。

1. 参考值
ALT：5～25 卡门单位［终点法（Karmen 法）］；10～40U/L［速率法（37℃）］。
AST：8～28 卡门单位［终点法（Karmen 法）］；10～40U/L［速率法（37℃）］
ALT/AST：≤1。

2. 临床意义　升高：①肝细胞损害，见于病毒性肝炎、酒精性肝病、药物性肝炎、肝硬化、肝癌、胆汁淤积等，以病毒性肝炎诊断价值最大。急性病毒性肝炎，ALT 与 AST 均显著升高，以 ALT 升高更明显，ALT/AST >1；慢性病毒性肝炎，ALT 与 AST 轻度上升，ALT/AST >1，若 AST 升高较 ALT 显著，即 ALT/AST <1，提示慢性肝炎进入活动期。酒精性肝病 AST 显著升高，ALT 几近正常。肝内、外胆汁淤积，转氨酶可轻度升高。②心肌细胞损害，以 AST 升高为主，见于急性心肌梗死、心肌炎等。③其他细胞损害，如皮肌炎、进行性肌萎缩、肺梗死等，转氨酶轻度升高。

（二）γ-谷氨酰转移酶

γ-谷氨酰转移酶（γ-glutamyl transpeptidase，γ-GT）在肾脏、肝脏和胰腺含量

丰富，但血清中的 γ-GT 主要来自肝胆系统。γ-GT 在肝脏中广泛分布于肝细胞的毛细胆管一侧和整个胆管系统，因此当肝内合成亢进或胆汁排出受阻时，血清中 γ-GT 增高。

1. 参考值　<50U/L［硝基苯酚速率法（37℃）］。

2. 临床意义　升高见于：①胆道阻塞性疾病、原发性胆汁性肝硬化、硬化性胆管炎等；②肝癌，γ-GT 明显升高，可达参考值上限的 10 倍以上；③病毒性肝炎、肝硬化；④酒精性肝病及药物性肝炎；⑤其他，如胰腺炎、胰腺肿瘤、前列腺肿瘤等。

（三）碱性磷酸酶

碱性磷酸酶（alkaline phosphatase，ALP）主要分布在肝脏、骨骼、肾、肠及胎盘中，血清中的 ALP 大部分来源于肝脏与骨骼。

1. 参考值　速率法（30℃）：成人 40~110U/L，儿童 <250U/L。

2. 临床意义　升高见于：①肝内、外胆管阻塞性疾病，如胰头癌、胆道结石、原发性胆汁性肝硬化等；②肝细胞损害，如病毒性肝炎、酒精性肝病、药物性肝炎、肝硬化等；③骨骼疾病，如纤维性骨炎、佝偻病、骨折愈合期等；④儿童、孕妇。

（四）单胺氧化酶

单胺氧化酶（monoamine oxidase，MAO）主要分布在肝、肾、胰、心等器官，其活性与体内结缔组织增生呈正相关，因此临床上常用来观察肝脏纤维化程度。

1. 参考值　正常成人，伊藤法：<30 单位；中野法：23~49 单位。

2. 临床意义　升高见于：①肝脏病变，如重症肝硬化、伴有肝硬化的肝癌、慢性肝炎（提示有肝细胞坏死和纤维化形成）等；②肝外疾病，如慢性充血性心力衰竭、糖尿病、甲状腺功能亢进症、系统性硬化症等。

第五节　肾功能实验室检测

肾是机体重要的器官之一，其主要功能有：①调节机体水、电解质和酸碱平衡；②排出体内的毒物、废物、代谢产物；③产生某些重要的因子（如肾素、红细胞生成因子、1, 25-二羟 D_3 等）。

肾功能检查包括肾小球功能试验和肾小管功能试验。肾小球功能试验主要包括血尿素氮测定、血清肌酐测定和内生肌酐清除率测定等，肾小管功能试验主要包括浓缩稀释试验、酚红排泌试验、尿溶菌酶测定等。

一、标本采集

采集空腹（禁食 8 小时，一般晨起早餐前采血）静脉血，全项检查采血 5mL，单项检查采血 2mL。标本采集时应注意：①血液标本盛放于干燥洁净的试管内，防止溶血。②测定内生肌酐清除率时，采集标本前禁食肉类 3 天，禁饮咖啡、茶，停用利尿剂，避免剧烈运动。

二、肾小球功能试验

（一）血尿素氮测定

血尿素氮（blood urea nitrogen，BUN）主要反映血液中的尿素含量。尿素是蛋白质代谢的最终产物，血液中的尿素习惯上用尿素氮的浓度来表示。机体中的尿素主要经肾排出（约占90%），尿素经肾小球滤过后，正常情况下，有30%～40%被肾小管重吸收，肾小管有少量排泌。肾小球滤过率降低时，尿素排出减少，其在血液中浓度增高。

1. 参考值 成人3.2～7.1mmol/L；婴儿及儿童1.8～6.5mmol/L。

2. 临床意义 增高见于：①器质性肾功能损害，如慢性肾炎、严重肾盂肾炎、肾动脉硬化症、肾结核和肾肿瘤晚期等。②肾血流量减少，如严重脱水、休克、心力衰竭等。③蛋白质分解过多，如急性传染病、上消化道大出血、大面积烧伤、大手术后、甲状腺功能亢进症等。

（二）血肌酐测定

肌酐（creatinine，Cr）是肌酸代谢的产物，血液中的肌酐包括内生肌酐（体内肌肉中的肌酸分解而来，生成量恒定，产生的速度为1mg/min，不受食物成分影响）和外源性肌酐（来源于摄入的鱼类、肉类食物）。一般说，空腹血肌酐水平较稳定，外源性肌酐不足以影响清晨空腹血肌酐的测定。肌酐只从肾小球滤过并以同样速度清除（肾小管基本不吸收也不排泌）。当肾小球滤过功能下降时，其清除肌酐的速度低于内生肌酐的产生速度，血肌酐浓度上升。

1. 参考值
男性：88.4～176.8μmol/L（全血）；53～106μmol/L（血清）。
女性：88.4～176.8μmol/L（全血）；44～97μmol/L（血清）。

2. 临床意义 升高主要见于急性或慢性肾衰竭。

（三）内生肌酐清除率测定

内生肌酐清除率（endogenous creatinine clearance，Ccr）测定是检查肾小球滤过功能较为有效的方法。肌酸存在于肌肉中，肌酐（Cr）是肌酸的代谢产物，由肾排出。人体内肌酐的生成有内源性和外源性两种，在严格控制饮食条件和肌肉活动相对稳定的情况下，内源性肌酐的生成量较恒定。肌酐主要从肾小球滤过，且不被肾小管重吸收，排泌量很少。故肾单位时间内将若干毫升血液中的内在肌酐全部清除出去，称为内生肌酐清除率。

1. 参考值 80～120mL/min。

2. 临床意义

（1）判断肾小球损害的敏感指标：成人内生肌酐清除率降至50mL/min时血清尿素

氮、肌酐仍在正常范围，故是反映肾小球滤过功能下降的敏感指标。

（2）**评估肾功能的损害程度**：内生肌酐清除率 70～51mL/min，为轻度肾功能损害；内生肌酐清除率 50～31mL/min，为中度肾功能损害；内生肌酐清除率＜30mL/min，为重度肾功能损害。

（3）**指导治疗**：内生肌酐清除率 30～40mL/min，应限制蛋白质摄入；内生肌酐清除率＜30mL/min，噻嗪类利尿剂治疗常无效；内生肌酐清除率＜10mL/min，应结合临床进行透析治疗或肾移植术。

根据血尿素氮、血肌酐、内生肌酐清除率可将肾功能分为四期，见表 4-9。

表 4-9　肾功能分期

	1 期 （代偿期）	2 期 （失代偿期）	3 期 （肾衰竭期）	4 期 （尿毒症期）
Ccr（mL/min）	80～51	50～20	19～10	＜10
Cr（μmol/L）	＜178	178～445	445～707	＞707
BUN（mmol/L）	＜9	9～20	20～28.6	＞28.6

三、肾小管功能试验

（一）浓缩稀释试验

浓缩稀释试验又称莫氏试验（Mosenthal test），是用来检测肾脏浓缩稀释功能的一项试验。在复杂的神经体液（特别是抗利尿激素）调节下，肾远曲小管和集合管等根据体内对水分的需求保留或排出水分。当体内水分增多时，尿排出增多，比密减低；当体内水分不足时，尿排出减少，比密升高。肾小管损害后，肾脏浓缩稀释功能减退，可通过昼夜尿量和尿比密反映出来。

1. 参考值　正常 24 小时尿量为 1000～2000mL；昼尿量与夜尿量之比为 3：1～4：1，夜尿量不应超过 750mL；最高尿比密应＞1.020；最高与最低尿比密之差，不应小于 0.009。

2. 临床意义　①尿量减少而比密增加常见于急性肾小球肾炎、肾前性少尿等；②尿量增多或夜尿增多、低比密尿（尿液最高比密低于 1.018）或尿比密固定在 1.010，常见于慢性肾炎、慢性肾盂肾炎、急性肾衰竭多尿期等。

（二）酚红排泌试验

酚红排泌试验（phenolsulfonphthalein excretion test）是利用肾小管能排泌酚红的性能来反映肾小管功能的一项检查。酚红是一种对人体无害的染料，注射入血液后，约94% 由近端肾小管上皮细胞主动排泌，因此尿液中排出酚红的量，可作为判断近端小管排泌功能的指标，但其排泌量受肾血流量影响较大。

1. 参考值

成人注射后 15 分钟　排泌量 28% ~ 51%（平均 35%）；注射后 120 分钟　排泌量 63% ~ 84%（平均 70%）。

2. 临床意义　注射后 15 分钟排泌量 <25% 或 120 分钟排泌量 <55%，提示肾小管功能减退，见于慢性肾炎、慢性肾盂肾炎、肾血管硬化症、心力衰竭、休克等。

（三）尿渗量（尿渗透压）测定

尿渗量（osmolality，Osm）是指尿液中具有渗透活性的全部溶质微粒的总数量。

1. 参考值　禁饮 8 小时后：尿渗量 600 ~ 1000mOsm/（kg·H_2O），平均 800mOsm/（kg·H_2O）；血浆渗量 275 ~ 350mOsm/（kg·H_2O），平均 300mOsm/（kg·H_2O）；尿渗量/血浆渗量 3∶1 ~ 4.5∶1。

2. 临床意义　禁饮 8 小时后，尿渗量 <600mOsm/（kg·H_2O），且尿渗量与血浆渗量比值 ≤1，提示肾浓缩功能减退。

四、肾小球与肾小管功能试验

（一）β_2 - 微球蛋白测定

β_2 - 微球蛋白（β_2 - M）是人体有核细胞特别是淋巴细胞产生的一种小分子球蛋白，人体内浓度非常稳定，容易被肾小球滤过，但 99.9% 被肾小管摄取，因此正常尿中极少。肾小管损害时，摄取减少，尿中增多。

1. 参考值　尿 <0.3mg/L 或 <370μg/d；血清 1 ~ 2mg/L。

2. 临床意义

（1）尿液：尿 β_2 - M 增多，提示肾小管损害，见于肾盂肾炎、肾小管中毒（氨基糖苷类抗生素、重金属）等。

（2）血液：血 β_2 - M 增多，提示肾小球滤过功能下降；亦见于恶性肿瘤（因癌细胞或肉瘤细胞可产生大量 β_2 - M）等。

（二）α_1 - 微球蛋白（游离）测定

α_1 - 微球蛋白（α_1 - MG）为肝细胞和淋巴细胞产生的一种小分子糖蛋白，在血浆中以游离和结合两种形式存在，游离形式的 α_1 - MG 可被肾小球自由滤过，但在原尿中 99% 被近曲小管重吸收并分解，故仅有极少量从尿中排泄。

1. 参考值　尿 <15mg/24h（成人）；血清 10 ~ 30mg/L。

2. 临床意义

（1）尿液：尿 α_1 - MG 增多，提示近端肾小管功能损伤，特异性较高。

（2）血液：血清 α_1 - MG 增多，提示肾小球滤过功能下降；血清 α_1 - MG 减少，见于重症肝炎等严重肝细胞坏死。

（三）视黄醇结合蛋白（游离）测定

视黄醇结合蛋白（RBP）为维生素 A 转运蛋白，由肝细胞合成，广泛存在于人体血液、尿液及其他体液中，游离的 RBP 由肾小球滤过后大部分被近曲小管重吸收并分解利用，仅有少量从尿中排泄。

1. 参考值　尿（0.11±0.07）mg/L；血清 45mg/L。

2. 临床意义

（1）尿液：尿 RBP 增多，提示早期近端肾小管功能损伤。

（2）血液：血清 RBP 增多，提示肾小球滤过功能下降。

第六节　脑脊液检查与浆膜腔积液检查

一、脑脊液检查

脑脊液（cerebrospinal fluid，CSF）主要来自脑室系统内脉络丛的超滤和分泌，充满脑室及蛛网膜下腔。脑脊液检查对神经系统疾病的诊断具有重要意义。

（一）标本采集

1. 适应证与禁忌证

（1）适应证：①有脑膜刺激症状；②疑有颅内出血；③疑有脑膜白血病；④原因不明的剧烈头痛、昏迷、抽搐或瘫痪等。

（2）禁忌证：①颅内压显著增高（视盘水肿或有脑疝先兆）；②休克；③衰竭或濒危状态；④颅后窝有占位性病变。

2. 采集方法　脑脊液标本一般由腰椎穿刺取得，特殊情况下可采用小脑延髓池或脑室穿刺术。穿刺成功后先做压力测定，然后将脑脊液分别收集于 3 只无菌试管内，每管 1~2mL。第一管供细菌学检查，第二管供化学或免疫学检查，第三管供细胞学检查。如疑为恶性肿瘤则另留一管供脱落细胞学检查。采集标本后及时送检并立即检验，以免放置过久导致细胞破坏、葡萄糖分解、病原微生物破坏或溶解。

（二）压力与一般性状检查

1. 压力

（1）参考值（侧卧位）：70~180mmH$_2$O（测压管法）；40~50 滴/分（数滴法）。

（2）临床意义：压力升高，提示颅内压升高。①中枢神经系统炎症，见于流行性脑脊髓膜炎、其他化脓性脑膜炎等。②出血：见于脑出血、蛛网膜下腔出血。③脑肿瘤。④脑寄生虫病。⑤其他，见于各种原因引起的脑水肿等。

压力降低，提示颅内压降低。见于：①脊髓与蛛网膜下腔阻塞。②脱水与循环衰竭。③脑脊液漏。

2. 颜色 正常脑脊液为无色水样液体。病理性改变有：①红色提示脑脊液中混有血液，主要见于蛛网膜下腔出血、脑室出血。如为穿刺损伤出血，一般仅最初数滴脑脊液为血性，随后颜色逐渐变淡。②黄色为变性血红蛋白、蛋白增高所致，主要见于陈旧性脑室或蛛网膜下腔出血、脊髓肿瘤等。③乳白色多因白细胞增加所致，见于化脓性脑膜炎。④微绿色见于铜绿假单胞菌感染所致的脑膜炎。

3. 透明度 正常脑脊液清晰透明。病毒性脑炎、流行性乙型脑炎等，脑脊液中细胞数轻度增加，脑脊液多清澈或微混；结核性脑膜炎，细胞数中度增加，可呈磨玻璃样混浊；化脓性脑膜炎，细胞数显著增加，可呈乳白色混浊。

4. 凝固 正常脑脊液不含纤维蛋白原，静置 24 小时不会凝固。急性化脓性脑膜炎，脑脊液静置 1 ~ 2 小时即可出现凝块或沉淀物；结核性脑膜炎，脑脊液静置 12 ~ 24 小时后可在液面形成纤细的薄膜，取薄膜涂片检查结核杆菌阳性率极高。若脑脊液同时有胶冻状凝结、黄变症及蛋白 – 细胞分离现象（蛋白明显增加而细胞数轻度增多），称为 Froin – Nonne 综合征，提示脊髓受压，蛛网膜下腔梗阻，见于脊髓肿瘤等。

（三）化学检查

1. 蛋白质测定

（1）**参考值**

定性试验（Pandy test）：阴性。

定量试验：0.20 ~ 0.45g/L。

（2）**临床意义**：脑脊液中蛋白增加见于：①中枢神经系统炎症，化脓性脑膜炎显著增加，结核性脑膜炎中度增加，病毒性脑膜炎轻度增加。②出血，脑或蛛网膜下腔出血轻度增加。③脑肿瘤，显著增加。④椎管内梗阻，脊髓肿瘤、蛛网膜下腔粘连等常显著增加。⑤其他，如内分泌及代谢疾病、药物中毒、慢性炎症性脱髓鞘性多发性神经根炎等。中枢神经系统肿瘤、急性感染性多神经根神经炎、多发性硬化和多种中毒性多发性神经炎，以及椎管内梗阻等可出现细胞蛋白分离。蛋白 – 细胞分离为脑脊液蛋白含量增高，白细胞计数正常或稍增高的现象。

2. 葡萄糖测定

（1）**参考值**：2.5 ~ 4.5mmol/L。

（2）**临床意义**：化脓性脑膜炎，葡萄糖可显著减少或缺如；结核性脑膜炎，可减少；病毒性脑膜炎，多无变化。

3. 氯化物测定

（1）**参考值**：120 ~ 130mmol/L。

（2）**临床意义**：结核性脑膜炎，氯化物明显减少，可降至 102mmol/L 以下；化脓性脑膜炎，可减少，多为 102 ~ 116mmol/L。

4. 乳酸脱氢酶及其同工酶测定 乳酸脱氢酶（lactate dehydrogenase，LDH）有 5 种

同工酶形成，即 $LDH_1 \sim LDH_5$。

（1）参考值：成人 $3 \sim 40U/L$。

（2）临床意义：①细菌性脑膜炎脑脊液中 LDH 多增高，同工酶以 LDH_4、LDH_5 为主，有利于与病毒性脑膜炎鉴别。②脑血管疾病 LDH 多明显增高。③脑肿瘤、脱髓鞘病的进展期脑脊液中 LDH 活性增高，缓解期下降。

（四）显微镜检查

1. 细胞计数

（1）参考值：无红细胞；成人白细胞 $0 \sim 8 \times 10^6/L$，儿童白细胞 $0 \sim 10 \times 10^6/L$，以淋巴细胞为主。

（2）临床意义：红细胞增加见于脑室出血或蛛网膜下腔出血。

白细胞增加，见于：①中枢神经系统感染性疾病：化脓性脑膜炎，白细胞可达 $1000 \times 10^6/L$ 以上，以中性粒细胞为主；结核性脑膜炎，多不超过 $500 \times 10^6/L$，早期以中性粒细胞为主，以后淋巴细胞增多；病毒性脑炎、脑膜炎，白细胞数轻度增加，以淋巴细胞为主；新型隐球菌性脑膜炎，白细胞数增加，以淋巴细胞为主；寄生虫感染，白细胞数可增加，以嗜酸性粒细胞为主。②脑膜白血病：白细胞数增加，可见原始及幼稚白细胞。

2. 细菌学检查 细菌学检查可采用直接涂片法，将脑脊液离心沉淀后取沉淀物制成薄涂片，查找细菌。疑为化脓性脑膜炎，革兰染色后镜检；疑为结核性脑膜炎，抗酸染色后镜检；疑为新型隐球菌性脑膜炎，墨汁染色后镜检。

二、浆膜腔积液检查

人体的胸膜腔、腹膜腔、心包腔及关节腔等统称为浆膜腔。正常腔内仅含少量液体，主要起润滑作用。病理状态下，腔内液体增多，称为浆膜腔积液。因积液形成的原因及性质不同，可分为漏出液和渗出液两类。

（一）标本采集

通过浆膜腔穿刺获取标本，分装于两个无菌容器内，每个容器不少于 50mL，其中一管加 EDTA 抗凝。为防止积液出现凝块、细胞变性、细菌破坏和自溶，留取标本后应及时送检。对不能及时送检的标本可加入乙醇固定细胞成分。

（二）检查内容

1. 一般性状

（1）颜色：漏出液多为淡黄色。渗出液因病因不同可呈不同颜色，淡红、红色或暗红色（血性）多见于恶性肿瘤、结核病急性期、风湿性疾病等，黄色脓性见于化脓性细菌感染，绿色常见于铜绿假单胞菌感染等。

（2）透明度：漏出液多透明，渗出液呈不同程度的混浊。

（3）比密：漏出液比密多低于 1.018；渗出液比密多高于 1.018。

（4）凝固性：漏出液中纤维蛋白原含量甚微，一般不凝固；渗出液中含较多的纤维蛋白原及组织裂解产物，常自行凝固。

2. 化学检查

（1）黏蛋白定性试验（Rivalta 试验）：黏蛋白是一种酸性糖蛋白，可在稀醋酸溶液中析出，产生白色沉淀。漏出液多为阴性反应，渗出液多为阳性反应。

（2）蛋白定量试验：漏出液蛋白总量多在 25g/L 以下，渗出液蛋白总量多在 30g/L 以上。

（3）葡萄糖测定：漏出液中葡萄糖含量与血糖近似，渗出液中葡萄糖可被某些细菌分解而减少。化脓性炎症，葡萄糖含量明显降低，甚至无糖；结核性炎症，葡萄糖含量降低。

（4）乳酸测定：乳酸含量超过 10mmol/L 以上，高度提示为细菌感染；心功能不全、风湿性疾病、恶性肿瘤所致的积液中乳酸含量可轻度增高。

（5）乳酸脱氢酶（LDH）：胸腔积液中 LDH 活性以脓性积液最高，可达正常血清的 30 倍，其次为癌性积液，结核性积液略高于正常血清。漏出液中 LDH 活性与正常血清相近。

3. 显微镜检查

（1）细胞计数及分类：漏出液细胞较少，常低于 100×10^6/L，主要为间皮细胞及淋巴细胞。渗出液细胞较多，常高于 500×10^6/L。①中性粒细胞为主：多见于急性化脓性感染或结核性感染早期。②淋巴细胞为主：多见于慢性感染，如结核病、梅毒等。③嗜酸性粒细胞增多：多见于过敏性疾病、寄生虫病。

（2）脱落细胞学检查：浆膜腔积液中检出肿瘤细胞，是诊断原发性或转移性恶性肿瘤的重要依据。

（3）细菌学检查：将浆膜腔积液离心，取沉淀物涂片染色后镜检，查找病原菌，必要时可进行细菌培养或动物接种。

（三）渗出液与漏出液的鉴别

鉴别积液性质对某些疾病的诊断和治疗有重要意义。两者鉴别见表 4-10。

表 4-10　渗出液与漏出液的鉴别

检查项目	漏出液	渗出液
原因	非炎症	炎症、肿瘤、化学或物理性刺激
外观	淡黄，浆液性	不定，可为血性、脓性、乳糜性
透明度	透明或微混	多混浊
比密	<1.018	>1.018
凝固	不自凝	能凝固
粘蛋白定性	阴性	阳性

续表

检查项目	漏出液	渗出液
蛋白定量	<25g/L	>30g/L
葡萄糖定量	与血糖相近	常低于血糖水平
细胞计数	$<100 \times 10^6/L$	$>500 \times 10^6/L$
细胞分类	以淋巴细胞、间皮细胞为主	根据病因不同，分别以中性粒细胞、淋巴细胞等为主，肿瘤可找到肿瘤细胞
细菌学检查	阴性	可找到病原菌
LDH	<200IU	>200IU

第七节 生殖系统实验室检测

一、妊娠诊断试验

妊娠诊断试验是用来检测尿液中的人类绒毛膜促性腺激素（human chorionic gonadotropin，HCG）的。HCG 由胎盘绒毛膜滋养层细胞所产生，在受孕后 10～14 天开始分泌，60～70 天达到分泌高峰，以后逐渐降低，维持至分娩后。除正常妊娠外，葡萄胎、绒毛膜上皮癌、睾丸畸胎瘤等滋养细胞肿瘤也可分泌大量 HCG。

（一）标本采集

1. 采集方法 留取清晨第一次尿液或新鲜尿液 10～20mL 于洁净容器内，及时送检。

2. 注意事项 ①在妊娠诊断时，阳性即可证明受孕，阴性时应跟踪复检。②尽量取晨尿，以提高检出阳性率。③尿液为蛋白尿、血红蛋白尿时，应加热煮沸 3 分钟，离心，取上清液检查，不使用污染严重的菌尿、血尿等标本检查。

（二）参考值

1. 胶乳凝集抑制试验（LAI） 阴性。

2. 单克隆金标诊断试纸（早早孕诊断试纸） 阴性。

（三）临床意义

1. 诊断早期妊娠 受孕后 35～50 天 LAI 呈阳性，受孕后 10 天左右单克隆金标诊断试纸即可呈现阳性。

2. 其他疾病的诊断及治疗观察 异位妊娠、葡萄胎、恶性葡萄胎、绒毛膜上皮细胞癌及睾丸畸胎瘤等 LAI 和单克隆金标试纸亦呈阳性。葡萄胎清除术或绒毛膜上皮癌手术后，将病人尿液浓缩 30 倍、60 倍，LAI 试验仍为阴性，说明手术治疗彻底；如呈阳性，提示治疗不彻底或病情复发。

二、精液检查

精液（semen）是男性生殖系统的分泌物，由精子（sperm）和精浆（seminal plasma）组成。睾丸曲细精管内的生精细胞在促性腺激素的作用下，经精原细胞、初级精母细胞、次级精母细胞及精子细胞的分化演变，最后发育成为成熟的精子。70%精子贮存于附睾内，2%贮存于输精管内，其余精子位于输精管的壶腹部。精浆是精子生存的介质和能量来源，对精子的存活和生理运动功能有重要作用。精液检查是判断男性生育能力的一项重要检查，是生殖门诊的常规检测项目。

（一）标本采集

禁止性生活3~5天，最长不要超过7天，尽量到医院采集标本。采集方法有手淫法、体外排精法和安全套法。因安全套含有对精子有害的物质，故该法较少用。遇不能射精的病人可采用电振动法或前列腺按摩法采集标本。将采集的全部精液盛放于清洁干燥的容器内，注明采集时间和前次排精日期，立即送检。精液检查应复查2~3次，以保证结果的可靠性。

（二）一般性状检查

1. 颜色及透明度 正常刚射出的精液呈灰白色或乳白色，久未射精的精液可呈淡黄色，液化后呈半透明样。鲜红或暗红色的血性精液，见于生殖系统的非特异性炎症、结石、结核及肿瘤等；黄色或棕色的脓性精液常见于精囊炎、前列腺炎等。

2. 量 正常一次排精量为1.5~5mL。①精液减少或无精液症：已数日未射精精液量少于1.5mL为精液减少，精液量减至数滴甚至排不出为无精液症，见于生殖系统非特异性炎症、结核、淋病等。②精液过多，一次排精量超过8mL为精液过多，主要是垂体促性腺激素浓度过高，刺激睾丸产生大量雄激素所致。

3. 黏稠度和液化时间 刚射出的精液呈胶冻状，放置后发生液化。正常精液液化时间（精液由胶冻状态转变为流动状态所需要的时间）小于30分钟。①刚射出的精液似米汤样为精子量减少或无精子症，常见于生殖系统炎症。②新鲜精液在室温下超过60分钟仍不液化称为精液延迟液化症，常见于前列腺炎。

4. 酸碱度 正常精液呈弱碱性，pH值7.2~8.0。pH值降低，男性生殖能力下降。

（三）显微镜检查

1. 精子计数 可用精子浓度和精子总数来表达。单位容积精液内的精子数量即精子浓度，正常≥15×10^9/L；一次射精的精子绝对数量为精子总数，正常≥39×10^6个。精子浓度持续低于15×10^9/L，称为少精子症；多次精液检查（连续检查3次包括离心沉淀后）未发现精子称为无精子症。常见于睾丸结核、淋病、先天睾丸下降不全、先天性输精管发育不全、睾丸炎后遗症等。

2. 精子活动率和精子活动力

（1）精子活动率：是指活动精子数占精子总数的百分率。正常射精 30~60 分钟内精子活动率为 80%~90%，至少应超过 60%。

（2）精子活动力：是指精子前向运动的能力，即活动精子的质量。世界卫生组织（WHO）将精子活动力分为三级：①前向运动：精子运动积极，呈直线或大圈运动，速度快。②非前向运动：精子所有的运动方式缺乏活跃性，如小圈游动，鞭毛力量难以推动精子头部，或只有鞭毛的抖动。③无运动：精子没有运动。正常射精 30~60 分钟内总活力≥40%，前向运动 >32%。

精子活动率小于 40%，且活动力低下，可造成男性不育。常见于精索静脉曲张、生殖系统感染等。

3. 精子形态　正常精子分头、体、尾三部分，长 50~60μm，外形略似蝌蚪状。精子任何部位发生改变均称为形态异常精子，常见的形态异常有大头、小头、双头、双体、双尾等。正常精液中形态异常精子小于 20%。形态异常精子增多见于精索静脉曲张、生殖系统感染、睾丸或附睾功能不全等。

4. 精液的细胞学检查　正常精液中可有未成熟生殖细胞（少于 1%），少量白细胞（平均每高倍视野不超过 5 个），少量上皮细胞，红细胞无或偶见。白细胞大量增多见于前列腺炎、精囊炎、附睾炎等。红细胞增多见于睾丸肿瘤、前列腺癌等。

5. 病原菌检查　男性生殖系统感染可从精液中检测到病原菌，常见的病原菌有葡萄球菌、链球菌、淋病奈瑟菌等，常造成男性不育。

三、阴道分泌物检查

阴道分泌物（vaginal discharge）主要来自宫颈腺体和前庭大腺，部分由子宫内膜和阴道黏膜分泌。阴道分泌物中含有细菌、白细胞、宫颈和阴道黏膜的脱落细胞等，阴道分泌物的检查主要用于女性生殖系统疾病的辅助诊断。

1. 标本采集　在检查前 24 小时应无性交、盆浴、灌洗及用药等，一般用生理盐水浸润的棉拭子，自阴道深部、后穹隆部、宫颈管口等不同部位采集标本，然后制备成生理盐水分泌物涂片，或将涂片用 95% 的乙醇固定后送检。

2. 理学检查

（1）外观：正常阴道分泌物为白色稀糊状，无味，其量的多少与雌激素的水平高低和生殖器官的充血程度有关。病理情况下可出现颜色、性状、气味及量的变化。①脓性：呈黄色或黄绿色，有臭味，常见于滴虫性阴道炎（常呈泡沫样）、化脓性细菌性感染、慢性宫颈炎及子宫内膜炎等。②血性：红色，有特殊的臭味，见于宫颈癌、宫体癌、子宫黏膜下肌瘤及宫内节育器损伤等。③黄色水样：病变组织变性坏死引起，常见于子宫内膜下肌瘤、宫颈癌及宫体癌等。④豆腐渣样或凝乳状小块：见于念珠菌性阴道炎。

（2）酸碱度：pH 4.0~4.5，呈酸性，增高见于阴道炎、幼女或绝经期女性。

3. 显微镜检查

(1) 阴道清洁度检查：阴道分泌物生理盐水涂片，镜下观察。根据阴道分泌物中白细胞、上皮细胞、阴道杆菌和杂菌的多少来划分阴道清洁度（表4–11），是阴道炎症和生育期女性卵巢性激素分泌功能的判断指标。当卵巢功能低下，雌激素分泌水平降低时，易感染杂菌，使阴道清洁度分度增高，见于各种阴道炎。

表4–11　阴道分泌物清洁度分级

清洁度	杆菌	上皮细胞	白细胞（个/HP）	球菌	临床意义
Ⅰ	多量	满视野	0～5	无	正常
Ⅱ	中量	1/2视野	5～15	少量	基本正常
Ⅲ	少量	少量	15～30	多量	炎症
Ⅳ	无	无	>30	大量	重度炎症

(2) 病原体检查：①细菌：如淋病奈瑟菌、加德纳菌、类白喉杆菌、葡萄球菌、链球菌和大肠埃希菌等，可引起淋病及细菌性阴道炎。②真菌：主要有白色念珠菌和纤毛菌等，在阴道抵抗力减低时，易引起真菌性阴道炎。③寄生虫：主要见于滴虫性阴道炎和阿米巴性阴道炎。④病毒：如单纯疱疹病毒、人巨细胞病毒、人乳头状病毒等，可引起病毒性阴道炎。

第八节　临床常用生物化学检查

一、标本采集

（一）静脉采血法

血生化检查多需要采集空腹静脉血，通常选择肘部静脉、腕部静脉或手背静脉，同类项目检测需血量均为2mL，严禁从静脉输液管中及输血的血管中采集血液标本。采血后取下针头，将血液沿瓶壁缓慢注入相应容器，以避免溶血。如需全血或血浆，则注入抗凝试管中，轻轻混匀，防止凝固，得到抗凝全血，经离心后分离出血浆；如需血清，则注入干燥试管中，待血液自行凝固分离出血清。如同时抽取几个项目的血标本，一般应先注入培养瓶，再注入抗凝试管，最后注入干燥试管。女性内分泌检查一般在上午8～10点间采血，皮质醇和促肾上腺皮质激素有昼夜分泌规律，应在凌晨2点和早8点采血。

（二）动脉采血法

血液气体分析需要采集动脉血，一般选择桡动脉、肱动脉或股动脉。严格无菌操作，以防感染。血标本应严格隔绝空气，抗凝（使用提前用肝素湿润内壁且带软木塞的试管）。采集后立即送检，若不能及时送检，应将标本保存在4℃环境中，但不得超过2

小时。吸氧者若病情许可应停止吸氧 30 分钟后再采血，否则应标记给氧浓度与流量。

二、血清电解质检查

（一）血清钾测定

血清钾（serum potassium）测定的是细胞外液钾离子的浓度。钾由肠道吸收，正常情况下，约 90% 的钾经肾脏随尿排出，10% 左右由粪便排出，少量则由汗腺排出。机体对钾的调节主要依靠肾脏的调节和钾的跨细胞转运，当某些因素影响肾脏排泄及钾的跨细胞分布时即可引起钾的代谢障碍。

1. 参考值 3.5～5.5mmol/L。

2. 临床意义

（1）增高：①摄入过多，见于高钾饮食、输入大量库存血液、静脉输注大量钾盐等。②排出减少，见于急性肾衰竭少尿期、长期使用保钾利尿剂、肾上腺皮质功能减退症等。③细胞内钾外移增多，见于严重溶血或组织损伤、酸中毒或组织缺氧、家族性高血钾麻痹等。

（2）降低：①钾摄入不足，见于长期低钾饮食、禁食、厌食、吸收障碍等。②钾丢失过多，见于严重呕吐、长期腹泻、胃肠引流、大剂量应用排钾利尿剂、肾上腺皮质功能亢进症、醛固酮增多症等。③细胞外钾内移，见于大剂量应用胰岛素、碱中毒、低钾性周期性麻痹、棉籽油中毒等。

（二）血清钠测定

血清钠（serum sodium）主要以氯化钠形式存在。机体摄入的钠几乎全部由小肠吸收，钠主要经肾脏随尿排出，汗液也可排出少量的钠。当摄入、吸收和排泄发生障碍时可引起钠的代谢紊乱。

1. 参考值 135～145mmol/L。

2. 临床意义

（1）增高：①摄入过多，见于进食过量钠盐或输注大量高渗盐水等。②水分摄入不足或丢失过多，见于进食困难、水源断绝、大量出汗等。③其他，见于肾上腺皮质功能亢进症、原发性醛固酮增多症等。

（2）降低：①摄入不足，见于营养不良、长期低钠饮食、不恰当输液等。②丢失过多，见于严重呕吐、反复腹泻、胃肠造瘘后、大剂量应用排钠利尿剂、大面积烧伤、大量放腹水等。③其他，如抗利尿激素分泌过多、使用甘露醇、慢性肾功能不全、肝硬化失代偿期等。

（三）血清氯测定

血清氯（serum chloride）是指血清中氯的浓度，氯是细胞外液的主要阴离子，但在细胞内外均有分布。血氯的调节是被动的，与钠的水平有关，血浆中的氯化物以氯化钠、氯化钾的形式存在。

1. 参考值 95～105mmol/L。

2. 临床意义

（1）增高：①摄入过多，见于高盐饮食、静脉输入大量氯化钠等。②排泄减少，见于急性或慢性肾衰竭、尿路梗阻、心力衰竭等。③呼吸性碱中毒。

（2）降低：①丢失过多，见于严重的呕吐、腹泻、胃肠造瘘、慢性肾上腺皮质功能减退症、长期应用噻嗪类利尿剂等。②摄入不足，见于长期饥饿、无盐饮食等。

（四）血清钙测定

血清中钙含量很少，仅占人体钙含量的1%，体内99%的钙存在于骨骼中。血液中的钙有游离钙和结合钙两大类，其中游离钙具有生理活性。钙主要来自膳食，由小肠上段吸收，其吸收程度受肠道 pH 及钙溶解度影响。钙主要随粪、尿而排出体外。钙的代谢主要受维生素 D 及甲状旁腺激素的调节。钙的吸收、调节、排泄发生障碍，均可引起血清钙的异常。

1. 参考值 2.25～2.58mmol/L。

2. 临床意义 临床上血清钙降低较血清钙增高多见。

（1）增高：见于静脉输入钙过多、甲状旁腺功能亢进症、多发性骨髓瘤、骨肉瘤、肺癌、肾癌、白血病、大剂量应用维生素 D 治疗。

（2）降低：①钙或维生素 D 摄取不足或吸收不良，见于长期低钙饮食、腹泻、胆汁淤积性黄疸等。②成骨作用增强，见于甲状旁腺功能减退症、恶性肿瘤骨转移等。③其他，见于急性坏死性胰腺炎、肾衰竭、肾病综合征、肾性佝偻病等。

（五）血清磷测定

血清磷（serum phosphorus）与血清钙有一定的浓度关系，即正常人的钙、磷浓度乘积为36～40。人体中70%～80%的磷以磷酸钙的形式沉积于骨骼中，只有少部分存在于体液中。血磷水平受年龄和季节影响，新生儿与儿童的生长激素水平较高，故血磷水平较高。另外，夏季受紫外线的影响，血磷的含量也较冬季为高。血液中的磷有无机磷和有机磷两种形式，临床检测的磷为无机磷。

1. 参考值 0.97～1.61mmol/L。

2. 临床意义

（1）增高：①内分泌疾病，见于原发性或继发性甲状旁腺功能减退症。②排出障碍，如肾功能不全。③维生素 D 过多，见于摄入过多的维生素 D。④其他，见于多发性骨髓瘤、骨折愈合期等。

（2）减低：①摄入不足，见于饥饿、恶病质、活性维生素 D 缺乏等。②丢失过多，见于大量呕吐、血液透析、腹泻等。③其他，见于糖尿病酮症酸中毒、甲状旁腺功能亢进症等。

（六）血清铁测定

血清铁（serum iron）即与转铁蛋白结合的铁，其含量不仅取决于血清中铁的含量，还受转铁蛋白的影响。

1. 参考值　男性：11～30μmol/L。女性：9～27μmol/L。

2. 临床意义

（1）增高：见于再生障碍性贫血、溶血性贫血、白血病、急性肝炎、慢性活动性肝炎及反复输血等。

（2）降低：见于缺铁性贫血、消化性溃疡、恶性肿瘤、慢性炎症、月经过多、长期缺铁饮食以及生理状态下机体需铁增加时。

三、血清脂类检查

（一）血清总胆固醇测定

血清总胆固醇（total cholesterol，TC）来源于食物及体内的合成或转化，其水平受年龄、家族、性别、遗传、饮食、精神等多种因素影响，且男性高于女性，体力劳动者低于脑力劳动者，因此，很难制定统一的标准值。根据胆固醇高低及其引起心、脑血管疾病的危险性分为合适水平、边缘升高和升高水平。

1. 参考值

合适水平：<5.20mmol/L。

边缘水平：5.23～5.69mmol/L。

升高水平：>5.72mmol/L。

2. 临床意义

（1）增高：见于动脉粥样硬化症、冠状动脉粥样硬化性心脏病、脑血管疾病、高脂血症、甲状腺功能减退症、肾病综合征、类脂性肾病、胆汁淤积性黄疸、长期高脂饮食、精神紧张、妊娠期、长期吸烟及饮酒、药物影响（使用糖皮质激素、避孕药、环孢素A、阿司匹林）等，特别对动脉粥样硬化症、冠状动脉粥样硬化性心脏病的诊断有重要意义。

（2）降低：见于急性重型肝炎、肝硬化、甲状腺功能亢进症、贫血、营养不良、恶性肿瘤、药物影响（使用雌激素、甲状腺激素、钙拮抗剂）等。

（二）血清甘油三酯测定

甘油三酯（triglyceride，TG）是血中脂类的主要成分，甘油三酯来源于膳食及体内肝脏、脂肪组织和小肠的合成。它直接参与胆固醇及胆固醇酯的合成，是动脉粥样硬化的危险因素之一。

1. 参考值　0.56～1.70mmol/L。

2. 临床意义

（1）增高：见于冠状动脉粥样硬化性心脏病、原发性高脂血症、动脉粥样硬化症、肥胖症、糖尿病、肾病综合征、高脂饮食、胆汁淤积性黄疸等。

（2）减低：见于严重的肝脏疾病、吸收不良、甲状腺功能亢进症、低 β-脂蛋白血症、无 β-脂蛋白血症等。

（三）血清乳糜微粒测定

乳糜微粒（chylomicrons，CM）是体内最大的脂蛋白，CM 脂质含量高达 98%，蛋白质含量少于 2%，其主要功能是运输外源性甘油三酯。由于 CM 在血液中代谢快，半衰期短，食物消化需要 4~6 小时，故正常空腹 12 小时后血清中不应有 CM。

1. 参考值 阴性。

2. 临床意义 阳性见于 I 型和 V 型高脂蛋白血症（hyperlipoproteinemia）。

（四）血清高密度脂蛋白和血清低密度脂蛋白测定

血清高密度脂蛋白（high density lipoprotein，HDL）的作用主要是运输内源性胆固醇至肝脏处理，可以阻止游离胆固醇在动脉壁和其他组织中积聚，故 HDL 被认为是抗动脉粥样硬化因子。血清低密度脂蛋白（low density lipoprotein，LDL）是富含胆固醇的脂蛋白，向组织及细胞内运输胆固醇，促进动脉的粥样硬化，故 LDL 为致动脉粥样硬化因子。

1. 参考值

高密度脂蛋白：边缘水平：1.03~2.07mmol/L。合适水平：>1.04mmol/L。降低：≤0.91mmol/L。

低密度脂蛋白：合适水平：≤3.12mmol/L。边缘水平：3.15~3.16mmol/L。升高水平：>3.64mmol/L。

2. 临床意义

（1）HDL 增高：对防止动脉粥样硬化、预防冠状动脉粥样硬化性心脏病的发生有重要作用。

（2）HDL 减低：常见于动脉粥样硬化症、糖尿病、肾病综合征、慢性肾衰竭、急性感染、药物影响（使用雄激素、β 受体阻滞剂和孕酮）等。

（3）LDL 增高：促进冠状动脉粥样硬化性心脏病的发生。另外，可见于遗传性高脂蛋白血症、甲状腺功能减退症、肥胖症、肾病综合征、胆汁淤积性黄疸、药物影响（使用雄激素、β 受体阻滞剂、糖皮质激素）等。

（4）LDL 减低：常见于甲状腺功能亢进症、无 β-脂蛋白血症、吸收不良、肝硬化、长期运动及长期低脂饮食等。

（五）血清脂蛋白（a）测定

脂蛋白（a）[lipoprotein（a），LP（a）]可以携带大量的胆固醇结合于血管壁上，有促进动脉粥样硬化的作用。同时，LP（a）与纤溶酶原有同源性，可以与纤溶酶原竞争结合纤维蛋白位点，从而抑制纤维蛋白水解作用，促进血栓形成。因此，LP（a）是动脉粥样硬化和血栓形成的重要独立危险因子。

1. 参考值   0～300mg/L。

2. 临床意义

（1）增高：①作为动脉粥样硬化的单项预报因子确定是否存在冠心病。②见于1型糖尿病、肾脏疾病等。

（2）减低：主要见于肝脏疾病。

（六）血清载脂蛋白 A–Ⅰ测定

载脂蛋白 A（apolipoprotein A，apoA）是 HDL 的主要结构蛋白，分为 apoA–Ⅰ和 apoA–Ⅱ，apoA–Ⅰ可催化卵磷脂–胆固醇酰基转移酶，将组织多余的 CE 转至肝脏处理。因此 apoA 具有清除组织中的脂质和抗动脉粥样硬化的作用。apoA–Ⅰ的意义最明确，且在组织中的浓度最高，因此，apoA–Ⅰ为临床常用的检测指标。

1. 参考值
男性：（14.2±0.17）g/L。
女性：（1.45±0.14）g/L。

2. 临床意义

（1）增高：apoA–Ⅰ可直接反映 HDL 水平，因此，apoA–Ⅰ与 HDL 一样可以预测和评价冠状动脉粥样硬化性心脏病的危险性，但 apoA–Ⅰ较 HDL 更精确，更能反映脂蛋白状态。apoA–Ⅰ水平与冠状动脉粥样硬化性心脏病的发病率呈负相关，因此 apoA–Ⅰ是诊断冠状动脉粥样硬化性心脏病较灵敏的一项指标。

（2）减低：见于家族性 apoA–Ⅰ缺乏症、家族性 α–脂蛋白缺乏症、急性心肌梗死、糖尿病等。

（七）血清载脂蛋白 B 测定

载脂蛋白 B（apolipoprotein B，apoB）是 LDL 含量最多的蛋白质，apoB 与外周细胞膜上 LDL 受体结合，介导 LDL 进入细胞内，故 apoB 具有调节肝脏内外细胞表面 LDL 受体与血浆 LDL 之间平衡的作用，对肝脏合成 VLDL 有调节作用。

1. 参考值
男性：（1.01±0.21）g/L。
女性：（1.07±0.23）g/L。

2. 临床意义

（1）增高：①apoB 可直接反映 LDL 水平，因此，其水平增高与动脉粥样硬化、冠心病的发生率呈正相关，也是冠心病的危险因素，可用于评价冠心病的危险性和降脂治疗效果等，在其预测冠心病的危险性方面优于 LDL 和 CHO。②还可见于高 β–载脂蛋白血症、糖尿病、甲状腺功能减退症、肾病综合征等。

（2）减低：见于低 β - 脂蛋白血症、无 β - 脂蛋白血症、apoB 缺乏症、恶性肿瘤等。

四、血糖及相关检查

（一）空腹血糖测定

血液中的葡萄糖简称血糖。正常情况下，血糖的浓度受肝脏、胰岛素、内分泌激素和神经因素的调节，使空腹血糖（fasting blood glucose，FBG）保持基本稳定，当上述调节因素发生紊乱时可引起血糖升高或降低。FBG 是诊断糖代谢紊乱的最常用和最重要的指标。

1. 参考值　葡萄糖氧化酶法：$3.9 \sim 6.1 mmol/L$。邻甲苯胺法：$3.9 \sim 6.4 mmol/L$。

2. 临床意义

（1）FBG 增高：见于各型糖尿病、甲状腺功能亢进症、巨人症、肢端肥大症、肾上腺皮质功能亢进症、嗜铬细胞瘤、妊娠呕吐、全身麻醉、脱水、颅内高压症、颅脑外伤、心肌梗死、肝硬化、胰腺炎、药物影响（使用噻嗪类利尿剂、泼尼松、避孕药）、高糖饮食、剧烈运动后、情绪紧张等，其中以糖尿病最常见。

（2）FBG 降低：见于胰岛细胞瘤或腺癌、胰岛素注射过量、肾上腺皮质功能减退症、急性重型肝炎、急性酒精中毒、药物影响（使用降糖药、磺胺药）、消耗性疾病、特发性低血糖、妊娠期、哺乳期、饥饿及长期剧烈运动或体力劳动等。

（二）糖化血红蛋白测定

糖化血红蛋白（glycosylated hemoglobin，GHb）是在红细胞生存期间 HbA 与己糖（主要是葡萄糖）缓慢、连续的非酶促反应的产物。由于 HbA 所结合的成分不同，又分为 HbA_1a（与磷酰葡萄糖结合）、HbA_1b（与果糖结合）、HbA_1c（与葡萄糖结合），其中 HbA_1c 含量最高，是目前临床最常检测的部分。GHb 的代谢周期与红细胞的寿命基本一致，故 GHb 水平反映了近 $2 \sim 3$ 个月的平均血糖水平。

1. 参考值　$HbA_1c\ 4\% \sim 6\%$，$HbA_1\ 5\% \sim 8\%$。

2. 临床意义

（1）评价糖尿病控制程度：GHb 增高提示近 $2 \sim 3$ 个月来糖尿病控制不良，GHb 愈高，血糖水平愈高，病情愈重。

（2）筛检糖尿病：$HbA_1 < 8\%$，可排除糖尿病；$HbA_1 > 9\%$，预测糖尿病的准确性为 78%。

（3）预测血管并发症：$HbA_1 > 10\%$，提示并发症严重，预后较差。

（三）血清胰岛素测定

胰岛素是胰岛 B 细胞分泌的调节血糖浓度的主要激素之一。糖尿病时，由于胰岛 B 细胞功能障碍和胰岛素生物学效应不足，出现血糖增高和胰岛素降低的分离现象。

1. 参考值 空腹胰岛素：10~20MU/L。

2. 临床意义

（1）糖尿病：1 型糖尿病空腹胰岛素明显降低，2 型糖尿病空腹胰岛素可正常、稍高或减低。

（2）胰岛 B 细胞瘤：胰岛 B 细胞瘤常出现高胰岛素血症，胰岛素呈高水平，但血糖降低。

（3）其他：肥胖、肝功能受损、肾功能不全血清胰岛素水平增高；腺垂体功能低下、肾上腺皮质功能不全血清胰岛素减低。

（四）血清 C 肽测定

C 肽（connective peptide）是胰岛素原在蛋白水解酶的作用下分裂而成的与胰岛素等分子的肽类物。其生成不受外源性胰岛素影响，检测 C 肽也不受胰岛素抗体的干扰，因此，检测 C 肽可以更好地评价胰岛 B 细胞功能。

1. 参考值 空腹 C 肽：0.3~1.3mmol/L。

2. 临床意义

（1）增高：见于胰岛素 B 细胞瘤、肝硬化等。

（2）减低：见于糖尿病、外源性高胰岛素血症等。

（五）血清酮体测定

酮体（ketone bodies）包括丙酮、乙酰乙酸、β-羟丁酸，由脂肪酸在肝脏经氧化而产生。

1. 参考值

定量：<0.34~0.68mmol/L（以丙酮计）。

定性：阴性。

2. 临床意义 升高或阳性见于禁食过久、妊娠高血压综合征、饮食中缺乏糖类、摄入脂肪过多、重症糖尿病、酮症酸中毒或急性乙醇中毒等。血酮体增多或阳性常提示糖尿病酮症或酮症酸中毒，血酮体定量超过 5mmol/L，即可确诊。

（六）口服葡萄糖耐量试验（oral glucose tolerance test，OGTT）

正常人口服或注射一定量的葡萄糖后血糖会暂时升高，促使胰岛素分泌增加，使血糖在较短的时间内降至空腹水平，此为糖耐量现象。当糖代谢紊乱时，口服一定量的葡萄糖后血糖急剧升高或升高不明显，但短时间内不能降到空腹水平（或原来水平），此为糖耐量异常或降低。这一指标较血糖测定对诊断糖代谢异常更为敏感。采用葡萄糖 75g 溶于 200~300mL 温开水中嘱病人一次饮完，于摄入葡萄糖前及后 0.5 小时、1 小时、2 小时及 3 小时各抽取静脉血 2mL、尿标本共 5 次。

1. 参考值 空腹血糖 3.9~6.1mmol/L；口服葡萄糖后 0.5~1 小时，血糖达高峰（一般在 7.8~9.0mmol/L）；2 小时血糖 <7.8 mmol/L；3 小时后降至空腹水平。各检测

时间点尿糖均为阴性。

2. 临床意义

（1）诊断糖尿病：①具有糖尿病症状，空腹血糖 >7.0mmol/L。②OGTT，2 小时血糖 >11.1mmol/L。③具有临床症状，随机血糖 >11.1mmol/L。临床症状不典型者，需要另一天重复检测。

（2）判断糖耐量减低（impaired glucose tolerance，IGT）：空腹血糖 <7.0mmol/L，2 小时血糖为 7.8~11.1mmol/L，且血糖到达高峰时间延长至 1 小时后，血糖恢复正常的时间延长至 2~3 小时以后，同时伴有尿糖阳性者为 IGT。常见于 2 型糖尿病、肢端肥大症、甲状腺功能亢进症等。

（3）鉴别低血糖：①功能性低血糖病人，空腹血糖正常，口服葡萄糖后出现高峰时间及峰值均正常，但 2~3 小时后出现低血糖，见于特发性低血糖症。②肝源性低血糖者，空腹血糖低于正常，口服葡萄糖后血糖高峰提前并高于正常，但 2 小时血糖仍处于高水平，且尿糖阳性。常见于广泛肝损伤、病毒性肝炎等。

五、血液激素检查

（一）血清甲状腺激素测定

甲状腺激素包括甲状腺素（3，5，3'，5' - tetraiodothyronine，T_4）和三碘甲状腺原氨酸（3，5，3' - triiodothyronine，T_3）。结合型 T_4 和游离型 T_4（free thyroxine，FT_4）之和为总 T_4（TT_4）；结合型 T_3 和游离型 T_3（free triiodothyronine，FT_3）之和为总 T_3（TT_3）。只有 FT_4 和 FT_3 才能进入细胞内发挥生理作用，故 FT_4 和 FT_3 比 TT_4 和 TT_3 更敏感。甲状腺激素合成受下丘脑、垂体及血液中甲状腺激素浓度的调节。

1. 参考值

TT_3：1.6~3.0nmol/L。

FT_3：6.0~11.4pmol/L。

TT_4：65~155nmol/L。

FT_4：10.3~25.7pmol/L。

2. 临床意义

（1）增高：主要见于甲状腺功能亢进症，亦可见于亚急性甲状腺炎、急性肝炎、妊娠、药物影响（使用雌激素、碘剂）等。

（2）降低：主要见于甲状腺功能减退症，亦可见于垂体前叶功能减低症、药物影响（使用抗甲状腺药物、糖皮质激素、多巴胺）等。

（二）血清反三碘甲状腺原氨酸测定

反三碘甲状腺原氨酸（reverse triiodothyronine，rT_3）由 T_4 在外周组织脱碘而生成。生理情况下，rT_3 含量极少，其活性仅为 T_4 的 10%，作为机体的一种调节机制，rT_3 的量随 T_4 量的变化而变化，故也是反映甲状腺功能的一个指标。

1. 参考值 0.2～0.8nmol/L。

2. 临床意义

（1）增高：主要见于甲状腺功能亢进症，亦可见于心肌梗死、肝硬化、糖尿病、脑血管病、心力衰竭、药物影响（使用普萘洛尔、地塞米松）等。甲状腺功能亢进症，诊断符合率为100%，且比T_3、T_4灵敏。

（2）降低：主要见于甲状腺功能减退症，亦可见于慢性淋巴细胞性甲状腺炎（提示发生甲状腺功能减退）、药物影响（使用抗甲状腺药物、地塞米松、普萘洛尔）等。

（三）血清甲状旁腺素测定

甲状旁腺素（parathormone，PTH）是甲状旁腺主细胞分泌的一种肽类激素，其主要的靶器官有肾脏、骨骼、肠道。PTH的主要生理作用是拮抗降钙素、动员骨钙释放、加快磷酸盐的排泄和维生素D活化等。

1. 参考值 1～10pmol/L。

2. 临床意义

（1）增高：是诊断甲状旁腺功能亢进症的主要依据。也可见于肺癌、肾癌等。

（2）减低：主要见于甲状腺或甲状旁腺手术后、特发性甲状旁腺功能减退症等。

（四）血清皮质醇测定

皮质醇（cortisol）主要为肾上腺皮质束状带细胞分泌。由于皮质醇的分泌有昼夜节律性变化，一般以上午8时和午夜2时的血清皮质醇浓度表示其峰浓度和谷浓度。血清皮质醇测定是筛检肾上腺皮质功能异常的首选指标。

1. 参考值 上午8时，140～630nmol/L；午夜2时，55～165nmol/L；昼夜皮质醇浓度比值>2。

2. 临床意义

（1）增高：常见于肾上腺皮质功能亢进症、双侧肾上腺皮质增生或肿瘤等。此外，慢性肝病、妊娠时也可增高。

（2）减低：主要见于肾上腺皮质功能减退症、腺垂体功能减退症等。

（五）血浆睾酮测定

睾酮（testostrone）是男性最重要的雄激素，脱氢异雄酮和雄烯二酮是女性的主要雄激素。血浆睾酮可反映睾丸的分泌功能，睾酮分泌具有昼夜节律性变化，上午8时为分泌高峰，因此，测定上午8时的睾酮浓度对评价男性睾丸分泌功能具有重要价值。

1. 参考值

成年男性：（5700±1560）ng/L。

成年女性：（590±220）ng/L。

2. 临床意义

（1）增高：主要见于睾丸间质细胞瘤、男性性早熟、先天性肾上腺皮质增生、肾上腺皮质功能亢进症等。

（2）减低：主要见于原发性小睾丸症、睾丸不发育症，也可见于睾丸炎症、肿瘤、外伤等。

（六）血浆孕酮测定

孕酮（progesterone）由黄体和卵巢分泌。卵巢大量分泌孕酮是在排卵后的黄体期，又称黄体酮。孕酮的生理作用是使经雌激素作用的已处于增殖期的子宫内膜继续发育增殖、增厚肥大、松软和分泌黏液，为受精卵着床做准备，这对维持正常月经周期及正常妊娠有重要作用。

1. 参考值

卵泡期早期：(0.7 ± 0.1) μg/L；卵泡期晚期：(0.4 ± 0.1) μg/L。

排卵期早期：(1.6 ± 0.2) μg/L；排卵期晚期：(1.6 ± 0.2) μg/L。

黄体期早期：(11.6 ± 1.5) μg/L；黄体期晚期：(5.7 ± 1.1) μg/L。

2. 临床意义

（1）增高：主要见于葡萄胎、妊娠期高血压疾病、原发性高血压、卵巢肿瘤等。

（2）减低：主要见于黄体功能不全、多囊卵巢综合征、胎儿发育迟缓、死胎等。

（七）血黄体生成素测定

黄体生成素（luteinizing hormone，LH）是垂体前叶分泌的一种糖蛋白激素。LH 在月经中期（黄体生成素高峰期）促成排卵；LH 在男性主要刺激 Leydig 细胞产生睾酮，又协同垂体促性腺激素促进精子的成熟。与垂体促性腺激素同时测定，有助判断下丘脑 - 垂体 - 性腺轴的功能状态。

1. 参考值

男性：5 ~ 25IU/L。

女性：卵泡期 2 ~ 15IU/L；排卵期 30 ~ 100IU/L；黄体期 4 ~ 10IU/L；绝经期 20 ~ 80IU/L。

2. 临床意义　①可以估计排卵时间及了解排卵情况，有助于不孕症的治疗及避孕作用机制的研究。②黄体生成素与促卵泡素的比值大于 3，提示多囊卵巢综合征。③闭经病人如果黄体生成素水平低于正常，提示闭经原因在垂体及其以上的部位，可做垂体兴奋试验（注射黄体生成激素释放激素，比较注射前后血中黄体生成素的含量，如注射后 15 ~ 45 分钟，黄体生成素值较注射前增高 3 倍或以上时，表示垂体功能正常，病变在其上部；如注射前后黄体生成素值变化不大，可再重复一次试验，结果仍相同，可认为闭经的原因在垂体本身）。

（八）血生长激素测定

生长激素（growth hormone，GH）是由腺垂体分泌的一种多肽激素。GH 释放受下丘脑的生长激素释放激素和生长激素释放抑制激素的控制。由于 GH 分泌具有脉冲式节律，每 1~4 小时出现一次脉冲峰，睡眠后 GH 分泌增高，约在熟睡后 1 小时后达高峰，因而宜在午夜采血测定 GH，且单项测定意义有限，应同时进行动态检测。

1. 参考值　儿童：<20μg/L。男性：<2μg/L。女性：<10μg/L。

2. 临床意义

（1）增高：最常见于垂体肿瘤所致的巨人症或肢端肥大症，也可见于外科手术后、低血糖症、糖尿病等。

（2）减低：主要见于垂体性侏儒症、垂体功能减退症等。此外，高血糖、皮质醇增多症也可使 GH 减低。

（九）血抗利尿激素测定

抗利尿激素（antidiuretic hormone，ADH）或称为血管升压素（vasopressin，VP）是下丘脑的视上核神经元产生的一种肽类激素，其主要生理作用是促进肾远曲小管和集合管对水的重吸收，即具有抗利尿作用，从而调节有效血容量、渗透压及血压。

1. 参考值　1.4~5.6pmol/L。

2. 临床意义

（1）增高：常见于抗利尿激素分泌异常综合征、肾性尿崩症、脱水等。

（2）减低：常见于中枢性尿崩症、肾病综合征、输入大量等渗液体等。

（十）血促肾上腺皮质激素测定

促肾上腺皮质激素（adrenocorticotropic hormone，ACTH）是腺垂体分泌的一种多肽激素。ACTH 的分泌受促肾上腺皮质激素释放激素的调节，并受血清皮质醇浓度的反馈调节。另外，ACTH 分泌有昼夜节律性变化，上午 6~8 时为分泌高峰，午夜 22~24 时为分泌低谷。

1. 参考值　上午 8 时：25~100ng/L。午夜 2 时：10~80ng/L。

2. 临床意义

（1）增高：常见于原发性肾上腺皮质功能减退症、先天性肾上腺皮质增生、异源性 ACTH 综合征等。此外，测定 ACTH 还可作为异源性 ACTH 综合征的疗效观察、预后判断及转归的指标。

（2）减低：常见于腺垂体功能减退症、原发性肾上腺皮质功能亢进症等。

六、血清酶检查

（一）血清胆碱酯酶测定

胆碱酯酶（cholinesterase，ChE）包括乙酰胆碱酯酶（acetyl cholinesterase，AChE）和假性胆碱酯酶（pseudocholinesterase，PChE），前者存在于中枢神经系统的灰质、交感神经节、肾上腺髓质、血小板和红细胞中，后者由肝细胞合成。测定 ChE 主要用于诊断有机磷杀虫剂中毒和肝脏疾病。

1. 参考值

AChE：80000 ~ 120000U/L。

PChE：30000 ~ 80000U/L。

ChE 活性：0.80 ~ 1.00（80% ~ 100%）。

2. 临床意义

（1）ChE 活性降低：见于有机磷杀虫剂中毒（显著降低有特异性诊断价值）、慢性肝炎、肝硬化、肝癌（减低的程度与肝细胞损伤程度成正比）、恶性肿瘤、营养不良、恶性贫血、药物影响（口服雌激素或避孕药）等。

（2）ChE 活性增高：见于肾病综合征、甲状腺功能亢进症、肥胖症等。

（二）血清淀粉酶测定

血清淀粉酶（amylase，AMS）是一种水解淀粉、糊精和糖原的水解酶，血清中的淀粉酶主要来自胰腺和腮腺。来自胰腺的为淀粉酶 P（P – AMS），来自腮腺的为淀粉酶同工酶 S（S – AMS），其他组织如心脏、肝脏、肺脏等也含有少量 AMS。某些因素使胰腺、腮腺细胞受损时，AMS 即释放入血。

1. 参考值 Somogyi 法：800 ~ 1800U/L。染色淀粉法：760 ~ 1450U/L。

2. 临床意义

（1）AMS 活性增高：①胰腺疾病，见于急性胰腺炎、胰腺癌、慢性胰腺炎急性发作、胰腺囊肿、胰腺管阻塞等，以急性胰腺炎最为常见。②非胰腺疾病，见于腮腺炎、消化性溃疡穿孔、上腹部手术后、机械性肠梗阻、胆管梗阻、急性胆囊炎、酒精中毒等。腮腺炎时其增高的 AMS 主要为 S – AMS，S – AMS/P – AMS >3，借此可与急性胰腺炎鉴别。

（2）AMS 活性减低：常见于慢性胰腺炎、胰腺癌等。

（三）血清脂肪酶测定

脂肪酶（lipase，LPS）是一种能水解长链脂肪酸甘油酯的酶，主要由胰腺分泌，胃和小肠也能产生少量的 LPS。该酶经肾小球滤过，并被肾小管全部回吸收，所以尿液中无 LPS。

1. 参考值 比色法：<79U/L。滴度法：<1500U/L。

2. 临床意义

（1）LPS 活性增高：①胰腺疾病，见于急性胰腺炎、慢性胰腺炎等。对诊断急性胰腺炎的意义较大，起病后 4 ~ 8 小时开始升高，24 小时达高峰，可持续 10 ~ 15 天，并且 LPS 增高与 AMS 平行。②非胰腺疾病，见于消化性溃疡穿孔、肠梗阻、急性胆囊炎等。

（2）LPS 活性减低：见于胰腺癌或胰腺结石所致的胰腺导管阻塞、胰腺囊性纤维化等。

（四）血清乳酸脱氢酶测定

乳酸脱氢酶（lactate dehydrogenase，LDH）是一种糖酵解酶，广泛存在于机体的各种组织中，其中以心肌、骨骼肌和肾脏含量最丰富，其次为肝脏、脾脏、肿瘤组织。当以上组织受损时 LDH 即可入血。

1. 参考值　连续检测法：104～245U/L。速率法：95～200U/L。

2. 临床意义　LDH 活性升高常见于急性心肌梗死、骨骼肌损伤、恶性肿瘤、急性肝炎、肝硬化、胆汁淤积性黄疸、贫血等。对急性心肌梗死诊断价值较大。

（五）血清乳酸脱氢酶同工酶测定

LDH 是由 H 亚基和 M 亚基组成的四聚体，不同亚基组合形成五种同工酶，即 LDH_1、LDH_2、LDH_3、LDH_4、LDH_5。其中 LDH_1、LDH_2 主要来自心肌，LDH_3 来自肺、脾组织，LDH_4、LDH_5 主要来自肝脏，其次为骨骼肌。由于 LDH 同工酶的组织分布特点，其检测具有病变组织定位作用，且其意义较 LDH 更大。

1. 参考值　LDH_1：32.7%±4.60%。LDH_2：45.10%±3.53%。LDH_3：18.50%±2.96%。LDH_4：2.90%±0.89%。LDH_5：0.85%±0.55%。$LDH_1/LDH_2 < 0.7$。

2. 临床意义

（1）急性心肌梗死：心肌梗死后 12～24 小时有 50% 的病人、48 小时有 80% 的病人 LDH_1、LDH_2 明显升高，且 LDH_1 升高更为明显，$LDH_1/LDH_2 > 1.0$。

（2）肝脏疾病：肝脏实质性损害，如病毒性肝炎、肝硬化、原发性肝癌时，LDH_3 升高，且 LDH_4 高于 LDH_5。此外，恶性肿瘤肝转移时 LDH_4、LDH_5 均增高。

（3）肿瘤：生殖细胞恶性肿瘤和肾脏肿瘤以 LDH_1、LDH_2 增高为主，白血病以 LDH_3、LDH_4 增高为主。

（4）其他：骨骼肌疾病血清 LDH_5 高于 LDH_4；肌萎缩早期 LDH_5 升高，晚期 LDH_1、LDH_2 也可增高；肺部疾病 LDH_3 可增高。

（六）血清肌酸激酶测定

肌酸激酶（creatine，CK），又称肌酸磷酸激酶（creatine phosphatase，CPK），主要存在于胞质和线粒体中，以骨骼肌、心肌含量最多，其次是脑组织和平滑肌。当心肌、骨骼肌或脑组织损伤时，大量 CK 释放入血，使血液中该酶活性增高。

1. 参考值　连续检测法：104～245U/L。速率法：95～200U/L。

2. 临床意义　CPK 增高常见于急性心肌梗死、心肌炎和肌肉疾病（多发性肌炎、进行性肌营养不良、重症肌无力等），对急性心肌梗死诊断价值较大。

（七）血清肌酸激酶同工酶测定

CK 是由两个亚单位组成的二聚体，形成 3 个不同的亚型：①CK-BB（CK_1）：主要存在于脑、前列腺、肺、肠等组织中。②CK-MB（CK_2）：主要存在于心肌中。③CK-MM（CK_3）：主要存在于骨骼肌和心肌中，又分为 MM_1、MM_2、MM_3 亚型，MM_3 是 CK-MM 在骨骼肌细胞中的主要存在形式。正常人血清中以 CK-MM 为主，CK-MB 较少，CK-BB 含量甚微。检测 CK 的不同亚型对鉴别 CK 增高的原因有重要意义。

1. 参考值 CK – MM：94% ~ 96%。CK – MB：<5%。CK – BB：极少或无。

2. 临床意义

（1）CK – MB 增高：①急性心肌梗死：CK – MB 对急性心肌梗死早期诊断的灵敏度明显高于总 CK，其阳性检出率达 100%，且具有高度的特异性，CK – MB 一般在发病后 3 ~ 8 小时增高，9 ~ 30 小时达高峰，48 ~ 72 小时恢复到正常水平。②其他心肌损害：如病毒性心肌炎、风湿性心肌炎。③骨骼肌疾病：如肌营养不良、肌萎缩等。

（2）CK – MM 增高：见于急性心肌梗死、重症肌无力、肌萎缩等。CK – MM 亚型对诊断早期急性心肌梗死较为敏感。$CK – MM_3/CK – MM_1$ 一般为 0.15 ~ 0.35，其比值大于 0.5，即可诊断为急性心肌梗死。

（3）CK – BB 增高：见于脑梗死、脑出血、脑膜炎、恶性肿瘤等。

七、血清心肌蛋白检查

心肌蛋白对于急性心肌梗死、心绞痛、心肌损伤等的诊断均有较高的特异性和灵敏度，是诊断心肌损伤或坏死的确定性标志物。

（一）心肌肌钙蛋白 T 测定

肌钙蛋白（cardiac troponin，cTn）是肌肉收缩的调节蛋白。心肌肌钙蛋白 T（cardiac troponin T，cTnT）有快骨骼肌型、慢骨骼肌型和心肌型。当心肌细胞损伤时，cTnT 便释放到血液中。

1. 参考值 0.02 ~ 0.13μg/L。

2. 临床意义 一般认为 0.2μg/L 为临界值，升高见于：①急性心肌梗死：cTnT 是诊断急性心肌梗死的确定性标志物，>0.5μg/L 可以确诊。②不稳定性心绞痛：不稳定型心绞痛病人常发生微小心肌损伤，此种心肌损伤只有检测 cTnT 才能确诊。③其他原因造成的心肌损伤：如病毒性心肌炎、风湿性心肌炎、肾衰竭病人反复血液透析引起的心肌损伤等。

（二）心肌肌钙蛋白 I 测定

心肌肌钙蛋白 I（cardiac troponin I，cTnI）可抑制肌动蛋白中 ATP 酶活性，使肌肉松弛，防止肌纤维收缩。当心肌损伤或坏死时，cTnI 即可释放入血液中，其浓度变化可以反映心肌细胞损伤坏死的程度。

1. 参考值 <0.2μg/L。

2. 临床意义 一般认为 1.5μg/L 为临界值，升高的临床意义基本同 cTnT。

第九节　临床常用病原学检查

一、标本采集

（一）采集方法

1. 血液　一般在发热初期和高峰期采集，尽量在用药前采血，多选择肘静脉，根据不同检验需要，一般采集 2～10mL，采血后床边接种或置于盛有抗凝剂的无菌瓶中尽快送检。

2. 尿液　采样前均应用肥皂水或碘伏清洗外阴及尿道口，收集中段尿 10～20mL 于无菌容器中送检，对于厌氧菌的培养应采用膀胱穿刺法收集送检。排尿困难者可导尿，弃去开始的 15mL 尿液再留取尿标本。

3. 痰液　病人用清水漱口数次，然后用力自气管深部咳出痰液 10mL 左右，吐入无菌器皿内，及时送检。

4. 鼻、咽拭子　用无菌的棉拭子于鼻腔和口咽部采取分泌物，也可用鼻咽灌洗液作为检测标本，标本应立即接种于培养基。

5. 粪便　取含脓、血或黏液的粪便（约 5g）置于清洁容器中送检，排便困难者或婴儿可用直肠拭子采集，标本置于有保存液的试管内送检。根据细菌种类不同选用合适的运送培养液以提高阳性检出率。对于传染性腹泻病人需 3 次送检粪便进行细菌培养。

6. 化脓性感染灶　首先用无菌生理盐水清洗脓液及病灶的杂菌，用棉拭子采取脓液及病灶深部分泌物或活组织放入无菌试管内送检。对于损伤范围较大的创伤，应从不同部位采集多份标本。封闭性脓肿，则以无菌干燥注射器穿刺抽取。疑为厌氧菌感染者，取脓液后立即排净注射器内空气，针头插入无菌橡皮塞送检。

7. 脑脊液与其他无菌体液　引起脑膜炎的病原体多为脑膜炎奈瑟菌、肺炎链球菌、流感嗜血杆菌等，其抵抗力弱，不耐冷，容易死亡，故采集的标本应立即保温送检或床边接种。胸水、腹水和心包积液等因标本含菌量少，宜采集至少 5～10mL 标本送检；对感染病人腹膜透析液标本，因其杆菌量非常低，至少需采集 50mL。

8. 眼、耳部标本　用拭子采样，眼也可在局部麻醉后取角膜刮屑，外耳道疖和中耳道炎病人用拭子采样，鼓膜穿刺亦可用于新生儿和老年人。

（二）注意事项

1. 所有标本的采集和运送应在无菌操作、防止污染的原则下进行。

2. 标本采集后应尽快送实验室检测。

3. 所有标本均应被视为传染品，对具有高度危险性的标本，如 HBV、HIV 感染病人标本等，要有明显标识，急症或危重患者标本要特别注明。标本用后均要做消毒处理，盛标本的器皿要消毒处理或销毁、焚烧。

二、常见细菌病原学检查

（一）抗链球菌溶血素"O"试验

溶血素"O"是 A 群溶血性链球菌产生的一种能溶解红细胞的毒素，它刺激机体产生的抗体称为抗链球菌溶血素"O"（anti – streptolysin "O"，ASO），简称抗 O。因此测定抗体效价有助于链球菌感染的诊断。

1. 参考值 胶乳凝集（LAT）法：阴性。

2. 临床意义 ASO 滴度大于 1∶400 为阳性，提示近期内有 A 群溶血性链球菌感染。多见于上呼吸道感染、皮肤及软组织感染、风湿热、急性肾炎等。

（二）流行性脑脊髓膜炎抗体测定

流行性脑脊髓膜炎是由脑膜炎奈瑟菌（meningococcus）感染所致，体内感染脑膜炎奈瑟菌时，可刺激机体产生相应抗体。

1. 参考值 抗体测定阴性（ELISA 法）。

2. 临床意义 阳性提示脑膜炎奈瑟菌感染，见于流行性脑脊髓膜炎。

（三）肥达（Widal reaction，WR）反应

伤寒和副伤寒的菌体抗原"O"和鞭毛抗原"H"可刺激人体产生相应的抗体，肥达反应就是以伤寒和副伤寒沙门菌为抗原，检测人体血清中有无"O"和"H"抗体的一种凝集试验。

1. 参考值 直接凝集法：伤寒"H"抗体低于 1∶160，伤寒"O"抗体低于 1∶80；副伤寒"H"抗体和副伤寒"O"抗体均低于 1∶80。

2. 临床意义 单份血清抗体效价"O"抗体 >1∶80 及"H"抗体 >1∶160 提示伤寒、副伤寒，"H"抗体升高而"O"抗体正常提示曾有过伤寒预防接种史或伤寒病史，"O"抗体升高而"H"抗体正常提示伤寒、副伤寒感染早期或与伤寒沙门菌"O"抗原有交叉反应的其他沙门菌感染。

（四）结核杆菌抗体和 DNA 测定

感染结核杆菌后可发生肺结核或其他肺外结核，检测体内结核杆菌特异性抗体和结核杆菌的 DNA 有助于结核病的诊断。

1. 参考值 结核杆菌抗体：阴性（ELISA 法）。结核杆菌 DNA：阴性（PCR 法）。

2. 临床意义 阳性表示有结核杆菌感染。

三、常见病毒病原学检查

（一）乙型肝炎病毒标志物检查

乙型肝炎病毒（hepatitis B virus，HBV）主要经血液或血制品、破损皮肤、性交、

母婴胎盘传播，HBV 感染人体后，机体可形成三种抗原抗体系统，即乙型肝炎表面抗原（hepatitis B virus surface antigen，HBsAg）－抗体（hepatitis B virus surface antibody，抗－HBs）系统、乙型肝炎 e 抗原（hepatitis B virus e antigen，HBeAg）－抗体（hepatitis B virus e antibody，抗－HBe）系统、乙型肝炎核心抗原（hepatitis B virus core antigen，HBcAg）－抗体（hepatitis B virus core antibody，抗－HBc）系统。HBcAg 一般情况下不易检测到游离状态，所以临床常检测除 HBcAg 外的 5 种乙型肝炎病毒标志物，俗称"两对半"试验。

1. 参考值　ELISA 法、RIA 法：HBsAg、抗－HBs、HBeAg、抗－HBe、HBcAg、抗－HBc 阴性。

2. 临床意义　HBsAg 本身不具传染性，但因常与乙型肝炎病毒（HBV）同时存在，故作为传染性标志之一。HBsAg 阳性见于急性乙型肝炎潜伏期、HBsAg 携带者。急性乙型肝炎发病后 3 个月不转为阴性则易发展为慢性乙型肝炎或肝硬化。抗－HBs 是保护性抗体，可阻止乙型肝炎病毒感染。抗－HBs 阳性，一般表示曾感染过 HBV（目前 HBV 已被消除）、注射过乙型肝炎疫苗或抗－HBs 免疫球蛋白者。HBeAg 阳性，表明乙型肝炎处于活动期，提示 HBV 在体内复制，传染性较强。HBeAg 持续阳性，表明肝细胞损害较重，且易转为慢性乙型肝炎或肝硬化。HBeAg 转为阴性，表示病毒停止复制。抗－HBe 阳性，表示大部分乙型肝炎病毒被消除，复制减少，传染性较小。急性乙型肝炎呈阳性易进展为慢性乙型肝炎，慢性活动性肝炎呈阳性可进展为肝硬化。HBeAg 与抗－HBe 均阳性，且伴 ALT 升高，可进展为原发性肝癌。HBcAg 一般情况下在血清中不易检测到游离态，HBcAg 阳性，表示血清中 HBV 较多，复制活跃，传染性强，预后较差。抗－HBc 包括 IgG、IgM、IgA 三型，对机体无保护作用，其阳性状态可持续数十年甚至终身。抗－HBc IgM 既是乙型肝炎近期感染指标，也是 HBV 在体内持续复制的标志，提示该血液有传染性。抗－HBc IgG 是 HBV 既往感染的指标，常用于乙型肝炎流行病学调查。

(1) 乙肝"大三阳"：HBsAg、HBeAg、抗－HBc 三项同时阳性俗称"大三阳"，提示 HBV 正在大量复制，有较强的传染性。见于急性乙型肝炎进展期、慢性活动性肝炎。

(2) 乙肝"小三阳"：HBsAg、抗－HBe、抗－HBc 三项同时阳性俗称"小三阳"，提示 HBV 复制减少，传染性已降低。见于急性乙型肝炎恢复期、慢性乙型肝炎好转期。

（二）流感病毒培养与抗原检测

流感病毒（influenza viruses）是流行性感冒的病原体，培养出流感病毒或检测到其抗原可证实流感病毒感染。

1. 参考值　细胞培养或鸡胚培：阴性。免疫荧光抗原检测：阴性。

2. 临床意义　阳性提示流感病毒的感染。

（三）柯萨奇病毒抗体和 RNA 检测

柯萨奇病毒（Coxsackie virus）为小 RNA 病毒，具有单链 RNA，可以经呼吸道和消化道感染人体。

1. 参考值　柯萨奇病毒抗体：阴性（ELISA 或 IFA 法）。柯萨奇病毒 RNA：阴性（PCR 法）。

2. 临床意义　抗体阳性提示目前处于感染期，RNA 阳性意义更大。

四、常见性传播疾病病原学检测

（一）梅毒血清学检查

梅毒螺旋体（treponema pallidum）侵入人体后，在血清中可出现特异性及非特异性抗体。

1. 参考值

（1）非特异性抗体的定性试验：快速血浆反应素试验（rapid plasma regain test，RPR）、不加热血清反应素试验（unheated serum regain test，USR）、性病研究实验室试验（venereal disease research laboratory test，VDRL）阴性。

（2）特异性抗体的确诊试验：梅毒螺旋体血凝试验（treponema pallidum hemagglutination assay，TPHA）、荧光螺旋体抗体吸收试验（fluorescent treponemal antibody – absorption test，FTA – ABS）阴性。

2. 临床意义　定性试验是筛选试验，在其阳性的情况下，再做确诊试验，确诊试验阳性可确诊梅毒。

（二）艾滋病血清学检查

艾滋病（acquired immune deficiency syndrome，AIDS）血清学检查包括人获得性免疫缺陷病毒抗体（抗 – HIV）测定和人获得性免疫缺陷病毒 RNA（HIV – RNA）测定。

1. 参考值

（1）筛选试验：抗 – HIV：阴性［ELISA 法、快速蛋白印迹法（RWB）］。

（2）确诊试验：HIV – RNA：阴性［蛋白印迹试验（WB）、RT – PCR 法］。

2. 临床意义　先做筛选试验，在其阳性的情况下，再做确诊试验，确诊试验阳性，特别是 RT – PCR 法 HIV – RNA 阳性，可早期确诊 AIDS。

（三）淋病奈瑟菌病原体检测及 DNA 测定

淋病是由淋病奈瑟菌引起的泌尿生殖系统的急性或慢性化脓性感染，是发病率最高的性传播疾病。淋病奈瑟菌常位于中性粒细胞内。

1. 参考值　涂片检查：阴性。培养法：阴性。DNA 测定：阴性（PCR 法）。

2. 临床意义　上述检查阳性提示淋病奈瑟菌感染。男性急性淋病直接涂片检查到多形核白细胞内革兰阴性双球菌即可诊断，其阳性率可达 95%；女性淋病及症状轻或无症状的男性淋病，均以做培养检查为宜。培养法为诊断淋病的"金标准"，PCR 可做确诊试验，但该法易出现假阳性。

第十节　临床常用免疫学检查

一、标本采集

临床常用免疫学检查需采集空腹静脉血，一般需要血标本 2 ~ 3mL。采集时应注意：①避免标本污染，防止溶血，尤其是血清补体测定时，抽血的注射器应干燥，采血要迅速，避免将血沫推入血管内而发生溶血。②采集标本后，应立即送检，尤其是补体测定，因血液离体后补体很快失活，当日不能送检的标本应在 -20℃下冻存。

二、血清免疫球蛋白与补体检查

（一）免疫球蛋白

免疫球蛋白（immunoglobulin, Ig）是一组具有抗体活性的球蛋白，由浆细胞合成与分泌，分布于血液、体液及部分细胞的表面。免疫球蛋白分为 IgG、IgA、IgM、IgD 和 IgE 五类。

1. 参考值
RID 法：IgG 7.6 ~ 16.6g/L；IgA 0.7 ~ 3.5g/L；IgM 0.5 ~ 2.6g/L。
ELISA 法：IgD 0.6 ~ 2.0；IgE 0.1 ~ 0.9mg/L。

2. 临床意义
（1）免疫球蛋白降低：见于各类先天性和获得性体液免疫缺陷、联合免疫缺陷的病人及长期使用免疫抑制剂者。

（2）免疫球蛋白增高：见于：①单克隆性增高：表现为五种免疫球蛋白中仅有某一种免疫球蛋白增高而其他免疫球蛋白不增高或可降低，主要见于免疫增殖性疾病，如原发性巨球蛋白血症、多发性骨髓瘤等。②多克隆性增高：表现为 IgG、IgA、IgM 均增高，见于各种慢性感染、慢性肝病、肝癌、淋巴瘤等。

（二）血清总补体及 C_3 测定

补体（complement, C）是一组具有酶活性的糖蛋白，由传统途经的九种成分 C_1 ~ C_9、旁路途径的三种成分及其衍生物等组成。补体参与机体的免疫反应和免疫损伤。

1. 参考值　总补体溶血活性（CH_{50}）：50 ~ 100kU/L（试管法）。C_3：0.8 ~ 1.5g/L。
2. 临床意义
（1）CH_{50} 增高：见于急性炎症、组织损伤、某些恶性肿瘤。
（2）CH_{50} 减低：见于自身免疫性疾病、肾小球肾炎、感染性心内膜炎、病毒性肝炎及慢性肝病、遗传性补体成分缺乏症等。
（3）C_3 增高：见于急性炎症、肿瘤、传染病早期、排异反应等。
（4）C_3 减低：主要见于急性肾炎（尤其是链球菌感染后肾炎）。

三、T 淋巴细胞花结形成试验

T 淋巴细胞表面有特异性绵羊红细胞（E）受体，可与绵羊红细胞结合形成花结样细胞（表面黏附 3 个或 3 个以上绵羊红细胞的 T 淋巴细胞即为花结样细胞），此试验称为红细胞玫瑰花结形成试验或 E 玫瑰花结形成试验。

1. 参考值　形成率（64.4 ± 6.7）%。

2. 临床意义

（1）形成率减低：见于恶性肿瘤、某些病毒感染（艾滋病）、大面积烧伤、多发性神经炎等疾病。

（2）形成率增高：见于甲状腺功能亢进症、重症肌无力、慢性甲状腺炎、系统性红斑狼疮、器官移植排斥反应等。

四、自身抗体检查

（一）类风湿因子测定

类风湿因子（rheumatoid factor，RF）是变性 IgG 刺激机体产生的一种自身抗体。主要存在于类风湿关节炎病人的血清和关节液内，包括 IgG、IgA、IgM、IgD、IgE5 种类型。

1. 参考值　胶乳凝集法：阴性（血清稀释度低于 1∶10）。

2. 临床意义　阳性多提示自身免疫性疾病，主要见于类风湿关节炎。系统性硬化病、系统性红斑狼疮、干燥综合征等亦可呈阳性。另外，某些感染性疾病如结核病、传染性单核细胞增多症等也可呈阳性。

（二）抗核抗体测定

抗核抗体（antinuclear antibody，ANA）是指以自身细胞核成分为抗原产生的一类自身抗体。

1. 参考值　间接荧光抗体法（IFA 法）：阴性。

2. 临床意义　血清滴度大于 1∶40 为阳性，多提示自身免疫性疾病，主要见于未经治疗的系统性红斑狼疮，也可见于药物引起的狼疮性疾病、混合性结缔组织病、全身性硬皮病、皮肌炎、类风湿关节炎、桥本（Hashimoto）甲状腺炎等。

（三）抗甲状腺球蛋白抗体测定

甲状腺球蛋白（thyroid - globulin，TG）是由甲状腺滤泡细胞合成的一种糖蛋白，抗甲状腺球蛋白抗体（anti - thyroid - globulin antibody，ATG - Ab）是针对甲状腺球蛋白产生的一种抗体。

1. 参考值　RIA 法：阴性。

2. 临床意义　阳性主要见于慢性淋巴细胞甲状腺炎、甲状腺功能亢进症。甲状腺癌、重症肌无力、风湿性血管病、糖尿病等亦可呈阳性。

（四）抗甲状腺微粒体抗体测定

抗甲状腺微粒体抗体（anti – thyroidmicrosome antibody，ATM – Ab）是针对甲状腺微粒体抗原产生的一种抗体。

1. 参考值　RIA 法：阴性。

2. 临床意义　阳性主要见于桥本甲状腺炎、甲状腺功能减低症。甲状腺肿瘤、单纯性甲状腺肿、亚急性甲状腺炎等也可出现阳性。少数正常人可呈阳性。需要指出的是抗甲状腺球蛋白与抗甲状腺微粒体抗体应同时检测，以提高检出的阳性率。

（五）幽门螺杆菌抗体测定

幽门螺杆菌（helicobacter pylori，Hp）是常寄生于人体胃部的螺形菌。幽门螺杆菌抗体（helicobacter pylori antibody，Hp – Ab）是机体针对幽门螺杆菌而产生的抗体。

1. 参考值　阴性。

2. 临床意义　Hp – Ab 阳性见于幽门螺杆菌感染，如慢性胃炎、胃溃疡及十二指肠溃疡等。在发达国家，幽门螺杆菌感染率可达45%，发展中国家可达70%。

五、肿瘤标记物检查

（一）甲种胎儿球蛋白测定

甲种胎儿球蛋白（alpha fetoprotein，AFP）是胎儿肝细胞合成的一种糖蛋白，出生后，血清中 AFP 很快消失。当肝细胞或生殖腺胚胎组织发生恶变时，可产生大量 AFP。

1. 参考值　RIA、ELISA 法：$<25\mu g/L$。

2. 临床意义　升高主要见于原发性肝癌。亦可见于病毒性肝炎、肝硬化、睾丸癌、卵巢癌、畸胎瘤、胃癌、胰腺癌、孕妇等。

（二）癌胚抗原测定

癌胚抗原（carcinoembryonic antigen，CEA）是一种富含多糖的蛋白复合物。胎儿早期的消化管及某些组织可有合成癌胚抗原的能力，但怀孕六个月以后含量逐渐减少，出生后含量极低。消化道及某些组织恶变后可产生较多的癌胚抗原。

1. 参考值　ELISA 法和 RIA 法：$<15\mu g/L$。

2. 临床意义　增高主要见于胰腺癌、结肠癌、乳腺癌等，多超过$60\mu g/L$。

（三）癌抗原 125 测定

癌抗原 125（cancer antigen 125，CA125）是一种糖蛋白相关性肿瘤抗原，存在于卵巢肿瘤的上皮细胞内。上皮性卵巢癌和子宫内膜癌时，可产生较多的癌抗原 125。

1. 参考值　<3.5 万 U/L。

2. 临床意义 增高主要见于卵巢癌（血清 CA125 明显升高，是观察治疗效果和判断复发较为灵敏的指标），亦可见于宫颈癌、乳腺癌、胰腺癌、胆道癌、肝癌、胃癌、结肠癌、肺癌、良性卵巢瘤、肝硬化失代偿期等。

（四）前列腺特异抗原测定

前列腺特异抗原（prostate specific antigen，PSA）是一种由前列腺分泌的单链糖蛋白，它存在于前列腺管道的上皮细胞中，在前列腺癌时可见 PSA 血清水平升高。血清总 PSA（T – PSA）中有 80% 以结合形式存在，称复合 PSA，20% 以游离形式（F – PSA）存在。其比值对诊断更有特异和准确性。

1. 参考值 RIA 法和 CLIA 法：T – PSA < 4.0μg/L，F – PSA < 0.8μg/L，F/T > 0.25。

2. 临床意义 增高见于前列腺癌（是观察治疗效果和判断转移、复发的指标），还可见于良性前列腺腺瘤、前列腺肥大症、急性前列腺炎等。

（五）前列腺酸性磷酸酶测定

前列腺酸性磷酸酶（prostatic acidphosphatase，PAP）是一种前列腺外分泌物中能水解磷酸酯的糖蛋白。

1. 参考值 RIA 法和 CLIA 法：≤ 2.0μg/L。

2. 临床意义 增高见于前列腺癌，血清 PAP 升高程度与癌瘤发展基本呈平行关系，可提示癌症复发、转移与预后，还可见于前列腺肥大症、前列腺炎等。

（六）神经元特异性烯醇化酶测定

在糖酵解过程中，烯醇化酶催化甘油分解。它由三个亚基组成，并形成 5 种同工酶。亚基的同工酶存在于神经元和神经内分泌组织，称为神经元特异性烯醇化酶（neuron specific enolase，NSE），它与神经内分泌起源的肿瘤有关。

1. 参考值 RIA 法或 ELISA 法：≤ 15μg/L。

2. 临床意义 增高见于小细胞肺癌、神经母细胞瘤。

第十一节　基因诊断

基因诊断（gene diagnosis）是以 DNA、RNA 为检查对象，利用分子生物学技术，通过检查基因的存在、缺陷或表达异常，从而在基因水平上对人体状态和疾病做出诊断的方法和过程。基因诊断的内容包括病原体诊断、基因突变检测、基因连锁分析及基因表达分析等，已广泛应用于感染性疾病、遗传病、肿瘤的诊断及法医学等方面。基因诊断的意义不仅在于能对疾病做出早期诊断，确定个体对疾病的易感性，而且能进行疾病的分期分型、疗效监测、预后判断等。

分子生物学技术是基因诊断的主要技术，常用的有核酸分子杂交（nucleic acid molecular hyridization）、聚合酶链反应（polymerase chain reaction，PCR）、单链构象多态性分析（single strand conformatin polymorphism，SSCP）、DNA 序列测定（DNA sequencing）和 DNA 芯片技术（DNA gene chip）等。其中在临床应用最早最广泛的是 PCR 技术，PCR 是指利用耐热 DNA 聚合酶的反复作用，通过变性 – 延伸 – 复性的循环操作，在体外迅速将 DNA 模板扩增数百万倍的一种操作技术。PCR 的基本原理是以样本中的 DNA 为模板，在特异引物的引导及 Taq – DNA 聚合酶的作用下，合成与模板完全一致的一条新链。人工合成的特异引物专门针对待测病原体 DNA，只要样本中存在模板 DNA，经过约 30 个循环的扩增后，模板 DNA 能扩增几百万倍，经仪器检测，推测样本中是否含有待测 DNA 及其含量，对疾病的诊断和疗效做出判断。

一、聚合酶链反应

聚合酶链反应（polymerase chain reaction，PCR）是 20 世纪 80 年代中期发展起来的体外核酸扩增技术。自 1983 年美国 PE – Cetus 公司人类遗传研究室的 Mullis 等发明了该技术至今，已从最初的手工操作完成了自动化操作，它具有特异、敏感、产率高、快速、简便、重复性好、易自动化等突出优点。应用 PCR 技术可以使特定的基因或 DNA 片段在短短的 2~3 小时内体外扩增数十万至百万倍。扩增的片段可以直接通过电泳观察，也可用于进一步的分析。这一技术极大地推动了分子生物学及其包括临床医学在内的相关学科的发展。

（一）基本原理

聚合酶链反应的过程是在同一试管内利用 DNA 聚合酶催化的反应反复进行同一段 DNA 片段的合成。聚合酶反应的模板是待检测核酸分子（DNA 可直接用于反应，而 RNA 则需要用反转录酶反转录成为 cDNA，然后用作聚合酶反应的模板）。反应的引物有两条，分别位于待扩增 DNA 片段的两端，可启动相对方向的 DNA 合成。这样从一个模板分子起始的话，经过 n 次聚合酶反应就可以合成 2^n 个模板分子。假如进行 30 轮反应，对于一段 500 碱基对的 DNA 片段来说，这大约等于 1ng 的 DNA。所以很小的样品即能扩增出电泳后肉眼可见的产物。

（二）步骤简介

1. 高温变性 双链 DNA 模板在热作用下（一般在 95℃）使氢链断裂，双链解离，形成单链 DNA，这一过程称之为变性。变性后的单链可以重新结合，形成双链，其他性质也同时复原。

2. 低温退火 当温度突然降至 25℃~65℃，可使引物与其互补的单链 DNA 模板在局部形成杂交链。这也是 DNA 复制的起点。

3. 中温延伸 引物与模板结合后，在 DNA 多聚酶的作用下，从引物的 5′端向 3′端延伸，合成与模板互补的 DNA 链。

每一循环经过变性、退火和延伸，DNA 含量即增加一倍。

（三）临床应用

1. 遗传疾病诊断　PCR 被用于诊断某些遗传性疾病，具有成本低、速度快和对样品质量和数量要求不高等特点。如产前羊水检测可用于早期发现某些单基因遗传病，如 α-地中海贫血、血友病等。

2. 病原体诊断　利用 PCR 可以检测标本（组织、细胞、血液、排泄物等）中的病毒（如 HIV）、细菌（如结核杆菌）、真菌、支原体、螺旋体、寄生虫等病原体，对于病毒（肝炎病毒、乳头瘤状病毒）或某些细菌还可进行分型。

3. 肿瘤诊断　根据各种肿瘤细胞内基因突变的情况设计引物进行聚合酶链反应。PCR 产物经琼脂糖凝胶电泳，根据正常基因顺序设计的引物与肿瘤基因设计的引物电泳结果的差异，即可判断是否为肿瘤。若标本为血液、淋巴结、肿瘤邻近组织亦可有助于确定是否有肿瘤转移。由于 PCR 高度敏感，只需少量肿瘤细胞就可获得阳性结果，因此用 PCR 诊断比一般的方法要灵敏得多，利于早期诊断与治疗。

4. 法医学鉴定　PCR 目前已成为发现罪证的重要方法，例如，$0.1\mu l$ 的唾液痕迹所含的 DNA 就可以通过 PCR 扩增而获得足够量的 DNA 进行测序，鉴定该唾液是否来自犯罪嫌疑人，从而为法庭提供确切的证据。

二、DNA 序列测定

早在 20 世纪 50 年代，人们就建立了以片段重叠和逐个确定氨基酸残基为基础的蛋白质序列测定方法。70 年代后期，Sanger 等提出了双脱氧终止法。此后，DNA 测序（DNA sequencing）工作通过不断地改进和创新，使 DNA 结构研究取得了重大进展。目前方法有双脱氧终止法、化学修饰法、自动测序法等方法，应用最多的是双脱氧终止法。

双脱氧终止法是 Sanger1977 年建立的用于测定 DNA 序列的快速、简便、准确的方法。它具有放射性核素用量小、接触时间短、节省样品、操作简便等优点，尤其是应用 M_{13} 载体系统和 PUC 载体系统以后，更加扩大了它的应用范围，极大地推动了 DNA 一级结构的研究。

（一）基本原理

操作程序是按 DNA 复制和 RNA 反转录的原理设计的，利用 DNA 聚合酶的酶促特点，以单链为模板合成 DNA 的互补链，利用 2′、3′双脱氧核苷三磷酸作底物，使之连接在 DNA 链的 3′段，终止链的延长。其原理是：核酸模板在核酸聚合物、引物、四种单脱氧碱基存在的条件下复制或转录时，如果在四管反应系统中分别按比例引入四种双脱氧碱基，只要双脱氧碱基掺入链端，该链就停止延长，链端掺入单脱氧碱基的片段可继续延长。如此，每管反应体系中便合成以共同引物为 5′端、以双脱氧碱基为 3′端的一系列长度不等的核酸片段。

（二）模板及引物

1. M₁₃ 系统的单链模板 Sanger 双脱氧终止法测定 DNA 序列，早期常采用噬菌体 M_{13} 为载体制备单链模板 DNA。M_{13} 是 ssDNA 噬菌体，进入菌体后复制为双链繁殖，以单链形式逸出菌体后，再度感染新的宿主菌。若以 DNA 重组技术将待测 DNA 插入双链 M_{13} DNA 中，经培养扩增，在上清液中即可提取到含单链待测模板的 M_{13} 重组 DNA。

2. PUC 系统的双链模板 20 世纪 80 年代中期 DNA 序列测定出现了将待测 dsDNA 片段克隆到 PUC 系统的载体上，直接用闭合环状 dsDNA 经碱变性处理后按双脱氧终止法测定克隆的 DNA 序列的方法。测定时，由载体克隆位点两端序列设计的通用引物，特异性地与碱变性解开的待测单链结合，即可通过双脱氧复制反应确定其碱基序列。

（三）电泳

复制反应完毕后，把 4 组反应产物分别加到超薄聚丙烯酰胺凝胶泳道中进行电泳分离。长度相差一个核苷酸的不同大小的 DNA 片段即可形成泳动距离有差别的电泳条带。

（四）结构分析

电泳完毕，干燥后的凝胶与 X 线片夹紧密封曝光，经显影、定影后，X 线片即可显示待测 DNA 序列的直读图谱。

由于临床上进行各种突变分析的最终目的是获得突变信息，即确定具体的突变类型，因而不管通过何种方法进行突变筛查，最终都会落实到 DNA 测序上。DNA 测序技术的目的是用于测定未知序列、确定重组 DNA 的方向与结构、对突变进行定位和鉴定以及进行比较研究，因能直接反映出 DNA 序列的变化，对于遗传疾病和肿瘤的诊断、器官移植和法医学鉴定具有重要的意义。

三、基因芯片技术

生物芯片技术是一种崭新的生物学研究手段，是物理学、化学、计算机科学、微机械自动化技术和信息科学多学科的技术与生物学研究目的相结合的产物。生物芯片技术的发展不仅为寻找新基因、研究基因功能和药物筛选等基础研究提供了强大的工具，还为临床诊断、临床用药指导、食品与环境检验、法医学鉴定、生物制剂检测展示了全新的技术平台，给生物医学研究和相关应用领域带来了深刻而广泛的变革。依据芯片功能分为基因芯片（Gene Chip）技术、蛋白质芯片技术和缩微芯片技术。下面介绍基因芯片技术。

基因芯片是生物芯片家族的第一个成员，第一块基因芯片诞生于 20 世纪 90 年代。基因芯片技术是指将大量探针分子固定于支持物上后与标记的样品分子进行杂交，通过检测每个探针分子的杂交信号强度进而获取样品分子的数量和序列信息，可用于核酸序列、基因突变、基因表达差异、基因作图、DNA 指纹的分析等。

（一）基本原理

基因芯片通常是指 DNA 芯片，其基本原理是应用已知核酸序列作为靶基因与互补的探针核苷酸序列杂交，通过随后的信号检测进行定性与定量分析，即将许多特定的寡核苷酸（是一类只有 20 个以下碱基对的短链核苷酸的总称，包括脱氧核糖核酸 DNA 或核糖核酸 RNA 内的核苷酸）片段或 cDNA（为具有与某 RNA 链呈互补的碱基序列的单链 DNA，即 complementary DNA）基因片段作为靶基因，有规律地排列固定于支持物上，样品 DNA/RNA 通过 PCR 扩增、体外转录等技术掺入荧光标记分子或放射性同位素作为探针，然后按碱基配对原理将两者进行杂交，再通过荧光或同位素检测系统对芯片进行扫描，由计算机系统对每一探针上的信号做出比较和检测，从而得出所需要的信息。

（二）基本步骤

1. 芯片制备　目前制备芯片主要以玻璃片或硅片为载体，采用原位合成和微矩阵的方法将寡核苷酸片段或 cDNA 作为探针按顺序排列在载体上。

2. 样品制备　将样品进行提取、扩增，获取其中的蛋白质或 DNA、RNA，然后用荧光标记，以提高检测的灵敏度和使用者的安全性。

3. 杂交反应　杂交反应是荧光标记的样品与芯片上的探针进行反应产生一系列信息的过程。

4. 信号检测和结果分析　杂交反应后的芯片上各个反应点的荧光位置、荧光强弱经过芯片扫描仪和相关软件，可以将荧光转换成数据，即可以获得有关生物信息。

（三）临床应用

基因芯片技术无论从方法学上还是医学上都是一种全新的思维，为临床检验提供了一种全新的技术，使一些临床检验工作中难解决的问题成为可能。

1. 遗传性疾病诊断　随着人类基因组计划的完成，许多遗传性疾病的相关基因被相继定位，例如肥胖病、老年痴呆症、精神病、高血压病、地中海贫血等。利用基因定位型基因芯片，通过遗传病家谱研究可以将某一遗传病与一种或多种多态性基因联系在一起，从而在染色体上的合适位点定位出遗传病相关基因，对研究亲代与子代的遗传重组，创造更精确的第三代遗传图谱有重要的价值。此外，在优生方面也有一定的应用价值，如产前抽取少许羊水就可以检测出胎儿是否患有遗传性疾病（如 β - 地中海贫血）。

2. 感染性疾病诊断与治疗　病原微生物基因组计划的开展，使基因诊断病原微生物感染成为可能。基因芯片技术避免了烦琐而费时的病原微生物培养，缩短了病原体检出的时间，为感染性疾病病原体的确定提供了强有力的技术手段。目前在艾滋病、结核病、病毒性肝炎等疾病发病机制、诊断、治疗及用药后的监控方面发挥着重要作用。

3. 肿瘤诊断与治疗　目前利用该技术可以对包括白血病、淋巴瘤、皮肤黑色素瘤及乳腺癌等多种肿瘤疾病的肿瘤细胞亚群进行区分，还可以利用该技术对治疗方案进行评估和新药药效评价。此外，还能对肿瘤的发生、发展和转归的预测提供分子依据。

4. 药物筛选和新药开发　利用芯片技术具有的高通量、大规模、平行性等特点可以进行新药的筛选，尤其可对我国传统的中药有效成分进行筛选。目前，国外主要制药公司都不同程度地采用了基因芯片技术来寻找药物靶标，查检药物的毒性或副作用，用芯片技术做大规模的筛选研究可以省略大量的动物实验，缩短药物筛选所用时间，在基因组药学（pharmacogenomics）领域带动新药的研究和开发。

5. 法医学鉴定　国外公司开发的便携式 DNA 芯片检测装置可以直接在犯罪现场对可能是犯罪嫌疑人留下来的头发、唾液、血液、精液等进行分析，并立刻与 DNA 罪犯指纹库系统存储的 DNA "指纹"进行比较，快速、准确地确定犯罪嫌疑人。位于上海的我国司法部司法鉴定科学技术研究所第一个"罪犯 DNA 数据库"在 1999 年 9 月 7 日通过了专家鉴定，利用 DNA 破案已成为一种重要的破案手段。

另外，基因芯片还可用于进行亲子鉴定。

复习思考题

1. 简述贫血的分度（根据血红蛋白量）。
2. 简述少尿或无尿的临床意义。
3. 简述精子活动力分级。
4. 试述中性粒细胞病理性增多的临床意义。
5. 试述尿液内的常见管型及其临床意义。
6. 试述乙型肝炎病毒标志物检查的临床意义。
7. 试述漏出液与渗出液的鉴别。
8. 试述化脓性、结核性及病毒性脑膜炎的鉴别。

第五章　心电图检查

📘 **学习要点**

1. 心电图的常用导联。
2. 心电图描记的操作方法。
3. 心电图的临床应用价值。
4. 心电图各重要波段所代表的意义与正常值。

第一节　基本知识

一、心电图的概念

心脏在机械收缩之前先有电激动，电激动产生动作电流，人体组织是一个很好的容积导体，心脏处于这一导体之中，心脏的动作电流可传导至身体各部。如果用两个电极板放置在一定的两个体表部位，用导线连接至心电图机，就可描记出心电活动的曲线。心电图（electrocardiogram，ECG）是利用心电图机从体表间接地记录心脏每一心动周期产生的电活动变化的曲线图形。

二、心电图的产生原理

（一）心肌细胞的静息电位和极化状态

心肌细胞在静息状态下，细胞膜外排列带正电荷的阳离子，膜内排列相等比例带负电荷的阴离子，这种膜内外电荷稳定的分布状态称为极化状态，此状态下细胞膜内外的电位差称为静息电位（resting membrane potential，RMP）。此时细胞膜表面和内外均无电流活动。

（二）心肌细胞的动作电位和除极与复极

当心肌细胞某部位的细胞膜受到一定程度的刺激（阈刺激）时，该部位细胞膜对离子的通透性发生改变，引起膜内外阴、阳离子流动，使细胞膜内外阴、阳离子的分布发生逆转，此过程称为心肌细胞的除极和复极过程。心肌细胞在兴奋时所发生的膜电位变化称为动作电位（action potential，AP）。以心室肌细胞为例，按发生时间的顺序其除极、复极电位变化与心电图的关系（图 5-1）如下：

0 相　即除极期。主要由大量 Na^+ 快速进入细胞内产生 Na^+ 电流所引起。细胞处于收缩早期，相当于心电图的 QRS 波。

1 相　即快速复极初期。此相 Na^+ 内流已失去作用，因瞬时性钾离子通道激活导致 K^+ 快速外流引起。

2 相　即缓慢复极期，又称平台期。主要由 Ca^{2+} 内流与 K^+ 外渗引起，二者的电流方向相反，流速相近，使动作电位近乎平线。相当于心电图的 ST 段，1、2 相交界点，相当于心电图的 J 点。

3 相　即快速复极末期。主要由大量的 K^+ 快速外流引起。相当于心电图的 T 波。

4 相　即静息期。复极完毕，细胞处于舒张状态，相当于心电图的 T-P 段。

图 5-1　心肌细胞跨膜动作电位与体表心电图关系示意图

（三）心电波的形成

1. 除极波的产生　当心肌细胞的某一部位受到刺激后，受刺激部位的细胞膜出现除极化，该处细胞膜外正电荷消失而其前面尚未除极的细胞膜外仍带正电荷，从而形成一对电偶（dipole），产生动作电流。在正电荷处的电极即可描记出一向上的画线，这种现象称为除极（depolarized），相当于跨膜动作电位的 0、1 相。因除极过程非常迅速，因而描记出高而窄的波形。在除极进行时，电源（正电荷）在前，电穴（负电荷）在后，电流自电源流向电穴，探查电极若面向电源（即面对除极方向）则产生向上的波形，背向电源（即背离除极方向）产生向下的波形，在细胞中部则记录出双向波形（图 5-2）。整个心肌细胞除极完毕时，心肌细胞膜内带正电荷，膜外带负电荷，称为除极状态（depolarization），相当于跨膜动作电位的 2 相。因细胞膜外均变成负电位，两端电位均为"-"，两极保持暂时的平衡而无电位差，此时描记出一水平等电位线。

2. 复极波的产生 心肌细胞除极后，再经过多种离子的后续移动及离子泵的耗能调整，使细胞膜逐渐恢复到静息时的极化状态，这个过程称为复极（repolarization）。一般情况下，先除极部位先复极，复极过程与除极过程方向一致，但复极的电偶是电穴（负电荷）在前，电源（正电荷）在后，缓慢向前推进，直至整个细胞全部复极完成。因复极进行较除极缓慢，因而描记出的曲线较圆钝。就单个细胞而言，虽然复极过程与除极过程方向一致，但因复极的电偶是电穴（负电荷）在前，电源（正电荷）在后，故描记的复极波方向与除极波相反（图 5 - 2）。

图 5 - 2 单个心室肌细胞探查电极位置与除极、复极波形方向的关系
（箭头示除极与复极方向）

在正常人心电图中，记录到的复极波方向常与除极波主波方向一致，与单个心肌细胞不同。这是因为正常人心室的除极从心内膜向心外膜，而复极则从心外膜开始，向心内膜方向推进，其机制尚不清楚。可能因心外膜下心肌的温度较心内膜下高，心室收缩时，心外膜承受的压力又比心内膜小，故心外膜处心肌复极度过程发生较早。

3. 影响心脏电位强度、心电图波形大小的因素 ①与心肌细胞数量（心肌厚度）呈正比关系；②与探查电极位置和心肌细胞之间的距离呈反比关系；③与探查电极的方位与心肌除极的方向所构成的角度有关，夹角越大，心电位在导联上的投影越小，电位越弱。

（四）心肌细胞的电位变化与心电向量

心肌细胞在除极和复极的过程中形成电偶，而电偶是既有数量大小又有方向的物理量，因此称为心电向量（cardiac vector）。通常用箭头表示其方向，箭杆长度表示其电位强度。电偶的方向就是心电向量的方向。

在心电活动周期中，各部心肌除极与复极有一定的顺序，且每一瞬间又有不同部位的心肌细胞产生电活动，可产生许多大小和方向各不相同的心电向量，可用向量综合法归并为瞬间的综合向量。即同一轴上两个心电向量，其方向相同，则将其幅度相加，若方向相反则相减。若两个心电向量的方向存在一定的角度，则可采用平行四边形法计算（图 5 - 3）。临床在体表采集到的心电变化，是全部参与电活动心肌细胞的电位变化按上述的原理所综合的结果。

图 5 - 3 向量综合法示意图

三、心电图的导联

将电极置于体表的任何两点，并通过导联线分别与心电图机的正负两极相连，这种记录心电图的电路连接方法称为心电图导联。

（一）常规心电图导联

目前广泛采纳由 Einthoven 创设的国际通用的常规十二导联体系。

1. 肢体导联（limb leads）　分为标准导联和加压肢体导联。

（1）标准导联（双极肢体导联）：即连接体表的两极均有电位的改变，所测得的波形反映两个电极间的电位差。标准导联Ⅰ、Ⅱ、Ⅲ，其正极分别放置在左臂、左腿、左腿，其负极分别放置在右臂、右臂、左臂（图 5 - 4）。

图 5 - 4 标准肢体导联探查电极的放置

（2）加压单极肢体导联：单极导联是在两个电极中，只使一个电极显示电位，而使另一电极的电位等于零，所得的波形反映该有效电极下的电位变化，较能表现心脏局部电活动情况。但此种波形振幅较小，故采用加压的方法使测得电位升高，以便于检测，称之为加压单极肢体导联。加压单极肢体导联包括右上肢（aVR）导联、左上肢（aVL）导联和左下肢（aVF）导联。其探测电极分别放置在右臂（R）、左臂（L）和左腿（F），无效电极连接于右臂、左臂和左腿连成的中心电端上（图 5 - 5）。

图5-5　单极加压肢体导联探查电极的放置

2. 胸导联（chest leads）　也属单极导联，即将探测电极分别置于心前区不同部位，将无效电极连接于右臂、左臂和左腿连成的中心电端上。常用的六个胸导联探测电极放置的位置是：V_1导联，胸骨右缘第四肋间；V_2导联，胸骨左缘第四肋间；V_3导联，V_2和V_4连线的中点；V_4导联，胸骨左缘第五肋间与左锁骨中线交界处；V_5导联，左腋前线与V_4水平线交界处；V_6导联，左腋中线与V_4水平线交界处（图5-6、图5-7）。

图5-6　胸导联探查电极的放置　　**图5-7　胸导联探测电极位置与心室壁部位的关系**

（二）其他心电图导联

常规十二导联心电图检查基本能满足心电图诊断的需要，但在特殊情况下，可选用其他心电图导联。

1. 监护导联　多在重症监护病房、心脏监护病房使用。正极可置于V_1、V_5、V_6等胸导联的部位上，负极多置于左肩部，每次可按需要选择1~2个导联使用。

2. 附加导联　①V_7~V_9导联：V_7位于左腋后线平V_4水平处；V_8位于左肩胛骨线平V_4水平处；V_9位于左脊柱旁线平V_4水平处。临床用于诊断后壁心肌梗死。②V_{3R}~V_{6R}：其电极放置于右胸部与V_3~V_6对称处。临床用于诊断右心室肥大、右心室梗死及先天性心脏病的右位心等。

四、心电图描记的操作方法

1. 环境要求　室内保持温暖（不低于18℃），以避免因寒冷而引起的肌电干扰。心电图机旁不要摆放其他电器，以免引起干扰。

2. 准备工作 ①检查前确保心电图机性能良好。②使用交流电源的心电图机必须接可靠的地线。③检查床的宽度不窄于80cm，以免肢体紧张而引起肌电干扰。④对初次接受心电图检查者，必须事先做好解释工作，消除紧张心理。⑤除急症外，一般情况下要求受检者平静休息5分钟后接受检查，避免饱餐或吸烟后检查。⑥嘱受检者解开上衣，取仰卧位，四肢放松，平稳呼吸。⑦避免受检者的四肢接触铁床、墙壁或地，以及与他人发生皮肤接触。

3. 皮肤处理 ①若放置电极部位的皮肤污垢或毛发过多，则应预先清洁皮肤或剃毛。可用乙醇擦净皮肤上的油脂，以消除皮肤阻力，减少伪差。②在人体放置电极处涂抹导电膏或盐水、清水。但尽可能避免用盐水、清水代替导电膏，因为这两种处理方法使皮肤接触阻抗较大，可使极化电位不稳定，易引起基线漂移或其他伪差。

4. 电极放置 按常规心电图连接方式放置电极，连接导联。①肢体导联电极：上肢电极板固定于腕关节内侧上方3cm处，下肢电极板固定于内踝上方7cm处。肢体导联线较长，末端接电极板处有颜色标记或英文缩写标记：红色（R）端电极接右上肢，黄色（L）端电极接左上肢，绿色（F）端电极接左下肢，黑色端电极接右下肢。此连接形成了Ⅰ、Ⅱ、Ⅲ、aVR、aVL、aVF导联方式。②胸导联：导线末端接电极处有不同颜色以区别各导联，颜色排列依次为红（V_1）、黄（V_2）、绿（V_3）、褐（V_4）、黑（V_5）、紫（V_6），分别代表不同的胸导联。每一胸导电极亦可代表任意胸前导联，关键取决于其电极安放的位置。

5. 描记心电图 ①接通电源及地线（使用蓄电池或充电电源时，可不用地线）。如有交流电干扰，可按下抗交流电干扰键（HUM），尽量避免使用该键或同时使用去肌颤滤波（EMG），因可使心电图波幅下降15%以上，导致心电图波形失真。②常规记录走纸速度一般选择25mm/s，标准灵敏度1mV=10mm（即增益，指输入1mV电压时，描笔偏转幅度10mm）。记录过程中，若发现某些导联心电图电压太高或太低，可通过调整灵敏度来记录合格的心电图（如选择灵敏度1mV=5mm，可减低电压；灵敏度1mV=20mm，可增加电压）。③常规记录十二导联心电图。若怀疑右位心或急性心肌梗死等病变者应加做相应导联。④用手动方式记录心电图时，每次切换导联后，必须等到基线稳定后再启动记录纸，一般每导联描记3~5个心动周期，每人次大约记录1min。⑤有心律失常时可按需要延长记录时间，一般选Ⅱ、V_1导联。⑥记录过程中遇基线不稳及干扰时，应检查导联线与心电图机的连接或电极是否松脱。⑦描记结束后，关闭电源开关。⑧在描记好的心电图纸上注明受检者的姓名、性别、年龄及记录时间（年、月、日、小时甚至分钟）等，同时标记各导联。

五、心电图的分析方法与临床应用

（一）心电图的分析方法

1. 一般浏览 确认定标电压，走纸速度，有无导联连接错误或标记错位，判断和排除干扰与伪差。

2. 确定主导心律　根据 P 波的有无、形态、顺序及与 QRS 波群的关系，确定基本心律是窦性还是异位心律，并分别测量 P–P 间距或 R–R 间距，计算出心房率和心室率。

3. 分析 P 波与 QRS 波群及其相互关系　注意各导联 P 波与 QRS 波的形态、时间、电压变化，并通过 P 波与 QRS 波群的出现顺序，P–R 间期的时间及其是否固定等判断有无心脏电位变化或心律异常。

4. 观察 S–T、T 改变及改变类型　主要确定 S–T 段有无移位及移位形态，T 波的形态改变，以及出现改变的导联及导联数。

5. 判断心脏位置　通过心电轴偏移的度数及是否有钟向转位，大致判断心脏在胸腔中的位置。

6. 得出结论　根据分析的结果，紧密结合病史、临床表现及其他检查资料判断心电图是否正常。如有异常应对具体的异常类型做出明确的心电学判断。

（二）心电图的临床应用

1. 对各种心律失常的诊断具有肯定价值。

2. 对了解有无心肌供血不足，尤其对心肌梗死的定性、定位、时期的诊断具有极为重要的价值。

3. 提示心房、心室肥大的情况，有助于各类心脏疾病（如高血压性心肌损害、肺源性心脏病）的诊断。

4. 客观评价某些药物对心脏的影响以及对心律失常治疗的效果，为临床用药的决策提供依据。

5. 对其他疾病和电解质紊乱（如心包炎、血钙和血钾过高或过低等）的诊断提供辅助依据。

6. 对于各种危重病人的抢救及治疗、手术麻醉等的监护有重要作用。

第二节　正常心电图

一、正常心电图图形组成及其生理意义

（一）正常心电图图形组成

正常心电图图形主要由 P 波、P–R 间期、QRS 波群、S–T 段、T 波、QT 间期及 U 波组成（图 5–8）。

图 5 - 8　正常心电图各波段、间期示意图

（二）正常心电图各波段、间期的命名及其生理意义

1. P 波　心房除极波，代表左右两心房除极时的电位变化。

2. P - R 间期　从 P 波的起点至 QRS 波群的起点，代表心房开始除极至心室开始除极的一段时间。

3. QRS 波群　代表全部心室肌除极电位和时间的变化。RS 波群因探查电极的位置不同而呈多种形态，其命名统一如下：第一个出现的正向波称为 R 波；R 波之前的负向波称为 Q 波；R 波之后的负向波称为 S 波；S 波之后的正向波为 R′波；R′波后再出现的负向波称 S′波；如果 QRS 波均呈负向波称 QS 波。各波幅度的大小用英文大小写字母表示，即大写表示较大的波，小写表示较小的波。同一导联中，若波幅小于最高波幅的 1/2，记为小写（图 5 - 9）。

| R切迹 | rs型 | RS型 | rSr′型 | qRS型 | Rsr′型 |

| rsR′型 | RSr′s型 | qRsr′型 | qRSr′s型 | 异常Q | 胚芽r |

| 粗钝增宽S | QRS增宽 | 宽大畸形的QRS | 起始部粗钝的R | 起始部切迹的R |

图 5 - 9　QRS 波群命名

4. S - T 段　从 QRS 波群的终点至 T 波的起点（一般为一等电位线），代表心室缓慢复极的一段短暂时间。

5. T 波　代表快速心室复极时的电位变化，T 波的方向常与 QRS 波群的主波方向

一致。

6. Q - T 间期　自 QRS 波群的起点至 T 波的终点，代表心室除极和复极全过程所需的时间。

7. U 波　心动周期中最后一个小波，其方向一般与 T 波方向一致，代表心室的后继电位。

二、心电图的测量

心电图直接描记在特殊的记录纸上（图 5 - 10）。心电图记录纸由边长为 1mm × 1mm 的小方格组成。一般情况下，走纸速度为 25mm/s，则每两条纵线间（1mm）代表 0.04s（40ms）；当标准电压 1mV = 10mm 时，两条横线之间（1mm）代表 0.1mV。

图 5 - 10　心电图记录纸示意图

（一）各波段的测量

1. 各波段振幅的测量　正向波应从基线上缘垂直测量至波的顶端；负向波应自基线下缘垂直测量至波的底端。

2. 各波段时间的测量　测量各波时间应从波形起点的内缘测至波形终点的内缘。正向波在等电位线下缘测量，负向波在等电位线上缘测量。室壁激动时间（VAT）为从 QRS 波群起点到 R 波顶峰垂直线的水平距离，如有 R′波，应测量至 R′峰，如 R 波有切迹，则应测量至切迹第二峰（图 5 - 11）。

图 5 - 11　心电图各波段振幅及时距的测量示意图

3. S - T 段移位的测量　S - T 段是指 J 点（为 QRS 波群终点与 S - T 段起始的交接

点）到 T 波起点之间的距离。测量时取 QRS 波的起点为对照点。当 S–T 段移位时，应取 J 点后 0.06s 或 0.08s 处测量。S–T 段上抬时，应测量上抬的 S–T 段上缘至 J 点对照基线上缘的垂直距离；S–T 段下移时，应测量下移的 S–T 段下缘至 J 点对照基线下缘的垂直距离（图 5–12）。

图 5–12　ST 段移位测量示意图

（二）心率的测量

1. 规则心律的测量法　①测量 P–P 间期或 R–R 间期所占格数直接采用查表法得出心率数。②使用专门的心率尺直接读出相应的心率数。③测量一个 R–R 间期或 P–P 间期的秒数，代入公式心率（次/分）=60（s）/R–R（或 P–P）间期（s）计算出。如测得 R–R 间距为 0.8s，则心率为 60/0.8 =75 次/分。

2. 不规则心律的测量法　①数出 30 中格（共 6s）内的 QRS 或 P 波数，乘以 10，即得到每分钟的心室率或心房率。②测量 5 个心动周期的 R–R（或 P–P）间期，算出其平均值，然后被 60 除。

（三）心电轴的测量

心电轴（cardiac electric axis）一般指平均 QRS 电轴，是整个心室除极过程中全部瞬间 QRS 向量综合所指的方向。正常人心电轴在额面上的投影指向左下方，在 0°~90° 之间。一般采用心电轴与 I 导联正侧段所成的角度表示心电轴的偏移程度。除测定 QRS 波群电轴外，还可用同样方法测定 P 波和 T 波电轴。

1. 测量方法

（1）目测法：根据 I、Ⅲ导联 QRS 波群主波方向来估测心电轴（图 5–13）。

电轴	I	Ⅱ	Ⅲ(aVF)
偏左			
正常			
偏右			

图 5–13　心电轴目测法示意图

（2）**三角测量法**：分别将Ⅰ、Ⅲ导联 QRS 波振幅的代数和（向上波为正值，向下波为负值）标记在相应导联部位，并各作垂直线，其相交点与电偶中心点相连即为心电轴，该轴和Ⅰ导联轴正侧的夹角即为心电轴的角度（图 5 – 14）。

图 5 – 14　心电轴三角测量法示意图

（3）**查表法**：算出Ⅰ、Ⅲ导联 QRS 波振幅的代数和值，直接查相应的表求得心电轴的角度。

2. 临床意义　正常心电轴的范围在 – 30° ~ + 90°之间。①电轴轻度左偏：心电轴位于 0° ~ – 30°之间，可见于正常人、横位心（肥胖、妊娠、腹腔积液等）。②电轴左偏：心电轴位于 – 30° ~ – 90°之间，见于横位心（肥胖、妊娠、大量腹腔积液等）、左前分支传导阻滞和左心室肥厚等。③电轴轻度右偏：心电轴位于 + 90° ~ + 110°之间，见于正常垂位心、右心室肥厚等。④电轴右偏：心电轴 > + 110°，见于左后分支传导阻滞、右心室肥大和先天性心脏病等。

（四）心脏循长轴转位

从心尖向心底部方向观察，设想心脏可循其本身长轴作顺钟向或逆钟向转位。可通过心前区导联中过渡区波形（指 V_3 或 V_4 导联的波形其正向波与负向波之比约等于 1）出现的位置来判断（图 5 – 15）。顺钟向转位是右心室向左、前转动，左心室向后推移，过渡区波形出现在 V_5、V_6，常见于右心室肥大；逆钟向转位是左心室向右、前转动，过渡区波形出现在 V_1、V_2，常见于左心室肥大。但需指出，心电图上的这种钟向转位只提示心脏电位的转位变化，并非都是心脏在解剖上转位的结果。

图 5 – 15　心脏钟向转位示意图

三、心电图各波段的正常范围

1. P 波 反映心房除极电位变化。P 波前 1/3 代表右房除极电位变化，后 1/3 代表左房除极电位变化，中间 1/3 代表左、右房除极电位变化。

（1）位置与形态：正常窦性 P 波一定出现在 QRS 波群之前。在大部分导联上一般呈钝圆形，有时可有轻度的切迹或双峰，但峰距小于 0.04s。

（2）方向：P 波在 Ⅰ、Ⅱ、aVF、$V_4 \sim V_6$ 导联直立，aVR 导联倒置，则称为窦性 P 波，其余导联可直立、双向、倒置或低平。若 Ⅱ、Ⅲ、aVF 导联 P 波倒置，aVR 导联 P 波直立，则称为逆行 P 波，表示激动起源于房室交界部区。

（3）时间（宽度）： < 0.11s。

（4）电压（振幅）：肢导联不超过 0.25mV，胸导联不超过 0.2mV。若 V_1 导联 P 波呈双向，应测量其 P 波终末电势（P wave terminal force，Ptf），即 V_1 导联负向 P 波的时间乘以负向 P 波振幅（图 5-16），正常人 Ptf_{V1} 绝对值应 < 0.04mm·s。若 P 波振幅 < 0.05mV，称 P 波低平，临床意义不大。

0.04s × （+0.3mm）=+0.01mm·s   0.04s × （-1.0mm）=-0.04mm·s

图 5-16　Ptf 的测量示意图

2. P-R 间期（或 P-Q 间期） 即 P 波起点至 QRS 波群起点的间隔时间，又称房室传导时间。P-R 间期与年龄及心率有关，心率在正常范围时，成年人的 P-R 间期为 0.12 ~0.20s。在幼儿及心动过速的情况下，P-R 间期相应缩短；在老年人及心动过缓的情况下，P-R 间期可略延长，但不超过 0.22s。

3. QRS 波群

（1）形态与方向：①肢体导联：Ⅰ、Ⅱ 导联的 QRS 波群在电轴不偏的情况下主波一般向上；aVR 导联一般主波向下；aVF 导联主波一般向上；Ⅲ 与 aVL 导联变化较多，且两者的变化应具有对应性，即 Ⅲ 导联正向波越高，aVL 导联负向波越深，反之亦然。②心前区导联：自 V_1 至 V_6 的移行规律是 R 波逐渐增高，S 波逐渐变浅。V_1、V_2 导联主波向下，多呈 rS 型，R/S < 1；V_5、V_6 导联主波向上，多呈 qR 型或 Rs 型，R/S > 1；V_3、V_4 导联 R/S≈1。③Q 波：正常左胸导联及某些肢体导联可出现 Q 波，但 Q 波应小于同导联 R 波的 1/4，时间小于 0.04s。主波向下的导联（aVR 除外，主要是 V_1、V_2 导联）不应出现 Q 波，但可以呈 QS 型。

（2）时间（宽度）：正常成人为 0.06 ~0.10s。

（3）室壁激动时间（ventricular activation time，VAT）：又称 R 峰时间，表示心室壁

从内膜开始到外膜的激动时间，可用于判断心室是否肥厚。正常成人 V_1、V_2 导联 VAT <0.03s，V_5、V_6 导联 VAT<0.05s。

（4）电压：①肢体导联：R_{aVL}<1.2mV，R_{aVF}<2.0mV，R_{aVR}<0.5mV，R_I＋R_{III}<2.5mV。②胸导联：R_{V_1}<1.0mV，R_{V_1}＋S_{V_5}<1.2mV，R_{V_5}<2.5mV，R_{V_5}＋S_{V_1}<4.0mV（男）或 3.5mV（女）。③低电压：指六个肢体导联的 QRS 波群振幅（正向波和负向波振幅的绝对值之和）都<0.5mV，或六个胸导联的 QRS 波群振幅（正向波和负向波振幅的绝对值之和）都<0.8mV。多见于肺源性心脏病、冠心病、风湿性心脏病、心肌炎、心肌病、广泛心肌梗死、心包积液、胸腔积液、肺气肿、过度肥胖等。

4. S-T 段　为 QRS 波群终点到 T 波起点的一段等电位线。S-T 段抬高及压低是反映心肌损害的重要指标。正常 S-T 段为一等电位线，可轻微偏移，但在任何导联中，S-T 段下移不应超过 0.05mV，S-T 上移，在肢体导联和 V_4~V_6 导联不超过 0.1mV，V_1、V_2 导联不超过 0.3mV，V_3 不超过 0.5mV。

5. T 波

（1）形态与方向：正常 T 波呈圆钝形，平滑而宽大，一般无切迹，其上升支稍平，下降支较陡。其方向一般应与 QRS 波群的主波方向一致。在 I、II、V_4~V_6 导联 T 波直立，aVR 导联倒置，在其他导联可直立、倒置或双向。

（2）电压：在 R 波为主的导联中，T 波振幅应大于同导联 R 的 1/10。如 T 波振幅小于 R 波的 1/10，称为 T 波低平。在胸导联中 T 波可高达 1.2~1.5mV。

6. Q-T 间期　为 QRS 波群起点至 T 波终点的时间。心率在 60~100 次/分时，Q-T 间期的正常值为 0.32~0.44s。Q-T 间期长短与心率的快慢密切相关，心率越快，Q-T 间期愈短，反之愈长。常用校正的 Q-T 间期（Q-Tc）来减少心率对其的影响。通常采用 Bazett 公式计算：$Q-Tc = Q-T/\sqrt{R-R}$，其正常上限值为 0.44s，超过此时限即为延长。

7. U 波　出现在 T 波之后 0.02~0.04s，多见于 I、II 导联及胸导联，尤以 V_3 导联较明显。方向一般与 T 波一致，宽约 0.12s。振幅低，肢导联一般<0.05mV，胸导联可高达 0.2~0.3mV。U 波明显增高常见于血钾过低，其次是服用奎尼丁、洋地黄、肾上腺素等药物，亦见于部分高血压、左心室肥大者。U 波倒置多见于高血钾、心肌梗死、冠心病等。

第三节　常见异常心电图

一、心房与心室肥大

（一）心房肥大

1. 右房肥大（right atrial enlargement，RAE）　右心房肥大时，右心房除极时间虽然延长但与左心房后除极的时间重叠，两者总的除极时间并未延长，因而主要表现为心房除极波振幅的增高。因右心房肥大常见于慢性肺源性心脏病、肺动脉高压等疾病，故此型高耸的 P 波又称为"肺性 P 波"。心电图特征为：① P 波时间正常；②P 波形态高尖；③P 波电压 >0.25mV，以 Ⅱ、Ⅲ、aVF 导联明显（图 6 - 17）。

2. 左心房肥大（left atrial enlargement，LAE）　　因左房除极在后，当左房肥大时，主要表现为心房除极时间延长。心电图特征为：①P 波增宽，P 波时限≥0.12s，常呈双峰，峰间距≥0.04s，以 Ⅰ、Ⅱ、aVL 导联明显；②V_1 导联 P 波常呈双向，其 Ptf_{V1} 绝对值≥0.04mm·s。常见于风湿性心脏病二尖瓣狭窄，故又称为"二尖瓣型 P 波"（图 5 - 17）。

3. 双房肥大（biatrial enlargement）　　心电图特征为：①P 波振幅≥0.25mV；②P 波时限≥0.12s，呈双峰；③V_1 导联 P 波高大双向，上下振幅均超过正常范围（图 6 - 17）。

图 5 - 17　心房肥大

（二）心室肥大

1. 左心室肥大（left ventricular hypertrophy，LVH）　　因左心室肥厚和扩张，左心室壁的除极面增大，除极时间延长，除极综合心电向量更加偏左。临床常见于高血压病、主动脉瓣关闭不全或狭窄、二尖瓣关闭不全、冠状动脉粥样硬化性心脏病及某些先天性心脏病等。心电图特征为：

（1）**QRS 波群电压增高或左心室高电压**：①R_{V5}（或 R_{V6}）>2.5mV，$R_{V5} + S_{V1}$ 3.5mV（女性）或 4.0mV（男性）。②$R_{aVL} > 1.2mV$ 或 $R_{aVF} > 2.0mV$。③$R_I > 1.5mV$ 或 $R_I + S_{II} > 2.5mv$。

（2）**QRS 波群时间延长**：常达 0.10～0.11s，但一般 <0.12s，$VAT_{V5} > 0.05s$。

（3）**心电轴**：左偏，但一般不超过 - 30°。

（4）**S - T、T 改变**：反映左心室图形的导联（如 Ⅰ、aVL、V_5 等）S - T 下移 >0.5mV，T 波低平、双向或倒置等（图 5 - 18）。

在心电图诊断中，QRS 波群电压增高是左心室肥大的一重要特征。在左心室高电压

图 5 - 18　左心室肥大

的基础上，结合其他阳性指标之一，即可诊断左心室肥大。符合条件越多及超过正常范围越大，诊断的可靠性越大。若仅有 QRS 波群电压增高，而无其他任何阳性指标者，诊断左心室肥大应慎重，因左心室电压增高也可见于正常儿童及胸壁较薄的青年人，故必须结合病史综合考虑。临床上常把心室肥大伴有 ST - T 改变称为心室肥大伴劳损。

2. 右心室肥大（right ventricular hypertrophy，RVH）　右心室肥大常见于先天性心脏病、肺源性心脏病、二尖瓣狭窄等。心电图特征为：

（1）QRS 波群形态改变及右心室电压增高：①V_1 导联 R/S≥1，V_5 导联 R/S≤1 或 S 波比正常加深；②$R_{V1} > 1.0mv$ 或 $R_{V1} + S_{V5} > 1.2mV$；③aVR 导联 R/S≥1 或 R > 0.5mV。

（2）QRS 波群时间：正常，$VAT_{V1} > 0.03s$。

（3）心电轴：右偏≥ +90°（重症时可 > +110°）。

（4）S - T、T 改变：反映右心室图形的导联（如 aVR、V_1、V_2 等）S - T 下移 > 0.5mV，T 波低平、双向或倒置等（图 5 - 19）。

图 5 - 19　右心室肥大伴劳损

心电图对右心室肥大的诊断并不敏感，R_{aVR} 电压升高及电轴明显右偏可认为是右心室肥大的较可靠指标，其他心电图改变在诊断上往往仅有参考价值。

3. 双侧心室肥大（bilateral ventricular hypertrophy）　心电图对双心室肥大的诊断相当困难，心脏的左、右心室同时肥大时，肥大的左、右心室产生的向量可相互抵消，使心电图可无特殊改变，或仅反映占优势的一侧心室改变。心电图可表现为以下情况：

（1）"正常"心电图：因双侧心室电压同时增高，互相抵消，心电图表现为"正常"。

（2）单侧心室肥大心电图：当一侧心室肥大超过另一侧时，可表现出该侧心室肥大，而对侧心室肥大的图形被掩盖。

（3）双侧心室肥大心电图：常以一侧心室肥大心电图改变为主，另一侧心室肥大的诊断条件较少。

二、冠状动脉供血不足

冠状动脉供血不足多由冠状动脉粥样硬化引起。当某一部分心肌缺血时，细胞代谢减慢，能量产生不足，从而直接影响心肌的正常除极和复极（以复极影响最大），心电图上主要表现为 T 波与 S－T 段的一系列改变。临床上两者可同时存在，亦可单独存在。

（一）心肌缺血的心电图类型

1. 缺血型 T 波改变

（1）T 波高大直立：当心内膜下心肌缺血时，该处心肌复极速度减慢，以至最后复极接近完成时已没有与之相抗衡的反方向向量存在，则形成一个突出的、指向探查电极方向的终末复极向量，在相应导联上常表现为 T 波高大直立。

（2）T 波倒置：当心外膜下心肌缺血时，该处心肌复极迟迟不能开始，以至心肌复极从心内膜下心肌开始，再向心外膜下心肌扩展，从而使复极方向与正常时相反，表现为相应导联上 T 波倒置，甚至对称倒置或倒置逐渐加深。由于这种对称倒置的 T 波多在冠状动脉供血不足时出现，又称为冠状 T 波。

（3）T 波低平或双向：心脏双侧对应部位心内膜下心肌均缺血，或心内膜和心外膜下心肌同时缺血时，心肌上述两种心电向量的改变可综合出现，部分相互抵消，心电图上可表现为 T 波低平或双向等（图 5－20）。

T波高耸　　T波倒置　　冠状T　　T波低平　　T波正负双向

图 5－20　心肌缺血 T 波改变示意图

2. S－T 段改变

当心肌持续缺血时，心肌细胞除极速度亦会减慢，表现为除极尚未结束，复极已开始，心电图上可出现 S－T 段改变。

（1）S－T 段移位：心内膜下心肌缺血时，多表现为 S－T 段下移 ≥0.05mV；而心外膜下心肌缺血时，多表现为 S－T 段抬高 >0.1～0.3mV。

（2）S－T 段形态改变：S－T 段的上移和下移常表现为多种形态（图 5－21），其中下移时以水平型下移或下斜型下移（二者常称为缺血型 ST 段降低）对心肌缺血的诊断意义较大，而上移时以弓背向上的单向曲线最有意义。

S-T抬高　　S-T抬高　　J点抬高　　S-T水平型　　S-T下斜型　　S-T上斜型
弓背向上　　弓背向下　　提早复极　　下降　　　　下移　　　　下移

图 5－21　心肌缺血 S－T 段改变示意图

（二）临床意义

冠状动脉供血不足可分为急性冠状动脉供血不足与慢性冠状动脉供血不足，两者在临床表现、转归及心电图表现方面均有所不同。

1. 急性冠状动脉供血不足　主要指急性冠脉综合征，包括不稳定型心绞痛、非 Q 波型心肌梗死和 Q 波型心肌梗死。因冠状动脉痉挛或粥样硬化斑块破裂、血栓形成而导致冠状动脉血流急剧减少，造成心肌急性严重缺血。心电图表现为：

（1）*缺血型 T 波改变*：主要表现为 T 波高尖。急性冠状动脉供血不足时，对心内膜下心肌影响较大，钾离子自细胞内漏出造成局部高钾，因而使 T 波异常高耸。这种改变出现最早，历时极短。

（2）*损伤型 S−T 段改变*：当心肌缺血进一步加重，除可出现缺血型 T 波改变外，还可出现损伤型 S−T 改变。S−T 段上移伴缺血性 T 波改变多见于变异型心绞痛。S−T 段上移伴 Q 波出现多见于心肌梗死。

2. 慢性冠状动脉供血不足　多见于冠状动脉粥样硬化病变引起管腔相对狭窄造成的心肌缺血，亦见于冠状动脉痉挛或主动脉瓣关闭不全。因长期心肌缺血，心内膜血供差，使心内膜下心肌细胞动作电位幅度减小，导致心内、外膜动作电位减少，心电图表现为 S−T 段降低（水平型下移或下斜型下移 ≥0.05mV）、T 波低平或倒置。

三、心肌梗死

急性心肌梗死是心血管疾病中最常见的急危重症。除了临床表现外，心电图的特征性演变是确定心肌梗死诊断和判断病情的重要依据。

（一）基本图形

1. 缺血型改变　冠状动脉闭塞后，最早出现的变化是缺血性 T 波改变，但对心肌梗死诊断的特异性较差。心肌梗死缺血型改变与心肌缺血的心电图特征相似。

2. 损伤型改变　若心肌组织缺血状态得不到改善，心肌细胞进一步损伤，出现损伤型图形改变。主要为 S−T 段改变。急性心肌梗死急性期心电图特征性改变为 S−T 段逐渐抬高并与 T 波融合构成一弓背向上的单向曲线。

3. 坏死型改变　进一步缺血导致细胞变性、坏死，坏死的心肌细胞丧失电活动，而正常健康心肌仍照常除极，致使产生一个与梗死部位相反的综合向量。心电图特征为面向坏死区的导联出现病理性 Q 波（时间 ≥0.04s，电压 ≥同导联 R 波 1/4）或 QS 波，即坏死型 Q 波。典型的坏死型 Q 波是心肌梗死较可靠的诊断依据。

临床上，若心电图上病理性 Q 波、S−T 段抬高及 T 波倒置三种改变同时存在，则急性心肌梗死的诊断基本确立。

（二）心肌梗死的图形演变及分期

急性心肌梗死发生后，心电图的变化随着心肌缺血、损伤、坏死的发展和恢复而呈现一定演变规律。根据心电图图形的演变过程和演变时间可分为超急性期、急性期、亚急性期和陈旧期（图 5 - 22）。

图 5 - 22　心肌梗死演变过程及分期

1. 超急性期　急性心肌梗死发生数分钟后，首先出现短暂的心内膜下心肌缺血，心电图上产生高大的 T 波，以后迅速出现 S - T 段上斜型抬高，与高耸直立 T 波相连。由于急性损伤性阻滞，可见 QRS 振幅增高，并轻度增宽，但尚未出现异常 Q 波。这些表现仅持续数小时，临床上多因持续时间太短而不易记录到。

2. 急性期　此期开始于梗死后数小时或数日，可持续到数周。心电图特征为：S - T 段显著移位，呈弓背向上抬高，抬高显著者可形成单向曲线；心肌坏死区导联出现异常 Q 波或 QS 波；T 波逐渐倒置加深。

3. 亚急性期　出现于梗死后数周至数月，此期以坏死及缺血图形为主要特征。抬高的 S - T 段恢复至基线，缺血型 T 波由倒置较深逐渐变浅，坏死型 Q 波持续存在。

4. 陈旧期　常出现在急性心肌梗死 3 ~ 6 个月之后或更久，S - T 段和 T 波恢复正常，或 T 波持续倒置、低平，趋于恒定不变，残留下坏死的 Q 波。

（三）心肌梗死的定位诊断

一般根据病理性 Q 波或 S - T 段移位出现的导联来确定心肌梗死的部位（图 5 - 23、5 - 24），见表 5 - 1。

表 5 - 1　常见心肌梗死的定位诊断

梗死部位	I	II	III	aVR	aVL	aVF	V_1	V_2	V_3	V_4	V_5	V_6	V_7	V_8	V_9
前间壁							+	+	+						
前壁									+	+	±				
前侧壁										±	+	+			
高侧壁	+				+										
广泛前壁	±				±		+	+	+	+	+	±			
后壁													+	+	+
下壁		+	+			+									

注：+ 表示该导联中出现坏死型 Q 波或 S - T 段移位，± 表示该导联中可能出现坏死型 Q 波或 S - T 段移位

图 5 – 23　急性下壁心肌梗死

图 5 – 24　急性前壁心肌梗死

四、心律失常

正常人的心脏起搏点位于窦房结，并按正常传导顺序激动心房和心室。当各种原因使心脏激动的起源异常和（或）传导异常，称为心律失常（arrhythmias）。心律失常的种类繁多，临床表现各异，心电图是诊断心律失常最基本、最常用的方法。

（一）心律失常的分类

根据心律失常的发生机制，可分为：

1. 激动起源异常

（1）**窦性心律失常**：指窦房结起搏点节律或频率发生异常。如窦性心动过速、窦性心动过缓、窦性心律不齐、窦性停搏等。

（2）**异位心律**：指起源于窦房结以外的心脏激动或心律。包括：

1）被动性心律：如房性心律、交界区逸搏及逸搏心律、窦房结和房室结之间的游走心律、室性逸搏及逸搏心律、室性自主节律。

2）主动性心律：如期前收缩（房性、房室交界性和室性）、阵发性心动过速（房性、房室交界性和室性）、扑动和颤动（心房、心室）等。

（3）**触发激动引起的心律失常**：如洋地黄中毒引起的房性心动过速和交界性心动过速，某些多发性室性心动过速和尖端扭转型室性心动过速也可能由触发激动所致。

2. 激动传导异常

（1）**生理性传导异常**：如干扰与干扰性脱节、时相性差异性传导、时相性传导阻滞等。

（2）**病理性传导阻滞**：如窦房传导阻滞、房内传导阻滞、房室传导阻滞、室内传导阻滞。

（3）**传导途径异常**：如预激综合征。

3. 激动起源和传导双重异常　如并行心律、异位心律伴传导阻滞等。

4. 人工心脏起搏器引起的心律失常　指在安装人工心脏起搏器后出现的各种心律失常。

（二）临床上常见心律失常的心电图特征

1. 窦性心律失常（sinus arrhythmia）　窦房结为正常心脏的起搏点，凡是由窦房结冲动引起的心律称为窦性心律（sinus rhythm）。成人正常窦性心律的心电图特征为：①有窦性 P 波，即 P 波在 II、aVF、V_5 导联直立，在 aVR 导联倒置；②P - QRS - T 规律出现，频率为 60 ~ 100 次/分；③P - R 间期 0.12 ~ 0.20s；④P - P 间期相差 < 0.12s（图 5 - 25）。

图 5 - 25　正常心电图

（1）**窦性心动过速（sinus tachycardia）**：指成人窦性心律的频率超过 100 次/分。心率一般在 140 次/分以下，极少超过 170 次/分。心电图特征为：①窦性心律；②频率 > 100 次/分；③可有 S - T 段上斜型下移及 T 波低平（图 5 - 26）。

图 5 - 26　窦性心动过速

（2）**窦性心动过缓（sinus bradycardia）**：指窦性心律频率低于 60 次/分。心率一般在 45 次/分以上，偶有低于 40 次/分者。心电图特征为：①窦性心律；②频率 < 60 次/分；③常并存窦性心律不齐，即在同一导联 P - P 间期相差 > 0.12s（图 5 - 27）。

图 5 - 27　窦性心动过缓

（3）**窦性心律不齐（sinus arrhythmia）**：指窦性心律出现明显的快慢不均。常见于健康儿童和青少年、自主神经功能失调、更年期综合征等，也可见于器质性心脏病及洋地黄药物中毒等。心电图特征为：①窦性心律；②在同一导联 P - P 间期不匀，相差 > 0.12s（图 5 - 28）。

图 5 - 28　窦性心律不齐

（4）**窦性停搏**（sinus arrest）：指窦房结在较长时间内不能发出激动，使心房或整个心脏暂停活动，又称窦性静止。心电图特征为：①在很长一段时间内无 P 波；②长 P - P 间期与窦性 P - P 间期无倍数关系；③较长的窦性停搏时，常伴有交界性或室性逸搏或逸搏心律（图 5 - 29）。

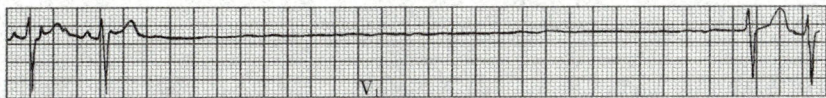

图 5 - 29　窦性停搏

2. 快速型心律失常

（1）**期前收缩**（premature contraction）：指先于正常心动周期出现的心脏搏动，又称为过早搏动（premature beat），简称早搏。多由异位起搏点兴奋性增高，或形成折返激动，超过窦房结的自律性，使心房或心室激动提早出现所致，是最常见的心律失常。根据异位起搏点的位置可分为房性、交界性及室性三种，其中以室性期前收缩最多见。

期前收缩与其前正常搏动的间距称为联律间期（coupling interval），期前收缩之后的长间歇称为代偿间歇（compensatory pause）。由于房性异位激动，常易逆传侵入窦房结，使其提前释放激动，引起窦房结节律重新调整，因此房性期前收缩的联律间期与代偿间歇之和小于正常心动周期的 2 倍，称为代偿间歇不完全。而交界性和室性期前收缩，异位激动点距窦房结较远，不易侵入窦房结，故往往表现为代偿间歇完全，即联律间期与代偿间歇之和等于正常心动周期的 2 倍。

期前收缩 <5 次/分，称为偶发期前收缩；如 ≥5 次/分者，称为频发性期前收缩。若在正常搏动之后，有规律地间隔发生期前收缩，如每一个或两个正常搏动后出现一次期前收缩，则形成二联律或三联律。当期前收缩连发 2 次，称为连发期前收缩，当连发 ≥3 次，则称为短阵心动过速。在同一导联上出现形态不一致的期前收缩，且联律间期各不相同，称为多源性期前收缩；若联律间期固定，而形态各异，则称为多形性期前收缩，均表示激动部位不一。

房性期前收缩（premature atrial complex）：异位节律点起源于心房而产生的期前收缩。心电图特征为：①提前出现的房性 P′波，其形态与窦性 P 波略有不同；②P′- R 间期大于 0.12s；③其后 QRS 波一般呈室上型，代偿间歇常不完全（图 5 - 30）。

图 5 - 30　房性期前收缩

交界性期前收缩（premature junctional contraction）：异位节律点起源于房室交界区内。心电图特征为：①出现逆行性 P′波（aVR 导联直立，Ⅱ、Ⅲ、aVF 导联倒置），若 P′波位于 QRS 波之前，则 P′-R 间期小于 0.12s，P′波位于 QRS 波之后，则 R-P′间期小于 0.20s，P′亦可埋入 QRS 波中不易辨别或引起 QRS 波轻度变形；②代偿间歇多完全（图 5-31）。

图 5-31　交界性期前收缩

室性期前收缩（premature ventricular complex）：异位节律点起源于心室内。心电图特征为：①提前出现的 QRS-T 波群，其前无相关 P 波；②QRS 波群宽大畸形，时限常大于 0.12s，T 波方向多与主波方向相反；③代偿间歇完全（图 5-32、5-33）。

图 5-32　室性期前收缩

图 5-33　室性期前收缩呈二联律

(2) 阵发性心动过速（paroxysmal tachycardia）：是一种发作性的快速异位心律，由 3 个或 3 个以上连续发生的异位激动形成。按激动起源部位分为房性、交界性及室性。其中房性与交界性心动过速因发作时频率过大，P 波埋入 T 波内不易辨认，故统称为室上性心动过速，均为严重的心律失常。

阵发性室上性心动过速（paroxysmal supraventricular tachycardia，PSVT）：心电图特征为：①以期前收缩形式连续出现的 3 个或 3 个以上快速匀齐的 QRS 波，形态一般为室上型，如伴束支传导阻滞或有差异传导时，QRS 波可增宽；②频率在 160~250 次/分，节律规则；③常伴有继发性 S-T、T 改变（图 5-34）。

阵发性室性心动过速（paroxysmal ventricular tachycardia，PVT）：心电图特征为：①以期前收缩形式连续出现的 3 个或 3 个以上宽大畸形的 QRS 波，QRS 波时限常大于 0.12s，心律基本匀齐或略有不齐；②频率为 140~220 次/分；③常有继发性 S-T、T 改变；④有时可见正常节律的窦性 P 波隐约夹杂其间；⑤可有室性融合波及心房激动夺获心室（图 5-35）。

图 5 - 34　阵发性室上性心动过速

图 5 - 35　阵发性室性心动过速

　　扭转型室性心动过速（torsade de pointes，TDP）：为一种严重的室性心律失常。发作时呈室性心动过速特征，其增宽变形的 QRS 波群围绕基线不断扭转其主波的正负方向。每次连续出现 3～10 个心搏波之后就会发生扭转，翻向对侧。一般发作时间不长，常在十几秒内自行停止，但易复发（图 5 - 36）。临床上常表现为反复发作性心源性晕厥，即阿 - 斯综合征（Adams - Stokes syndrome）。

图 5 - 36　扭转型室性心动过速

　　（3）扑动与颤动（flutter and fibrillation）：是一种频率较心动过速更大的异位快速心律失常，频率常在 250～600 次/分之间。异位激动可起源于心房或心室，所形成的节律分别称为心房扑动与颤动或心室扑动与颤动，扑动与颤动之间常可互相转换。由于频率过快，可使心房或心室的电活动失去静止期，无论何时总有部分心肌处于除极和复极中，致使心脏不能有节奏地协调收缩舒张，呈现一种快速而不协调的低振幅活动，甚至出现心肌的乱颤。如发生于心房，可影响心房的收缩及房室间的顺序活动，使心室泵血有所下降；如发生在心室，则可致心室射血功能基本丧失，诱发心跳骤停、猝死等极严重的后果。心房的扑动与颤动多由各种形式的折返引起，少数可由多发性病灶自身节律性增高所致；心室的扑动与颤动则与心脏电活动紊乱有关。

心房扑动（atrial flutter）：心电图特征为：①P波及等电位线消失，代之以锯齿状形态一致而连续的扑动波（F波）；②频率多为250～50次/分；③QRS波一般不增宽；④房室传导比率以2：1～4：1下传，固定或不固定，R–R间距规则（图5–37）。

图5–37　心房扑动（呈4：1传导）

心房颤动（atrial fibrillation）：心电图特征为：①P波及等电位线消失，代之以大小、振幅、形态不一的连续纤颤波（f波），以V_1导联最明显；②心房f波频率为350～600次/分；③QRS波一般不增宽；④R–R间距绝对不等（图5–38）。

图5–38　心房颤动

心室扑动与颤动（ventricular flutter and ventricular fibrillation）：心室扑动的心电图特征为：无正常的QRS–T波，代之以连续、快速、波形一致且宽大整齐的大正弦波，频率达200～250次/分（图5–39）。室扑若不能很快恢复，可转为室颤而导致死亡。心室颤动心电图特征为：QRS–T波完全消失，出现大小不等、极不匀齐的低小波，频率在200～500次/分（图5–40），心室颤动多为心脏停搏前的短暂征象。心室扑动和心室颤动都是极严重的致死性心律失常。

图5–39　心室扑动

图5–40　心室颤动

3. 缓慢型心律失常

（1）逸搏与逸搏心律：当高位起搏点自律性降低，或激动因传导障碍不能下传时，作为一种保护性措施，下级起搏点被迫发出一个或多个激动，从而减轻或避免由于心室长时间停搏造成的不良后果。仅发生1～2个激动称为逸搏，连续3个以上逸搏称为逸搏心律（escape rhythm）。按异位节律起源部位的不同，可分为房性、交界性和室性3种。

房性逸搏与逸搏心律：心电图特征为：长间歇后出现的 P′- QRS - T 波群，符合房性早搏的特点；房性逸搏连续出现3次或3次以上，表现为慢而整齐的节律，频率在50 ~ 60 次/分，称房性逸搏心律。

交界性逸搏与逸搏心律：心电图特征为：长间歇后出现的 P′- QRS - T 波群，符合交界性早搏的特点；交界性逸搏连续出现3次或3次以上，表现为慢而整齐的节律，频率在40 ~ 50 次/分，称交界性逸搏心律。

室性逸搏与逸搏心律：心电图特征为：长间歇后出现的 QRS - T 波群，符合室性早搏的特点；室性逸搏连续出现3次或3次以上，表现为缓慢而略不整齐的节律，频率在20 ~ 40 次/分，称为室性逸搏心律。若心室率 < 22 次/分，称为室性自主心律。

临床上房室交界性逸搏最多见，房性逸搏少见。逸搏及逸搏心律一般不会单独存在，多在严重的窦性心动过缓、显著的窦性心律不齐、二度以上房室传导阻滞、期前收缩的长间歇后或连续房性期前收缩未下传的情况下伴发。

(2) **房室传导阻滞**（atrioverntricular block，AVB）：激动从心房向心室传导过程中发生障碍，造成传导延缓或中断，称为房室传导阻滞。病变部位多发生在房室结、房室束及束支近端。是最常见的心脏传导阻滞。

1）一度房室传导阻滞：指激动自心房传至心室的时间延长，但每次均能下传。心电图特征为：①成人 P - R 间期 > 0.20s（儿童 ≥ 0.18s，老年人 > 0.22s）；②每一个 P 波之后均有 QRS 波（图 5 - 41）。

图 5 - 41　一度房室传导阻滞

2）二度房室传导阻滞：部分室上性节律不能下传心室，致 P - QRS - T 周期性节律中出现 QRS 波脱落。按阻滞规律的不同分为：

二度 I 型房室传导阻滞（Morbiz I 型）：心电图特征为：P 波规律出现，P - R 间期逐渐延长，直至一个 P 波后脱落一个 QRS 波群，漏搏后传导阻滞得到一定恢复，P - R 间期又趋缩短，之后又复逐渐延长，如此周而复始地出现，又称文氏现象（Wenckebach Phenomenon）（图 5 - 42）。

图 5 - 42　二度 I 型房室传导阻滞

②二度Ⅱ型房室传导阻滞（MorbizⅡ型）：心电图特征为：下传的 P－R 间期恒定不变（可正常亦可延长），部分 P 波后无 QRS 波。房室传导比例为4∶3、3∶2、2∶1、3∶1等，比例可固定或不固定。凡连续出现 2 次或 2 次以上的 QRS 波群脱落者，称为高度房室传导阻滞，如3∶1、4∶1传导的房室传导阻滞。该型易发展成三度房室传导阻滞（图 5 －43）。

图 5 －43　二度Ⅱ型房室传导阻滞

3）三度房室传导阻滞：又称完全性房室传导阻滞。心电图特征为：有一系列规律出现的心房波，心房波可为窦性 P 波，也可以是 P′波、F 波或 f 波；QRS 波规律出现；但 P 与 QRS 之间无关，无真正的 P－R 间期；心房率＞心室率；可见交界性或室性逸搏心律（图 5 －44）。

图 5 －44　三度房室传导阻滞

（3）束支与分支传导阻滞

完全性右束支传导阻滞（right bundle branch block，RBBB）：心电图特征为：①QRS 波群时间≥0.12s；②V_1、V_2导联 QRS 呈 rsR′型，或呈宽大并有切迹的 R 波（此为最具特征性的改变），Ⅰ、V_5、V_6导联出现宽而粗钝的 S 波，时限≥0.04s，aVR 导联呈 QR 型，R 波宽而有切迹；③T 波与 QRS 波群主波方向相反。

完全性左束支传导阻滞（left bundle branch block，LBBB）：心电图特征为：①QRS 波群时间≥0.12s；②V_1导联呈 QS 型或 rS 型，S 波宽大，V_5、V_6、Ⅰ、aVL 导联呈宽大的 R 波，顶端平坦带有切迹，其前无 Q 波；③T 波与 QRS 波群主波方向相反。

不完全性左或右束支传导阻滞：与完全性左或右束支传导阻滞图形类似，但 QRS 波群时间不超过0.11s。

左前分支传导阻滞（left anterior fascicular block，LAFB）：心电图特征为：①电轴显著左偏，以≥－45°有较肯定诊断价值；②Ⅱ、Ⅲ、aVF 导联 QRS 波群呈 rS 型，$S_Ⅲ$＞$S_Ⅱ$，Ⅰ、aVL 导联呈 qR 型，R_{aVL}＞$R_Ⅰ$；③QRS 波群时间＜0.11s。

左后分支传导阻滞（left posterior fascicular block，RAFB）：心电图特征为：①心电轴右偏（＋90°～＋180°）；②Ⅰ、aVL 导联 QRS 波群呈 rS 型，Ⅱ、Ⅲ、aVF 导联 QRS 波群呈 qR 型，且 q 波时限＜0.025s，$R_Ⅲ$＞$R_Ⅱ$；③QRS 波群时间＜0.11s。

4. 预激综合征（pre － excitation syndrome，PES）　　是指在正常房室传导路径之

外，心房与心室之间还存在着一支或多支的附加旁路，使室上性激动提早到达心室的某一部分，并使之预先激动，常伴有心动过速。异常通道主要有三条：①Kent 束：即房室旁路，形成 Kent 预激综合征（W－P－W 综合征）；②James 束：即房－结、房－束旁路，形成 James 预激综合征（L－G－L 综合征）；③Mahaim 束：即结－室、束－室旁路，形成 Mahaim 型预激综合征。

(1) W－P－W 综合征（Wolff－Parkinson－White syndrome）：又称经典型预激综合征。心电图特征为：①P－R 间期 < 0.12 s；②QRS 波增宽，时限 ≥ 0.12 s；③QRS 波起始部有预激波（Δ 波）；④多数有继发性 S－T 、T 改变。

(2) L－G－L 综合征（Lown－Ganong－Levine syndrome）：又称短 P－R 综合征。心电图特征为：①P－R 间期 < 0.12 s；②QRS 波形及时限均正常；③QRS 波起始部无预激波。

(3) Mahaim 型预激综合征：心电图特征为：①P－R 间期正常或延长；②QRS 波起始部有预激波；③QRS 波时间延长；④可伴有继发性 ST－T 改变。

预激综合征大多数发生在没有器质性心脏病的人，其主要危害是常可引发房室折返性心动过速。

第四节　其他常用心电学检查

一、动态心电图

动态心电图（dynamic electrocardiogram，DCG）可连续监测受检者 24h 或更长时间日常生活活动中的心电活动信息。此项检查由 Norman J. Holter 首创，于 1961 年应用于临床，也称 Holter 监测（Holter monitoring）或简称"Holter"。该检查可存储、回放、显示和打印受检查者的总心搏数、平均心率、最快与最慢心率、基本节律、心律失常、心肌缺血事件及其发生时间和心电图片段等，因而已成为心血管疾病临床检查的必要项目之一。

（一）仪器基本结构

1. 记录系统　包括导联线和记录器。导联线连接受检者身上的电极与记录器。记录器佩戴在受检查者身上，能精确地连续记录和储存受检者 24h 或更长时间的心电信号。

2. 回放分析系统　由计算机系统和心电分析软件组成。

（二）导联选择

目前多采用双极导联，其导联均为标准导联的模拟导联。常用模拟导联及电极放置部位如下：

1. CM1 导联　正极置于胸骨右缘第 4 肋间处（即 V_1 位置），负极置于左锁骨下窝中 1/3 处。该导联可清楚地显示 P 波，分析心律失常时常用此导联。

2. CM2 或 CM3 导联 正极置于 V_2 或 V_3 位置，负极置于右锁骨下窝中 1/3 处。

3. CM5 导联 正极置于左腋前线第 5 肋间处（即 V_5 位置），负极置于右锁骨下窝中 1/3 处。该导联对检出缺血性 S – T 段下移最敏感，且记录到的 QRS 波振幅最高，是常规使用的导联。

4. MaVF 导联 正极置于左腋前线肋缘，负极置于左锁骨下窝内 1/3 处。该导联主要用于检测左室下壁的心肌缺血改变。

一般首选 CM1、CM5 导联，采用 CM2 或 CM3 + CM5、CM2 + CM5 + MaVF 更能获得阳性结果。怀疑冠状动脉痉挛或变异性心绞痛时，最好选择 CM3、MaVF 导联。

（三）临床应用

1. 对心悸、气促、眩晕、晕厥、胸痛等症状性质的评价。
2. 对各种心律失常的定性、定量及起源的分析。
3. 心肌缺血的诊断、评价及心律失常药物的疗效评价。
4. 对心脏病病人日常生活能力的评定及预后的评价。
5. 选择安装起搏器的适应证的判断及起搏器功能的评定。
6. 医学科学研究及流行病学调查，如研究正常人心律及心率的生理变化范围，分析心率变异性；对特殊人群如宇航员、登山队员、潜水员等的心电活动的观察研究等。

二、心电图运动负荷试验

心电图运动负荷试验（ECG exercise stress test）是发现早期冠心病的一种检测方法。该方法简便实用、无创伤、安全，是一项重要的临床心血管疾病检查手段。

（一）运动负荷试验的原理

人体具有强大的冠状动脉储备，即使存在严重冠脉病变也可在休息时基本满足心肌血供而不出现缺血表现。临床上半数以上冠心病病人的常规心电图无异常，但当运动负荷增加伴随心肌耗氧量增加时，冠脉血流量不能相应增加，即引起心肌缺氧，心电图出现缺血性改变。

（二）运动负荷量的确定

运动负荷量分为极量与亚极量两档。极量是指心率达到自己生理极限的负荷量。这种极限运动量一般多以统计所得的各年龄组的预计最大心率为指标，最大心率粗略计算法为 220 – 年龄数。亚极量是指心率达到 85% ~90% 最大心率的负荷量，心率粗略计算法为 195 – 年龄数。临床上大多采用亚极量运动试验。

（三）常用的运动负荷试验

1. 活动平板运动试验（treadmil test） 是目前应用最广泛的运动负荷试验。让受检者在具有一定坡度和转速的活动平板上原地行走。Bruce 方案为变速变斜率运动，适合于筛查冠心病可疑人群。Naughton 方案为恒速变斜率运动，适合于重病人和恢复期病人评价。该试验因肌肉活动及软组织的弹性作用可使心电图记录有一定的干扰。

2. 踏车运动试验（bicycle ergometer test）　让受检者在特制的装有功率计的踏车上做踏车运动，以速度和阻力调节负荷大小，负荷量分级依次递增，直至受检者的心率达到亚极量水平。这种方法的主要优点是根据受检者个人情况，达到各自的亚极量负荷，符合运动试验的原理和要求，且心电图记录干扰小，结果比较可靠。

（四）运动负荷试验的适应证和禁忌证

1. 适应证　①对不典型胸痛或可疑冠心病病人进行鉴别诊断；②评估冠心病病人的心脏负荷能力；③评价冠心病的药物或介入手术治疗效果；④进行冠心病易患人群流行病学调查。

2. 禁忌证　①急性心肌梗死或心肌梗死合并室壁瘤；②不稳定型心绞痛；③急性或严重的心力衰竭、心源性休克；④中重度瓣膜病或先天性心脏病；⑤急性或严重慢性疾病；⑥严重高血压病人；⑦急性心包炎或心肌炎、严重主动脉瓣狭窄；⑧肺栓塞；⑨运动能力障碍者；⑩不接受者。

病人若无禁忌证，在其进行运动试验时应鼓励病人坚持运动达到适宜的试验终点，即病人心率达到亚极量水平。但出现下列情况之一时，虽尚未达到适宜的试验终点也应终止试验：①出现典型的心绞痛或心电图出现缺血型 S－T 段下降≥0.2mV 者。②出现严重心律失常者。③出现眩晕、视力模糊、面色苍白或发绀者。④心率在 1min 中内减少 20 次者。⑤出现收缩压下降 20mmHg 或上升至 210mmHg 者。⑥出现步态蹒跚、极度疲劳不能继续坚持试验者。

（五）结果判断

目前国内外较公认的判断踏车或平板运动试验的阳性判断标准为（具备以下条件之一）：①运动中出现典型的心绞痛；②运动中心电图出现 S－T 段下斜型或水平型下移≥0.1mV，运动前已有 S－T 段压低，则运动后在原有基础上再下降 0.1mV，持续≥1min。

三、心率变异性

心率变异性（heart rat variability，HRV）指逐次心动周期之间的微小变化，即窦性心律不齐的程度。HRV 分析是判定心脏自主神经对心率快慢等调节活动是否正常的一种无创伤性检测方法，目前已成为临床上预测心性猝死发生的一项重要参考指标。

（一）心率变异性的原理

正常心脏搏动的频率一般在 60～100 次/分范围之中，平均为 65～85 次/分。正常人在较安静的情况下，心率 60～70 次/分，活动及精神紧张时可达 100 次/分左右，剧烈活动及情绪过度紧张时，心率还可再增加。夜晚睡眠中，心率可慢至 50 次/分左右。

机体为适应生理的需要，心率要有一定范围的变化，这主要由心脏的自主神经系统进行调节。交感神经兴奋使心率和激动传导加快，迷走神经兴奋使心率和激动传导减慢，因此，正常的心脏搏动有一定的心率变异性。

（二）心率变异性的检测方法

检测方法目前有时相分析（时域分析）与频谱分析（频域分析）两种。

确认受检者为窦性节律且心率在正常范围，选取 P – QRS – T 波群清晰的导联连续采集心电图信息，短程 5 ~ 60 分钟，长程 24 小时。将资料输入计算机，借助心率变异分析软件进行 R – R 间期变异程度的时域分析和频域分析，写出书面报告。长程心率变异分析也可与 24h 动态心电图同步完成采样和分析。

（三）临床应用

1. 评价冠心病风险　HRV 的检测对急性心肌梗死的心律失常、猝死及存活率等预后因素有重要的预测价值，并可对治疗效果等提出指导性的意见。

2. 充血性心力衰竭　慢性充血性衰竭病人交感与迷走神经均受损害，但后者的损害更为显著，交感神经活动相对占优势，HRV 降低。心衰好转，HRV 即可增加。HRV 可作为心衰程度和预后的观测指标。

3. 高血压病　高血压病人的血浆儿茶酚胺水平一般均增高，反映交感神经的活动增加，HRV 降低。老年高血压病人此种改变较小，中青年改变则较明显，因此对中青年高血压病人的诊断与治疗有重要参考意义。

4. 糖尿病　糖尿病迷走神经损害较交感神经损害更普遍，HRV 分析可早期准确发现糖尿病病人自主神经病变。

5. 血管神经性晕厥　因为自主神经调节功能障碍，显示 HRV 减低。

6. 其他　酒精性神经病变、吸烟均可使 HRV 降低。药物如钙离子拮抗剂、β 受体阻滞剂等均有抑制交感神经活动的作用，使 HRV 下降。心脏移植，因心脏失去神经，显示 HRV 减低。

四、经食管心电生理学检查

经食管心电生理学检查是一项无创伤性临床心脏电生理的诊断和治疗技术，它包括经食道心电图检查、经食管心房起搏和经食管心室起搏。该检查充分利用食管与心脏解剖关系十分密切的特点，将电极导管经鼻腔送入食管内，应用心脏刺激仪发放直流电脉冲，通过贴近心脏的食管电极间接对心房或心室进行调搏，同时记录体表心电图。这样可以对心脏各个部位的电生理参数进行测量，以了解心律失常的发生机制，诱发不易观察到的心律失常，为体表心电图图形分析、诊断提供依据。

（一）仪器的基本结构

电生理检查室要求具备心脏刺激仪、电极导管、心电记录仪、抢救设备和抢救药品等。

1. 心脏刺激仪　心脏刺激仪能发放各种程控和非程控直流电脉冲，操作简单，频率和程控计数准确，起搏电压能在 0～40V 之间连续调节。

2. 电极导管　一根用作食管记录或起搏的专用食管电极导管，两端均有相对应连接的环状电极。用连接线将体外端电极与心电图机胸导联连接后即可记录单极食管导联心电图，将刺激仪输出端连接在一对电极上即可进行心脏起搏。

3. 记录器　为一台带示波的心电图机或多导程控生理记录仪，有冻结、储存功能，可有效捕捉出现的心电生理现象。

4. 抢救设备和药品　该检查是一种相对安全的无创性检查方法，但也不可避免地存在一些潜在的危险，尤其在器质性心脏病病人中有诱发室性心动过速、心室颤动和心脏停搏的可能，因此检查室内应备有氧气、抢救药品及心脏除颤器等，以防止意外。

（二）临床应用

1. 不明原因黑矇、头晕、晕厥、严重窦性心动过缓、怀疑窦房结或房室结功能异常者。

2. 突发突止未能记录到心电图，但感阵发性胸闷、心悸、气急者。

3. 某些治疗的选择判断，如射频消融术前筛选及术后疗效判断，安装永久性心脏起搏器前房室传导功能的判断等。

4. 对某些复杂心律失常的分析及了解其电生理现象形成机制，如了解预激综合征旁道电生理特性及进行阵发性室上性心动过速分型等。

5. 作为治疗手段，如预防性心房起搏治疗窦性心律失常及终止阵发性室上性心动过速、预防及抢救心脏骤停等。

（三）禁忌证

1. 有严重心脏疾病病人，如急性心肌炎、心内膜炎、严重心脏扩大、重度心功能不全、肥厚性心肌病有流出道梗阻者等。

2. 心电图呈严重异常改变，如严重心肌缺血、不稳定性心绞痛或心肌梗死、高度房室传导阻滞、频发多源性期前收缩、室性心动过速等。

3. 高血压病人收缩压≥200mmHg 或舒张压≥110mmHg 者。

4. 严重电解质紊乱，有食管疾病病人如食管癌、食管静脉曲张等。

5. 心房颤动及易诱发扭转型室性心动过速者。

（四）注意事项

1. 病人准备　检查前病人必须停用影响心脏电生理特性的心血管药物，于餐后 2 小时进行，不必禁食。向病人解释检查目的和过程，指导吞咽动作。向病人及其家属交代可能发生的不良反应，与病人或病人家属签订手术同意书。

2. 仪器和物品准备　术前应检查心脏刺激仪、记录器、导管电极的性能以及各连接线是否完好。保持刺激仪电池量充足。

3. 检查过程 检查过程中应密切观察病人心电图，发现异常改变及时处理。检查完毕后应在心电监护下拔除电极导管，经观察无异常后结束检查。

4. 操作反应 电极导管插入食管过程中部分病人会发生明显的恶心反应；器质性心脏病病人，因心脏起搏增快心率，会诱发心绞痛；病态窦房结综合征病人可出现晕厥、黑矇；可诱发心房颤动或心房扑动等房性心律失常，但可自行恢复。

复习思考题

1. 试述常规心电图导联及其连接方式。
2. 简述心电图各主要波段的代表意义。
3. 试述心电图检查的临床应用。

第六章　影像学诊断

影像学诊断检查包括 X 线检查、超声检查、计算机体层成像检查、磁共振成像检查、核医学检查等。借助不同的成像技术使人体内部器官、组织结构及其病变显示出影像，通过对图像的观察、分析、归纳与综合判断做出影像学诊断，从而了解人体解剖与生理功能状况及病理变化。影像学诊断在临床医学诊断中具有重要的地位和价值。

第一节　X 线检查

一、X 线检查的基本知识

X 线检查（X ray examination）是利用 X 线穿透人体后，使人体内部结构在荧光屏上或胶片上显影，从而判断人体组织器官解剖与功能状态的一种检查方法。X 线检查是目前应用十分普遍的医学影像学检查技术。通过 X 线检查，不仅能协助疾病的诊断，还可协助观察疾病的治疗效果。另外，X 线在临床上还被用于恶性肿瘤等疾病的治疗。

（一）X 线的特性

1. 穿透性　X 线具有很强的穿透力，能穿透一般可见光不能穿透的各种不同密度的物质，其穿透力的大小，与 X 线的波长和物质的密度、厚度成反比。X 线的穿透性是 X 线成像的基础。

2. 荧光作用　X 线能激发荧光物质产生肉眼可见的荧光。密度越小、厚度越薄的物质，透过的 X 线越多，产生的荧光越强。荧光作用是 X 线透视的基础。

3. 感光作用　X 线具有和普通可见光相同的感光作用，可使涂有溴化银的胶片感光，形成潜影，经显影和定影处理，感光的溴化银中的银离子，被还原成金属银，在胶片上呈黑色沉积。而未感光的溴化银则被清洗掉，显出胶片片基的透明本色。感光作用是 X 线摄影的基础。

4. 电离作用　X 线通过任何物质都可使其产生电离，分解成阴阳离子。电离程度与吸收的 X 线量成正比。X 线进入人体，组织细胞也可产生电离，使人体产生生物学方面的改变，即生物效应。它是放射防护和放射治疗的基础。

（二）X 线的防护

X 线穿透人体将产生一定的生物效应，接受的 X 线量过多，超过容许辐射量，就可能产生一定程度的放射损害。容许范围内的 X 线照射量一般对人体少有影响，因此，不应对 X 线检查产生疑虑或恐惧，而应强调和重视防护，如控制 X 线检查中的照射量并采取有效的防护措施，安全合理地使用 X 线检查，尽可能避免不必要的 X 线照射，以保护病人和工作人员的健康。

（三）X 线成像的基本原理

X 线影像的形成，是由于 X 线的特性和人体组织器官密度与厚度之差异所致，这种密度与厚度之差异称为密度对比，可分为自然对比和人工对比。

1. 自然对比　X 线可以使人体组织器官在胶片或监视器上显影，一方面是由于 X 线有穿透性、荧光效应和摄影效应；另一方面是人体各种组织、器官的密度不同，厚度也不同，经 X 线照射，其吸收及透过 X 线量也不一样。因此，在透视监视器上有亮暗之分，在胶片上有黑白之别。这种利用人体组织本身的密度和厚度差形成的对比清晰的影像，称为自然对比。人体组织按密度的高低，依次可分为四类，它们在透视和胶片上所显示的阴影见表 6 - 1。

表 6 - 1　人体组织密度与 X 线阴影的关系

人体组织	密度	X 线阴影	
		透视	照片
骨、钙化组织	高	黑	白
软组织、体液	中	灰黑	灰白
脂肪组织	较低	灰白	灰黑
含气组织	低	白	黑

2. 人工对比　人体内许多组织和器官如胃肠、肝、胆、肾脏等，与周围的组织结构缺乏明显的密度对比，不能形成各自的影像。在这些组织和器官的管腔内或周围引入高密度或低密度的物质造成人为的密度差异，形成对比清晰的影像，称为人工对比。进行人工对比的方法即造影检查，引入的物质称为造影剂。

二、X 线的检查方法及注意事项

（一）X 线检查的方法

X 线检查的方法分为普通检查、特殊检查和造影检查三类。

1. 普通检查　临床上常用的有透视和摄片两种，是最基本的 X 线检查方法，两者常配合使用。

（1）**透视**：X 线通过受检部位，在监视器上观察受检部位的影像，称为透视。

1）透视的特点：优点是操作方便，费用较低，可立即得出结论，还可转动病人体位、改变方向进行观察，并可了解器官的功能状态（如心及大血管搏动、膈运动、胃肠蠕动等）。缺点是对比度及清晰度较差，难以发现和辨别微小的病变，不能留下客观记录作复查对比，照射时间较长，对人体的损害性较大。密度高、结构复杂或较厚的组织及部位，如颅骨、脊柱、骨盆等不宜采用透视检查。

2）临床应用：透视常用于胸部检查，对肺脏及胸膜、心脏、膈肌病变的诊断价值较大，腹部检查多用于急腹症的诊断，可动态观察心脏、胸腔积液及膈下游离气体。

(2) 摄片：利用X线对胶片的感光作用，通过投照受检部位在胶片上显影称摄片。包括普通X线成像、计算机X线成像（computer radiography，CR）和数字化X射线成像（digital radiography，DR）。①普通X线成像：是X射线直接入射胶片暗盒，使胶片感光，经显影和定影后显像，已逐渐被淘汰。②CR：是使用可记录并由激光读出X线成像信息的成像板作为载体，以X线曝光及信息读出处理，形成数字或平片影像。CR实现了常规X线摄影信息数字化，使常规X线摄影的模拟信息直接转换为数字信息；能提高图像的分辨、显示能力，突破常规X线摄影技术的固有局限性，可采用计算机技术，实施各种图像后处理功能，增加显示信息的层次，CR系统获得的数字化信息可存档与传输，实现远程医学。目前已在国内外广泛应用。③DR：利用计算机数字化处理，使模拟视频信号经过采样、模/数转换后直接进入计算机中进行存储、分析和保存。DR具有更高的动态范围、量子检出效能；能覆盖更大的对比度范围，图像层次更丰富；病人受照射剂量更小，图像分辨率提高，速度更快，工作效率更高。

1）摄片的特点：优点是对比度及清晰度较好，可显示或辨别微小病变，能留下客观记录以便进行复查对比，照射时间较短，对人体的损害性较小。缺点是操作较复杂，费用较高，不能立即得出结论，也不能对器官的功能状态进行观察。

2）临床应用：X线摄片广泛应用于骨骼系统、呼吸系统和消化系统等疾病的诊断，可用于四肢骨折、关节脱位的复位观察。

2. 特殊检查 包括体层摄影、软线摄影、放大摄影、荧光摄影等。随着现代影像技术的应用，除软线摄影还在临床诊断中应用外，其他几种特殊检查方法已基本淘汰。

3. 造影检查 造影检查是将造影剂引入器官内或其周围，使之产生对比以显示其形态和功能的方法。

(1) 常用造影剂：按密度高低分为高密度造影剂和低密度造影剂两类。①高密度造影剂：常用的有钡剂和碘剂。钡剂为医用硫酸钡混悬液，主要用于食管及胃肠造影。碘剂分有机碘和无机碘制剂两类。有机碘制剂分离子型和非离子型，离子型造影剂如泛影葡胺可用于肾盂及尿路造影，非离子型造影剂如碘海醇、碘普罗胺和碘帕醇等，性能稳定，毒性低，适用于血管造影、CT增强造影。无机碘制剂如碘化油等，现已基本不用。②低密度造影剂：主要有二氧化碳、氧气、空气等，可用于关节腔、腹腔、腹膜后、胸腔、脑室等造影。

(2) 造影方法：造影方法有两种。①直接引入法：通过口服、灌注或穿刺将造影剂直接引入组织器官内或其周围，如胃肠、支气管、子宫及输卵管造影等（图6-1）。②间接引入法：经口服或静脉注射使造影剂进入体内，然后经脏器吸收并聚集于器官内，从而使之显影，如口服胆囊造影、静脉肾盂造影等（图6-2），多用于脏器功能的检查。

图 6-1　支气管造影

图 6-2　静脉肾盂造影

（二）检查注意事项

1. 透视及摄片检查注意事项　①检查前向病人说明检查的目的、方法及注意事项，消除病人的紧张、恐惧心理。②向病人说明检查时应脱去检查部位的厚层衣服及影响 X 线穿透的物品，如金属饰物、敷料、膏药、发卡及项链等。③除急腹症外，腹部摄片前应清洁肠道，以免气体或粪便影响摄片效果。④孕妇和儿童尽量不使用透视检查。

2. 造影检查注意事项　①检查前应详细了解病情，严格掌握造影的适应证和禁忌证。②检查前向病人说明检查的目的、方法及注意事项以求得合作。③依据造影检查的部位、目的和要求，认真做好造影前的各项准备工作。例如，胃肠道钡剂造影前嘱病人禁食 12 小时，静脉肾盂造影检查前 3 天禁服含重金属药物（钙、铁、铋）等。④凡需用碘剂进行造影时，应提前做碘过敏试验。⑤做好抢救准备。碘过敏试验虽有一定的参考意义，但实践中也有做试验时无症状，而在造影时却发生反应者，因此，每次注射碘剂时应准备好急救药品以防不测。如果在造影过程中出现严重症状，应立即终止造影并进行抗过敏、抗休克和其他对症治疗，若有心脏停搏则需立即进行心肺复苏术等紧急处理。

三、X 线检查的临床应用

（一）胸部 X 线检查

1. 普通检查　主要用于肺部炎症、肿块、肺不张、肺间质病变、肺气肿、空洞、支气管扩张、胸腔积液、肋骨骨折、气胸、胸膜肥厚粘连和纵隔肿瘤等疾病的检查，对于大部分肺部疾病不能确诊，还需要选择进一步检查方法。X 线检查只能大致了解心脏大血管大小、形态、位置、搏动和肺血改变，不能完全明确诊断心血管病。

2. 钼靶 X 线检查（软线摄影）　乳腺钼靶 X 线摄影作为一种无创性的检查手段，痛苦相对较小，简便易行，且分辨率高，重复性好，留取的图像可供前后对比，不受年龄、体型的限制，是传统的乳腺癌检查方法之一，现已成为乳腺癌普查的首选影像学方法。乳腺钼靶 X 线摄影通过显示肿块的大小、数目、位置、密度、边缘、形态、有无钙化及钙化的形态、大小、数目、分布以及周边晕环、皮肤改变等提供定位及定性征象，来帮助判断病变的性质。缺点是对于接近胸壁和致密性乳腺的小癌灶易于漏诊，乳腺腺体丰富时与病变重叠，不能显示病变全貌，甚至可出现假阴性，有时不能提供明确的定性诊断。

（二）腹部 X 线检查

1. 普通检查　主要有腹部平片。主要用于诊断阳性结石和急腹症。

2. 造影检查　主要有消化道造影、胆囊造影。适用于食道静脉曲张，食道裂孔疝，消化道炎症、溃疡、肿瘤、息肉、结核，肠梗阻，胆囊炎症，胆道蛔虫病等疾病的诊断。（图6-3）

（三）骨关节 X 线检查

主要用于各种骨折和关节脱位的诊断（图6-4，6-5，6-6），适用于炎症性和退行性骨关节病、化脓性骨髓炎、骨关节肿瘤、结核、脊椎形态改变的检查（图6-7）。

图6-3　溃疡型胃癌

图6-4　胫骨骨折　　图6-5　腰椎压缩性骨折　　图6-6　肘关节脱位图　　图6-7　胫骨急性化脓性骨髓炎

（四）泌尿系统 X 线检查

1. 普通检查　主要用于诊断泌尿系统阳性结石。

2. 造影检查　主要有静脉尿路造影。适用于泌尿系结核、肿瘤、囊肿、先天性畸形和慢性炎症，及肾盂扩张、积水等检查。

（五）鼻窦 X 线检查

主要用于慢性鼻窦炎、鼻窦肿瘤的诊断。

第二节　超声检查

超声检查（ultrasonic examination）是指运用超声波的物理特性和人体器官组织声学性质上的差异，对人体组织的物理特征、形态结构与功能状态作出判断而进行疾病诊断的一种非创伤性检查方法。超声检查具有操作简便、可多次重复、能及时获得结论、无特殊禁忌证及无放射性损伤等优点，在现代医学影像诊断中占有重要地位。

一、超声诊断原理

（一）超声波的产生与特性

超声波是指振动频率在 20000Hz 以上的、超过人耳听觉范围（16 ~ 20000 Hz）的声波。它以纵波的形式在介质内传播。医学诊断用的超声波频率在 2 ~ 10MHz 之间。

1. 超声波的产生和接收

（1）压电效应：目前，医学诊断用超声波发生装置多根据压电效应原理制造。在某些晶体的一定方向上施加压力或拉力时，晶体的两个表面将分别出现正、负电荷，即机械能转变为电能，此现象称为正压电效应；把压电晶体置于交变电场中，晶体就沿一定的方向压缩或膨胀，即电能转变为机械能，此现象称为逆压电效应。

（2）超声波的产生和接收：医用超声诊断仪主要由两部分组成，即主机和探头。探头即换能器，由压电晶体组成，用来产生和接收超声波。超声波的产生是利用压电晶体的逆压电效应，当压电晶体受到仪器产生的高频交变电压作用时，压电晶体将在厚度方向上产生胀缩现象，即机械振动，这个振动的晶片即成为超声波的声源。该振动引起邻近介质形成疏密相间的波，即超声波。超声波的接收则是利用压电晶体的正压电效应。当回声信号作用于压电晶体上，相当于对其施加一个外力（机械能），在正压电效应晶体两边产生携带回声信息的微弱电压信号，这种电信号经过放大处理之后，即能显示出用于诊断的声像图。

2. 超声波的物理特性

（1）方向性：超声波与一般声波不同，由于频率极高，波长很短，远远小于换能器（探头压电晶体片）的直径，故在传播时发射的超声波集中于一个方向，类似平面波，声场分布呈狭窄的圆柱状，声场宽度与换能器压电晶体片之大小相接近，因有明显的方向性，故称为超声束。

（2）反射、散射、透射、折射和绕射：超声波在密度均匀的介质中传播，不产生反射和散射。在传播中，经过两种不同介质的界面时，一部分能量由界面处返回第一介质，此即反射（reflection），其方向与声束和界面间的夹角有关，反射角和入射角相等，如二者垂直，即沿原入射声束的途径返回；另一部分能量能穿过界面，进入第二介质，此即透射（transmission）。两介质声阻相差愈小，则界面处反射愈少，透射入第二介质愈多，甚至可以没有反射，只有透射，如超声波在均匀介质水中的传播就是如此。超声诊断常用这一特性来鉴别病变的囊性、实质性及结构是否均匀。反之，两种不同介质的声阻相差愈大，则界面处反射愈强，透射入第二介质愈少，甚至难以透过，超声波的这一特性限制了超声诊断在肺和骨组织的应用。

超声波在传播时，遇到与超声波波长近似或小于波长（小界面）的介质时，产生散射与绕射。散射为小介质向四周发散超声波，又成为新的声源。绕射是超声波绕过障碍物的边缘，继续向前传播。散射回声强度与超声波入射角无关。穿过大界面的透射波如果发生声束前进方向的改变，称为折射。折射是由于两种介质声速不同引起的。

超声检查时，通过人体各组织器官的界面反射和散射回声，不仅能显示器官的轮廓及毗邻关系，而且能显示其细微结构及运动状态，故界面的反射和散射回声是超声波成像的基础。

（3）吸收与衰减：当声波在弹性介质中传播时，由于"内摩擦"或所谓"黏滞性"而使声能逐渐减小，声波的振幅逐渐减低，介质对声能的此种作用即为吸收，而声波由强变弱的过程即为衰减。吸收与衰减的多少与超声波的频率、介质的黏滞性、导热性、温度及传播的距离等因素有密切关系。超声衰减的原因有反射、散射、声束的扩散及吸收。一般认为，人体中的超声波衰减、吸收是主要的。声能吸收之后，能量减小，显示的反射亦较弱，故深部结构有时探查比较困难。

（4）多普勒（Doppler）效应：振动源以固定频率发射声波，当遇界面时即发生反射或散射。如果界面静止不动，则返回声波的频率与发射频率相同，无频差出现。反之，如果界面活动，则返回声波的频率与发射频率即有所不同，界面向振动源移近时，返回声波频率增大，界面远离振动源时，频率即减小。这种频率增大和减小的现象称为多普勒效应。因此，根据频差的有无及大小，可以了解界面的活动情况。这一物理特性已广泛应用于心血管等活动脏器疾病的检查。

（二）超声成像的基本原理

1. 声像图的形成　人体结构对超声波而言是一个复杂的介质，各种器官与组织包括病理组织有它特定的声阻抗和衰减特性。超声波射入体内，由表面到深部，将经过不同声阻抗和不同衰减特性的器官与组织，从而产生不同的反射与衰减。这种不同的反射与衰减是构成超声图像的基础。将接收到的回声，根据回声强弱，用明暗不同的光点依次显示在显示屏上，则可显出人体的断面超声图像，称为声像图。声像图是层面图像，改变探头位置可得任意方位的声像图，并可观察活动器官的运动情况。声像图是以明（白）暗（黑）之间不同的灰度来反映回声的有无和强弱，无回声则为暗区（黑影），强回声则为亮区（白影）。

2. 人体组织的声学分型　超声波经过不同正常器官或病变的内部，其内部回声分为无回声、低回声或不同程度的强回声。

(1) 无回声：超声波经过的区域没有反射，成为无回声的暗区（黑影）。①液性暗区：均质的液体，声阻抗无差别或差别很小，不构成反射界面，形成液性暗区，如血液、胆汁、尿和羊水等，因此，血管、胆囊、膀胱和羊膜腔等脏器即呈液性暗区，胸腔积液、心包积液、腹水、脓液、肾盂积水以及含液体的囊性肿物及包虫囊肿等也呈液性暗区。在暗区后方常见回声增强，出现亮的光带（白影）。②衰减暗区：由于肿瘤对超声的吸收，造成明显衰减，而没有回声，出现衰减暗区。③实质暗区：均质的实质，声阻抗差别小，可出现无回声暗区。肾实质、脾等正常组织和肾癌及透明性变等病变组织可表现为实质暗区。

(2) 低回声：实质器官例如肝脏、脾脏，内部回声为分布均匀的点状回声，在发生急性炎症出现渗出时，其声阻抗比正常组织小，透声性增强，而出现低回声区（灰影）。

(3) 强回声：分为较强回声、强回声和极强回声。①较强回声：实质器官内组织致密或血管增多的肿瘤，声阻抗差别大，反射界面增多，使局部回声增强，呈密集的光点或光团（灰白影），如癌、肌瘤及血管瘤等。②强回声：介质内部结构致密，与邻近的软组织或液体有明显的声阻抗差，引起强反射，例如骨质、结石、钙化，可出现带状或块状强回声区（白影），由于透声性差，下方声能衰减，而出现无回声暗区，即声影。③极强回声：含气器官如肺、充气的胃肠，因与邻近软组织之声阻抗差别极大，声能几乎全部被反射回来，不能透射，而出现极强的光带。

二、超声检查的方法

（一）主要超声检查的方法

1. A 型超声诊断法　即幅度调制型。此法以波幅的高低代表界面反射信号的强弱，借此鉴别病变的物理特性；以反射波之间的距离探测界面距离，测量脏器径线。可用于对组织结构的定位及定性。然而，由于此法过分粗略，目前已基本淘汰。

2. B 型超声诊断法　即辉度调制型。此法以不同亮度的光点表示界面反射信号的强弱，反射强则亮，反射弱则暗，称灰阶成像。其采用多声束连续扫描，每一单条声束上的光点连续地分布成一幅切面图像，可以显示脏器的二维图像（图 6 - 8）。图像纵轴表示人体组织深度，即界面至探头的距离，横轴表示超声束在扫描方向上的位置，反映切面图像的宽度。当扫描的回声信号构成图像的速度超过每秒 24 帧时，则能显示脏器的实际活动状态，称为实时显像。根据探头及扫描方式不同，又可分为线型扫描、扇形扫描、凸弧扫描等。

B 型超声诊断法可清晰显示脏器外形与毗邻关系，以及软组织的内部回声、内部结构、血管与其他管道分布情况等，因此，B 型超声诊断法是目前临床使用最为广泛也是最重要、最基本的一种超声诊断法。

3. M 型超声诊断法　即超声光点扫描法。此法系将单声束超声波所经过的人体各层解剖结构的回声以运动曲线的形式从时间上和空间上加以展开显示的一种超声诊断

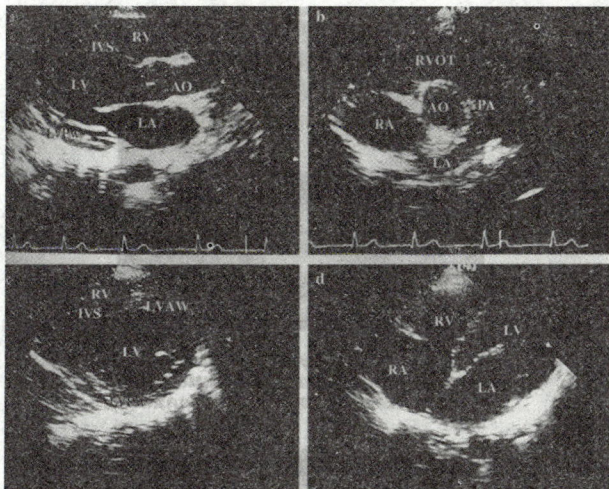

图 6-8　正常二维超声心动图

法。其图像纵轴代表回声界面空间位置关系和深度，横轴代表扫描时间。此法主要用于探测心脏，称 M 型超声心动图。本法常与心脏实时成像扇形扫描相结合使用。

4. D 型超声诊断法　即超声多普勒诊断法。当声源与接收器做相对运动时，声波的频率会发生变化，此种现象即多普勒效应。频率的变化称频移，频移即多普勒信号，经仪器处理后，以波频谱形、色彩等形式表示出来。D 型超声诊断法正是利用多普勒效应的基本原理来探测血管、心脏内血液流动反射回来的各种多普勒频移信息，以频谱或色彩的形式显示，从而进行疾病诊断的一种方法。

目前常用的 D 型超声诊断法有频谱多普勒诊断法和彩色多普勒血流显像两种。频谱多普勒诊断法是将血流的信息以波形（即频谱）的形式显示，横轴代表时间，纵轴代表频移或流速。同时可监听血液流动状态的声音称多普勒音，正常为悦耳的声音。

彩色多普勒血流显像系在二维显像基础上，对血流的多普勒信号进行彩色编码，以色彩形式显示血流的方法，有很强的直观感和空间感。目前多数采用红色表示血流方向朝向探头，蓝色表示血流方向背离探头，湍流则以绿色或多彩表示。应用 D 型超声诊断法，可检测血流的方向、速度、性质、分布范围、有无反流及异常分流等，具有重要的临床应用价值。

（二）超声检查前准备

1. 肝、胆及胰腺常规检查　通常需空腹。必要时饮水 400～500mL，使胃充盈作为声窗，以使胃后方的胰腺及腹部血管等结构充分显示。胃的检查需饮水及服胃造影剂，显示胃黏膜及胃腔。

2. 早孕、妇科、肾、膀胱及前列腺的检查　病人应于检查前 2 小时饮水 400～500mL 憋尿以充盈膀胱。

3. 婴幼儿及检查不合作者　可给予 10% 水合氯醛灌肠，待安静入睡后再行检查。

4. 腹部检查　检查前两日内应避免行胃肠钡剂造影和胆系造影，因钡剂可能干扰超声检查。

三、超声检查的临床应用

超声检查能够用来显示组织器官的解剖结构和某些功能状态，临床上广泛地应用于颅脑、眼球、心血管、肝脏、胆囊、脾脏、胰腺、肾脏、膀胱、前列腺、肾上腺、子宫、卵巢、甲状腺等组织器官探测及肺脏和胃肠道某些疾病的诊断。对结石和液体的探测具有优越性。

临床应用的主要目的有：①检测实质性脏器的大小、形态及物理特性；②检测囊性器官的大小、形状、走向及某些功能状态；③检测心脏、大血管及外周血管的结构、功能与血流力学状态；④鉴定脏器内占位性病变的物理特性，部分可鉴别良恶性；⑤检测积液的存在与否，并对积液量做出初步估计；⑥随访经药物或手术治疗后各种病变的动态变化；⑦引导穿刺、活检或导管置入，进行辅助诊断及超声介入治疗。

第三节　其他常用影像诊断技术

一、计算机体层成像

计算机体层成像（CT）不同于 X 线成像，它是用 X 线束对人体层面进行扫描，取得信息，经计算机处理而获得的重建图像。其所显示的是人体横断面解剖图像，其密度分辨率明显优于 X 线图像，显著扩大了人体的检查范围，提高了病变的检出率和诊断的准确率。CT 检查方便、迅速而安全，图像清晰。

（一）基本知识

1. 诊断原理　CT 是用 X 线束对人体某部一定厚度的层面进行扫描，由探测器接收透过该层面的 X 线，转变为可见光后，由光电转换器转变为电信号，再经模拟/数字转换器转为数字，输入计算机处理。扫描所得信息经计算而获得每个体素（人为地将扫描的层面分为若干个体积相同的长方体，每一个长方体为一个体素）的 X 线衰减系数或吸收系数，再排列成矩阵，即数字矩阵，可存贮于磁盘或光盘中。经数字/模拟转换器把数字矩阵中的每个数字转为由黑到白不等灰度的小方块，即像素，并按矩阵排列构成CT 图像。

2. CT 设备

（1）**普通 CT**：又称常规 CT，主要包括以下三部分：①扫描部分，由 X 线管、探测器和扫描架组成，可对检查部位进行扫描；②计算机系统，将扫描收集到的信息数据进行贮存运算；③图像显示和存储系统，将经计算机处理、重建的图像显示在显示器上或用多幅照相机或激光照相机将图像摄下。

（2）**螺旋扫描 CT（SCT）**：是指 X 线焦点相对病人做旋转运动，以容积方式采集数据。其优点是检查时间短，避免了运动的干扰，提高了图像质量，有助于早期发现病变。而且可行三维重建，注射对比剂行 CT 血管造影（CTA）。

（3）电子束 CT（EBCT）：又称超速 CT（UFCT）或第五代 CT，用电子枪发射电子束轰击 4 个环靶所产生的 X 线进行扫描。扫描时间可短至 40ms 以下，每秒可获得多帧图像。由于快速扫描可减少运动伪影，且扫描范围广，主要用于心血管造影及小儿、老人和外伤等不能很好合作的病人检查。

（二）临床应用

1. 中枢神经系统疾病　CT 的诊断价值较高，应用普遍。对颅内肿瘤、脓肿与肉芽肿、寄生虫病、外伤性血肿与脑损伤、脑梗死、脑出血以及椎管内肿瘤、椎间盘脱出症等疾病诊断较为可靠（图 6-9）。

图 6-9　脑膜瘤

图 6-10　肝海绵状血管瘤

2. 胸部疾病　了解纵隔和肺门有无包块或淋巴结增大、支气管有无狭窄或阻塞，协助中心型肺癌、纵隔肿瘤等的诊断，还可显示冠状动脉和心瓣膜的钙化、大血管壁的钙化等。

3. 腹部及盆腔疾病　主要用于肝、胆、胰、腹膜腔及腹膜后间隙以及泌尿和生殖系统的疾病诊断（图 6 - 10）。

4. 五官科疾病　有助于对眶内占位病变、鼻窦癌早期、中耳小胆脂瘤、听骨破坏与脱位、内耳骨迷路的轻微破坏、耳先天发育异常以及鼻咽癌等的诊断。

二、磁共振成像

磁共振成像（MRI）是利用原子核在磁场内共振所产生的信号，经重建成像的一种检查技术。磁共振是一种核物理现象，不仅用于物理学和化学，也应用于临床医学领域。近年来，磁共振成像技术发展十分迅速，已日臻成熟完善。MRI 的检查范围基本上覆盖了全身各系统，并在世界范围内推广应用。

（一）基本知识

1. 诊断原理　氢原子结构简单，原子核只有 1 个质子，带正电荷，并做自旋运动，产生环行电流，形成磁场。质子相当于一个小磁棒，其磁力有一定的大小和方向，称为磁矩。氢原子核在人体含量丰富，产生磁共振信号强，因此磁共振成像主要是应用氢原子核核成像。在无外加磁场时，正常人体内氢质子的磁矩排列杂乱，当在均匀的强磁场中，质子群发生磁化作用，磁矩将按磁场磁力线的方向重新排列。外加磁场称为静磁场，在这种状态下用特定频率的射频脉冲进行激发，质子吸收能量产生共振。停止发射射频脉冲，氢原子核把吸收的能量逐渐释放出来，其相位和能级都恢复到激发前的状态。这一恢复过程称为弛豫过程，所需要的时间则称为弛豫时间。有两种弛豫时间，一种是纵向弛豫时间，又称 T1，是质子由纵向磁化转到横向磁化之后再恢复到纵向磁化激发前状态的时间。另一种是横向弛豫时间，又称 T2，即横向磁化所维持的时间。T2 反映氢质子间的相互作用，它的强度代表了质子数量。任何物质的 T2 总是比 T1 短，约为 T1 的10% ~ 20%。人体不同器官的正常组织与病理组织的 T1 是相对固定的，而且它们之间有一定的差别，T2 也是如此。这种组织间弛豫时间上的差别，是 MRI 的成像基础。

2. MRI 设备　MRI 设备由主磁体、梯度线圈、射频系统及计算机系统组成。

（1）**主磁体**：可产生均匀稳定的静磁场，使组织磁化。有永磁型、常导型和超导型三种类型。主磁体直接关系到磁场强度、均匀度和稳定性，并影响 MRI 的图像质量。通常用磁体类型来说明 MRI 设备的类型。

（2）**梯度线圈**：改变主磁场，产生梯度磁场，用作选层和信息的空间定位。梯度磁场由 X、Y、Z 三个方向的梯度磁场线圈组成。

（3）**射频系统**：主要包括射频发射器和 MR 信号接收器。射频发射器可产生不同的脉冲序列，以激发人体内氢原子核产生 MR 信号。MR 信号接收器将接收到的 MR 信号，经处理后送入计算机处理。

（4）**计算机系统**：由硬件和软件两大部分组成，可进行系统控制，完成系统扫描和图像采集、重建、显示和存储等。

（二）临床应用

1. 中枢神经系统疾病　对脑干、幕下区、枕大孔区、脊髓与椎间盘的显示明显优于 CT。对脑与脊髓肿瘤、多发性硬化症、脑梗死、脑血肿、脑囊虫病、脊髓先天异常与脊髓空洞症的诊断有较高价值。

2. 胸部疾病　有助于纵隔包块的诊断及中心型肺癌的诊断与分期。但对肺内结节性病灶的诊断不如 CT。

3. 心脏及大血管疾病　用于心肌梗死、先天性心脏病、心肌病、主动脉夹层等的诊断。

4. 腹部与盆腔疾病　对肝、肾、膀胱、前列腺和子宫，MRI 检查有较高价值。对恶性肿瘤的早期显示及对血管的侵犯、肿瘤的分期方面优于 CT。但在显示胃肠方面有一定限制。

5. 头颈部疾病　对头颈部肿瘤的诊断优于 CT，并可明确区分血管断面和淋巴结。

6. 骨与关节疾病　对股骨头无菌性坏死的早期诊断优于 CT。对膝关节检查，优于关节造影及关节镜检查。对软组织肿瘤能提供有关肌肉、神经和血管受侵的信息，并可评价手术疗效。

（三）注意事项

在完成磁共振成像的磁场强度范围内，对人体健康不致带来不良影响，所以是一种非损伤性检查。但是应注意：①检查前应清理患者身上的金属物品，如手表、手机、腰带扣等。②妊娠三个月以内的早孕患者不能进行 MRI 检查。③由于磁体可以将金属磁化，体内有金属植入物，如置有心脏起搏器的患者，颅脑手术后动脉夹存留的患者，铁磁性植入物者（如枪炮伤后弹片存留及眼内金属异物等），心脏手术后换有人工金属瓣膜患者，金属假肢、关节患者，体内有胰岛素泵、神经刺激器患者，不仅影响 MRI 的图像质量，还可对患者造成严重后果，均不能进行 MRI 检查。

三、介入放射学

介入放射学是指在影像监视下，利用经皮穿刺和导管技术等取得病理学、细胞学、细菌学、生理、生化及影像资料对某些疾病做出诊断，或对某些疾病进行治疗的学科。根据介入途径的不同，介入放射学分为血管介入技术和非血管介入技术。血管介入技术是指在血管内进行的治疗和诊断性操作，非血管介入技术是指对血管外的组织器官进行的治疗和诊断性操作。

（一）基本知识

1. 介入放射学的设备、器材及材料

（1）**导向设备**：主要有 X 线电视透视、DSA、CT、MRI 和超声检查仪等。

（2）**器材及材料**：介入放射学的基本器材有穿刺针、导管、导丝等。穿刺针主要用于穿刺进入体内以建立通道，通过通道插入导丝及导管或直接采取病理组织、抽吸内容物、注入药物等；导管可分为造影导管、引流导管、球囊扩张导管等，分别用于造影、引流、扩张狭窄管腔等；导丝主要用于引入导管并将其选择性插送到体内一定的位置。

介入放射学的材料主要有金属支架、内涵管、栓塞物（自体血凝块、明胶海绵、不锈钢螺圈、组织黏合剂等）、药物等。金属支架由金属或合金制成，用于扩张和支撑狭窄的血管和血管外狭窄腔道（如食管狭窄）；内涵管为合成材料制成，仅用于扩张和支撑血管外狭窄腔道（如胆道狭窄）；栓塞物可以阻断血流、阻塞血管，用于止血、治疗恶性肿瘤、动脉瘤及动静脉畸形等；药物有血管收缩剂、溶栓剂、抗肿瘤药物，分别用于止血、溶栓、治疗恶性肿瘤等。

2. 介入放射学的技术与应用价值

（1）**介入放射学的技术**：主要包括：①成形术；②灌注栓塞术；③穿刺引流术；④其他：经皮腔内异物取除术、经皮穿刺椎间盘切除术、结石介入处理。

（2）**介入放射学的应用价值**：介入放射学以其微创的特点和肯定的治疗效果，目前已成为与内科、外科并列的三大治疗学方法之一。其主要临床应用价值体现在：①诊断比较准确；②治疗作用快，疗效显著；③创伤小，可重复使用；④使一些内、外科治疗无效或难以解决的疾病如血管病变、晚期恶性肿瘤可获得有效治疗。

（二）临床应用

1. 血管内介入技术

（1）**经导管栓塞术**：主要用于控制多种出血、治疗肿瘤和包括动静脉血管畸形、动静脉瘘和动脉瘤在内的血管性疾病。

（2）**经皮血管腔内血管成形术（PTA）**：①球囊血管成形术，主要用于治疗冠心病、四肢动脉硬化、四肢动脉栓塞等；②血管内支架，主要用于治疗冠状动脉、肾动脉、肢体动脉等血管狭窄和闭塞；③激光血管成形术和动脉粥样斑块切除术，主要用于治疗四肢血管和冠状动脉粥样硬化或血栓形成。

（3）**心脏瓣膜狭窄经皮球囊成形术**：临床主要用于治疗二尖瓣、肺动脉瓣和主动脉瓣狭窄。

（4）**经导管灌注术**：在相应血管内灌注血管收缩药物，用于治疗食管静脉曲张出血、出血性胃炎、消化性溃疡出血、小肠及结肠出血等；靶动脉内灌注抗肿瘤药物，用于治疗原发性肺癌、肝癌、头颈部肿瘤、消化道肿瘤、盆腔肿瘤及骨肿瘤等；相应血管内灌注溶栓药物，用于冠状动脉溶栓、脑动脉溶栓、周围血管溶栓，常用药物有尿激酶、链激酶、蛇毒和组织型纤维蛋白溶酶原激活剂。

2. 非血管介入技术

（1）**管道狭窄扩张成形术**：通过球囊扩张术和支架留置术治疗食管狭窄、胆管狭窄、气管及支气管狭窄等。

（2）**经皮穿刺引流与抽吸术**：①抽取标本做细胞学、细菌及生化等检查，以明确病变性质；②用于治疗脓肿、囊肿、血肿及积液。

（3）**结石的介入处理**：通过介入技术，穿刺建立通道后，使用内镜或其他介入器材进行粉碎取石、注入溶解剂局部溶石或直接取石，常用于治疗胆道和泌尿系结石。

（4）**经皮穿刺椎间盘脱出切吸术**：用于治疗经影像确诊，并有明显症状的椎间盘脱出症。

（5）**经皮针刺活检**：经皮针刺取得活组织标本，行病理学检查。已广泛应用于身体各部位、各器官病变的诊断。

四、数字减影血管造影

数字减影血管造影（digital subtraction angiography，DSA），是在血管造影中利用计算机处理数字化的影像信息，以消除骨骼和软组织影，使血管显示清晰的一种检查技术。普通的血管造影，因血管与骨骼及软组织影重叠，血管显影不清，因此 DSA 是新一代血管造影的成像技术。

（一）基本知识

1. 诊断原理 数字荧光成像是 DSA 成像的基础，它利用数字减影方式消除了骨骼和软组织影。目前常用的数字减影血管造影方法是时间减影法。先经导管快速注入造影剂，在造影剂到达欲查血管的前后，分别使检查部位连续成像，同时进行数字化采集并输送到计算机，在这些系列图像中，分别取一帧血管内不含造影剂的图像和含造影剂最多的图像，经计算机行数字减影处理，使含造影剂的数字图像中骨骼及软组织等背景图像被消除，而只得到血管影像。

2. DSA 检查设备 DSA 检查设备主要包括影像增强器、高分辨率摄像管、计算机、磁盘、阴极线管和操作台等。

（二）临床应用

DSA 检查能够观察血流的动态变化及血管的器质性病变。由于没有骨骼和软组织影重叠，血管显示清晰。如应用选择性或超选择性插管，对直径 $200\mu m$ 以下的小血管及小病变，也能很好地显示。

1. 数字减影血管造影检查的注意事项

（1）术前须行碘过敏试验，碘过敏试验阴性者方可行此项检查。

（2）术前应完成相应实验室检查（血常规检查、血小板计数、出血时间测定、凝血时间测定、肝功能和肾功能检查）和心电图检查，有严重心、肝、肾功能不全和出血倾向的病人不宜做此项检查。

（3）术前晚餐后开始禁食，以防止术中发生恶心、呕吐及呕吐内容物进入气道。

（4）术前向病人和亲属交代术中过程和可能出现的并发症，以取得病人和亲属的理解、配合并签署手术同意书。

2. 数字减影血管造影检查的应用

（1）心脏及大血管：对心内解剖结构异常、主动脉夹层、主动脉瘤、主动脉缩窄或主动脉发育异常等显示清楚，对冠状动脉显示亦较好。

（2）中枢神经系统：主要用于脑动脉硬化、颅内动脉瘤、脑动静脉畸形、脑膜瘤、脑胶质瘤和转移瘤等的诊断（图6-11）。

图6-11 脑血管DSA影像

（3）腹部血管：主要用于直接观察腹主动脉及其大分支管腔的狭窄情况。

（4）四肢周围血管：主要用于四肢血管疾病如血栓闭塞性脉管炎、血栓性静脉炎等的诊断。

五、放射性核素检查

临床核医学（clinical nuclear medicine）是一门用放射性核素进行诊断和治疗疾病的学科，是医学现代化的重要标志之一。近年来临床核医学取得了飞速发展，其诊断方法分为两类，不需将放射性核素引入体内者称为体外检查法，如放射免疫分析，需要引入体内者称为体内检查法，根据是否成像又分为显像和非显像两种。

（一）基本知识

1. 诊断及治疗原理

（1）体内检查法的诊断原理：放射性核素或其标记物引入人体后，被脏器、组织摄取并能在其中停留足够的时间，利用曲线图、平面或断层显像，了解组织、脏器的功能、代谢或血流灌注等情况。

（2）体外检查法的诊断原理：体外检查法是利用放射性标记的配体为示踪剂，以竞争结合反应为基础，在试管内完成的微量生物活性物质的检测技术，最有代表性的是放射免疫分析。

（3）放射性核素治疗原理：放射性核素或其标记物引入人体后，被病变组织高度浓集，并释放出 β 射线，产生电离辐射生物学效应，从而抑制或破坏病变组织。

2. 常用放射性药物及核医学仪器

（1）放射性药物：指能够安全用于诊断或治疗疾病的放射性核素和放射性标记化合物。其中用于非显像检查者称为示踪剂，用于显像检查者称为显像剂，临床最常用的放射性核素有^{99m}锝、^{131}碘等。

（2）核医学仪器：目前临床核医学常用的发射计算机断层仪（emission computed tomography，ECT）有单光子发射计算机断层仪（single emission computed tomography SPECT）和正电子发射计算机断层仪（positron emission computed tomography，PET）。PET 检查在病变的早期发现、观察病变累及范围及器官功能检查方面有其独特优势，但图像分辨率低是其固有的缺点。随着 PET 的临床应用，在一定程度上提高了核医学图像的分辨率，使核医学的发展进入了新的阶段，成为临床医学不可缺少的重要学科。

3. 核素成像的基本步骤及图像特点

（1）成像基本步骤：①用短半衰期的核素等标记某些特殊化合物经静脉注入人体；②探测聚集于人体一定器官、组织内，标记于化合物上的核素衰变所发出的 γ 射线；③将 γ 射线转化为电信号并输入计算机，经计算机断层重建为反映人体某一器官生理状况的断面或三维图像。因此 ECT 既可以成平面影像，也可以绕人体旋转采集、重建为高分辨率的断层图像。

（2）核素显像的特点：放射性核素显像法是以脏器内、外或脏器内正常与病变组织之间的放射性核素浓度差别为基础的显像方法，而该差别主要取决于脏器和病变组织的血流量、细胞功能、代谢率和排泄、引流等因素，因此核素显像法不仅可显示脏器和病变的位置、形态、大小等解剖图像，更重要的是能同时提供有关脏器和病变的血流、功能、代谢等功能信息，具有动态和定量显示的优点，有助于疾病的早期诊断。此种功能显像法，与以显示形态结构为主的 X 线、CT、MRI 和超声检查法相比，除具有提示脏器的动态功能信息的突出特点外，还具有较高的特异性，例如对异位甲状腺、肾上腺嗜铬细胞瘤的确诊等。但本法受引入放射性物质活度的限制，成像的信息量不够充分，使本法的成像清晰度不如其他影像检查方法，因此应根据临床需要将各种医学影像法结合应用，发挥各自所长，以期对疾患做出早期、全面、正确的诊断。

（二）注意事项

1. 核素显像检查设备昂贵，检查费用高，检查所需时间长，检查所用药物具有放射性，应严格掌握检查适应证。

2. 检查前先做 CT 断层扫描，最后选择符合 ECT 探测的断层进行显像。

3. 患者在注射药物前应禁食 6 小时，注射药物前、后要保持安静，注射后卧床休息，不走动，少说话。显像中保持平卧约 1 小时，不能移动。

4. 糖尿病患者注射前需测血糖，注射胰岛素。腹、盆腔检查患者需要清洁肠道，排空膀胱。

5. 疼痛或烦躁患者需要止痛或镇静。

6. 全身骨骼显像患者在静脉注射后 1 小时宜适量饮水。

7. 心功能负荷试验应注意严格掌握适应证，做好急救准备，试验量要达标但要严密观察，及时终止。

（三）临床应用

1. 脏器功能检查

（1）甲状腺摄^{131}碘功能检查：用于甲状腺功能亢进症、甲状腺功能减退症、地方性甲状腺肿等疾病的诊断。

（2）邻^{131}碘马尿酸肾图检查：用于判断两侧肾脏的功能及尿路的通畅情况。

2. 脏器显像

（1）内分泌系统：用于甲状腺结节的诊断、异位甲状腺的寻找、甲状腺癌转移灶的定位及判断甲状腺的大小和重量等。

（2）循环系统：核素心血管显像可用于先天性心脏病的诊断、上腔静脉梗阻的诊断等。心肌显像可用于冠心病诊断、心肌梗死诊断及范围判断、心功能判断等。

（3）骨骼系统：可用于诊断骨转移癌、原发性骨肿瘤、骨折、股骨头缺血性坏死及移植骨术后监测等。

（4）神经系统：脑静态显像可用于估计颈动脉血流状态（有无阻塞、弯曲或严重狭窄）、脑血管病（如脑梗死、脑出血）的诊断等。脑动态显像可用于偏头痛、帕金森病、癫痫、脑梗死的诊断等。脑代谢显像可用于脑梗死、中枢神经变性疾病、癫痫、脑肿瘤的诊断等。脑脊液间隙显像可用于交通性脑积水的诊断、脑脊液漏的诊断等。

（5）呼吸系统：包括肺灌注显像、肺通气显像和肺肿瘤显像，临床应用于诊断肺栓塞、肺癌、肺内感染等。

（6）消化系统：肝动态显像用于肝内肿瘤的鉴别诊断；肝静态显像用于肝内占位性病变的发现、定位诊断及肝功能的判断；肝胆动态显像用于了解肝胆系统功能、形态及胆道通畅情况，用于诊断急性胆囊炎、肝内胆管扩张、胆汁淤积及黄疸的鉴别等。

（7）泌尿系统：肾动态显像可用于诊断肾功能受损、尿路梗阻、移植肾监测等。肾静态显像可用于诊断双肾位置及形态异常和先天性畸形、肾动脉狭窄、移植肾监测等。

（8）血液系统：骨髓显像可用于诊断再生障碍性贫血、白血病、骨髓纤维化、骨髓瘤等。

六、不同影像学检查方法的分析、优选和综合应用

随着科学技术的发展，影像学检查的方法越来越多，越来越先进，怎样合理选择影像学检查方法，用最低的检查费用，做出正确的诊断，是临床必须面对的问题。费用的多少取决于影像设备的价格和运行成本，与疾病诊断的准确度、敏感度和特异度无正比关系。不同的检查技术在诊断中均有各自的优缺点和适用范围，每一种检查技术都不是万能的。对于某些疾病的鉴别诊断，有些检查技术联合使用，可相得益彰，互为补充。而对于某些疾病的筛选，应多选用X线和超声检查这样效价比高的检查方法。例如，骨

骼和胸部疾病可选用 X 线检查，腹部和软组织疾病可选用超声检查。由此可见，只有掌握不同影像学技术的成像原理、作用及其优缺点后，才能正确选择检查方法。这样不但可节约医疗费用，而且可提高疾病诊断准确率。

1. 呼吸系统疾病 最佳检查方法是 X 线和 CT 检查。X 线可检出大部分呼吸系统病变，是筛选和动态观察病变的最有效和最经济的方法，其缺点是对小病灶和被重叠的病灶有时容易漏诊。CT 密度分辨率高，无结构重叠，能发现直径大于 2mm 的病灶。CT 仿真内镜技术能模拟纤维支气管镜效果，用于探查气管和支气管内占位性病变。CT 肺功能成像除能了解形态学改变外，还能定性和定量地了解肺通气功能。在临床上对 X 线检查不能确诊的呼吸系统疾病，均应行 CT 检查。MRI 检查有利于对纵隔病变的定位和定性诊断，且不需用造影剂增强就可清楚显示肺门及纵隔内淋巴结。此外利用 MRA 技术可清楚显示心脏和大血管及肺与纵隔肿瘤的关系，以利于术前判断肿瘤分期和制定治疗计划。超声检查一般不用于胸部病变的诊断，但它是胸腔或心包积液穿刺引流的最佳的导向工具。血管造影对胸部病变无诊断价值，仅作为导向工具用作肿瘤的介入治疗和咯血的治疗。

2. 心脏大血管 X 线检查是心脏疾病较常用的检查方法，可大致了解心脏大血管大小、形态、位置、搏动和肺血改变，但不能完全明确诊断心血管病。目前彩超是心血管系统效价比最高的首选检查方法。超声心动图可实时观察心脏大血管的形态结构与搏动、心脏舒缩功能和瓣膜活动以及心血管内血流状态。通过超声各种检查方法的综合运用，大部分心血管疾病可明确诊断。它的局限性在于不能详细了解冠状动脉的病变情况，DSA 检查可补充其不足。普通 CT 不用于心脏疾病检查，但多层螺旋 CT 因其成像速度快，现已作为诊断冠状动脉病变的筛选方法。增强后，利用图像重建技术，有时可直接显示冠状动脉狭窄或闭塞。与冠状动脉造影相比，CT 属非创伤性检查方法。利用 MRI 可清楚显示心脏及大血管结构，其成像分辨率高于超声检查，且可多方位观察。心脏 MRI 电影效果现已如同导管法心脏造影检查，且无影像重叠，有取代有创性心脏造影之势，但对于检查不合作的婴幼儿和病情危重者，不适于做 MRI 检查。有创性心血管造影（DSA）的诊断作用日益减弱，但它仍是诊断心血管系统疾病的"金标准"。它目前主要用于心血管疾病的介入治疗，如房、室间隔缺损，动脉导管未闭的堵塞术，冠状动脉或外周血管狭窄或闭塞的球囊支架成形术。

3. 骨骼肌肉系统疾病 主要还是以 X 线平片检查为主，是筛选病变的最有效和最简单的方法，它不仅能显示病变的范围和程度，而且还可能做出定性诊断。但 X 线平片不能直接显示肌肉、肌腱、半月板和椎间盘等软组织病变，亦不易发现骨关节和软组织的早期病变，而 CT 在此方面则具有优势。CT 能多方位显示骨关节解剖结构的空间关系，它常用于 X 线平片检查之后，或者是首选。ECT 可用于疾病的早期诊断，如对股骨头无菌坏死的早期诊断，优于 X 线、MRI 和 CT 检查。MRI 在显示软组织病变如肿块、出血、水肿、坏死等方面优于 CT，但在显示骨化和钙化方面不及 CT 和 X 线平片。在膝关节，MRI 主要用于检查外伤所致的半月板断裂和韧带撕裂。MRI 诊断的准确率可超过90%，比关节造影和关节内镜敏感。这些疾病在 CT 上是难于显示的。在髋关节，

MRI 主要用于诊断早期股骨头缺血性坏死和观察疗效。征象出现早于 X 线和 CT，且具有一定的特异性。MRI 是直接观察骨髓病变的最佳成像方法，优于 X 线、ECT 和 CT 检查。MRI 对骨髓瘤、淋巴瘤和骨肉瘤的诊断比 X 线与 CT 要敏感和可靠。MRI 可清楚地显示椎管狭窄，包括椎体与脊椎小关节的增生、韧带肥厚和椎间盘脱出等。超声检查在显示软组织病变方面有一定的优势，但图像分辨率不及 CT 和 MRI，亦缺乏特异性，但其价廉、无创，故可作为筛选方法。血管造影仅用于骨关节及软组织恶性肿瘤的介入治疗。

4. 腹部疾病　胃肠道疾病首选的检查方法仍为胃肠道钡剂造影，它可诊断胃肠道畸形、炎症、溃疡和肿瘤性病变，应用气钡双重对比造影有助于发现轻微的和早期的胃肠道病变。除急腹症外，腹部 X 线平片和超声检查不用于诊断胃肠道疾病。血管造影可用于寻找和治疗消化道出血，发现胃肠道血管性病变。利用 CT 和 MRI 可对腹部恶性肿瘤进行临床分期和制定治疗计划。超声检查对胆系疾病诊断的效价比最高，亦能发现肝、胰、脾的病变，故常作为首选的检查方法。超声检查亦特别适合对腹部实质性脏器疾病的普检、筛选和追踪观察。CT 具有优良的组织分辨率和直观清晰的解剖学图像，特别是随着 CT 扫描速度加快，扫描方式和图像重建功能的增加，使它在肝、胆、胰、脾疾病诊断和鉴别诊断中起主导作用，与超声检查相结合，CT 能对绝大多数疾病做出正确诊断。MRI 除可提供优良的解剖学图像外，还可根据信号特征分析病变性质，故常用于超声检查和 CT 鉴别诊断有困难的病例。在显示胆管、胰管梗阻性病变时，MRI 优于超声检查和 CT。血管造影仅用于某些疾病的鉴别诊断，如肝海绵状血管瘤、动静脉畸形和动脉瘤，以及腹部肿瘤的介入治疗。

腹部平片仅可显示泌尿系阳性结石，肾排泄性造影既可显示肾盂输尿管系统的解剖学形态，又可判断肾排泄功能，故它仍是泌尿系疾病的常用检查方法之一。超声与 CT 检查已广泛应用于泌尿生殖系统检查，且效果远优于常规 X 线检查，特别是超声检查在妇产科及计划生育的诊疗中已起主导作用。超声、CT、ECT 和 MRI 均适用于对肾上腺疾病的探查，但从临床效价比的角度看应首选 CT。MRI 水成像技术在显示泌尿系梗阻性疾病方面有独特的价值。此外，MRI 对软组织、肝、胆、脾、胰、肾、子宫、卵巢、前列腺等部位的检查性能优越，在对泌尿生殖系统肿瘤分期方面优于其他检查方法。

5. 中枢神经系统　首选的检查方法为 CT 与 MRI，两者均能对颅内或椎管内病变的部位、大小、数目等情况做出定量和定性诊断。与 CT 比较 MRI 显示解剖结构清晰而逼真，可很好地观察器官大小、形状和位置等方面的情况，所以，对引起器官形态变化的疾病可做出诊断。MRI 适宜于观察亚急性脑内血肿，MRI 上显示为高信号区，易于诊断，而在 CT 扫描上可为等密度灶。急性外伤性颅内出血在 T_1WI 和 T_2WI 上多为等信号，不易与血肿周围脑组织区别，而在 CT 上急性血肿均为高密度灶，易于观察。所以，急性期血肿选择 CT 扫描为宜，亚急性或慢性血肿则选择 MRI 较好。此外，少量的脑底出血，轻微的脑挫伤水肿 MRI 比 CT 敏感。MRI 发现脑梗死比 CT 要早，一般起病后 6 小时 MRI 即可出现异常。对脑干和小脑腔隙性梗死灶的探测，MRI 也明显优于 CT。脑梗死灶在 T_1WI 上呈低信号，在 T_2WI 上呈高信号，易于诊断。MRI 扩散成像可发现 2

小时以内的超急性脑梗死，这对患者的早期治疗和预后有着重要作用。MRI的软组织分辨率比CT高，矢状面扫描图像上可直观地显示脊髓病变的全貌及与周围组织结构的关系，是当今诊断脊髓疾病的最佳选择。MRA可替代有创性脑血管造影来诊断颅内或椎管内血管性病变。MRI的缺点在于不能明确钙化，对骨性结构的显示远不如CT。脑血管造影属创伤性检查方法，目前已少用于对颅内疾病的诊断，而多用于颅内血管性疾病的介入治疗。

综上所述，这五种成像方法的优选和应用主要是遵循效价比的原则进行。呼吸系统疾病和骨骼系统疾病首选的检查方法应是X线检查；胃肠道疾病应首选钡剂造影；心血管系统疾病应首选超声和DSA检查；泌尿系统疾病、妊娠、子宫、卵巢疾病、肝、胆、胰、脾、腺体和软组织疾病应首选超声检查；中枢神经系统疾病应首选CT和MRI检查；ECT是一种创伤性较大的检查方法，而且费用较贵，在疾病的诊断中，不应优先考虑。但在某些疾病的早期确诊和精确诊断中，具有其他方法不可替代的优势，例如，甲状腺疾病、恶性肿瘤的转移、心肌梗死等。必须强调的是，做出一个正确的影像学诊断还必须结合患者的其他临床资料，这对影像学的诊断和鉴别诊断有着重要的参考意义。

复习思考题

1. X线的特性有哪些？如何防护？
2. X线的检查方法有哪些？
3. CT的临床应用有哪些？
4. 如何做好X线检查和超声检查前的准备？
5. 什么是介入放射学？其主要内容包括哪些？

第七章 内镜检查

📘 **学习要点**

1. 内镜检查的临床应用。
2. 常用内镜检查的选择。

内镜又称内窥镜，是从人体的自然孔道或切口部位插入，用以窥视人体内部结构和病理变化，用来进行诊断和治疗的一类医疗器械，是各种内脏器官医疗用镜的总称。临床常用的内镜有胃镜、腹腔镜、十二指肠镜、小肠镜、结肠镜、胆道镜、支气管镜、膀胱镜等。

第一节 基本知识

一、内镜发展过程简介

内镜问世已有一百多年。最初的内镜是用烛光做光源，用硬管式结构窥视直肠和子宫。由于材料和光源的限制，内镜的发展一直较为缓慢。20 世纪 50 年代后，由于纤维光学的发展，内镜的发展突飞猛进，日新月异。20 世纪 70 年代初，纤维内镜技术不断传入我国。由于其能直接观察病人内脏器官的形态和病变，为诊断提供最客观的证据，因而在临床上获得了广泛的推广和应用。下面以胃镜为例，简述其发展过程：1805 年德国 Bozzini 首先提出内镜设想；1869 年德国医生 Kussnaul 制成第一台硬式胃镜；1932 年 Wolf、Schindle 研制出半曲式胃镜；1957 年美国 Hirschowitz 制成第一台纤维胃、十二指肠镜；1983 年美国 Welch Allyn 公司制造出电子内镜。我国 1948 年从美国引进第一台半曲式胃镜，1973 年开始使用纤维内镜，目前国内许多大中型医院已广泛使用电子内镜。

二、内镜诊断原理

1. 纤维内镜诊断原理 将数以万计的特制光学纤维按一定顺序和数量排列，分别接上目镜和物镜，配以柔软、纤细可屈的镜身和可控制的先端，在冷光源照射下，对插入部位进行直接观察。

2. 电子内镜诊断原理　电子内镜先端有精细的微型电子耦合元件组成图像传感器，它不仅可清晰摄取腔内图像，而且可通过电缆将图像送至图像处理中心，最后，显示在电视屏上供人观看，不需窥视。配置的计算机及图文处理系统更有利于资料的储存，图像的采集、分析与交流。与纤维内镜相比，电子内镜图像更清晰、更逼真，分辨率更高。

三、内镜检查的注意事项

1. 术前应向病人解释检查目的，消除顾虑，以取得病人合作。
2. 术前了解病人有无药物过敏史，有无血清乙型肝炎表面抗原阳性、艾滋病血清学检查阳性等，了解出凝血状况。
3. 术前准备好急救器械、急救药物等。
4. 术中注意观察病人意识状态、生命体征变化。
5. 术后标本及时送检，病人卧床休息，4 小时后方可饮食，密切观察有无异常情况，若有异常情况（剧烈腹痛、呕血、黑便、胸闷等）即来院就诊。

四、内镜检查的临床应用

目前，内镜检查已成为人体内脏器官检查的常规方法。内镜都是依据人体内腔结构设计而成，镜身柔软，可变换屈伸角度，操作正确不会对器官形成损伤。随着内镜制作工艺的改进和操作技术的不断完善，病人接受此项检查将更加舒适。内镜检查除直接观察外，还能对可疑部位进行病理活检，从而确诊病变性质，因而能发现早期甚至癌前病变。这是超声、X 线、CT 检查等其他检查方法无法比拟的优点。近年来，内镜检查范围不断扩大和延伸，现代内镜技术已从单纯检查向检查治疗结合方向迅速发展。如消化道息肉和早期肿瘤可以在内镜下切除；糜烂、外伤、溃疡、瘘管可以在内镜下直接修补；内腔出血可以在内镜下紧急止血；消化道、呼吸道异物如鱼刺、肉骨等可以在内镜下及时取出；呼吸道阻塞及肺不张的病人，也可用支气管镜进行吸痰及灌洗；胆结石以往多剖腹取出，现在许多胆结石可用腹腔镜在腹壁开几个小洞即可将结石取出；而胆管结石则可通过十二指肠镜，经十二指肠乳头将结石套出，完全不用开刀剖腹。内镜治疗的优点在于痛苦少、经济、方便、快捷、高效，从而对此类病人的诊断和治疗提供了极为有效的手段。

第二节　常用内镜检查

我国于 20 世纪 70 年代初引进纤维内镜，20 世纪 90 年代在全国推广电子内镜。进入 21 世纪后，现代内镜技术的发展，已从单纯的诊断工具发展成最重要的治疗措施之一，使疾病的微创诊治进入了一个新时代。

一、上消化道内镜检查

上消化道内镜检查（亦称胃镜检查）包括食管、胃、十二指肠的检查，是应用最早、进展最快的内镜检查。

（一）适应证

胃镜检查的适应证比较广泛，一般说来，一切食管、胃、十二指肠疾病诊断不明者，均可进行此项检查。主要适应证如下：

1. 吞咽困难、胸骨后疼痛、烧灼、上腹部疼痛、不适、饱胀、食欲下降等上消化道症状，原因不明者。

2. 不明原因的上消化道出血。急性上消化道出血，早期检查不仅可获病因诊断，尚可同时进行镜下止血。

3. X 线钡餐检查不能确诊或不能解释的上消化道病变，特别是黏膜病变和疑有肿瘤者。

4. 需要随访观察的病变，如溃疡病、萎缩性胃炎、术后胃、反流性食管炎、Barrett 食管等。

5. 药物治疗前后对比观察或手术后随访。

6. 需做内镜治疗的患者，如取出异物、镜下止血及食管静脉曲张的硬化剂注射与结扎、食管狭窄的扩张治疗、上消化道息肉摘除等。

（二）禁忌证

随着器械的改良和技术的进步，禁忌证较过去明显减少。下列情况属禁忌证：

1. 严重心肺疾患，如严重心律失常、心力衰竭、心肌梗死急性期、严重呼吸衰竭及支气管哮喘发作期等。轻症心肺功能不全不属禁忌，必要时酌情在监护条件下进行，以策安全。

2. 休克、昏迷等危重状态。

3. 神志不清、精神失常不能合作者。

4. 食管、胃、十二指肠穿孔急性期。

5. 严重咽喉疾患、腐蚀性食管炎和胃炎、巨大食管憩室、主动脉瘤及严重颈胸段脊柱畸形者。

急性传染性肝炎或胃肠道传染病一般暂缓检查；慢性乙型、丙型肝炎或病原携带者及 AIDS 患者应具备特殊的消毒措施。

（三）检查方法

1. 检查前准备

（1）禁食 8 小时：有胃排空延缓者，须禁食更长时间；有幽门梗阻者，应洗胃后再检查。

（2）一般准备：阅读胃镜申请单，简要询问病史，做必要体检，了解检查的指征，有否危险性及禁忌证。做好解释工作，消除患者恐惧心理，以取得患者的合作。

（3）麻醉：检查前 5～10 分钟，吞服含 1% 丁卡因胃镜胶（10mL）或用 2% 利多卡因喷雾咽部 2 ~ 3 次，前者兼具麻醉及润滑作用，目前应用较多。

（4）应用镇静剂：一般无须使用镇静剂。过分紧张者可用地西泮 5 ~ 10mg 肌注或静注。做镜下治疗时，为减少胃蠕动，可术前 10 分钟用山莨菪碱 10mg 或阿托品 0.5mg 肌注。

（5）口服去泡剂：可用二甲硅油去除十二指肠黏膜表面泡沫，使视野更加清晰。此项不作为必须要求。

（6）检查胃镜及配件：注意光源、送水阀、送气阀及吸引装置，操纵部旋钮控制的角度等。检查胃镜的线路、电源开关及监视器屏幕影像。此外，内镜室应具有监护设施、氧气及急救用品。

2. 检查方法

（1）患者取左侧卧位，双腿屈曲，头垫低枕，使颈部松弛，松开领口及腰带，取下义齿。

（2）口边置弯盘，嘱患者咬紧牙垫，铺上消毒巾或毛巾。

（3）医生左手持胃镜操纵部，右手持胃镜先端约 20cm 处，直视下将胃镜经咬口插入口腔，缓缓沿舌背、咽后壁插入食管。嘱患者深呼吸，配合吞咽动作可减少恶心，有助于插管。注意动作轻柔，避免暴力。勿误入气管。

（4）胃镜先端通过齿状线缓缓插入贲门后，在胃底部略向左、向上可见胃体腔，推进至幽门前区时，伺机进入十二指肠球部，再将先端右旋上翘 90°，操纵者向右转体 90°，调整胃镜深度，即可见十二指肠降段及乳头部。由此退镜，逐段观察，配合注气及抽吸，可逐一检查十二指肠、胃窦、胃角、胃体、胃底及食管各段病变。特别应注意勿遗漏胃角上部、胃体垂直部及贲门下病变。

（5）对病变部位可摄像、染色、局部放大、活检、刷取细胞涂片及抽取胃液检查助诊。

（6）退出胃镜时尽量抽气防止腹胀。被检查者 2 小时后进温凉流质或半流质饮食。

（四）并发症

1. 一般并发症　常见喉头痉挛、下颌关节脱臼、咽喉部损伤感染、腮腺肿大、食管贲门黏膜撕裂等。

2. 严重并发症

（1）心跳骤停、心肌梗死、心绞痛等：是由于插镜刺激迷走神经及低氧血症所致，一旦发生应立即停止检查，积极抢救。

（2）食管、胃肠穿孔：多由于操作粗暴，盲目插镜所致。如发生食管穿孔会即刻出现胸背上部剧烈疼痛及纵隔颈部皮下气肿。X 线摄片可确诊，应急诊手术治疗。

（3）感染：可术后使用抗生素 3 天。为防止乙型、丙型病毒性肝炎传播，要求患者在胃镜检查前检测乙型、丙型肝炎病毒标志，对阳性者用专门胃镜检查，并对内镜进行包括水洗、酶洗、药洗在内的彻底消毒。

（4）低氧血症：多由于内镜压迫呼吸道引起通气障碍或因病人紧张憋气所致。停止检查后给予吸氧一般都能好转。

（五）常见上消化道疾病的内镜诊断

1. 慢性胃炎

（1）**慢性浅表性胃炎**：黏膜充血水肿，反光增强，斑片状发红；可有黏膜下出血及片状糜烂；或呈多发隆起，表面糜烂，周围有红晕。发炎黏膜表面有较多透明或黄白色分泌物附着，难以冲净。

（2）**慢性萎缩性胃炎**：黏膜苍白或花斑状（以白为主），黏膜萎缩变薄，皱襞变浅甚至消失，黏膜下血管透见。伴局灶增生和肠腺化生者表现为黏膜呈小结节状或粗糙颗粒状改变，表面缺少光泽，分泌物少。黏膜活检腺体萎缩有助于确诊。

（3）**慢性肥厚性胃炎**：黏膜肥厚、水肿，表现为皱襞粗大，似脑回状，充气后不能展开，颜色深红，似牛肉色。胃内分泌物增多，常伴糜烂，亦有结节状或铺路石样外观。

2. 溃疡 可位于食管、胃、十二指肠等部位，内镜下可分为活动期、愈合期和瘢痕期。

（1）**活动期**：可见圆形或椭圆形凹陷，直径多在 0.5～1.5cm 之间，底部覆以白苔、血痂或血凝块，周围黏膜充血、水肿，呈堤状隆起。

（2）**愈合期**：溃疡缩小、变浅，表面有薄白苔，边缘光滑整齐，周边水肿消失，再生上皮明显呈红色栅状，溃疡边缘可见黏膜皱襞向中央集中。

（3）**瘢痕期**：溃疡消失，为再生上皮覆盖，再生上皮发红，呈栅状，向心性呈放射状排列。

3. 肿瘤 我国胃癌、食管癌患者相当多见，胃镜是最佳检查方法，尤对发现早期胃癌更为重要。

根据癌组织在胃壁的浸润深度，将胃癌分为进展期胃癌和早期胃癌两类。进展期胃癌分四型，即肿块型或隆起型、溃疡型、浸润溃疡型、弥漫浸润型。溃疡型癌主要发生在胃窦，一般较良性溃疡大而不规则，周边不整齐，底部不平，触之质硬，黏膜脆易出血。浸润型癌溃疡可有可无，而胃壁变得僵硬、增厚，扩张受限，缺乏蠕动，形成皮革胃，易被漏诊，应仔细观察，多取活检，行病理检查确诊。

二、下消化道内镜检查

下消化道内镜检查包括乙状结肠镜、结肠镜和小肠镜检查，以结肠镜应用较多，可达回盲部甚至末段回肠，了解部分小肠和全结肠病变。在此仅讨论结肠镜检查。

（一）适应证

1. 不明原因的便血、大便习惯改变，或有腹痛、腹块、消瘦、贫血等征象，怀疑有结肠、直肠及末段回肠病变者。

2. 钡剂灌肠或乙状结肠镜检查结肠有狭窄、溃疡、息肉、癌肿、憩室等病变，需进一步确诊者。

3. 转移性腺癌、CEA、CA199 升高，需寻找原发病灶者。

4. 炎症性肠病的诊断与随诊。

5. 结肠癌术前确诊，术后随访，息肉摘除术后随访。

6. 行镜下止血、息肉切除、整复肠套叠、肠扭转、扩张肠狭窄及放置支架解除肠梗阻等治疗。

（二）禁忌证

1. 肛门、直肠严重狭窄。

2. 急性重度结肠炎，如急性细菌性痢疾、急性重度溃疡性结肠炎及憩室炎等。

3. 急性弥漫性腹膜炎、腹腔脏器穿孔、多次腹腔手术、腹内广泛粘连及大量腹水者。

4. 妊娠期妇女。

5. 严重心肺功能衰竭、精神失常及昏迷患者。

（三）方法

1. 检查前准备　肠道准备是检查成功的前提。

（1）检查前 1 日进流质饮食，当晨禁食。

（2）肠道清洁有多种方法，可于检查前 3 小时嘱病人饮主要含氯化钠的平衡电解质液 3000～4000mL，或主要含磷酸缓冲液的清肠液，饮水总量不足 1000mL，可达到同样清肠效果。也可用 20% 甘露醇 500mL 和 5% 葡萄糖生理盐水 1000mL 混合液于检查前 1 天傍晚口服，导致渗透性腹泻，但应注意甘露醇可在大肠内被细菌分解产生可燃气体，如行高频电凝术有引起爆炸的危险。

（3）阅读结肠镜申请单，了解病史，做好患者的心理工作。

（4）可术前 5～10 分钟用阿托品 0.5mg 肌注或山莨菪碱 10mg 肌注，以减少肠蠕动。对青光眼、前列腺肥大或近期发生尿潴留者禁用。对情绪紧张者可肌注地西泮 5～10mg、哌替啶 50mg，但使用上述药品可使痛阈增高，降低结肠穿孔反应性，应特别警惕。

（5）检查结肠镜及配件如同胃镜前准备，以确保结肠镜性能及质量。

2. 检查方法要点

（1）国内多采用无 X 线透视下，双人操作检查，亦可单人操作。镜检难度较胃镜大，需要术者与助手默契配合，共同完成。

（2）嘱患者穿上带空洞的检查裤，取左侧卧位，双腿屈曲。

（3）术者先做直肠指检，此后助手将肠镜先端涂上润滑剂（一般用硅油，不可用液状石蜡，因其可损坏肠镜前部橡胶外皮）后，嘱患者张口呼吸，放松肛门括约肌，以右手食指按压镜头，使镜头滑入肛门，此后按术者指令循腔进镜。

（4）遵照循腔进镜原则，少量注气，适当钩拉、去弯取直、防袢、解袢等插镜原则，助手随时用沾有硅油的纱布润滑镜身，逐段缓慢插入肠镜。特别注意抽吸气体使肠管缩短，在脾曲、肝曲处适当钩拉、旋镜，并配合患者呼吸及体位进镜，以减少转弯处的角度，缩短检查距离。

（5）助手按检查要求以适当的手法按压腹部，以减少肠管弯曲及结袢，防止乙状结肠、横结肠结袢，对检查特别有帮助。

（6）到达回盲部的标志为内侧壁皱襞夹角处可见圆形、椭圆形漏斗状的阑尾开口，Y字形（画盘状）的盲尖皱襞及鱼口样的回盲瓣。打开强光灯，部分患者在右下腹体表可见到集中的光团。在回盲瓣口尽可能调整结肠镜前端角度，候机插入或挤入回盲瓣，观察末段回肠15～30cm范围的肠腔与黏膜。

（7）退镜时，操纵上下左右旋钮，灵活旋转前端，环视肠壁，适量注气、抽气，逐段仔细观察，注意肠腔大小、肠壁及袋囊情况。对转弯部位或未见到结肠全周的肠段，调整角度钮及进镜深度，甚至适当更换体位，重复观察。

（8）对有价值的部位进行摄像、活检及细胞学等检查助诊。

（9）做息肉切除及止血治疗者，应用抗生素数天，半流食和适当休息3～4天，以策安全。

（四）并发症

1. 肠穿孔 可发生剧烈腹痛、腹胀，有急性弥漫性腹膜炎体征，X线腹部透视可见膈下游离气体。一经确诊应立即手术治疗。

2. 肠出血 多由于插镜损伤、活检过度、电凝止血不足等引起，应予避免。

3. 肠系膜裂伤 罕见于操作粗暴时。如有腹腔粘连易造成肠系膜裂伤，少量出血可保守治疗，大量出血至血压下降时，应剖腹探查，做相应处理。

4. 心脑血管意外 由于检查时过度牵拉刺激迷走神经引起反射性心律失常，甚至心跳骤停。高血压患者检查时情绪紧张可加重高血压，引起脑血管意外，应立即拔镜，进行抢救。

5. 气体爆炸 有报道口服20%甘露醇做肠道准备后，再做息肉电切时可引起肠道气体爆炸。故行息肉电切时应避免使用甘露醇，或先采用6.7%低浓度甘露醇（即20%甘露醇500mL加5%葡萄糖生理盐水1000mL）做肠道准备，在息肉电切前反复注气，吸气2～3次，有助于降低肠道内可燃性气体浓度，避免发生爆炸。

（五）结肠疾病的内镜诊断

结肠疾病内镜下形态学改变必须结合病原学、病因学及临床表现才能做出诊断。

（1）溃疡性结肠炎：镜下见黏膜广泛充血、水肿、糜烂或表浅溃疡，表面有脓苔和渗出物，形态多样，并伴炎性息肉形成。

（2）Crohn病：镜下见跳跃式分布的纵形或匍行性深溃疡，附近常有多发大小不等的炎性息肉，周围黏膜正常或呈鹅卵石样增生，肠壁明显增厚，肠腔明显狭窄。

（3）结肠良性肿瘤：以腺瘤、息肉多见，其大小、形态、有无蒂对判断类型及预后甚为重要。

（4）结肠恶性肿瘤：主要是结肠癌，近年来有增多之势，好发于直肠、乙状结肠，大多呈隆起型，即息肉样癌，可有蒂、无蒂和亚蒂，表面发红，凹凸不平，多有糜烂或溃疡，结肠镜检查是诊断和随访结肠癌的主要手段。

三、胶囊内镜

胶囊内镜全称为"智能胶囊消化道内镜系统"，又称"医用无线内镜"。其工作原理是：患者通过口服内置摄像与信号传输装置的智能胶囊，借助消化道蠕动使之在消化道内运动并拍摄图像，医生利用体外的图像记录仪和影像工作站，了解患者的整个消化道情况，从而对其病情做出诊断。胶囊内镜具有检查方便、无创伤、无导线、无痛苦、无交叉感染、不影响患者的正常工作等优点，扩展了消化道检查的视野，克服了传统的插入式内镜所具有的耐受性差、不适用于年老体弱和病情危重者等缺陷，可作为消化道疾病尤其是小肠疾病诊断的首选方法，被医学界称为21世纪内镜发展的革命与方向。

胶囊内镜的无痛、无创、无导线的舒适消化道检查概念是未来内镜发展的一大方向，实现活检、施药及控制方向是胶囊内镜发展道路上必须攻克的难关，只有这样，胶囊内镜取代传统消化内镜才成为一种可能。

（一）适应证

1. 不明原因的消化道出血，经上下消化道内镜检查无阳性发现者。
2. 其他检查提示的小肠影像学异常。
3. 各种炎症性肠病，但不含肠梗阻梗及肠狭窄。
4. 无法解释的腹痛、腹泻。
5. 小肠肿瘤（良性、恶性及类癌等）。
6. 不明原因的缺铁性贫血。

（二）禁忌证

1. 经检查证实有消化道畸形、胃肠道梗阻、消化道穿孔、狭窄或瘘管者。
2. 体内植入心脏起搏器或其他电子仪器者。
3. 有严重吞咽困难者。
4. 各种急性肠炎、严重的缺血性疾病及放射性结肠炎，如细菌性痢疾活动期、溃疡性结肠炎急性期，尤其暴发型者。
5. 对高分子材料过敏者。
6. 18岁以下、70岁以上患者以及精神病患者。

四、纤维支气管镜检查

（一）适应证

1. 不明原因咯血，需明确出血部位和咯血原因者，或原因和病变部位明确，但内科治疗无效或反复大咯血而又不能行急诊手术需局部止血治疗者。

2. X线胸片示块影、肺不张、阻塞性肺炎，疑为肺癌者。

3. X线胸片阴性，但痰细胞学阳性的"隐性肺癌"者。

4. 性质不明的弥漫性病变、孤立性结节或肿块，需钳取或针吸肺组织做病理切片或细胞学检查者。

5. 原因不明的肺不张或胸腔积液者。

6. 原因不明的喉返神经麻痹和膈神经麻痹者。

7. 不明原因的干咳或局限性喘鸣者。

8. 吸收缓慢或反复发作性肺炎。

9. 需用双套管吸取或刷取肺深部细支气管的分泌物做病原学培养，以避免口腔污染。

10. 用于治疗，如取支气管异物、肺化脓症吸痰及局部用药、手术后痰液潴留吸痰、肺癌局部瘤体的放疗和化疗等。另外，对于气道狭窄患者，可在纤维支气管镜下行球囊扩张或放置镍钛记忆合金支架等介入治疗。

（二）禁忌证

1. 对麻醉药过敏者以及不能配合检查的受检者。

2. 有严重心肺功能不全、严重心律失常、频发心绞痛者。

3. 全身状况极度衰弱不能耐受检查者。

4. 凝血功能严重障碍以致无法控制的出血素质者。

5. 主动脉瘤有破裂危险者。

6. 新近有上呼吸道感染或高热、哮喘发作、大咯血者需待症状控制后再考虑做纤维支气管镜检查。

（三）检查方法

1. 术前准备　向病人说明检查目的、意义、大致过程和配合的方法，以及必要的检查资料。术前受检者禁食4小时。术前半小时肌内注射阿托品0.5mg和西地泮10mg。

2. 局部麻醉　常用2%利多卡因溶液，可在纤维支气管镜镜管插入气管后滴入或经环甲膜穿刺注入。

3. 操作步骤　患者取平卧位或坐位。术者持纤维支气管镜的操纵部，拨动角度调节环和调节钮，持镜经鼻或口腔插入，到会厌与声门，观察声门活动情况。当声门张开时，将镜快速送入气管，在直视下边向前推进边观察气管内腔，达到隆突后观察隆突形态。见到两侧主支气管开口后，先进入健侧再进入患侧，依据各支气管的位置，拨动操纵部调节钮，依次插入各段支气管，仔细观察。对可见病变，先活检，再用毛刷刷取涂片，或用10mL灭菌生理盐水注入病变部位进行支气管灌洗做细胞学或病原学检查。

（四）临床应用

1. 协助诊断

（1）**肺癌的诊断**：纤维支气管镜检查可大大提高肺癌的确诊率，尤其是对于管内增殖型及管壁浸润型。为提高诊断阳性率可通过多种采样方法，如针吸、钳检、刷检和冲洗。

(2) 肺不张的诊断：肺不张常见的原因包括肿瘤、炎症和结核以及某些特殊病因如血块、异物、外伤和术后等。而纤维支气管镜的检查对于肺不张病因的鉴别有非常重要的意义。

(3) 对胸片正常的咯血病人的诊断：通过纤维支气管镜检查可明确有无肺癌、出血的部位，同时可以清除血块、局部止血。但是对于大咯血病人的纤维支气管镜检查时机问题存在争议。

(4) 肺部感染性病变的诊断：通过纤维支气管镜冲洗液可行细菌、结核菌的培养，为肺部感染性疾病提供病原学诊断，尤其是不典型肺结核和支气管结核的诊断。

(5) 弥漫性肺部间质性疾病的诊断：可通过经纤维支气管镜肺活检或肺泡灌洗液来进行诊断。

(6) 胸膜疾病的诊断：以纤维支气管镜代胸腔镜检查可提高诊断准确率，对于伴有咯血或肺部病变者纤维支气管镜的检查对诊断的价值优于胸膜活检。

2. 协助疾病的治疗

(1) 呼吸衰竭的救治：可利用纤维支气管镜通过气管插管的内径口或气管切开的气管套管口或直接插镜进行床边吸痰，常可取得良好效果。

(2) 胸外伤及胸腹手术后并发症的治疗：血液或痰液滞留导致肺不张或肺部感染等并发症，通过纤维支气管镜吸引可避免或减少并发症的发生。

(3) 取异物：由于纤维支气管镜取异物视野大、病人痛苦小，已广泛应用于临床。

(4) 肺部感染性疾病的治疗：对于有大量分泌物的肺脓肿、支气管扩张等，可通过纤维支气管镜吸引分泌物以及局部给药治疗。

(5) 其他：用于大气道狭窄的介入治疗。

（五）并发症

主要并发症有出血、气胸、发热、喉痉挛、麻醉药反应等，偶见心跳骤停。

复习思考题

1. 简述内镜检查的注意事项。
2. 简述胃镜检查的适应证。
3. 简述胃镜检查的禁忌证。
4. 简述腹腔镜检查的适应证。
5. 简述腹腔镜检查的禁忌证。

第八章　肺功能检查

📘 学习要点

1. 各项肺功能检查项目的定义。
2. 常用肺功能检查项目的选择。

　　肺功能检查是呼吸功能和胸、肺疾病的重要检查内容，包括通气功能、气体交换功能、小气道功能、血液气体分析和酸碱度测定等检查项目。肺功能检查可对患者呼吸生理功能的基本状况做出质与量的评价，明确肺功能障碍的程度和类型，观察肺功能损害的可复性，对探索疾病的发生机制、病理生理、明确诊断、指导治疗、判断疗效和疾病的康复、劳动力鉴定以及评估胸、腹部大手术的耐受性等都有重要的意义。

　　肺功能检查的目的是：①了解呼吸功能的基本状态，明确肺功能障碍的发生机制及类型；②协助判断呼吸系统疾病的病因和病变部位；③判断肺功能损害的程度及评估手术的耐受性；④评价药物与其他治疗的疗效；⑤职业性肺病的劳动能力鉴定。不宜进行肺功能检查的状态有：①近2个月有心绞痛、心肌梗死、心力衰竭、休克；②近4周曾出现大咯血；③高血压（收缩压＞200mmHg、舒张压＞100mmHg）；④气胸、巨大肺空洞；⑤鼓膜穿孔；⑥呼吸道感染。

第一节　通气功能检查

一、肺容积

　　肺容积指在安静情况下，测定一次呼吸所出现的容积变化，不受时间限制，具有静态解剖学意义。四种基础肺容积由潮气容积、补吸气容积、补呼气容积和残气容积组成，它们之间彼此互不重叠。肺容量是由两个或两个以上的基础肺容积组成。四种基础肺容量包括深吸气量、功能残气量、肺活量、肺总量。临床上残气量、肺总量需先测定出功能残气量后通过计算求得，而其他各项均可直接测定。肺容量与年龄、性别和体表面积有关。肺容量大小对气体交换有一定影响。

　　测定方法：首先以体温、大气压、饱和水蒸气压校正肺量计。肺量计校正后，嘱受检者取坐位，上鼻夹，含口器与肺量计相连，平静呼吸5次后测定肺活量。

1. 潮气容积（tidal volume，VT）　指平静呼吸时，一次吸入和呼出的气量。正常成人参考值约为500mL。VT受吸气肌功能的影响，尤其是膈肌的运动，呼吸肌功能不全时VT降低。

2. 补呼气容积（expiratory reserve volume，ERV）　指平静呼气末再尽最大力量呼气所呼出的气量。正常成人参考值：男性（1609 ± 492）mL、女性（1126 ± 338）mL。ERV可随呼气肌功能的改变而发生变化。

3. 补吸气容积（inspiratory reserve volume，IRV）　指平静吸气末再尽最大力量吸气所吸入的气量。正常成人参考值：男性约2160mL、女性约1400mL。IRV受吸气肌功能的影响。

4. 深吸气量（inspiratory capacity，IC）　指平静呼气末尽最大力量吸气所吸入的最大气量，即潮气容积加补吸气容积（VT + IRV）。正常成人参考值：男性为（2617 ± 548）mL，女性为（1970 ± 381）mL。一般情况下，正常IC应占肺活量的2/3或4/5。当呼吸功能不全时，尤其是吸气肌力障碍以及胸廓、肺活动度减弱和气道阻塞时IC均降低。

5. 肺活量（vital capacity，VC）　指尽力吸气后缓慢而又完全呼出的最大气量，即深吸气量加补呼气容积（IC + ERV）或潮气容积加补吸气容积加补呼气容积（VT + IRV + ERV）。右肺肺活量占全肺肺活量的55%。

（1）测定方法：有两种，包括一期肺活量和分期肺活量。一期肺活量是指深吸气末尽力呼气所呼出的全部气量（即深吸气量加补呼气量，IC + ERV），又称为一次慢呼气肺活量；分期肺活量是将相隔若干次平静呼吸所分别测定的深吸气量加补呼气量。

（2）正常成人参考值：男性（4217 ± 690）mL、女性（3105 ± 452）mL；实测值占预计值的百分比<80%为减低，其中60% ~ 79%为轻度、40% ~ 59%为中度、<40%为重度。

（3）临床意义：肺活量是肺功能检测中简单易行而又最有价值的参数之一。肺活量减低提示有限制性通气功能障碍，亦可提示有严重的阻塞性通气功能障碍。临床上常见于胸廓畸形、广泛胸膜增厚、大量胸腔积液、气胸、肺不张、弥漫性肺间质纤维化和大量腹腔积液、腹腔巨大肿瘤等，以及重症肌无力、膈肌麻痹、传染性多发性神经根炎和严重的慢性阻塞性肺病及支气管哮喘等疾病。

6. 功能残气量（functional residual capacity，FRC）　指平静呼气末肺内所含气量，即补呼气量加残气量（RV）。FRC、RV均不能由肺量计直接测得，需应用气体（氦气或氮气）分析方法间接测定。FRC测定时只需受检者平静呼吸，不受受检者主观用力呼吸与否的影响，因而重复性好。RV测定则要求受检者用力呼吸，因此其用力程度和配合的好坏可能影响RV的测定。

（1）测定方法：①密封式氦稀释法：包括重复呼吸法和一口气法二种，其中重复呼吸法多用。首先在空气冲洗后的肺量筒内充入定量氦与空气混合气（10%）。嘱受检者在坐位情况下平静呼吸，至功能残气位时重复呼吸7 ~ 10分钟，使肺内与肺量计内气体充分混合，达到氦浓度平衡后再持续1分钟，至平均呼吸末达到测定终点。休息20

分钟后重复 1 次，要求 2 次容积差 <5%，然后根据初始氮浓度、平均后的氮浓度与已知的肺量计容积计算出 FRC。②氮稀释法：包括密闭式与开放式重复呼吸法和开放式氮稀释法三种，其中密闭式重复呼吸法多用。首先在冲洗后的肺量筒内充入纯氧 5000mL。嘱受检者取坐位，重复呼吸 7 分钟，使肺量计内的氧与肺内氮充分混合达到平衡，再取肺量计中气样测定氮浓度，计算 FRC。

（2）正常成人参考值：男性（3112±611）mL、女性（2348±479）mL。

（3）临床意义：FRC 在生理上是接近于正常呼吸模式，反映胸廓弹性回缩和肺弹性回缩力之间的关系。正常情况下这两种力量相等而互相抵消，FRC 约相当于肺总量的 40%。肺弹性回缩力下降，可使 FRC 增高，如阻塞性肺气肿、气道部分阻塞。反之 FRC 下降，如肺间质纤维化、急性呼吸窘迫综合征（ARDS）。另外，当胸廓畸形致肺泡扩张受限，或肥胖伴腹压增高使胸廓弹性回缩力下降时，FRC 亦下降。

7. 残气量（residual capacity，RV） 是指平静呼气末肺内所含气量，这些气量足够继续进行气体交换（弥散呼吸）。正常成人参考值：男性（1615±397）mL，女性（1245±336）mL。其临床意义同 FRC。然而临床上残气量常以其占肺总量（TLC）百分比（即 RV/TLC%）作为判断指标，正常情况下，RV/TLC 小于或等于 35%，超过 40% 提示肺气肿。RV 在正常情况下约占 TLC 的 25%，而且随 FRC 的改变而改变，但是在限制性肺疾病时 RV 减少比较轻，在小气道疾病时，RV 可能略增加，而 FRC 可正常。

8. 肺总量（total lung capacity，TLC） 指最大限度吸气后肺内所含气量，即肺活量加残气量。正常成人参考值：男性约 5020mL，女性约 3460mL。肺总量减少见于广泛肺部疾病，如肺水肿、肺不张、肺间质性疾病、胸腔积液、气胸等。在肺气肿时，TLC 可正常或增高，主要取决于残气量和肺活量的增减情况。

二、通气功能检查

通气功能又称为动态肺容积，是指单位时间内随呼吸运动进出肺的气量和流速。

（一）肺通气量

1. 每分钟静息通气量（minute ventilation，VE） 指静息状态下每分钟呼出气的量，等于潮气容积（VT）×每分钟呼吸频率（RR/min）。

（1）测定方法：嘱受检者安静卧床休息 15 分钟平静呼吸后，将已调试好的肺量计与之相接进行测定。重复呼吸 2 分钟，同时记录呼吸曲线与自动氧耗量。选择呼吸曲线平稳、基线呈水平状态、氧摄取曲线均匀的 1 分钟，计算 VE，并经 BTPS 校正。

（2）正常成人参考值：男性（6663±200）mL，女性（4217±160）mL。>10L/min 提示通气过度，可造成呼吸性碱中毒。<3L/min 提示通气不足，可造成呼吸性酸中毒。平静呼吸的潮气容积中，约 25% 来自肋间肌的收缩，75% 依赖膈肌运动完成。故潮气容积的大小不仅与性别、年龄、身高、体表面积有关，且受胸廓与膈肌运动的影响。

2. 最大自主通气量（maximal voluntary ventilation，MVV） 指在 1 分钟内以最大的呼吸幅度和最快的呼吸频率呼吸所得的通气量。可用来评估肺组织弹性、气道阻力、胸廓弹性和呼吸肌的力量，是临床上常用作通气功能障碍、通气功能储备能力考核的指标。

（1）测定方法：包括密闭式与开放式二种，其中开放式适用大规模筛查用。测定前首先须询问有无禁忌证，如严重心肺疾病及咯血者。再给受检者进行示范，然后嘱受试者取立位，与肺量计连接，平静呼吸 4~5 次后尽最大的力量，以最快的速度持续重复呼吸 12 秒或 15 秒，要求呼吸频率达 10~15 次/分。休息 10 分钟后重复一次。要求 2 次测定结果差异 <8%。计算时应选择呼吸速度均匀、幅度一致连续达到 12 秒或 15 秒的一段最大曲线，取呼吸所得气量乘 5 或 4 即得。

（2）成人正常参考值：男性（104 ±2.71）L，女性（82.5 ±2.17）L。作为通气功能障碍考核指标时常以实测值占预计值%进行判定，占预计值 <80% 为异常。

（3）临床意义：①MVV 降低：无论是阻塞性或限制性通气障碍均可使之降低。临床常见于阻塞性肺气肿、呼吸肌功能障碍、胸廓、胸膜、弥漫性肺间质疾病和大面积肺实变等。②作为通气储备能力考核指标：常以通气储备百分比表示，通气储备百分比被认为是胸部手术术前判断肺功能状况、预计肺合并症发生风险的预测指标以及职业病劳动能力鉴定的指标。计算公式为：

通气储量% =（最大通气量 − 静息通气量）/最大通气量×100%

正常值 >95%，低于 86% 提示通气储备不足，气急阈为 60%~70%。

（二）用力肺活量

用力肺活量（forced vital capacity，FVC）是指深吸气至肺总量位后以最大力量、最快的速度所能呼出的全部气量。第 1 秒用力呼气容积（forced expiratory volume in one second，FEV_1）是指最大吸气至肺总量位后，开始呼气第 1 秒内的呼出气量。正常人 3 秒内可将肺活量全部呼出，第 1、2、3 秒所呼出气量各占 FVC 的百分率正常分别为 83%、96%、99%。FEV_1 既是容积测定，亦为一秒钟内的平均呼气流量测定，临床应用非常广泛，并常以 FEV_1 和 FEV_1/FVC% 表示（简称一秒率）。

1. 测定方法 仪器预先准备，要求肺量计筒容积大于 7L，积聚时间至少达 10s，流量 12L/s 时的阻力为 $1.5cmH_2O/（L·s）$。嘱受检者取立位，与肺量计连接后做最大吸气至肺总量位，屏气 1 秒钟后以最大力量、最快速度呼气至残气量位，持续、均匀、快速呼尽，重复 2 次。然后选择最佳曲线进行计算。

2. 正常成人参考值 男性（3179 ±117）mL，女性（2314 ±48）mL；FEV_1/FVC% 均大于 80%。

3. 临床意义 是测定呼吸道有无阻力的重要指标。阻塞性通气障碍病人，如慢性阻塞性肺病的病人，由于气道阻塞、呼气延长，其 FEV_1 和 FEV_1/FVC% 均降低，但在可逆性气道阻塞中，如支气管哮喘，在应用支气管扩张剂后，其值亦可较前改善。限制性通气障碍时，如弥漫性肺间质疾病、胸廓畸形等病人可正常，甚至可达 100%，因为此时虽呼出气流不受限制，但肺弹性及胸廓顺应性降低，呼气运动迅速减弱停止，使肺活量的绝大部分在极短时间迅速呼出。

（三）最大呼气中段流量

最大呼气中段流量（maximal mid-expiratory flow，MMEF、MMF）是根据用力肺活量曲线而计算得出用力呼出 25%～75% 的平均流量。

1. 测定方法 将用力肺活量起、止两点间平均分为四等份，取中间 50% 的肺容量与其所用呼气时间（最大呼气中段时间、mid-expiratory time，MET）相比所得值。正常成人男性为（3452±1160）mL/s，女性为（2836±946）mL/s。

2. 临床意义 可作为评价早期小气道阻塞的指标。因为 MMF 主要取决于 FVC 非用力依赖部分，包括 MMF 在内的低肺容量位流量改变仅受小气道直径影响。有研究发现小气道疾患当 FEV_1 和 FEV_1/FVC% 及气道阻力均正常时，MMF 却可降低，表明 MMF 比 FEV_1/FVC% 能更好地反映小气道阻塞情况。

（四）肺泡通气量

肺泡通气量（alveolar ventilation，VA）是指安静状态下每分钟进入呼吸性细支气管及肺泡与气体交换的有效通气量。正常成人潮气容积为 500mL，其中 150mL 为无效腔气。无效腔气不参与气体交换，仅在呼吸细支气管以上气道中起传导作用，亦称为解剖无效腔。若按呼吸频率为 15 次/分计算，其静息通气量为 7～5L/min，减除无效腔气，即肺泡通气量为 5～25L/min。但进入肺泡中气体，若无相应肺泡毛细血管血流与之进行气体交流，也同样会产生无效腔效应，称肺泡无效腔。解剖无效腔加肺泡无效腔称生理无效腔（dead space ventilation，VD）。正常情况下因通气/血流比值正常，肺泡无效腔量小至可忽略不计，故生理无效腔基本等于解剖无效腔。VA =（VT－VD）×RR 或 VA = VT×（1－VD/VT）×RR，由此可见肺泡通气量受无效腔与潮气容积比率（VD/VT）影响，正常 VD/VT = 0.3～0.4，比值小则有效肺泡通气量增加；反之则减少，如 VD/VT = 0.7 时，VT 仍为 500mL，RR = 15/min，则 VA = 500mL×（1－7/10）×15/min = 2.25L/min。故浅速呼吸的通气效率逊于深缓呼吸。

三、临床应用

1. 通气功能的判断 临床上通气功能测定是肺功能测定的基本内容，是一系列肺功能检查中的初筛项目。根据上述各项指标，并结合气速指数（正常为 1），可对通气功能做出初步判断、判断肺功能状况和通气功能障碍类型。

2. 阻塞性肺气肿的判断 可根据 RV/TLC% 结合肺泡氮浓度的测定，对阻塞性肺气肿的程度作出判断。

3. 气道阻塞的可逆性判断及药物疗效的判断 可通过支气管舒张试验来判断有无可逆性及药物疗效。

4. 最大呼气流量（peak expiratory flow，PEF） 是指用力肺活量测定过程中，呼气流速最快时的瞬间流速，亦称峰值呼气流速，主要反映呼吸肌的力量及气道有无阻塞。正常人一日内不同时间点的 PEF 值可有差异，称为日变异率或昼夜波动率。这种变异率的测定常作为哮喘患者病情监测的指标，若日变异率明显增大，提示病情加重，需行相应处理。

5. 支气管激发试验　气道高反应性是支气管哮喘的特征，而支气管激发试验是测定气道反应性的一种方法。该试验是用某种刺激如常用药物醋甲胆碱，使支气管平滑肌收缩，再行肺功能检查，依据检查结果的相关指标判定支气管狭窄的程度，借以判定气道反应性。主要用于协助支气管哮喘的诊断。

第二节　换气功能检查

一、气体分布

肺内气体分布也存在区域性差异，导致气体分布的不均一性。其原因与气道阻力、顺应性和胸膜腔内压的不一致有关。直立位时肺尖部胸腔负压最高，向肺底部递减，结果上肺区扩张程度大于下肺区。在此基础上再深吸气时，上肺区肺泡先扩张，气体亦先进入上肺区，继而上、下肺区肺泡同时充气，充气时间和数量也基本相同。另外，有阻塞性气道病变时，由于气道阻力不一致，吸入气体容易进入气道阻力低的肺内。呼气过程中肺泡压不能达到平衡和呼吸频率增加均会加重气体分布不均。临床上支气管痉挛、受压可出现不均匀的气流阻力；间质性肺炎、肺纤维化、肺气肿、肺淤血、肺水肿等可降低肺顺应性。

二、通气/血流比值

肺有效的气体交换不仅要求有足够的通气量和血流量，而且要求通气与血流灌注（即通气/血流比值 ventilation/perfusion ratio，V/Q）在数量上比例适当。在静息状态下，健康成人每分钟肺泡通气量（V_A）约 4L，血流量（Q）约 5L，V/Q 比值为 0.8。但是肺内不同肺间区的 V/Q 比值存在很大差异，其原因是 V/Q 比值受重力、体位和肺容积的影响，其中重力和体位的影响最大。直立位时单位肺容积的通气肺底部最多，肺尖部最少；而肺血流亦同样为肺底部最多，肺尖部最少，结果导致 V/Q 比值从肺底向肺尖进行性增高；但通过生理上的调节，使整个肺的 V/Q 取得适当的比值，以保证最有效的气体交换。在病理情况下，局部血流障碍时，进入肺泡的气体，由于未能和充足血流交换，V/Q 比值 > 0.8，出现无效腔气增加；反之，局部气道阻塞，V/Q 比值 < 0.8，成为无效灌注，而导致静 - 动脉分流效应。这二种异常状况，都可造成换气功能障碍，导致缺氧（动脉氧分压，PaO_2 降低），一般并无 CO_2 潴留，但可出现动脉二氧化碳分压（$PaCO_2$）降低。V/Q 比值失调是肺部疾病产生缺氧的主要原因。临床上见于肺实质、肺血管疾病，如肺炎、肺不张、呼吸窘迫综合征、肺栓塞和肺水肿等。

三、肺泡弥散功能

肺泡弥散是肺泡内气体中和肺泡壁毛细血管中的氧和二氧化碳，通过肺泡壁毛细血管膜进行气体交换的过程。以弥散量（diffusing capacity，D_L）作为判定指标。肺泡弥散量是指肺泡膜两侧气体分压差为 1mmHg 条件下，气体在单位时间（1min）所能通过的气体量（mL）。影响肺泡毛细血管弥散的因素有弥散面积、弥散距离（厚度）、肺泡与毛细血管的氧分压差、气体分子量、气体在介质中的溶解度、肺泡毛细血管血流以及气体与血红蛋白的结合力。

1. 弥散量降低　常见于肺间质纤维化、石棉肺、肺结核、气胸、肺部感染、肺水肿、先天性心脏病、风湿性心脏病、贫血等。

2. 弥散量增加　可见于红细胞增多症、肺出血等。

第三节　小气道功能检查

小气道是指吸气状态下内径≤2mm 的细支气管（相当于第 6 级支气管分支以下），包括全部细支气管和终末细支气管，是许多慢性阻塞性肺疾病早期容易受累的部位。由于呼吸道阻力与气管的横截面积成反比，而小气道的总横截面积比直径大于 2mm 的气道的总横截面积大得多（达 100cm² 以上），因此小气道阻力仅占气道总阻力的 20% 以下，因此，当它发生病变时，临床上可无任何症状和体征，其异常变化亦不易被常规肺功能测定方法检出。以下介绍小气道功能检查方法，对早期发现、诊断小气道疾病有十分重要意义。

一、闭合容积

闭合容积（closing volume，CV）是指平静呼气至残气位时，肺低垂部小气道开始闭合时所能继续呼出的气体量；而小气道开始闭合时肺内留存的气体量则称为闭合总量（closing capacity，CC），CC = CV + RV。结果判定指标有二种，分别为 CV（闭合气量）/VC（肺活量）% 和 CC（闭合总量）/TLC（肺总量）% 。正常值随年龄增加而增加；CV/VC%，30 岁为 13%，50 岁为 20%；CC/TLC < 45%。吸烟者不正常率明显增加，戒烟半年后可明显改善。

二、最大呼气流量 - 容积曲线

最大呼气流量 - 容积曲线（maximum expiratory flow - volume curve，MEFV）为受试者在作最大用力呼气过程中，将呼出的气体容积与相应的呼气流量所记录的曲线，或称流量 - 容积曲线（V - V 曲线）。

临床上常用 VC50% 和 VC25% 时的呼气瞬时流量（Vmax50 和 Vmax25）作为检测小气道阻塞的指标，凡两指标的实测值/预计值小于 70%，且 V50/V25 < 2.5 即认为有小气道功能障碍。通过观察 MEFV 曲线的下降支斜率的形状可判断气道阻塞的部位，特别

是上气道阻塞，其曲线形态具有特征性。另外利用低密度混合气体流量〔呼吸密度较空气低约 2/3 的氦（80%）+ 氧（20%）混合气体（He - O$_2$)〕所描绘的 MEFV 曲线，与呼吸空气所测绘的 MEFV 曲线进行比较，不仅可更敏感地早期发现小气道阻塞和功能障碍，而且可用于鉴别小气道阻塞的部位及是否具有可逆性。

三、频率依赖性肺顺应性

肺顺应性是指单位压力改变时所引起的容积变化，用以反映肺组织的弹性，通常包括肺顺应性、胸壁顺应性和总顺应性。肺顺应性分为静态顺应性（Cstat）和动态顺应性（Cdyn）两种，静态顺应性指在呼吸周期中气流被短暂阻断时测得的肺顺应性，它反映肺组织的弹性；动态顺应性则是在呼吸周期中气流未被阻断时测得的肺顺应性，它受气道阻力的影响，并根据呼气和吸气末肺容量与不同胸膜腔内压改变来确定。动态顺应性又分为正常呼吸频率（20 次/分）和快速呼吸频率（约 60 次/分）两种，后者又称为频率依赖性顺应性（frequency dependence of dynamic compliance，FDC），它比前者更敏感。正常情况下 Cdyn 与 Cstat 接近，且呼吸频率增加时改变亦很小，但当小气道病变患者呼吸频率增加时，随特定肺容量的改变而胸膜腔内压增加，动态顺应性降低。除此以外，肺顺应性还与弹性回缩力有关，弹性回缩力是指保持肺脏于某容积所要求的压力。弹性回缩力增加，则顺应性降低，反之则顺应性增加。正常值：Cstat 为 2.0L/kPa，Cdyn 为 1.5 ~ 3.5L/kPa。肺静态弹性回缩力增加和 Cstat 降低，见于肺纤维化等疾病，肺静态弹性回缩力降低和 Cstat 增加，见于肺气肿。

第四节　血气分析和酸碱测定

一、动脉血氧分压测定

动脉血氧分压（arterial partial pressure of oxygen，PaO$_2$）是指血液中物理溶解的氧分子所产生的压力。

1. 参考值　95 ~ 100mmHg。

2. 临床意义

（1）判断有无缺氧和缺氧的程度：造成低氧血症的原因有肺泡通气不足、通气血流比例失调、弥散功能障碍等。低氧血症分为轻、中、重度：轻度 PaO$_2$80 ~ 60mmHg；中度 PaO$_2$60 ~ 40mmHg；重度 PaO$_2$ < 40mmHg。

（2）判断有无呼吸衰竭及分型：Ⅰ 型呼吸衰竭 PaO$_2$ < 60mmHg，PaCO$_2$降低或正常；Ⅱ 型呼吸衰竭 PaO$_2$ < 60mmHg、PaCO$_2$ > 50mmHg。

二、动脉血氧饱和度测定

动脉血氧饱和度（Arterial blood oxygen saturation，SaO$_2$）是指动脉血氧与血红蛋白结合的程度，是单位 Hb 含氧百分数。

1. 参考值 95% ~ 98%。

2. 临床意义 是判断机体是否缺氧的指标之一，降低提示体内缺氧。

三、动脉血二氧化碳分压测定

动脉血二氧化碳分压（arterial partial pressure of carbon dioxide，$PaCO_2$）是指物理溶解在动脉血中的 CO_2 分子所产生的张力。

1. 参考值 35 ~ 45mmHg，平均值 40mmHg。

2. 临床意义

（1）判断呼吸衰竭类型与程度的指标：Ⅰ 型呼吸衰竭 $PaCO_2$ 降低或正常；Ⅱ 型呼吸衰竭 $PaCO_2 > 50mmHg$。肺性脑病时，$PaCO_2 > 70mmHg$。

（2）判断呼吸性酸碱平衡失调的指标：$PaCO_2 > 50mmHg$ 提示呼吸性酸中毒；$PaCO_2 < 50mmHg$ 提示呼吸性碱中毒。

四、pH 值测定

pH 值是表示体液氢离子浓度的指标或酸碱度。pH 值取决于血液中碳酸氢盐缓冲对，其中碳酸氢盐由肾调节，碳酸由肺调节，其二者比值为 20：1。

1. 参考值 pH7. 35 ~ 7. 45，平均 7. 40。

2. 临床意义 可作为判断酸碱失衡中机体代偿程度的重要指标。pH < 7. 35 为失代偿性酸中毒，有酸血症；pH > 7. 45 为失代偿性碱中毒，有碱血症。

五、标准碳酸氢盐测定

标准碳酸氢盐（standard bicarbonate，SB）是指在 38℃，血红蛋白完全饱和，经 $PaCO_2$ 为 40mmHg 的气体平衡后的标准状态下所测得的血浆 HCO_3^- 浓度。

1. 参考值 22 ~ 27 mmol/L。

2. 临床意义 是准确反应代谢性酸碱平衡的指标。

（1）增高：见于代谢性碱中毒（胃液大量丢失、低钾血症、输入过多碱性物质等）。

（2）降低：见于代谢性酸中毒（糖尿病酮症酸中毒、休克、尿毒症、剧烈腹泻、肠瘘、大面积烧伤等）。

六、实际碳酸氢盐测定

实际碳酸氢盐（actual bicarbonate，AB）是指在实际 $PaCO_2$ 和血氧饱和度条件下所测得的血浆 HCO_3^- 浓度。

1. 参考值 22 ~ 27mmol/L。

2. 临床意义

（1）增高：见于代谢性碱中毒，也可见于呼吸性酸中毒经肾脏代偿的结果。

（2）减低：见于代谢性酸中毒，也可见于呼吸性碱中毒经肾代偿的结果。

（3）AB 与 SB 的差数：呼吸性酸中毒时，AB > SB；呼吸性碱中毒时，AB < SB；代谢性酸中毒时，AB = SB < 正常值；代谢性碱中毒时，AB = SB > 正常值。

七、缓冲碱测定

缓冲碱（buffer bases，BB）是指血液中一切具有缓冲作用的碱性物质的总和，包括 HCO_3^-、Hb^-、血浆蛋白和 $H_2PO_4^-$。HCO_3^- 是 BB 的主要成分，约占 50%。是反应代谢性因素的指标。

1. 参考值 45 ~ 55mmol/L。

2. 临床意义 增高提示代谢性碱中毒；减少提示代谢性酸中毒。

八、剩余碱测定

剩余碱（bases excess，BE）是指在 38℃，血红蛋白完全饱和，经 $PaCO_2$ 为 40mmHg 的气体平衡后的标准状态下，将血液标本滴定至 pH 7.40 所需要的酸或碱的量，表示全血或血浆中碱储备增加或减少的情况。需加酸者表示血中有多余的碱，BE 为正值，需加碱者表示血中碱缺失，BE 为负值。

1. 参考值 0 ± 2.3 mmol/L。

2. 临床意义 BE 只反映代谢因素指标，BE 增高见于代谢性碱中毒时；BE 降低见于代谢性酸中毒时；呼吸性酸中毒发生代偿时，BE 略有增高。

九、血清二氧化碳结合力测定

血清二氧化碳结合力（CO_2 combining power，CO_2CP）是指血液中 HCO_3^- 和 H_2CO_3 中 CO_2 含量的总和。CO_2CP 受代谢和呼吸双重因素的影响。

1. 参考值 22 ~ 31mmol/L。

2. 临床意义

（1）CO_2CP 降低：见于代谢性酸中毒（糖尿病酮症酸中毒、饥饿性酮中毒、肾衰竭、剧烈腹泻、肠瘘、大面积烧伤等）和呼吸性碱中毒（脑出血、脑炎、支气管哮喘发作、癔症等）。

（2）CO_2CP 增高：见于呼吸性酸中毒（各种原因所致的通气和换气功能障碍，如阻塞性肺气肿、慢性肺源性心脏病等）和代谢性碱中毒（剧烈而频繁的呕吐使胃酸大量丢失，如急性胃炎、幽门梗阻、妊娠呕吐等）。

复习思考题

1. 简述常用肺功能检查项目。
2. 试述动脉血气分析动脉血氧分压、二氧化碳分压正常值及其临床意义。

第九章　诊断与病历书写

■ 学习要点

1. 诊断的内容与格式。
2. 病历书写的内容与格式。

第一节　诊　断

诊断（diagnosis）是医生将所获得的各种临床资料经过分析、评价、整理后，对病人所患疾病提出的一种符合临床思维逻辑的判断。如果这种逻辑判断符合疾病的客观存在，诊断就应该是正确的，如果不符合客观存在，则诊断就是错误的。诊断疾病是医生最重要也是最基本的临床实践活动之一。诊断疾病的过程是一个逻辑思维过程，也是医生认识疾病、认识疾病客观规律的过程。只有正确地诊断，才可能有正确和恰当的治疗。能否正确及时地诊断疾病，反映了医生的水平、能力和素质。

一、诊断的步骤

（一）搜集临床资料

1. 病史　症状是病史的主体。症状的特点及其发生发展与演变情况，对于形成诊断起重要作用。详尽而完整的病史大约可解决近半数的诊断问题。但症状不是疾病，医生应该透过症状这个主观感觉异常的现象，结合医学知识和临床经验来认识和探索客观存在的疾病特点。

2. 体格检查　在病史采集的基础上，应对病人进行全面、有序、重点、规范和正确的体格检查，所发现的阳性体征和阴性表现，都可以成为诊断疾病的重要依据。体格检查结合病史资料大约可解决半数以上的诊断问题。在体格检查过程中要注意核实和补充病史资料，因此，应边查边问，边查边想，使获得的资料具有完整性和真实性。

3. 实验室检查及其他检查　在获得病史和体格检查资料的基础上，选择一些基本的必要的实验室检查和其他检查，无疑会使临床诊断更准确、可靠。

（二）整理、分析、评价资料

对病史、体格检查、实验室检查和其他检查等各种临床资料进行整理、分析和评价，是非常重要但又常被忽视的一个环节。病人所述病史受多因素的影响，常常是琐碎的、凌乱的、不确切的，主次不分，顺序颠倒，甚至有些有虚假、隐瞒或遗漏等现象，因此，医生必须对病史资料进行整理、分析和评价，去伪存真，使病史具有真实性、系统性和完整性，只有这样的病史，才能为正确诊断提供可靠的依据。

实验室和其他检查结果必须与病史资料和体格检查结果结合分析，切不可单靠某项检查结果诊断疾病。并且在分析评价结果时要考虑到影响检查结果的因素、结果与其他临床资料是否相符、假阴性和假阳性等问题。

（三）提出初步诊断

在对各种临床资料进行整理、分析和评价后，结合医生的医学知识和临床经验，形成初步诊断。初步诊断受病情发展不充分、病情变化复杂和医生认识水平局限等影响，所以初步诊断是为疾病进行必要的治疗提供依据，为确立和修正诊断奠定基础。

（四）确立及修正诊断

初步诊断是否正确，需要在临床实践中进行验证。因此，提出初步诊断之后给予必要的治疗、客观细致的病情观察、某些检查项目的复查以及选择一些必要的特殊检查等都将为验证诊断、确立诊断和修正诊断提供可靠依据。对于新的发现，新的检查结果，需要医生不断反思，予以解释。对于经过多种检查一时不能确诊的疑难病例，进行试验性治疗也是一公认可行的准则，但它必须是针对性强、疗效可靠、观察指标明确的方法，不可随意使用。

诊断疾病必须按照诊断疾病的步骤进行，通过系统而可靠的临床资料和分析综合，可以正确认识疾病，通过反复临床实践，才能提高诊断疾病的能力和水平。

二、诊断的基本原则和思维方法

（一）诊断的基本原则

在疾病诊断过程中，必须掌握以下几项诊断的基本原则：

1. 实事求是原则　医生必须实事求是地对待客观现象，不能仅仅根据自己的知识范围和局限的临床经验任意取舍。不应将临床现象牵强附会地纳入自己理解的框架之中，以满足不切实际的所谓诊断的要求。

2. "一元论"原则　就是尽可能以一种疾病去解释多种临床表现的原则。若病人的临床表现确实不能用一种疾病解释时，可再考虑有其他疾病的可能性。

3. 首先考虑常见病与多发病原则　在选择第一诊断时首先考虑常见病、多发病。疾病的发病率可受多种因素的影响，疾病谱随不同年代、不同地区而变化。当几种诊断可能性同时存在的情况下，要首先考虑常见病的诊断，这种选择原则符合概率分布的基本原理，有其数学、逻辑学依据，在临床上可以大大减少诊断失误的机会。

4. 首先考虑当地流行和发生的传染病与地方病原则。

5. 首先考虑器质性疾病的存在原则 在器质性疾病与功能性疾病鉴别有困难时，首先考虑器质性疾病的诊断，以免延误治疗，甚至给病人带来不可弥补的损失。如表现为腹痛的结肠癌病人，早期诊断可手术根治，如当作功能性肠病治疗则可错失良机。有时器质性疾病可能存在一些功能性疾病的症状，甚至与功能性疾病并存，此时亦应重点考虑器质性疾病的诊断。

6. 首先考虑可治性疾病的原则 当诊断有两种可能时，一种是可治且疗效好，而另一种是目前尚无有效治疗措施且预后甚差，此时，在诊断上应首先考虑前者。如一咯血病人，胸片显示右上肺阴影诊断不清时，应首先考虑肺结核的诊断，有利于及时处理。当然，对不可治的或预后不良的疾病亦不能忽略。这样可最大限度地减少诊断过程中的周折，减轻患者的负担和痛苦。

7. 简化思维程序的原则 抓住疾病的关键和特征，把多种多样的诊断倾向归纳到一个最小范围中去选择最大可能的诊断，这种简化程序的诊断思维方式，有利于抓住主要矛盾，予以及时处理，这对急危重症病例的诊断尤为重要。只有这样，病人才能得到及时恰当的诊疗。要避免见病不见人的现象。

（二）诊断的思维方法

诊断的思维方法是医生认识疾病、判断疾病和治疗疾病等临床实践过程中采用的一种逻辑推理方法。诊断疾病过程中的临床思维就是将疾病的一般规律应用到判断特定个体所患疾病的思维过程。具体的思维方法如下：

1. 推理 是医生获取临床资料或诊断信息之后到形成结论的中间思维过程。推理有前提和结论两个部分。推理不仅是一种思维形式，也是一种认识各种疾病的方法和表达诊断依据的手段。推理可帮助医生认识诊断依据之间的关系，正确认识疾病，提高思维能力。

（1）演绎推理：是从带有共性或普遍性的原理出发，来推论对个别事物的认识并导出新的结论。结论是否正确，取决于临床资料的真实性。演绎推理所推导出的临床初步诊断常常是不全面的，因此有其局限性。

（2）归纳推理：从个别和特殊的临床表现导出一般性或普遍性结论的推理方法。医生所搜集的每个诊断依据都是个别的，根据这些诊断依据而提出的临床初步诊断，就是由个别上升到一般、由特殊性上升到普遍性的过程和结果。

（3）类比推理：是医生认识疾病的重要方法之一。类比推理是根据两个或两个以上疾病在临床表现上有某些相同或相似之处，但也有不同之处，经过比较、鉴别、推论而确定其中一个疾病的推理方法。临床上常常应用鉴别诊断来认识疾病的方法就属此例。

2. 按诊断线索探究更多的诊断依据 当医生获得临床资料中有价值的诊断信息后，

经过较短时间的分析产生一种较为可能的临床印象，根据这一印象再进一步去分析、评价和搜索临床资料，可获取更多的有助于证实诊断的依据。

3. 对照诊断标准 病人典型的特异的临床表现逐一与疾病诊断标准对照，这也是形成临床诊断的一种方法。

4. 经验再现 医生在临床实践过程中积累的知识和技能称为临床经验，它在临床诊断疾病的各个环节中都起着重要作用。在临床诊断疾病的过程中，经验再现的例子很多，但应注意"同病异症"和"同症异病"的现象。经验再现只有与其他诊断疾病的临床思维方法结合起来，才能更好地避免诊断失误。

总之，广博的医学知识、灵活而敏捷的思维是正确诊断疾病的必备条件。对于每一具体病例，临床医生的思维活动是活跃的，又有一定的程序，有人提出了以下临床思维程序：

1. 从解剖的观点，有何结构异常？
2. 从生理的观点，有何功能改变？
3. 从病理生理的观点，提出病理变化和发病机制的可能性。
4. 考虑几个可能的致病原因。
5. 考虑病情的轻重，勿放过严重情况。
6. 提出 1~2 个特殊的假说。
7. 检验该假说的真伪，权衡支持与不支持的症状体征。
8. 寻找特殊的症状体征组合，进行鉴别诊断。
9. 缩小诊断范围，考虑诊断的最大可能性。
10. 提出进一步检查及处理措施。

这一临床思维过程看似烦琐机械，但对初学者来说，经过多次反复，可以熟能生巧，得心应手，运用自如。

三、诊断的内容与格式

（一）诊断的内容

诊断是医生制订治疗方案的依据，它必须是全面概括且重点突出的综合诊断。诊断内容包括：

1. 病因诊断 根据临床的典型表现，明确提出致病原因。如风湿性心瓣膜病、结核性脑膜炎、血友病等。病因诊断对疾病的发展、转归、治疗和预防都有指导意义，因而是最重要也是最理想的临床诊断内容。

2. 病理解剖诊断 对病变部位、性质、细微结构变化的判断，如二尖瓣狭窄、肝硬化、肾小球肾炎、骨髓异常增生综合征等。其中有的需要组织学检查，有的也可由临床表现联系病理学知识而提出。

3. 病理生理诊断 是疾病引起的机体功能变化，如心功能不全、肝肾功能障碍等，它不仅是机体和脏器功能判断所必需的，而且也可由此做出预后判断和劳动力鉴定。

4. 疾病的分型与分期　不少疾病有不同的分型与分期，其治疗及预后意义各不相同，诊断中亦应予以明确。如大叶性肺炎可有逍遥型、休克型；传染性肝炎可分甲、乙、丙、丁、戊、己、庚等多种类型；肝硬化有肝功能代偿期与失代偿期之分。对疾病进行分型、分期可以充分发挥其对治疗选择的指导作用。

5. 并发症的诊断　是指原发疾病的发展或是在原发病的基础上产生和导致机体脏器的进一步损害。虽然与主要疾病性质不同，但在发病机制上有密切关系。如慢性肺部疾病并发肺性脑病、风湿性心瓣膜病并发亚急性感染性心内膜炎等。

6. 伴发疾病诊断　伴发疾病是指同时存在的、与主要诊断的疾病不相关的疾病，其对机体和主要疾病可能发生影响，如龋齿、肠蛔虫症等。

有些疾病一时难以明确诊断，临床上常常用主要症状或体征的原因待诊作为临时诊断，如发热原因待诊、腹泻原因待诊、黄疸原因待诊、血尿原因待诊等，对于"待诊"病例应尽可能根据临床资料的分析和评价，提出一些诊断的可能性，按可能性大小排列，反映诊断的倾向性。如发热原因待诊：①伤寒；②恶性组织细胞病待排除。黄疸原因待诊：①药物性肝内胆汁淤积性黄疸；②毛细胆管型肝炎待排除。对"待诊"病人提出诊断的倾向性有利于合理安排进一步检查和治疗，并应尽可能在规定时间内明确诊断。如果没有提出诊断的倾向性，仅仅一个症状的待诊等于未做诊断。

（二）诊断的格式

病历中疾病诊断的顺序可按传统习惯先后排列，一般是主要的、急性的、原发的、本科的疾病写在前面，次要的、慢性的、继发的、他科的疾病写在后面。临床综合诊断应按重要性排列，传统上写在病历记录末页的右下方。诊断之后要有医生签名，以示负责。

临床综合诊断内容和格式举例如下：

例1　诊断：1. 风湿性心瓣膜病
　　　　　　　二尖瓣狭窄和关闭不全
　　　　　　　心房纤维颤动
　　　　　　　心功能Ⅲ级
　　　　　　2. 慢性扁桃体炎
　　　　　　3. 肠蛔虫症

例2　诊断：慢性支气管炎急性发作
　　　　　　慢性阻塞性肺气肿
　　　　　　慢性肺源性心脏病
　　　　　　肺心功能失代偿期
　　　　　　肺性脑病
　　　　　　室性期前收缩
　　　　　　龋齿

<h2>第二节　病历书写</h2>

病历（medical record）是指医务人员在诊疗工作中形成的文字、符号、图表、影像等资料的总和。它是医务人员通过对问诊、体格检查、辅助检查、诊断与鉴别诊断、治疗、护理等全部医疗活动收集的资料，进行逻辑思维并按照规范化格式整理形成的全部医疗工作的真实记录。

<h3>一、病历的重要意义</h3>

病历真实地记录了病人发病、病情演变、诊疗情况和转归的全过程，具有重要的意义。①病历是医务人员进行诊断、治疗和制定预防措施的依据；②病历是衡量或考核医院管理、医疗质量、医疗服务质量和医务人员医德、业务水平的依据；③病历是具有法律效力的医疗文件，是涉及医疗保险赔偿、医疗纠纷和诉讼的依据；⑤病历是是临床教学、科学研究和信息管理的基础资料。

<h3>二、病历书写的基本要求</h3>

1. 内容要真实　病历必须客观地、真实地反映病情和诊疗经过，杜绝主观臆造。内容真实不仅关系到病历的质量，也反映出医生的品德和作风。内容的真实来源于认真、全面、细致的资料收集，科学的分析与判断。

2. 格式要规范　病历具有特定的格式，临床医生必须按规定的格式进行书写。病历应用钢笔或碳素笔书写，不得随意涂改。实习医务人员、试用期医务人员（毕业后第一年）书写的病历，应当经过在本医疗机构合法执业的医务人员审阅、修改并签名。审查修改应保持原记录清晰可辨，并记录修改时间。疾病诊断、手术、各种治疗操作的名称书写和编码应符合《国际疾病分类》（ICD－9－CM－3）的规范要求。凡药物过敏者，应在病历中用红笔注明过敏药物的名称。对按照有关规定须取得病人书面同意方可进行的医疗活动（如特殊检查及治疗、手术、试验性临床医疗等），应当由病人本人或其近亲属、法定代理人签署同意书。

3. 描述要恰当　书写病历要求文字简练，语句通顺，表述准确，层次分明，重点突出，字迹清楚，标点符号正确。病历书写要使用通用的医学术语、规范的汉语和汉字，不能使用方言土语、不规范的简体字及错别字。

4. 记录要及时　门诊病历在接诊同时完成，急诊病历在接诊同时或处置完毕后完成，住院病历在病人入院后24小时内完成，上级医生修改病历在72小时内完成。

<h3>三、病历的种类、格式与内容</h3>

<h4>（一）门诊病历</h4>

1. 书写要求　①门诊病历要求简明扼要，重点突出。书写主诉、现病史、过去史

等的内容，但不出现"主诉""现病史""过去史"等字样。②门诊诊断可在初诊或复诊时做出，对一时难以做出诊断者，可暂写某症状待诊，如"发热待诊""腹痛待诊"等。如经 1~2 次复诊仍不能确诊时，应请求会诊或收入院检查。③如需复诊，应写明下次复诊的时间及提请复诊医生注意的事项。复诊病人应记录初诊后的病情变化、治疗效果及复诊时各种辅助检查的结果等。④急、危、重病人就诊时，必须详细记录就诊时间（详至时、分），如可记为 2003－05－17，08：31。要记录抢救措施和抢救过程，对门诊抢救无效死亡的病例，还应记录死亡的时间、原因、诊断。⑤法定传染病，应注明疫情报告情况。

2. 内容与格式

（1）**门诊病历封面内容**：包括病人姓名、性别、年龄、籍贯、婚否、职业、住址、工作单位、联系电话、药物过敏史、身份证号、门诊病历编号、就诊日期及就诊科别等。

（2）**门诊病历内容及记录格式**：

主要病史（简要记录主诉、现病史、过去史等）

体格检查（简要记录阳性体征及有鉴别意义的阴性体征）

辅助检查结果

处理措施（处方、进一步检查措施及建议、休息方式及期限）

初步诊断：1. ×××××

2. ×××××

医生签名：×××

（二）住院期间病历

病人住院期间病历包括住院病历和入院记录、病程记录、会诊记录、转科记录、出院记录、死亡记录、手术记录等。因相同的病再次住院可书写再入院病历。

1. 住院病历　住院病历是最完整的病历模式。其内容与格式如下：

住院病历

姓名	工作单位
性别	现住址
年龄	电话号码
婚姻	病史叙述者
国籍	联系电话
出生地	可靠程度
民族	入院日期（年、月、日、时）
职业	记录日期（年、月、日、时）

病史

主诉

现病史

过去史

系统回顾

个人史

婚姻史

月经及生育史

家族史

体格检查

体温（T）　℃　脉搏（P）　次/分　呼吸（R）　次/分　血压（BP）　mmHg

一般状况

发育，营养（良好、中等、不良），意识状态（清楚、淡漠、模糊、昏睡、谵妄、昏迷），体位（自主、被动、强迫），面容与表情（安静，忧虑，烦躁，痛苦，急、慢性病容或特殊面容），检查能否合作。

皮肤、黏膜：颜色（正常、潮红、苍白、发绀、黄染、色素沉着），温度，湿度，弹性，有无水肿、皮疹、瘀点、紫癜、皮下结节、包块、蜘蛛痣、肝掌、溃疡和瘢痕，毛发的生长及分布。

淋巴结：全身或局部淋巴结有无肿大（部位、大小、数目、硬度、活动度或粘连情况），局部皮肤有无红肿、波动、压痛、瘘管、瘢痕等。

头部及其器官

头颅：大小、形状、有无包块、压痛、瘢痕，头发（量、色泽、分布）。

眼：眉毛（脱落、稀疏），睫毛（倒睫），眼睑（水肿、运动、下垂），眼球（凸出、凹陷、运动、斜视、震颤），结膜（充血、水肿、苍白、出血、滤泡），巩膜（黄染），角膜（云翳、白斑、软化、溃疡、瘢痕、反射、色素环），瞳孔（大小、形态、对称或不对称、对光反射及调节与辐辏反射）。

耳：有无畸形、分泌物、乳突压痛，听力。

鼻：有无畸形、鼻翼扇动、分泌物、出血、阻塞，有无鼻中隔偏曲或穿孔，有无鼻窦压痛等。

口腔：气味，有无张口呼吸，唇（畸形、颜色、疱疹、皲裂、溃疡、色素沉着），牙（龋牙、缺牙、义牙、残根、斑釉牙），牙龈（色泽、肿胀、溃疡、溢脓、出血、铅线），舌（形态、舌质、舌苔、溃疡、运动、震颤、偏斜），颊黏膜（发疹、出血点、溃疡、色素沉着），咽（色泽、分泌物、反射、悬雍垂位置），扁桃体（大小、充血、分泌物、假膜），喉（发音清晰、嘶哑、喘鸣、失音）。

颈部

对称性，有无强直，有无颈静脉怒张、肝-颈静脉回流征、颈动脉异常搏动，甲状腺（大小、硬度、压痛、结节、震颤、血管杂音），气管位置。

胸部

胸廓（对称、畸形，有无局部隆起或塌陷、压痛），呼吸（频率、节律、深度），乳房（大小，乳头，有无红肿、压痛和包块），胸壁有无静脉曲张、皮下气肿等。

肺

视诊：呼吸运动（两侧对比），呼吸类型，有无肋间增宽或变窄。

触诊：呼吸活动度、语颤（两侧对比），有无胸膜摩擦感、皮下捻发感等。

叩诊：叩诊音（清音、过清音、浊音、实音、鼓音及其部位），肺上界、肺下界及肺下界移动度。

听诊：呼吸音（性质、强弱，异常呼吸音及其部位），有无干、湿啰音和胸膜摩擦音，语音传导（增强、减弱、消失）等。

心

视诊：心前区隆起，心尖搏动或心前区其他搏动位置、范围和强度。

触诊：心尖搏动的性质及位置，有无震颤（部位、时期）和摩擦感。

叩诊：心脏左、右浊音界，以左、右第 2、3、4、5 肋间距前正中线的距离（cm）表示（列表记录），须注明左锁骨中线距前正中线的距离（cm）。

听诊：心率，心律，心音（强弱，P_2 和 A_2 强度的比较，有无心音分裂），额外心音，杂音（部位、性质、时间、强度、传导方向以及与运动、体位及呼吸的关系），心包摩擦音。

腹部

视诊：形状（对称、平坦、膨隆、凹陷），呼吸运动，胃肠蠕动波，有无皮疹、色素、条纹、瘢痕、腹壁静脉曲张及其血流方向，疝和局部隆起（器官或包块）的部位、大小、轮廓，脐。

触诊：腹壁紧张度，有无压痛、反跳痛、液波震颤、包块（部位、大小、形状、硬度、压痛、移动度、表面情况、搏动）。

肝脏：大小（右叶以右锁骨中线肋缘下、左叶以剑突下至肝下缘距离表示），质地（软、韧、硬），表面及边缘，有无结节、压痛和搏动等。

胆囊：大小，形态，有无压痛，Murphy 征。

脾脏：大小，质地，表面，边缘，移动度，有无压痛及摩擦感，脾脏明显肿大时以二线测量法表示。

肾脏：大小、形状、硬度、移动度，有无压痛。

输尿管：压痛点有无压痛。

膀胱：有无膨胀。

叩诊：肝浊音界（缩小、消失），肝区叩击痛，腹部移动性浊音，腹部有无高度鼓音，肾区叩击痛等。

听诊：肠鸣音（正常、增强、减弱、消失、金属音），有无振水音和血管杂音等。

肛门、直肠

视病情需要检查。有无包块、裂隙、创面。直肠指诊（括约肌紧张度，有无狭窄、触痛、包块、指套染血。前列腺大小、硬度，有无结节及压痛等）。

外生殖器

根据病情需要做相应检查。

男性：包皮，阴囊，睾丸，附睾，精索，有无发育畸形、鞘膜积液。

女性：必要时请妇科医生检查。

脊柱

活动度，有无畸形（侧凸、前凸、后凸）、压痛和叩击痛等。

四肢

有无畸形、杵状指（趾）、静脉曲张、骨折，关节有无红肿、疼痛、压痛、积液、脱臼、强直、畸形，有无水肿、肌肉萎缩、肌张力变化或肢体瘫痪等。

血管

桡动脉：脉搏频率、节律（规则、不规则、脉搏短绌），有无奇脉和交替脉，搏动强度，动脉壁弹性，紧张度。

周围血管征：有无毛细血管搏动征、射枪音、水冲脉和动脉异常搏动。

神经反射

生理反射、病理反射、脑膜刺激征、拉赛克征等。

必要时做运动、感觉及神经系统其他特殊检查。

专科情况

外科、耳鼻咽喉科、眼科、妇产科、口腔科等情况。

辅助检查

记录与诊断相关的辅助检查，包括病人入院后 24 小时内应完成的血、尿、粪常规检查和其他有关检查结果。如系在其他医院所做的检查或在本院入院前做的检查，应加以注明。

病历摘要

将病史、体格检查、辅助检查等资料摘要综合，提示诊断的依据，使其他医生通过病历摘要内容即可了解基本病情。

初步诊断
医生签名或盖章

2. 入院记录　是完整病历的简要形式，其主诉、现病史与住院病历大致相同，但简明扼要，重点突出。其他病史（过去史、个人史等）另起一行，简要地依次记录，不必另列标题。体格检查除生命征外，其他只记录阳性体征和有鉴别意义的阴性体征，也不需另列标题，以叙述方式顺序记录。入院记录应在病人入院后 24 小时内完成。

3. 病程记录　病程记录是指经治医生对病人入院以来病情变化和诊疗过程所进行的连续性记录。病程记录的书写应另起一页，并在横线适中位置标明"病程记录"。

（1）**首次病程记录**：①应在病人入院后，接诊医生下班前完成；②记录病人姓名、性别、年龄，简述病史，记录体检和辅助检查的阳性发现及有鉴别意义的阴性结果；③初步诊断意见及其依据；④住院后的处理措施及下一步诊疗计划。

（2）**病程记录**：一般病人 1～3 天记录一次；病情较重者，每天记录一次或数次；危重病人根据病情变化随时记录，并详细写明时间（年、月、日、时、分）。

记录的内容包括：①一般状态，如食欲、睡眠、精神、大小便的改变。②病情变化，包括病人自我感觉及医生客观检查的变化，并根据这些变化对病情做出分析。③辅助检查结果及分析判断、治疗效果及重要医嘱更改理由，诊断的确定、补充或原诊断的修正依据。④各种诊疗操作记录，如胸腔穿刺、腹腔穿刺等。⑤上级医生查房对病人病情、诊断、鉴别诊断、当前治疗措施、疗效的分析及下一步诊疗意见。上级医生的查房记录必须经查房医生审阅并签名。⑥各种会诊意见和执行情况，病人或其近亲属及有关人员的反映及要求，向病人或其亲属、代理人及病人单位介绍病情的谈话要点（必要时可签字）。⑦住院时间较长者，定期写出阶段小结。⑧实习医生换班时应写交接班记录。

4. 会诊记录　是病人在住院期间出现或怀疑有其他专科问题时，分别由申请医生和会诊医生书写的记录。申请会诊记录及会诊单由主管医生书写，内容包括简要病史、体征、重要实验室和器械检查资料、拟诊疾病、申请会诊的理由和目的。会诊单的书写应简明扼要。紧急会诊应在申请单右上角"急"字处画圈。会诊记录由会诊医生书写，内容包括病人简要病史、体征或对其补充、诊断与治疗意见及下一步检查的建议。

5. 转科记录　当住院病人出现其他专科病情或确诊为其他专科疾病时，经有关科室会诊同意转科时，住院医生应写转科记录。内容包括简要病史、诊治经过、转科原因等。当病人由其他专科转入本科时，应将病史、检查、诊断、治疗结果作一小结，并提出本科的诊断和治疗意见。

6. 手术记录　由施行手术者或其助手在术后立即记录。内容包括：手术开始和进行时间，麻醉方式与效果，手术步骤，术中病情经过，手术意外和抢救措施，术终时病人情况，术后注意事项及护理措施等。

7. 出院记录　病人出院时由经治医生书写出院记录。出院记录是病人住院的小结，供随访和门诊就诊时参考。内容包括：病人的一般情况（姓名、性别、年龄），入、出院日期，共住院的天数，病人入院时情况（主要病史、体征、化验检查、特殊检查、入院诊断），治疗经过及疗效，出院时情况，最后诊断和出院医嘱等。

8. 死亡记录　病人死亡后应书写死亡记录。死亡记录由经治医生在病人死亡后及时书写，最迟不超过24小时。记录内容包括：①病人姓名、性别、年龄、入院时间、死亡时间、住院天数；②入院时情况及诊疗经过；③死亡前病情、抢救经过、死亡时间（详至分）、死亡原因；④死亡诊断；⑤与病人家属商谈尸检的情况。

9. 同意书　同意书包括手术同意书、特殊检查及特殊治疗同意书、试验性临床医疗同意书和医疗美容同意书等。根据《中华人民共和国执业医师法》《医疗机构管理条例》《医疗事故处理条例》和《医疗美容服务管理办法》，对需行手术治疗、特殊检查、特殊治疗、试验性临床医疗和医疗美容等的病人或其近亲属，应履行告知义务，告知病人的病情、医疗措施、目的、名称、可能出现的并发症及医疗风险等，并及时解答其咨询。详尽填写同意书，同意书必须经病人或其近亲属、法定代理人、关系人签字，医生签全名。同意书一式两份，医患双方各执一份。

（三）病历示例

1. 门诊病历

2003 - 04 - 12

反复尿频、尿急、尿痛3年，再发1天。

3年前劳累后突发尿频、尿急、尿痛，伴发热（体温最高38.2℃）、腰痛，并解肉眼血尿数次，在当地医院诊断为"急性肾盂肾炎"，给予"青霉素"640万U/d，静脉滴注，3天后症状消失。但以后每3~4个月发作一次，每次发作给予"头孢曲松、氧氟沙星、复方新诺明"等药物治疗10~14天症状缓解。昨晚又突发尿急、尿频，一夜排尿十余次，并伴排尿不适、下腹坠胀、腰酸痛。无发热及肉眼血尿。精神较差，饮食正常，睡眠差，大便干结。

无结核病、糖尿病、妇科病、性病史。已绝经8年。无特殊药物过敏史。

查体：血压140/90mmHg，体温36.8℃，一般情况尚好，无热面容，无贫血貌。心肺正常。腹平软，双肾区轻度叩击痛，双侧上、中输尿管点无压痛。双下肢无水肿。

处理：

尿常规检查 脓细胞5~6/HP，红细胞1~3/HP，蛋白（+），pH6.0，余正常。

血常规检查 正常。

B超检查 双肾、输尿管、膀胱未见异常。

多饮水。

左旋氧氟沙星0.2g，静脉滴注，每日2次，共3天。

3天后复诊。

初步诊断：慢性肾盂肾炎急性发作
王某

2. 住院病历

住院病历

姓名　李某	职业　司机
性别　男	住址　长沙市和平路58号E栋502室
年龄　36岁	联系电话　18890×××× 25
婚姻　已婚	病史提供者　病人本人
国籍　中国	可靠程度　可靠
民族　汉	入院日期　2003年7月1日，15：30
出生地　湖南省长沙市	记录日期　2003年7月1日，17：10

主诉 反复发作性上腹痛3年，黑便1天。

现病史 病人自3年前起每于秋冬季节反复发作上腹剑突下饥饿样隐痛不适，多于餐后2~3小时或后半夜发生，进食后有所减轻，时有反酸、嗳气。曾自行间断服用"雷尼替丁"，用药后腹痛能缓解。一天前又发生剑突下腹痛，呈持续性、烧灼样疼痛，程度较以往重，服"654-2"及"雷尼替丁"不能缓解。2小时后有便意，随后解稀糊状黑便 1 次，量约 200mL，便后腹痛略有缓解。一天来共排黑便 4 次，总量约 1000mL，病人自觉乏力、头昏、心悸、口干，遂来本院求治。病程中病人无食欲减退及进行性消瘦，无吞咽困难，无恶心、呕吐、黄疸、发热，无呕血、鲜血便。为进一步诊治收住院。病人一天来精神差，睡眠欠佳，8 小时尿量约 400mL，4 小时未解大便。

过去史 否认"肝炎""结核"等传染病史。对"青霉素"药物过敏。无手术外伤史。预防接种按计划进行。

系统回顾

呼吸系统 无慢性咳嗽、咳痰、咯血史，无呼吸困难、发绀史，无肺结核接触史。

循环系统 无心悸、胸闷、胸痛史，无浮肿、晕厥史。

消化系统 无恶心、呕吐，无反酸、嗳气，无慢性腹痛、腹泻，无皮肤黄染。

泌尿生殖系统 无尿频、尿急、尿痛史，无血尿、浮肿史。

造血系统 无头昏、乏力史，无皮下出血、鼻衄史，无肝、脾、淋巴结肿大史。

内分泌系统及代谢 无烦渴、多饮、多食、多尿史，无食欲异常史。

神经精神系统 无头痛、晕厥、瘫痪史，无抽搐、痉挛史，无幻觉、定向力障碍及情绪异常史。

肌肉骨骼系统 无关节肿痛史，无肌肉萎缩、肢体麻木史，无骨折、脱臼史。

个人史 出生于当地，无长期外地居留史，无血吸虫病流行区疫水接触史。从事出租车司机职业，平时饮食无规律，喜食辛辣。抽烟 10 支/日，6 年。不酗酒。否认性病和冶游史。

婚育史 结婚 10 年，爱人今年 32 岁，身体健康。夫妻关系和睦。育有一子，现年 8 岁，身体健康。

家族史 父母健在，一妹妹健在。家族中无类似病人，无遗传性及家族性疾病病人。

体格检查

体温 37.8℃　脉搏 110 次/分　呼吸 25 次/分　血压 80/50mmHg

一般状况

发育正常，营养良好，贫血貌，神志清楚，检查合作，推车送入病房。

皮肤黏膜：全身皮肤湿冷，无黄染，未见皮疹及出血点。无肝掌、蜘蛛痣。

淋巴结：颏下、颌下、颈部、锁骨上、腋窝、腹股沟淋巴结无肿大。

头部及器官

头颅：无畸形，头发浓密，分布均匀。

眼：无倒睫，无脱眉，眼睑无水肿，睑结膜苍白，巩膜无黄染，眼球无突出，瞳孔等大等圆，对光反应灵敏。

耳：听力正常，外耳道无分泌物，耳郭、乳突无压痛。

鼻：通畅，鼻中隔无偏曲，鼻翼无扇动，鼻窦区无压痛，无流涕、出血。

口腔：口唇略苍白，无龋齿、义齿、缺齿，牙龈无红肿，舌苔薄白，咽无充血，扁桃体不肿大。

颈部

两侧对称，无颈强直，颈静脉无怒张，气管居中，甲状腺无肿大。

胸部

胸廓无畸形，乳房两侧对称，胸式呼吸为主，呼吸节律规整。

肺

视诊：呼吸运动两侧对称。

触诊：两侧呼吸动度均等，语颤无增强，无胸膜摩擦感。

叩诊：肺部呈清音，肺下界位于右锁骨中线第5肋间，肩胛线第9肋间，左侧肩胛线第10肋间，肺下界移动度4cm。

听诊：两肺呼吸音清，无病理性呼吸音，未闻及啰音，未闻及胸膜摩擦音。

心

视诊：心前区无隆起，心尖搏动位于左侧第5肋间左锁骨中线内0.5cm，搏动范围直径约1.5cm。

触诊：心尖搏动位置同上。心尖部无震颤、摩擦感、抬举样搏动。

叩诊：心界不大。心脏相对浊音界如下：

左、右心界距前正中线的距离

右侧（cm）	肋间	左侧（cm）
2.5	II	3
2.5	III	4
3	IV	7
	V	8.5

听诊：心率110次/分，心律齐，第一心音无增强，各瓣膜区未闻及杂音和心包摩擦音。

桡动脉：脉率110次/分，搏动细速，节律整齐，无奇脉、脉搏短绌、水冲脉，血管壁弹性正常。

周围血管征：无毛细血管搏动征和枪击音。

腹部

视诊：腹部无膨隆，未见腹壁静脉曲张，未见蠕动波。

触诊：腹软。剑突下深压痛，无反跳痛。肝、脾肋下未触及。无液波震颤。未触及包块。

叩诊：轻度鼓音，未叩及移动性浊音，肝浊音界存在，双肾区无叩击痛。

听诊：肠鸣音8次/分，无血管杂音。

肛门及生殖器

无肛裂、痔疮，直肠指检括约肌紧张度正常，未发现肿物，无狭窄及压痛。阴毛分布正常，阴茎、阴囊、睾丸、附睾及精索正常。

脊柱、四肢

无畸形，活动自如，关节无红肿，下肢无可凹性水肿。

神经反射

生理反射存在，病理反射未引出。

辅助检查

血常规检查：血红蛋白90g/L，红细胞3.0×10^{12}/L，白细胞7.5×10^9/L，中性粒细胞0.79，淋巴细胞0.21，血小板230×10^9/L。

粪常规检查：黑糊状，隐血试验（＋＋＋＋）。

血生化检查：ALT 40 IU/L，AST 35 IU/L，ALP 120IU/L，ALB 40g/L，TP 70g/L，A/G 为1.3。

病历摘要

李某，男，36岁，司机。反复发作上腹疼痛3年，黑便1天入院。病人从3年前起每于秋冬季节反复发作上腹隐痛不适，多于餐后2~3小时或后半夜发生，进食后有所减轻，时有反酸、嗳气。1天前又发生剑突下疼痛，服"654-2"及"雷尼替丁"不能缓解，随后解稀糊状黑便。一天来共排黑便4次，总量约1000mL，便后头昏、心悸。查体：体温37.8℃，脉搏110次/分，呼吸25次/分，血压80/50 mmHg。意识清楚，无肝掌、蜘蛛痣。头颅无畸形。颈部无异常。双肺呼吸音清，未闻及啰音。心率110次/分，未闻及杂音。上腹剑突下有深压痛，无反跳痛。肝、脾肋下未触及。肠鸣音8次/分。Hb90g/L，RBC3.0×10^9/L PLT230×10^9/L，ALT40 IU/L，A/G 为1.3，粪隐血试验（＋＋＋＋）

初步诊断：上消化道出血

消化性溃疡？

失血性休克

王某/张某

四、电子病历

电子病历是指医务人员在医疗活动过程中，使用医疗机构信息系统生成的文字、符号、图表、图形、数据、影像等数字化信息，并能实现存储、管理、传输和重现的医疗记录，是病历的一种记录形式。使用文字处理软件编辑、打印的病历文档，不属于电子病历。

电子病历的基本要求为：

1. 电子病历录入应当遵循客观、真实、准确、及时、完整的原则。

2. 电子病历录入应当使用中文和医学术语，要求表述准确，语句通顺，标点正确。通用的外文缩写和无正式中文译名的症状、体征、疾病名称等可以使用外文。记录日期应当使用阿拉伯数字，记录时间应当采用24小时制。

3. 电子病历包括门（急）诊电子病历、住院电子病历及其他电子医疗记录。电子病历内容应当按照卫生和计划生育委员会《病历书写基本规范》执行，使用卫生和计划生育委员会统一制定的项目名称、格式和内容，不得擅自变更。

4. 电子病历系统应当为操作人员提供专有的身份标识和识别手段，并设置有相应权限；操作人员对本人身份标识的使用负责。

5. 医务人员采用身份标识登录电子病历系统完成各项记录等操作并予确认后，系统应当显示医务人员电子签名。

6. 电子病历系统应当设置医务人员审查、修改的权限和时限。实习医务人员、试用期医务人员记录的病历，应当经过在本医疗机构合法执业的医务人员审阅、修改并予电子签名确认。医务人员修改时，电子病历系统应当进行身份识别、保存历次修改痕迹、标记准确的修改时间和修改人信息。

复习思考题

1. 简述诊断的步骤。
2. 简述病历书写的基本要求。
3. 简述住院期间的病历种类。
4. 简述同意书的种类。
5. 试述诊断的基本原则。
6. 试述诊断的内容。

附录一　临床常用诊疗技术

一、胸膜腔穿刺术

【目的】

1. 明确胸腔内积液的性质。
2. 抽液（气）解除压迫症状。
3. 注入药物。

【方法】

1. 病人取坐位，反坐于靠背倚上，双臂、头伏贴于靠背横木上，呈伏案睡眠状。重病者可取半卧位，病侧手臂置于枕部。

2. 选肩胛角线第 7 ~ 8 肋间，用于穿刺放液，适合坐位病人，此处胸壁厚约 4cm。选腋中线第 6 ~ 7 肋间或腋前线第 5 肋间，适用于卧位病人穿刺放液，此处胸壁厚 2 ~ 3cm。选锁骨中线第 2 肋间，适用于仰卧病人穿刺抽气。穿刺前，需在 X 线或超声波指示下决定穿刺点，穿刺点用蘸甲紫（龙胆紫）的棉签在皮肤上作标记。

3. 常规消毒局部皮肤，术者戴无菌手套，铺无菌洞巾。用 2% 利多卡因在穿刺点处肋骨上缘，自皮肤至胸膜壁层进行局部浸润麻醉。

4. 术者左手食、中二指固定穿刺处皮肤，右手持带有三通活塞的特制胸穿针或用针座带有小胶管的 12 ~ 16 号穿刺针沿穿刺点肋骨上缘徐徐刺入，至针锋阻力突然消失即表示针已进入胸腔。

5. 接上注射器，打开三通活塞与胸腔的通道进行抽液，抽满后再关闭该通道，同时打开与外界相通的通道进行排液。如此反复进行。如为带胶管之穿刺针，事先将胶管用止血钳夹住，穿刺成功后接上空针再放开止血钳进行抽液。抽满后仍需钳闭胶管，取下注射器排出液体，将注射器再次与胶管连接进行下一次抽液。

6. 术毕，拔出穿刺针，局部覆盖无菌纱布，稍用力压迫片刻，胶布固定。嘱病人静卧。液体注入容器中，以便计量或送检。

【注意事项】

1. 操作前应向病人说明穿刺目的，消除顾虑；对精神紧张者，可于术前半小时肌肉注射地西泮（安定）10mg，或口服可待因0.03g以镇静止痛。

2. 操作中应密切观察病人的反应，如有头晕、面色苍白、出汗、心悸、胸部压迫感或剧痛、昏厥等胸膜过敏反应，或出现连续性咳嗽、气短、咳泡沫痰等现象，应立即停止抽液，并皮下注射0.1%肾上腺素0.3～0.5mL，或进行其他对症处理。

3. 一次抽液不宜过多、过快。诊断性抽液50～100mL即可。减压抽液，首次不超过600mL，以后每次不超过1000mL，如为脓胸，每次尽量抽尽。疑为化脓性感染时，助手用无菌试管留取标本，行涂片革兰染色镜检、细菌培养及药敏试验。做细胞学检查至少需100mL，并应立即送检，以免细胞自溶。

4. 严格无菌操作，并注意防止空气进入胸腔，始终保持胸腔负压。

5. 应避免在第9肋间以下穿刺，以免穿透膈肌损伤腹腔脏器。

6. 恶性胸腔积液，可在胸腔内注入抗肿瘤药或硬化剂诱发化学性胸膜炎，促使脏层与壁层胸膜粘连，闭合胸腔。

二、腹膜腔穿刺术

【目的】

1. 明确腹腔内积液的性质。
2. 腹水引流。
3. 腹腔内给药。

【方法】

1. 穿刺前病人先小便，排空尿液。
2. 病人取坐位或卧位。
3. 选左下腹脐与髂前上棘连线的中外1/3交界处，或脐与耻骨联合连线之中点旁开1～1.5cm处为穿刺点。卧位病人，可于叩诊呈浊音处穿刺。
4. 常规消毒穿刺处皮肤，术者戴无菌手套，铺无菌洞巾。用2%利多卡因由皮肤至腹膜进行局部浸润麻醉。
5. 左手固定穿刺处皮肤，右手持穿刺针垂直刺入腹壁，然后徐徐进针，待感到针锋阻力突然消失即为进入腹腔，可抽取腹水。如为检查用的腹水应置于清洁试管中送检；若为引流腹水，可接上带接头的胶管，调整引流速度，胶管之另一端置于消毒容器中。
6. 术毕，拔出穿刺针，局部覆盖无菌纱布，压迫数分钟后，胶布固定。嘱病人平卧休息。

【注意事项】

1. 术中病人出现呼吸、脉搏、面色等改变及头晕、恶心、心悸等症状时，轻者可调慢流速，重者应立即停止引流并做适当处理。

2. 放液不可过快、过多。一般每次不超过 3000mL，血性腹水者，仅留取标本送检，严禁引流。有肝性脑病先兆者，禁止穿刺放腹水。

3. 腹壁静脉曲张者，应避开静脉穿刺；腹腔内有粘连者，应避开该处进行。

4. 排放腹水时，若流出不畅，可将穿刺针稍作移动或变换体位。

5. 排放腹水前常规测量腹围。

6. 腹水较多时，当穿刺针到达皮下后，稍向周围移动一下针头，再继续进针，这样可使针眼不在一条直线上，以防腹水流出。大量放腹水后，应束以多头腹带，以防腹压骤降、内脏血管扩张引起血压下降或休克。如穿刺孔有腹水渗漏，可用蝶形胶布或涂上火棉胶封闭。

三、心包腔穿刺术

【目的】

1. 明确心包积液的性质。

2. 抽液缓解临床症状。

3. 穿刺排脓、冲洗和注药。

【方法】

1. 病人取坐位或半卧位，以手术巾盖住面部，仔细叩出心浊音界，结合心脏超声定位，选择穿刺点、进针方向和进针的距离。通常采用的穿刺点为剑突与左肋弓缘夹角处或心尖部，采用后者进针时，根据横膈位置高低，一般在左侧第 5 肋间或第 6 肋间心浊音界内 2.0cm 左右处进针。

2. 常规消毒局部皮肤，术者及助手戴无菌手套，铺无菌洞巾。用 2% 利多卡因自皮肤至心包壁层进行局部浸润麻醉。

3. 术者持穿刺针穿刺，助手以血管钳夹持与其连接之导液橡皮管。在心尖部进针时，应使针自下而上，向脊柱方向缓慢刺入；在剑突与左肋弓缘夹角处进针时，应使针体与腹壁成 30°~40° 角，向上、向后并稍向左刺入心包腔后下部。针锋抵抗感突然消失，表示针头已穿过心包壁层，同时感到心脏搏动，此时应退针少许，以免划伤心脏。助手立即用血管钳夹住针体固定其深度，术者将注射器接于橡皮管上，放松橡皮管上的止血钳，缓慢抽吸，记取液量，留标本送检。

4. 术毕，拔出穿刺针，局部覆盖无菌纱布，压迫数分钟后，胶布固定。

【注意事项】

1. 应由有经验医生操作或指导，并应在心电图监护下进行穿刺。在超声显像指示下，穿刺抽液更为准确、安全。

2. 术前应向病人做好解释工作，并嘱其在穿刺过程中切勿咳嗽或深呼吸。为避免咳嗽，术前半小时可口服可待因 0.03g。

3. 抽液量第一次不宜超过 100 ~ 200mL，重复抽液可逐渐增到 300 ~ 500mL。抽液速度要慢，如过快、过多，短期内使大量血液回心可能导致肺水肿。

4. 术中、术后均需密切观察呼吸、血压、脉搏等的变化。术中如抽出鲜血，应立即停止抽吸，并严密观察有无心包压塞症状出现。取下空针前夹闭橡皮管，以防空气进入。

四、膝关节腔穿刺术

【目的】

1. 明确关节腔内积液的性质。
2. 抽液缓解临床症状。
3. 关节腔内注药。

【方法】

1. 病人仰卧于床或操作台上，两下肢伸直。
2. 一般选髌骨上方、股四头肌腱外侧或髌骨下方、髌骨韧带旁为穿刺点。常规消毒局部皮肤，术者戴无菌手套，铺无菌洞巾。用2%的利多卡因进行局部浸润麻醉。
3. 用7~9号注射针穿刺，穿刺点为髌骨上方、股四头肌腱外侧时，向内下方刺入关节囊，穿刺点为髌骨下方、髌韧带旁时，应向后刺入关节囊。穿刺成功后，抽取液体送检。
4. 抽液完毕后，如需注入药物，则应另换无菌注射器。
5. 术毕，局部覆盖无菌纱布，胶布固定。

【注意事项】

1. 严格无菌操作，以防无菌的关节腔渗液继发感染。
2. 穿刺时，动用要轻柔，避免损伤关节软骨。
3. 关节腔积液过多时，抽液后应适当加压固定。

五、腰椎穿刺术

【目的】

1. 明确脑脊液的性质。
2. 测定颅内压力、了解蛛网膜下腔阻塞情况。
3. 鞘内给药。

【方法】

1. 病人侧卧于硬板床上，背部与床面垂直，头向前胸屈曲，两手抱膝紧贴腹部，躯干尽可能弯曲呈弓形，使脊柱尽量后凸以增宽椎间隙，便于进针。

2. 通常取双髂后棘的连线与后正中线交点处之椎间隙作为穿刺点，此处相当于第3~4腰椎间隙，亦可高或低一椎间隙进行，并做好标记。常规消毒穿刺点皮肤，术者戴无菌手套，铺无菌洞巾。用2%利多卡因自皮肤至韧带进行局部浸润麻醉。

3. 术者左手固定皮肤，右手持腰椎穿刺针（针锋斜面向上）垂直刺入皮肤，然后针锋稍斜向头部，徐徐进针，直至针锋阻力突然消失，即停止进针。此时成人已刺入4~6cm，儿童为2~4cm。缓慢拔出针芯，见到液体流出则为穿刺成功。若无液体流出，可稍转动穿刺针或嘱病人做深呼吸；若仍无液体流出，可插上针芯将针稍向前或后移动少许；若仍无液体流出，则为穿刺失败，需另行穿刺。

4. 穿刺成功后，立即接上测压管测定颅内压。无测压管时，可数脑脊液流出的滴数。正常颅内压为0.69~1.76kPa，或40~50滴/分。若要了解蛛网膜下腔有无阻塞，可做动力试验（奎氏试验），即当测定颅内压后，由助手压迫病人一侧颈静脉10秒，若10秒内颅内压升高1倍左右，解除压力后于10~20秒内恢复正常，称动力试验阳性，表示蛛网膜下腔畅通。若加压后10秒内颅内压不升或缓慢上升，减压后10~20秒内不能恢复正常，称动力试验阴性，表示蛛网膜下腔不通畅或完全阻塞。

5. 移去测压管，收集脑脊液2~5mL送检。需做细菌培养时，应用无菌试管留取标本。

6. 术毕，将针芯插回穿刺针，拔出穿刺针，局部覆盖无菌纱布，胶布固定。嘱病人去枕平卧4~6小时。

【注意事项】

1. 凡已有颅内压升高者必须先做眼底检查，如有明显视盘水肿或有脑疝先兆者，禁忌穿刺。病人处于休克、衰竭或濒危状态以及局部皮肤有炎症、颅后窝有占位性病变亦禁忌穿刺。

2. 进针不宜过深。鞘内注射药物时，应先放出等量脑脊液再行注入，药物的剂量、浓度必须按规定执行。

3. 术中病人出现呼吸、脉搏、面色异常时，立即中断穿刺，并酌情对症处理。

六、骨髓穿刺术

【目的】

采取骨髓液做细胞形态学检查、病原微生物学检查、细胞遗传学分析、造血干细胞培养，以协助临床诊断、观察疗效和判断预后。

【方法】

1. 穿刺时，可选取髂前上棘点（位于髂前上棘后1~2cm，此处骨面较宽平，易固定，无危险性）、髂后上棘点（位于骶椎两侧，臀上方突出的部位）、胸骨点（位于胸骨柄或胸骨体相当于第1、2肋间的部位。胸骨较薄约1cm，其后为心房和大血管，穿刺不当有一定的危险性。此处骨髓液较多，当其他部位穿刺失败时，仍需做胸骨穿刺）、腰椎棘突点（多在腰椎棘突处，此处骨质较硬，面积较小）为穿刺部位，以髂前上棘点最常用。选胸骨或髂前上棘作穿刺部位时，取仰卧位；选腰椎棘突或髂后上棘作穿刺部位时，取坐位或侧卧位。常规消毒穿刺处皮肤，术者戴无菌手套，铺无菌洞巾。用2%利多卡因自皮肤至骨膜进行局部浸润麻醉。

2. 取特制骨髓穿刺针一枚，将固定器固定在距针尖适当长度处（髂骨穿刺约1.5cm，胸骨穿刺约1cm），左手拇指和食指固定穿刺部位，右手持针与骨面垂直刺入（胸骨穿刺时穿刺针与骨面应成30°~40°角），当针锋触及骨质后，将穿刺针左右旋转，缓缓钻刺骨质，直至针锋阻力突然消失且穿刺针已能固定在骨内时，表示穿刺已经成功。

3. 拔出穿刺针的针芯，接上10~20mL干燥注射器，用适当力量抽取骨髓液0.1~0.2mL做计数和涂片。若需做细菌培养，再抽吸1~2mL。

4. 术毕，插回针芯，拔出穿刺针，局部覆盖无菌纱布，加压1~2分钟，胶布固定。

【注意事项】

1. 术前应检查出血时间和凝血时间，血友病病人禁施本术，有出血倾向者，操作时应特别小心，拔针后必须压迫针孔进行止血。

2. 用力钻进时，勿左右摇摆，以免针头折断。

3. 注射器必须无菌、干燥、清洁，以免发生溶血和污染。

4. 骨髓液不宜抽吸过多，否则可使骨髓液稀释，影响结果的正确性（细菌培养例外）。骨髓液抽出后应立即涂片，否则很快凝固而使涂片失败。送检骨髓涂片时，应同时送检2~3血涂片。

七、肝穿刺活体组织检查术及抽脓术

（一）肝穿刺活体组织检查术

【目的】

协助原因未明的肝大和某些血液系统疾病的诊断。

【方法】

1. 穿刺时，病人取仰卧位，身体右侧靠床沿，并将右臂上举于枕后。

2. 穿刺点一般取右侧腋中线第8、9肋间肝实音处。疑诊肝癌者，宜选较突出的结节处在超声定位下穿刺。

3. 常规消毒局部皮肤，用2%利多卡因由皮肤至肝被膜进行局部麻醉。

4. 备好快速穿刺套针（针长 7.0cm，针径 1.2mm 或 1.6mm），套针内装有长 2～3cm 钢针芯活塞，空气和水可以通过，但可阻止吸进针内之肝组织进入注射器。以橡皮管将穿刺针连接于 10mL 注射器，吸入无菌生理盐水 3～5mL。

5. 术者先用穿刺锥在穿刺点皮肤上刺孔，再持穿刺针由该孔进入，并沿肋骨上缘与胸壁垂直方向刺入 0.5～1.0cm，然后将注射器内生理盐水推出 0.5～1.0mL，以冲出针内可能存留的皮肤与皮下组织，防止针头堵塞。

6. 在穿入肝脏前，将注射器抽成负压并嘱病人深吸气，于深吸气末屏气（术前应让病人练习）。在病人屏气同时，术者将穿刺针迅速刺入肝内并立即抽出，深度不超过 6.0cm。

7. 拔针后盖上无菌纱布，立即用手（或小沙袋）按压创面 5～10 分钟，胶布固定，并用多头腹带扎紧。

8. 用生理盐水从针内冲出肝组织条于弯盘中，挑出，以 95% 乙醇或 10% 甲醛固定送检。

9. 穿刺后卧床休息 24 小时，每隔 15～30 分钟测呼吸、脉搏、血压一次，连续观察 4 小时，监测是否有内出血。

【注意事项】

1. 术前应先行血小板计数、出血时间、凝血时间、凝血酶原时间测定，如有异常，应肌注维生素 K_1 10mg，每日 1 次，3 天后复查。如仍不正常，不应强行穿刺。同时应测定血型以备用。疑有肺气肿者应行 X 线胸片检查。穿刺前测血压、脉搏。

2. 术前应向病人做好解释工作以消除顾虑，并嘱其在穿刺过程中切勿咳嗽或深呼吸。术前 1 小时可肌肉注射地西泮（安定）10mg。

3. 穿刺后如局部疼痛，应仔细查找原因，若为一般组织创伤性疼痛，可给止痛剂；若发生气胸、胸膜性休克或胆汁性腹膜炎以及脉搏增快细弱、血压下降、烦躁不安、面色苍白、出冷汗等内出血现象，应紧急处理。

（二）肝穿刺抽脓术

【目的】

1. 明确脓液的性质。
2. 抽脓、冲洗、注药。

【方法】

1. 穿刺体位同肝穿刺活体组织检查术。穿刺部位，如有明显压痛点，可在压痛点处穿刺，如压痛点不明显或病变位置较深，则应在超声检查进行脓腔定位后再行穿刺。

2. 常规消毒局部皮肤，戴无菌手套，铺无菌洞巾。用 2% 利多卡因由皮肤至肝被膜进行局部麻醉。

3. 先将连接肝穿刺针的橡皮管折起或夹住，然后将穿刺针刺入皮肤，嘱病人先吸气，并在吸气末屏气，屏气时将针头刺入肝内并继续徐徐前进，如有抵抗感突然消失提示已进入脓腔。

4. 将 50mL 注射器接于长针头的橡皮管上，松开钳夹的橡皮管进行抽吸。如抽不出脓液可在注射器保持一定负压情况下再前进或后退少许，如仍无脓液，则表示未达脓腔。此时应将针头退至皮下改变方向（不得在肝内改变方向），重新穿刺。抽脓过程中，可让针随呼吸摆动，不需要用血管钳固定穿刺针头，以免损伤肝组织。

5. 脓液应尽可能抽尽。如脓液黏稠则用无菌生理盐水稀释后再抽，如抽出的脓液量与估计不符，则应变换针头方向，以便抽尽脓腔深部或底部的脓液。

6. 术毕，拔出穿刺针，局部覆盖无菌纱布，按压数分钟，胶布固定。加压小沙袋，并用多头带扎紧。嘱病人静卧 8～12 小时。

【注意事项】

术前准备同肝活体组织穿刺术。如疑为阿米巴性肝脓肿，应先用抗阿米巴药治疗 2～4 天，待肝充血和肿胀稍减轻时再行穿刺；若疑为细菌性肝脓肿，则应在抗生素控制下进行穿刺。

八、淋巴结穿刺术

【目的】

明确淋巴结肿大的性质。

【方法】

1. 一般选择适于穿刺且明显肿大的淋巴结作为穿刺部位。
2. 常规消毒局部皮肤和操作者的手指。
3. 术者以左手拇指和食指固定淋巴结，右手持 10mL 干燥注射器（18～19 号针头），沿淋巴结长轴刺入淋巴结内（刺入的深度因淋巴结的大小而定），然后边拔针边用力抽吸，利用负压吸出淋巴结内的液体和细胞成分。固定注射器的内栓，拔出针头后，将注射器取下充气后，再将针头内的抽取液喷射到载玻片上，并及时制备涂片。
4. 术毕，穿刺部位覆盖无菌纱布，胶布固定。

【注意事项】

1. 穿刺时，若未能获得抽取液，可将穿刺针由原穿刺点刺入，并在不同方向连续穿刺，抽取数次，直到获得抽取液为止（但注意不能发生出血）。
2. 制备涂片前要注意抽取液的外观和性状。炎性抽取液为淡黄色，结核性病变的抽取液为黄绿色或污灰色黏稠样液体，可见干酪样物质。
3. 最好于餐前穿刺，以免抽取液中脂质过多，影响检查结果。

附录二　临床检验参考值

一、血液检验

（一）血液一般检验

血红蛋白（Hb）　男性 120~160g/L

女性 110~150g/L

新生儿 170~200g/L

红细胞（RBC）　男性 （4.0~5.5）×10^{12}/L

女性 （3.5~5.0）×10^{12}/L

新生儿 （6.0~7.0）×10^{12}/L

白细胞（WBC）　成人 （4.0~10.0）×10^9/L

新生儿 （15.0~20.0）×10^9/L

6 个月至 2 岁 （11.0~12.0）×10^9/L

白细胞分类计数

百分率　中性杆状核粒细胞 0.01~0.05 （1%~5%）

中性分叶核粒细胞 0.50~0.70 （50%~70%）

嗜酸性粒细胞 0.005~0.05 （0.5%~5%）

嗜碱性粒细胞 0~0.01 （0%~1%）

淋巴细胞 0.20~0.40 （20%~40%）

单核细胞 0.03~0.08 （3%~8%）

绝对值　中性杆状核粒细胞 （0.04~0.5）×10^9/L

中性分叶核粒细胞 （2.0~7.0）×10^9

嗜酸性粒细胞 （0.02~0.5）×10^9/L

嗜碱性粒细胞 （0~0.1）×10^9/L

淋巴细胞 （0.8~4.0）×10^9/L

单核细胞 （0.12~0.8）×10^9/L

点彩红细胞　百分率 <0.0001 （0.1%）

绝对值 <$300/10^6$红细胞

嗜多色性红细胞　<0.01 （1%）

（二）红细胞的其他检验

网织红细胞（Rtc）　成人：百分数 0.005 ~ 0.015（0.5% ~ 1.5%）
　　　　　　　　　　　　　　绝对值（24 ~ 84）×10^9/L
　　　　　　　　　新生儿：百分数 0.02 ~ 0.06（2% ~ 6%）

网织红细胞生成指数（RPI）　2

红细胞沉降率（ESR）（Westergren 法）　男性 0 ~ 15mm/1 小时末
　　　　　　　　　　　　　　　　　　女性 0 ~ 20 mm/1 小时末

红细胞平均直径　6 ~ 9μm（平均 7.2μm）

红细胞厚度　边缘部 2μm，中央部 1μm

血细胞比容（Hct）　微量法：男性（0.467 ± 0.039）L/L
　　　　　　　　　　　　　　女性（0.421 ± 0.054）L/L
　　　　　　　　　温氏法：男性 0.40 ~ 0.50L/L（40 ~ 50 容积%）
　　　　　　　　　　　　　　平均 0.45L/L
　　　　　　　　　　　　　　女性 0.37 ~ 0.48L/L（37 ~ 48 容积%）
　　　　　　　　　　　　　　平均 0.40L/L

平均红细胞容积（MCV）　手工法：82 ~ 92fL
　　　　　　　　　　　　　血细胞分析仪法：80 ~ 100fL

平均红细胞血红蛋白（MCH）　手工法：27 ~ 31pg
　　　　　　　　　　　　　　　血细胞分析仪法：27 ~ 34pg

平均红细胞血红蛋白浓度（MCHC）　320 ~ 360g/L（32% ~ 36%）

红细胞体积分布宽度（RDW）（RDW - CV）　11.5% ~ 14.5%

红细胞半衰期（$T_{1/2}$）　25 ~ 32 天

红细胞内游离原卟啉（FEP）（荧光光度法）　< 2.34μmol/L

血浆游离血红蛋白　< 0.05g/L（1 ~ 5mg/dL）

血清结合珠蛋白　0.7 ~ 1.5g/L（70 ~ 150mg/dL）

血浆高铁血红素清蛋白（电泳法）　阴性

红细胞渗透脆性试验　开始溶血 4.2 ~ 4.6g/L（0.42% ~ 0.46%）NaCl 溶液
　　　　　　　　　　完全溶血 2.8 ~ 3.4g/L（0.28% ~ 0.34%）NaCl 溶液

自身溶血试验　溶血度 < 3.5%

酸溶血试验（Ham 试验）　阴性

蔗糖水溶血试验　阴性

抗人球蛋白试验（Coombs 试验）　直接与间接均为阴性

冷热溶血试验（Donath - Landsteiner 试验）　阴性

变性珠蛋白（Heinz）小体生成试验　< 0.30（30%）

高铁血红蛋白还原试验　还原率 > 0.75（75%）

氰化物 - 抗坏血酸盐试验　阴性

红细胞 G-6PD 活性测定　Zinkham 法（WHO 推荐）：（12.1±2.09）IU/gHb（37℃）

Glock 与 Melean 法（ICSH 推荐）：（8.34±1.59）IU/gHb（37℃）

血红蛋白 F 测定（碱性变性试验）（2 岁后至成人）　<2%

血红蛋白 F 酸洗脱法测定　成人　<0.01（1%）

新生儿　0.55~0.85（55%~85%）

2 岁后幼儿　<0.02（2%）

血红蛋白 A_2 测定（成人）　0.015~0.03（1.5%~3%）

血红蛋白 H 包涵体生成试验　<0.01（1%）

异丙醇沉淀试验　阴性

硫化血红蛋白定性试验　阴性

硫氧血红蛋白　不吸烟者 0~0.023g/L（0~2.3mg/dL）

吸烟者 0.021~0.042g/L（2.1~4.2mg/dL）

一氧化碳血红蛋白　定性：阴性

定量：不吸烟者 <0.02（2%），吸烟者 <0.10（10%）

红细胞镰变试验　阴性

（三）血栓与止血的检验

毛细血管抵抗力（脆性）试验（CRT）（Rumpel-Leede 法）　5cm 直径圆圈内新出血点数：男性 <5 个，女性及儿童 <10 个

出血时间（BT）　Duke 法：1~3min，超过 4min，为异常

Ivy 法：2~6min，超过 7min，为异常

血管性血友病因子抗原（vWF：Ag）（免疫火箭电泳法）　94.1%±32.5%

血浆 6-酮-前列腺素 F_{1a}（6-Keto-PGF_{1a}）（酶联法）　（17.9±7.2）ng/L

血浆血栓调节蛋白抗原（TM：Ag）（RIA 法）　20~35μg/L

血浆内皮素-1（ET-1）（ELISA 法）　<5ng/L

血小板计数　（100~300）×10^9/L

血小板平均容积（MPV）　7~11fL

血小板分布宽度（PDW）　15%~17%

血小板相关免疫球蛋白（ELISA 法）　PAIgG 0~78.8ng/10^7血小板

PAIgM 0~7.0ng/10^7血小板

PAIgA 0~2.0ng/10^7血小板

血小板黏附试验（PAdT）　血小板黏附率：62.5%±8.61%（45.34%~79.78%）

血浆血小板球蛋白（β-TG）（ELISA 法）　（16.4±9.8）μg/L

血浆血小板第 4 因子（PF_4）（ELISA 法）　（3.2±2.3）μg/L

血浆血小板 P-选择素　（1.61±0.72）×10^{10}分子数/mL

血小板第 3 因子有效性（PF3aT）复钙时间　Ⅰ组较Ⅱ组延长 <5s

血块收缩试验（CRT）　血块收缩率（65.8±11.0）%

血浆血栓烷 B_2（TXB_2）（ELISA 法）　（76.3±48.1）ng/L

凝血时间（CT）　普通试管法：6～12min

　　　　　　　　　硅管法：15～32min

活化部分凝血活酶时间（APTT）　32～43s（超过对照值 10s 为延长）

血浆凝血酶原时间（PT）　11～13s（超过对照值 3s 为延长）

凝血酶原比值（受检血浆 PT/正常血浆 PT）　1.0±0.05

血浆纤维蛋白原（Fg）　2～4g/L

简易凝血酶生成试验（STGT）　最短凝固时间 <15s（10～14s）

血浆因子Ⅷ促凝活性（FⅧ：C）　103%±25.7%

血浆因子Ⅸ促凝活性（FⅨ：C）　98.1%±30.4%

血浆因子Ⅺ促凝活性（FⅪ：C）　100%±18.4%

血浆因子Ⅻ促凝活性（FⅫ：C）　92.4%±20.7%

血浆因子Ⅱ促凝活性（FⅡ：C）　97.7%±16.7%

血浆因子Ⅴ促凝活性（FⅤ：C）　102.4%±30.9%

血浆因子Ⅶ促凝活性（FⅦ：C）　103%±17.3%

血浆因子Ⅹ促凝活性（FⅩ：C）　103%±19.0%

血浆因子Ⅷ定性试验　24 小时内纤维蛋白凝块不溶解

血浆因子Ⅷ亚基抗原　FⅧα：Ag 100.4%±12.9%

　　　　　　　　　　FⅧβ：Ag 98.8%±12.5%

血浆凝血酶片段 1+2（F_{1+2}）　0.67±0.19nmol/L

血浆纤维蛋白肽 A（FPA）　不吸烟男性（1.83±0.61）μg/L

　　　　　　　　　　　　　不吸烟女性（2.22±1.04）μg/L

可溶性纤维蛋白单体复合物（SFMC）　胶乳凝集法：阴性

　　　　　　　　　　　　　　　　　　ELISA 法：（48.5±15.6）mg/L

　　　　　　　　　　　　　　　　　　RIA 法：（50.5±26.1）mg/L

组织因子（TF）（双抗体夹心法）　30～220ng/L

血浆抗凝血酶Ⅲ活性（AT-Ⅲα：A）　108.5%±5.3%

血浆抗凝血酶Ⅲ抗原（AT-Ⅲβ：Ag）（免疫火箭电泳法）　（0.29±0.06）g/L

血浆蛋白 C 抗原（PC：Ag）（免疫火箭电泳法）　102.5%±20.1%

血浆游离蛋白 S（FPS）（凝固法）　100.9%±29.1%

血浆组织因子途径抑制物（TFPT）（ELISA 法）　（97.5±26.6）μg/L

血浆凝固酶-抗凝血酶复合物（TAT）　（1.45±0.4）μg/L

血浆肝素定量　0.005～0.01U/mL

狼疮抗凝物质　Lupo 试验Ⅱ：31～44s

　　　　　　　Lucor 试验：30～38s

Lupo 试验/Lucor 试验比值：1.0～1.2

优球蛋白溶解时间（ELT）　加钙法：（129.8±41.4）min

加酶法：（157.5±59.1）min

血浆组织型纤溶酶原激活物活性（t–PA：A）　0.3～0.6U/mL

血浆纤溶酶原活性（PLG：A）　75%～140%

血浆纤溶酶原激活抑制物–1活性（PAI–1：A）　0.1～1.0抑制单位/mL

血浆 α_2–纤溶酶原抑制物活性（α_2–PI：A）　0.8～1.2抑制单位/mL

血浆硫酸鱼精蛋白副凝固试验（3P试验）　阴性

血浆凝血酶原时间（TT）　16～18s（超过对照值3s为延长）

血浆纤溶酶–抗纤溶酶复合物（PAP或PIC）　<0.8mg/L

血浆纤维蛋白（原）降解产物（FDP）胶乳凝集法　<5mg/L

血浆 D–二聚体（DD）　胶乳凝集法：阴性

ELISA法：<200μg/L

血浆纤维蛋白肽 $B\beta_{1-42}$　0.74～2.24nmol/L

血浆纤维蛋白肽 $B\beta_{15-42}$　（1.56±1.20）nmol/L

全血比黏度（ηb）　男性3.43～5.07，女性3.01～4.29

血浆比黏度（ηp）　1.46～1.82

血清比黏度（ηs）　1.38～1.66

全血还原比黏度　5.9～8.9

红细胞变形性　红细胞滤过指数0.29±0.10

红细胞电泳时间　自身血浆电泳时间（16.5±0.85）s

（四）血液生化检验

血清总蛋白（TP）　60～80g/L

双缩脲法　新生儿46～70g/L；7月～1周岁51～73g/L；1～2周岁56～75g/L；3周岁62～76g/L

血清清蛋白（A）　40～55g/L

溴甲酚绿法　新生儿28～44g/L；<14岁38～54g/L；<60岁34～48g/L

血清球蛋白（G）　20～30g/L

清蛋白/球蛋白比值（A/G）　1.5:1～2.5:1

血清蛋白电泳（醋酸纤维膜法）　清蛋白：0.62～0.71（62%～71%）

球蛋白：α_1 0.03～0.04（3%～4%）；α_2 0.06～0.10（6%～10%）；β 0.07～0.11（7%～11%）；γ 0.09～0.18（9%～18%）

血清前清蛋白　1岁100mg/L；1～3岁168～281mg/L；成人280～360mg/L

血糖（空腹）　全血（Folin–吴法）：4.4～6.7mmol/L（80～120mg/dL）

血清或血浆（邻甲苯胺法）：3.9～6.4mmol/L（70～110mg/dL）

口服葡萄糖耐量试验（OGTT）

　　　　空腹血糖：<6.72mmol/L

　　　　服糖后 0.5~1 小时：升至高峰，7.84~8.96mmol/L

　　　　服糖后 2 小时：血糖恢复至空腹水平

　　　　尿糖：均为阴性

血清胰岛素（空腹）　10~20U/L（10~20μU/mL）

胰岛素（μU/mL）/血糖（mg/dL）比值　<0.3

血清胰岛 C 肽（空腹）　265~1324pmol/L

胰岛素 C 肽释放试验

　　　　服糖后 1 小时：胰岛素及 C 肽均上升至高峰

　　　　服糖后 3 小时：两者均下降至空腹水平

糖化血红蛋白（GHb）（按 GHb 占血红蛋白的百分比计算）

　　　　　　电泳法：5.6%~7.5%

　　　　　　微柱法：4.1%~6.8%

血酮体　定性：阴性

　　　　定量（以丙酮计）：0.34~0.68mmol/L

血浆乳酸　0.44~1.78mmol/L

血清总脂　成人 4~7g/L，儿童 3~6g/L

血清游离脂肪酸　0.2~0.6mmol/L

血清总胆固醇　成人 2.86~5.98mmol/L，儿童 3.12~5.2mmol/L

血清游离胆固醇　1.3~2.08mmol/L

胆固醇脂　2.34~3.38mmol/L

胆固醇酯/游离胆固醇比值　3:1

血清阻塞性脂蛋白 X（LP-X）　阴性

血清甘油三酯（TG）　0.56~1.7mmol/L

血清磷脂　1.4~2.7mmol/L

脂蛋白（LP）电泳　乳糜微粒（CM）阴性

　　　　　　　　高密度脂蛋白（HDL）0.30~0.40（30%~40%）

　　　　　　　　低密度脂蛋白（LDL）0.50~0.60（50%~60%）

　　　　　　　　极低密度脂蛋白（VLDL）0.13~0.25（13%~25%）

α-脂蛋白　男性（517±106）mg/L；女性（547±125）mg/L

高密度脂蛋白胆固醇（HDL-C）（沉淀法）　0.94~2.0mmol/L（老年人偏高）

低密度脂蛋白胆固醇（LDL-C）（沉淀法）　2.07~3.12mmol/L（老年人偏高）

脂蛋白（a）〔LP(a)〕（ELISA 法）　<300mg/L

载脂蛋白 A_1（Apo-A_1）（ELISA 法）　男性（1.42±0.17）g/L；女性（1.45±0.14）g/L

载脂蛋白 B（Apo-B）（ELISA 法）　男性（1.01±0.21）g/L；女性（1.07±

0.23）g/L

载脂蛋白 A/B　1.0～2.0

血清钾　3.5～5.1mmol/L

血清钠　135～147mmol/L

血清氯（以氯化钠计）　95～105mmol/L

血清钙　总钙（比色法）：2.25～2.58mmol/L

　　　　离子钙（离子选择电极法）：1.10～1.34mmol/L

血清无机磷　成人 0.97～1.61mmol/L；儿童 1.29～1.94mmol/L

血清镁　成人 0.8～1.2mmol/L；儿童 0.56～0.76mmol/L

血清锌　7.65～22.95μmol/L

血清铜　11.0～22.0μmol/L

血清锰　728μmol/L

血清铁（亚铁嗪显色法）　男性 11～30μmol/L；女性 9～27μmol/L

血清铁蛋白（SF）（ELISA 法或 RIA 法）　男性 15～200μg/L；女性 12～150μg/L

血清总铁结合力（TIBC）　男性 50～77μmol/L；女性 54～77μmol/L

未饱和铁结合力　25.2～50.4μmol/L

转铁蛋白（Tf）（免疫比浊法）　28.6～51.9μmol/L

转铁蛋白饱和度（Ts）　0.33～0.35μmol/L

血清肌钙蛋白 T（cTnT）（ELISA 法）　0.02～0.13μg/L

血清肌红蛋白（Mb）　ELISA 法：50～80μg/L

　　　　　　　　　　RIA 法：6～85μg/L

血清铜蓝蛋白（免疫扩散法）　成人 150～600mg/L；儿童 300～650 mg/L

血清甲胎蛋白（AFP）　定性：阴性

　　　　　　　定量：成人 <25μg/L（25ng/mL）；小儿（3 周～6 月）<39 μg/L（39ng/mL）

碱性胎儿蛋白　7.4～115μg/L（平均 47.6μg/L）

异常凝血酶原　<20μg/L

β_2 - 微球蛋白（β_2 - M）　0.8～2.4mg/L，平均 1.5mg/L

血清总胆红素（STB）　成人：3.4～17.1μmol/L

　　　　　　　新生儿：0～1 天 34～103μmol/L；1～2 天 103～171μmol/L；3～5 天 68～137μmol/L

结合胆红素　0～6.8μmol/L

非结合胆红素　1.7～10.2μmol/L

胆汁酸（BA）　总胆汁酸（酶法）0～10μmol/L

　　　　　　胆酸（气 - 液相色谱法）0.08～0.91μmol/L

　　　　　　鹅脱氧胆酸（同上）0～1.61μmol/L

　　　　　　甘氨胆酸（同上）0.05～1.0μmol/L

脱氧胆酸（同上）0.23～0.89μmol/L

尿素氮　成人3.2～7.1mmol/L；儿童1.8～6.5 mmol/L

肌酐　全血：88.4～176.8μmol/L

　　　血清或血浆：男性53～106μmol/L；女性44～97μmol/L

尿酸　磷钨酸盐法：男性268～488μmol/L；女性178～387μmol/L

　　　尿酸酶法：男性208～428μmol/L；女性155～357μmol/L；儿童119～327μmol/L

丙氨酸氨基转移酶（ALT）　连续监测法：10～40U/L

　　　　　　　　　　　　　比色法：5～25U

天门冬酸氨基转移酶（AST）　连续监测法：10～40U/L

　　　　　　　　　　　　　　比色法：8～28U

ALT/AST 比值　≤1

天门冬酸氨基转移酶同工酶　<5U

血清碱性磷酸酶（ALP）（连续监测法）　成人<40～110U/L；儿童<250U/L

碱性磷酸酶同工酶（ALPiso）

　　成人：ALP_1阴性；$ALP_2$0.90（90%）；ALP_3少量；ALP_4阴性，妊娠期增多，占

　　　　0.40～0.65（40%～65%）；ALP_5B 型或 O 型血型者微量；ALP_6阴性

　　儿童：ALP_3>0.60（60%）；ALP_2少量；其余阴性

γ-谷氨酰转移酶（GGT 或 γ-GT）（连续监测法）　<50U/L

血清酸性磷酸酶（ACP）（化学法）　0.9～1.9U/L

乳酸脱氢酶（LD 或 LDH）　连续监测法：104～245U/L

　　　　　　　　　　　　　速率法：95～200U/L

乳酸脱氢酶同工酶（LDiso）

　　圆盘电泳法　　$LD_1$0.327±0.046（32.7%±4.6%）

　　　　　　　　　$LD_2$0.451±0.0353（45.1%±3.53%）

　　　　　　　　　$LD_3$0.185±0.0296（18.5%±2.96%）

　　　　　　　　　$LD_4$0.029±0.0089（2.9%±0.89%）

　　　　　　　　　$LD_5$0.0085±0.0055（0.85%±0.55%）

　　醋酸膜电泳法　$LD_1$0.24～0.34（24%～34%）

　　　　　　　　　$LD_2$0.35～0.44（35%～44%）

　　　　　　　　　$LD_3$0.19～0.27（19%～27%）

　　　　　　　　　$LD_4$0～0.05（0%～5%）

　　　　　　　　　$LD_5$0～0.02（0%～2%）

单胺氧化酶（MAO）　伊藤法：成人<30U

　　　　　　　　　　中野法：23～49U

脯氨酰羟化酶（PH）　（39.5±11.87）μg/L

5′-核苷酸酶　27～283 mmol/L

肌酸激酶（CK）酶

偶联法　37℃：男性 38~174U/L；女性 26~140U/L；

　　　　30℃：男性 15~105U/L；女性 10~80U/L

肌酸显色法　男性 15~163U/L；女性 3~135U/L

连续监测法　男性 38~174U/L；女性 26~140U/L

肌酸激酶同工酶（Ckiso）　CK－MB <0.05（5%）

　　　　　　　　　　　　　CK－MM 0.94~0.96（94%~96%）

　　　　　　　　　　　　　CK－BB 阴性或微量

肌酸激酶异型（CK~MB）　CK－MB$_1$ <0.71U/L

　　　　　　　　　　　　CK－MB$_2$ <1.01U/L

　　　　　　　　　　　　MB$_1$/MB$_2$ 比值 <1.4

醛缩酶　3~8U（平均 5.4U）

血清淀粉酶（AMS）　Somogyi 法：总活性 800~1800u/L

　　　　　　　　　　酶偶联法：20~115U/L

血清脂肪酶（APS）　比色法：0~79

　　　　　　　　　　浊度法：0~160

　　　　　　　　　　滴度法：<1500u/L

胆碱酯酶（ChE）

　　全血胆碱酯酶（AchE）　比色法：80000~12000U/L

　　　　　　　　　　　　　连续监测法：为 SChE 的 1.5~2.5 倍

　　血清胆碱酯酶（SchE）　比色法：30000~80000U/L

　　　　　　　　　　　　　连续监测法：620~1370U/L

胆碱酯酶活性　0.80~1.00（80%~100%）

超氧化物歧化酶（SOD）（比色法）　555~633μg/gHb

血清Ⅲ型前胶原氨基末端肽（P－ⅢP）　100ng/L

靛氰绿滞留率（ICGR）　15min 滞留率 0~10%

（五）血清学与免疫学检测

免疫球蛋白

　　IgG（单向免疫扩散法）　7.6~16.6g/L

　　IgA（单向免疫扩散法）　血清型：0.71~3.35g/L

　　　　　　　　　　　　　分泌型（sIgA）：唾液 314mg/mL，泪液 30~80mg/mL，

　　　　　　　　　　　　　　　　　　　　初乳 5060.5mg/L

　　IgM（单向免疫扩散法）　0.48~2.12g/L

　　IgD（ELISA 法）　0.6~1.2mg/L

　　IgE（ELISA 法）　0.1~0.9mg/L

血清 M 蛋白　阴性

总补体活性（CH50）（试管法）　50~100U/mL

补体旁路途径溶血活性（试管法）　（21.7±5.4）U/mL

补体 C_{1q}（ELISA 法）　180～190mg/L

补体 C_3（单向免疫扩散法）　（1.14±0.27）g/L

补体 C_4（单向免疫扩散法）　（0.55±0.11）g/L

补体 C_3 裂解物（C_3SP）　<94mg/L

补体旁路 B 因子（BF）（单向免疫扩散法）　0.1～0.4g/L

T 细胞花结形成试验（ERFT）

　T 细胞总花结形成细胞（EtRFC）　0.664±0.067（64.4%±6.7%）

　活化 T 细胞花结形成试验（EaRFT）　0.033±0.035（23.6%±5.5%）

　稳定 T 细胞花结形成细胞（EsRFT）　0.033±0.026（3.3%±2.6%）

T 细胞转化试验（LTT）　形态学法：转化率 0.601±0.076（60.1%±7.6%）

　　　　　　　　　　　^{3}H－TdR 掺入法：刺激指数（SI）<2

T 细胞分化抗原

　CD$_3$　免疫荧光法：63.1%±10.8%

　　　　流式细胞术：61%～85%

　CD$_4$（T$_H$）　免疫荧光法：42.8%±9.5%

　　　　　　流式细胞术：28%～58%

　CD$_8$（Ts）　免疫荧光法：19.6%±5.9%

　　　　　　流式细胞术：19%～48%

　CD$_4$/CD$_8$　0.9～2.1

B 细胞膜表面免疫球蛋白（SmIg）（免疫荧光法）　SmIg 阳性细胞 21%，SmIgM 阳性细胞 8.9%（7%～13%），SmIgA 阳性细胞 2.2%（1%～4%），SmIgD 阳性细胞 6.2%（5%～8%），SmIgE 阳性细胞 0.9%（1%～1.5%），SmIgG 阳性细胞 7.1%（4%～13%）

红细胞－抗体－补体花结形成试验（EA－RFT）

　B 细胞 EA 花结形成试验（EA～RFC）　8%～12%

　B 细胞 EA－补体花结形成试验（EAC－RFC）　8%～12%

　B 细胞鼠红细胞花结形成试验（M－RCT）　8.5%±2.8%

B 细胞分化抗原 CD$_{19}$（流式细胞术）　11.74%±3.37%

自然杀伤细胞活性（NK）

　^{51}Cr 释放法　自然释放率：<10%～15%；自然杀伤率：47.6%～76.8%；

　^{51}Cr 利用率：6.5%～47.8%

　酶释放法　细胞毒指数 27.5%～52.5%

　流式细胞术　13.8%±5.9%

抗体依赖性细胞介导细胞毒（ADCC）

　^{51}Cr 释放法　<10% 为阴性，10%～20% 可疑阳性，≥20% 为阳性

　溶血空斑法　<5.6% 阳性

白细胞介素 2 活性（IL－2）（^{3}H－TdR 掺入法）　5～15kU/L

白细胞介素 2 受体（IL－2R）（ELISA 法）　＜200U/mL

肿瘤坏死因子（TNF）（ELISA 法）　（4.3±2.8）μg/l

干扰素（IFN）（ELISA 法）　1～4kU/L

类风湿因子（RF）（ELISA 法）　1～4kU/L

C 反应蛋白（CRP）　免疫比浊法：阴性

　　　　　　　　　　单向免疫扩散法：＜8mg/L

抗核抗体（ANA）　免疫荧光法：阴性

　　　　　　　　血清滴度：＞1：40 为阳性

抗双链脱氧核糖核酸抗体（抗 ds－DNA）　阴性

抗可提取性核抗原（ENA）抗体谱

　　抗核糖核蛋白抗体（抗 RNP）　阴性

　　抗酸性核蛋白抗体（抗 Smith，Sm）　阴性

　　抗干燥综合征－A 抗体（抗 SS－A）　阴性

　　抗干燥综合征－B 抗体（抗 SS－B）　阴性

　　抗系统性硬化症抗体（抗 Scl～70）　阴性

　　抗线粒体抗体（AMA）　阴性

　　抗平滑肌抗体（ASMA）　阴性

抗甲状腺球蛋白抗体（抗 TG）　间接血凝法：滴度≤1：32

　　　　　　　　　　　　　　ELISA 法、放射免疫分析法（RIA）：阴性

抗甲状腺微粒体抗体（抗 TM）（间接血凝法、ELISA、PIA 法）　阴性

抗乙酰胆碱受体抗体（AchRA）（ELISA 法或 RIA 法）　阴性或≤0.3nmol/L

循环免疫复合物（CIC）

　　聚乙二醇（PEG）沉淀法　低于正常对照值＋2SD 或 A 值≤0.12

　　微量抗补体法　阴性

　　Clq 结合法　低于正常对照组＋2SD 或 A 值＜0.12

冷球蛋白（CG）　阴性或＜80mg/L

甲型肝炎病毒抗原（HAVAg）（ELISA 法）　HAVIgM 阴性，HAVIgA 阴性，HAV-
　　　　　　　　　　　　　　IgG 部分老年人可呈阳性

乙型肝炎病毒表面抗原（HBsAg）（ELISA 法、RIA 法）：阴性

　　　　　　　　　　　　反向间接血凝法：阴性（滴度＜1：8）

乙型肝炎病毒表面抗体（HBsAb）（ELISA 法、RIA 法）　阴性

乙型肝炎病毒 e 抗原（HBeAg）（ELISA 法、RIA 法）　阴性

乙型肝炎病毒 e 抗体（HBeAb）（ELISA 法、RIA 法）　阴性

乙型肝炎病毒核心抗原（HBcAg）（ELISA 法、RIA 法）　阴性

乙型肝炎病毒核心抗体（抗－HBc）

　　抗－HBc 总抗体（ELISA 法、RIA 法）　阴性

抗 – HBcIgM（ELISA 法、RIA 法）　阴性

抗 HBcIgG（ELISA 法、RIA 法）　阴性

乙型肝炎病毒表面抗原蛋白前 S_2（Pre – S_2）　阴性

乙型肝炎病毒表面抗原蛋白前 S_2 抗体（抗 Pre – S_2）　阴性

乙型肝炎病毒 DNA（HBV – DNA）　斑点杂交实验：阴性

聚合酶链反应：阴性

丙型肝炎病毒 RNA（HCV – RNA）　斑点杂交实验：阴性

RT – PCR 法：阴性

丙型肝炎病毒抗体 IgM（抗 – HCV IgM）（ELISA 法、RIA 法）　阴性

丙型肝炎病毒抗体 IgG（抗 – HCV IgG）（ELISA 法、RIA 法）　阴性

丁型肝炎病毒抗原（HDV Ag）（IFA、RIA、ELISA 法）　阴性

丁型肝炎病毒抗体（抗 – HDV）（IFA、RIA、ELISA 法）　阴性

丁型肝炎病毒 RNA（HDV – RNA）（RT – PCR 法）　阴性

戊型肝炎病毒抗体（抗 – HEV IgG 和 HEV IgM）（RIA、ELISA 法）　阴性

庚型肝炎病毒抗体（抗 – HGV）（RIA、ELISA 法）　阴性

抗链球菌溶血素"O"（ASO）　滴度低于 1∶400

Widal 反应（直接凝集法）　"O"低于 1∶80，"H"低于 1∶160，"A"低于1∶80，"B"低于 1∶80，"C"低于 1∶80

伤寒沙门菌抗体 IgM 酶联免疫试验　阴性或滴度低于 1∶20

伤寒沙门菌可溶性抗原（乳胶凝集法）　阴性

斑疹伤寒血清反应（Weil – Felix）反应　阴性或低于 1∶40

流行性脑脊髓膜炎免疫测定　抗体、抗原测定均为阴性

布氏杆菌凝集试验　阴性或滴度低于 1∶25

结核分枝杆菌抗体（TB – Ab）（胶体金法或 ELISA 法）　阴性

结核分枝杆菌 DNA（PCR 法）　阴性

幽门螺旋杆菌抗体（HP – Ab）（金标免疫斑点法）　阴性

出血热病毒抗体 IgM（ELISA 法）　阴性

流行性乙型脑炎病毒抗体 IgM（ELISA 法）　阴性

人巨细胞病毒（HCMV）　抗体 IgM 和 IgG（IFA 法或 ELISA 法）　阴性

HCMV – DNA　阴性

柯萨奇病毒（Cox）　抗体 IgM 和 IgG（IFA 法或 ELISA 法）　阴性

Cox – RNA　阴性

轮状病毒抗体和 RNA　阴性

嗜异性凝集试验（红细胞凝集法）　阴性或凝集效价低于 1∶8

弓形虫抗体和 DNA　阴性

日本血吸虫抗体　环卵沉淀法：阴性

ELISA 法：IgE 0～5IU/L，IgG、IgM 阴性

囊虫抗体（CSA）ELISA 法：血清低于 1∶64，脑脊液低于 1∶8

间接血凝法：血清低于 1∶128，脑脊液低于 1∶8

疟原虫抗体和抗原　IFA 法和 ELISA 法测定抗体：阴性

免疫印迹法测定抗原：阴性

沙眼衣原体（CT）抗体 IgM 和 IgG（IFA 法）　CT–IgM 效价≤1∶32

CT–IgG 效价≤1∶512

梅毒螺旋体抗体

定性试验（非特异性抗体）

快速血浆反应素试验（RPR）　阴性

不加热血浆反应素试验（SRU）　阴性

美国性病研究实验室试验（VDRL）　阴性

确诊试验（特异性抗体）

梅毒螺旋体血凝试验（TPTA）　阴性

荧光螺旋体抗体吸收试验（FTA–ABS）　阴性

人获得性免疫缺陷病毒抗体（抗–HIV）

筛选实验（ELISA 法和快速蛋白印迹法）　阴性

确诊试验（测 HIV–RNA）（蛋白印迹法和 RT–PCR 法）　阴性

钩端螺旋体抗体　补体结合试验和 ELISA 法：阴性（滴度<1∶10）

间接血凝试验：阴性（滴度<1∶60）

凝集溶解实验：阴性（滴度<1∶400）

甲种胎儿球蛋白（AFP）　对流免疫电泳法：阴性

RIA 或 ELISA 法：<20μg/L

癌胚抗原（CEA）（ELISA 法和 RIA 法）　15 μg/L

癌抗原 125（CA125）　男性及 50 岁以上女性<2.5 万 U/L（RIA 法或 ELISA 法）

20～40 岁女性<4.0 万 U/L（RIA 法）

组织多肽抗原（TPA）（RIA 法）　<130U/L

癌抗原 15–3（CA15–3）［RIA 法、化学发光免疫分析法（CLIA）］　<2.5 万 U/L

前列腺特异抗原（PSA）（RIA 法、CLIA 法）　≤4.0μg/L

鳞状上皮癌抗原（SCC）（RIA 法、CLIA 法）　≤1.5μg/L

癌抗原–50（CA–50）［固相放射免疫分析（IRMA）法、CLIA 法］　0～2.0 万 U/L

癌抗原 72–4（CA72–4）（ELISA 法）　<6.7μg/L

糖链抗原 19–9（CA19–9）（IRMA 法、ELISA 法）　<3.7 万 μ/L

癌抗原 242（CA242）（ELISA 法）　<20kU/L

前列腺酸性磷酸酶（PAP）（RIA 法、CLIA 法）　≤2.0μg/L

神经元特异性烯醇化酶（NSE）（RIA 法、ELISA 法）　≤15μg/L

异常凝血酶原（APT）　<20μg/L

a–L–岩藻糖苷酶（AFU）（ELISA 法）　234～414μmol/L

二、骨髓检验

有核细胞计数　　（40～180）×10^9/L

增生程度　增生活跃（即成熟红细胞与有核细胞之比约为20∶1）

粒/红（G/E）　（2.76±0.87）∶1

粒系细胞总数　占0.50～0.60（50%～60%）

粒系细胞分类　原粒细胞　0～0.0018（0～1.8%）

　　　　　　　早幼粒细胞　0.004～0.039（0.4%～3.9%）

　　　　　　　中性中幼粒细胞　0.022～0.122（2.2%～12.2%）

　　　　　　　中性晚幼粒细胞　0.035～0.132（3.5%～13.2%）

　　　　　　　中性杆状核粒细胞　0.164～0.321（16.4%～32.1%）

　　　　　　　中性分叶核粒细胞　0.042～0.212（4.2%～21.2%）

　　　　　　　嗜酸性中幼粒细胞　0～0.014（0～1.4%）

　　　　　　　嗜酸性晚幼粒细胞　0～0.018（0～1.8%）

　　　　　　　嗜酸性杆状核粒细胞　0.002～0.039（0.2%～3.9%）

　　　　　　　嗜酸性分叶核粒细胞　0～0.42（0～4.2%）

　　　　　　　嗜酸性中幼粒细胞　0～0.002（0～0.2%）

　　　　　　　嗜酸性晚幼粒细胞　0～0.003（0～0.3%）

　　　　　　　嗜酸性杆状核粒细胞　0～0.004（0～0.4%）

　　　　　　　嗜酸性分叶核粒细胞　0～0.002（0～0.2%）

红系细胞总数　占0.15～0.25（15%～25%）

红系细胞分类　原红细胞　0～0.019（0%～1.9%）

　　　　　　　早幼红细胞　0.002～0.026（0.2%～1.6%）

　　　　　　　中幼红细胞　0.026～0.107（2.6%～10.7%）

　　　　　　　晚幼红细胞　0.052～0.175（5.2%～17.5%）

淋巴细胞分类　原淋巴细胞　0～0.004（0～0.4%）

　　　　　　　幼淋巴细胞　0～0.021（0～2.1%）

　　　　　　　淋巴细胞　0.107～0.431（10.7%～43.1%）

单核细胞分类　原单核细胞　0～0.003（0～0.3%）

　　　　　　　幼单核细胞　0～0.006（0～0.6%）

　　　　　　　单核细胞　0～0.062（0～6.2%）

浆细胞分类　原浆细胞　0～0.001（0～0.1%）

　　　　　　幼浆细胞　0～0.007（0～0.7%）

　　　　　　浆细胞　0～0.021（0～2.1%）

巨核细胞　0～0.003（0～0.3%）

巨核细胞分类　原巨核细胞　0～0.05（0～5%）

　　　　　　　幼巨核细胞　0～0.10（0～10%）

颗粒型巨核细胞　0.10~0.50（10%~50%）

产血小板型巨核细胞　0.20~0.70（20%~70%）

裸核　0~0.30（0~30%）

变性巨核细胞　0.02（2%）

网状细胞　0~0.01（0~1%）

内皮细胞　0~0.004（0~0.4%）

组织嗜碱细胞　0~0.005（0~0.5%）

组织嗜酸细胞　0~0.002（0~0.2%）

吞噬细胞　0~0.004（0~0.4%）

脂肪细胞　0~0.001（0~0.1%）

分类不明细胞　0~0.001（0~0.1%）

过氧化物酶（POX）染色　粒系（除原粒）细胞　强阳性

单核系细胞　弱阳性或阴性

淋巴系细胞　阴性

苏丹黑 B（SB）染色　结果与 POX 染色大致相同

中性粒细胞碱性磷酸酶（NAP）染色　阳性率 0.1~0.4（10%~40%）

积分值 40~80 分

酸性磷酸酶（ACP）染色　T 淋巴细胞、多毛细胞、Gaucher 细胞　阳性

B 淋巴细胞、单核细胞、组织细胞、巨核细胞　阴性

氯化醋酸 AS–D 萘酚酯酶（AS–D NCE）染色（特异性酯酶，SE）

中性粒细胞　强阳性

单核及淋巴系细胞　阴性

α–醋酸萘酚酯酶（α–NAE）染色（非特异性酯酶，NSE）

粒系细胞　阴性或弱阳性（不被氟化钠抑制）

单核系细胞　阳性（可被氟化钠抑制）

糖原染色（PAS 反应）　原粒细胞　阴性，早幼粒至分叶核粒细胞阳性

单核细胞　弱阳性

淋巴细胞　阴性，少数弱阳性

巨核细胞　阳性

铁染色（普鲁士蓝反应）　细胞外铁　+~++

细胞内铁（铁粒幼细胞）　20%~90%（平均65%）

三、排泄物、分泌液及体液检验

（一）尿液检查

尿量　1000~2000mL/24h

外观　透明，淡黄色

酸碱反应　弱酸性，pH 约 6.5

比重　1.015 ~ 1.025

蛋白质　定性：阴性

　　　　定量：20 ~ 130mL/24h（平均 40mL/24h）

Tamm – Horsfall 蛋白（THP）　29.8 ~ 43.9mg/24h

葡萄糖　定性：阴性

　　　　定量：0.56 ~ 5.0mmol/24h（100 ~ 900mg/24h）

酮体　　定性：阴性

　　　　定量（以丙酮计）：0.34 ~ 0.85mmol/24h（20 ~ 50mg/24h）

尿胆原　定性：阴性或弱阳性（尿稀释 20 倍为阴性）

　　　　定量：0.84 ~ 4.2μmol/24h

尿胆素定性试验　阴性

胆红素　定性：阴性

　　　　定量：≤2mg/L

紫胆原　定性：阴性

　　　　定量：0 ~ 4.4μmol/24h

尿卟啉　0 ~ 36nmol/24h

尿隐血试验　阴性

尿含铁血黄素试验（Rous 试验）　阴性

Bence – Jones 蛋白　阴性

β_2 微球蛋白　<0.2mg/L（370μg/24h）

α_2 微球蛋白　0 ~ 15mg/L

肌红蛋白定量　<4mg/L

乳糜尿试验　阴性

总氮　<857mmol/L

肌酐　男性：7 ~ 18mmol/24h

　　　女性：5.3 ~ 16mmol/24h

尿素氮　357 ~ 535mmol/24h

尿酸　2.4 ~ 5.9mmol/24h

肌酸　男性：0 ~ 304μmol/24h；女性：0 ~ 456μmol/24h

氯化物　170 ~ 255mmol/24h

钠　130 ~ 260mmol/24h

钾　51 ~ 102mmol/24h

钙　2.5 ~ 7.5mmol/24h

磷　22 ~ 48mmol/24h

铅　<0.48μmol/24h

汞　<250nmol/24h

镁　2.1~8.2mmol/24h

铁　<179μmol/24h

铜　0.24~0.48μmol/24h

锌　2.3~0.48μmol/24h

尿 N－乙酰－β－D 氨基葡萄糖酐酶（NAG）　<18.5U/L

尿淀粉酶（Somogyi 法）　<1000U

溶菌酶　0~2mg/L

纤维蛋白降解产物　<0.25mg/L

黏蛋白　100~150mg/24h

免疫球蛋白　阴性

补体 C₃　阴性

尿清蛋白排泄率（UAE）　5~30mg/24h

尿沉渣检查　白细胞<5 个/HP，红细胞<3 个/HP（0~偶见），扁平或大圆上皮细胞少许/HP，透明管型偶见/HP

12 小时尿沉渣计数　红细胞<50 万，白细胞<100 万，透明管型<5000 个

1 小时细胞排泄率　红细胞：男性<3 万/小时，女性<4 万/小时

白细胞：男性<7 万/小时，女性<14 万/小时

中段尿细菌培养计数　<10⁶菌落/L（10³菌落/mL）

（二）粪便检验

量　100~300g/24h

颜色　黄褐色

胆红素　阴性

粪胆原定量　75~350mg/100g 粪（68~473μmol/24h）

粪胆素　阳性

蛋白质定量　极少

粪便脂肪测定（平衡试验）　<6g/24h

隐血试验　阴性

细胞（上皮细胞或白细胞）　无或偶/HP

余物残渣　少量植物细胞、淀粉颗粒及肌纤维等

（三）胃液检验

胃液分泌总量　1.5~2.5L/24h（含盐酸 160mEq/L）

比重　1.003~1.006

pH　1.3~1.8

空腹胃液量　0.01~0.10L（平均 0.05L）

胃液性状　清晰无色，轻度酸味，含少量黏液

五肽胃泌素试验　基础胃液量：0.01～0.10L

基础泌酸量（BAO）：（3.9±1.98）mmol/h，很少超过 5mmol/h

最大泌酸量（MAO）：3～23mol/h

高峰泌酸量（PAO）：（20.26±8.77）mmol/h

BAO/MAO：0.2

乳酸测定　定性试验阴性

隐血试验　阴性

细胞　白细胞与上皮细胞少许

细菌　阴性

（四）十二指肠引流液检验

量与颜色　十二指肠液（D 液）：10～20mL，无色，灰色或黄色

A 胆液：10～20mL，橙黄色

B 胆液：30～60mL，深褐色

C 胆液：量不定，随引流时间而异，金黄色或淡黄色

透明度　透明或加碱性液体后透明

黏稠度　B 胆液黏稠，A、C 胆液略黏稠，D 液较稀薄

比重　A 胆液：1.009～1.013

B 胆液：1.026～1.032

C 胆液：1.007～1.010

pH　D 液：7.6

A 胆液：7.0

B 胆液：6.8

C 胆液：7.4

淀粉酶　（43～326）×10^4 Somogyi 单位/全标本

胰蛋白酶　0.35～1.60（35%～160%）

促胰酶素－促胰液素试验（P－S 试验）

胰液流出量　70～230mL/h

最高碳酸氢盐浓度　70～125mmol/h

淀粉酶排出量　880～7400 Somogyi 单位/千克体重

（五）脑脊液检验

性状　无色，清晰透明

压力（侧卧）　0.686～1.76kPa（70～80mmH$_2$O）

蛋白　定性（Pandy）试验：阴性

定量：儿童（腰椎穿刺）　0.20～0.40g/L

成人（腰椎穿刺）　0.20～0.45g/L

小脑延髓池穿刺　0.10~0.25g/L

脑室穿刺　0.05~0.15g/L

清蛋白　0.1~0.3g/L

蛋白电泳　前清蛋白　0.02~0.07（2%~7%）

清蛋白　0.56~0.76（56%~76%）

α_1 球蛋白　0.02~0.07（2%~7%）

α_2 球蛋白　0.04~0.12（4%~12%）

β 球蛋白　0.08~0.18（8%~18%）

γ 球蛋白　0.03~0.12（3%~12%）

葡萄糖　成人　2.5~4.5mmol/L

儿童　2.8~4.5mmol/L

氯化物（以氯化钠计）　120~130mmol/L

免疫球蛋白　IgG　0.01~0.04g/L

IgA　0.001~0.006g/L

IgM　阴性

胆红素　阴性

色氨酸试验　阴性

乳酸脱氢酶（LD）　3~40U/L

肌酸激酶（CK）　同工酶 CK_1　0~8IU/L

比色法　（0.94±0.25）U/L

溶菌酶（LZM）　阴性或微量

天门冬酸氨基转移酶（AST）　5~20U/L

细胞数　成人（0~8）×10^6/L

儿童（0~15）×10^6/L

细胞分类　淋巴细胞占 0.70（70%），单核细胞占 0.30（30%）

（六）精液检验

量　一次排精液量 2.0~5.0mL

色　灰白色或乳白色，久未排精液者可淡黄色

黏稠度　呈胶冻状，30 分钟后完全液化呈半透明状

pH　7.2~8.0

比重　1.033

精子浓度　≥20×10^9/L

一次排精子总数　≥40×10^9/L

活动精子（30~60分钟内）　0.80~0.90（80%~90%）

精子形态　畸形精子 <0.10~0.15（10%~15%）

白细胞　<5 个/HP

（七）前列腺液检验

性状 淡乳白色，半透明，稀薄液状
pH 6.3~6.5
卵磷脂小体 多量或布满视野
上皮细胞 少量
红细胞 <5 个/HP
白细胞 <10 个/HP
淀粉样体 老年人易见到，约为白细胞的 10 倍
细菌 阴性

四、肾功能试验

菊酚清除率（Cin） 2.0~2.3mL/（s·1.73m^2）（120~140mL/min）
内生肌酐清除率（Ccr） 1.3~2.0mL×/（s·1.73m^2）（80~120mL/min）
肾小球滤过率（GFR） （100±20）mL/min
昼夜尿比重试验（Mosenthal 浓缩和稀释功能试验）
　24 小时尿总量 1000~2000mL
　夜尿量 <750mL
　昼尿量/夜尿量比值 3:1~4:1
　尿最高比重 >1.020
　最高比重与最低比重之差 >0.009
尿渗量（尿渗透压）测定（Uosm）
　禁饮后尿渗量 600~1000mOsm/kgH$_2$O（平均800mOsm/kgH$_2$O）
　血浆渗量（Posm） 275~305mOsm/kgH$_2$O（平均300mOsm/kgH$_2$O）
　尿渗量与血浆渗量比值 3.0:1~4.5:1
渗透溶质清除率（空腹） 0.33~0.5mL/s（2~3mL/min）
肾小管葡萄糖最大重吸收量（TmG） 成人 平均（340±18.2）mg/min
　　　　　　　男性 300~450mg/min
　　　　　　　女性 250~350mg/min
对氨马尿酸最大排泄量（TmPAH） 60~90mg/min [（80.9±11.3）mg/（min·1.73m^2）]
尿酸化功能实验 尿 HCO$_3^-$ <30mmol/L
　　　　　　可滴定酸 >10mmol/L
　　　　　　NH$_4^+$ >20mmol/L
有效肾血浆流量（ERPF） 600~800mL/min
肾全血流量（RBF） 1200~1400mL/min
肾小管酸中毒试验 氯化铵负荷（酸负荷）试验 尿 pH<5.3

碳酸氢根离子重吸收排泄（碱负荷）试验 HCO_3^- 排泄 ≤1%

五、内分泌激素检测

血甲状腺素（T_4）（放免法）   65~155nmol/L

血游离甲状腺素（FT_4）（放免法）   10~30pmol/L

血三碘甲状腺原氨酸（T_3）（放免法）   1.6~3.0nmol/L

血游离三碘甲状腺原氨酸（FT_3）（放免法）   4~10pmol/L

血反 T_3（rT_3）（放免法）   0.2~0.8nmol/L

血清甲状腺结合球蛋白（TBG）（放免法）   15~34mg/L

$^{125}I-T_3$ 摄取试验（$^{125}I-T_3RUR$）   25%~35%

甲状腺摄 ^{131} 碘率   3 小时   0.057~0.245（5.7%~24.5%）

24 小时   0.151~0.471（15.1%~47.1%）

基础代谢率（BMR）   -0.10~+0.10（-10%~+10%）

血甲状旁腺激素（PTH）   免疫化学发光法：1~10pmol/L

放免法：氨基端（活性端）230~630ng/L

羧基端（无活性端）430~1860ng/L

血降钙素（CT）（放免法）   男性   0~14ng/L

女性   0~28ng/L

尿 17 羟皮质激素（17-OHCS，17-OH）   男性 13.8~41.4μmol/24h

女性 11.0~27.6μmol/24h

尿 17 酮皮质激素（17-KS）   男性   34.7~69.4μmol/24h

女性   17.5~52.5μmol/24h

血皮质醇（放免法）   上午 8 时   140~630nmol/L

下午 4 时   80~410nmol/L

晚上 8 时   小于上午 8 时的 50%

尿游离皮质醇（放免法）   30~276nmol/24h

血醛固酮（Ald）（放免法）   普通饮食（上午 6 时）   卧位（238±104）pmol/L

立位（418±245）pmol/L

低钠饮食   卧位（646.6±333.4）pmol/L

立位（945.6±491）pmol/L

尿醛固酮（普通饮食）   （21.36±7.2）nmol/24h

尿儿茶酚胺（CA）（微柱法）   71.0~229.5nmol/24h

尿香草扁桃酸（VMA）（比色法）   5~45μmol/24h

血游离儿茶酚胺   多巴胺   <888pmol/L

去甲肾上腺素   615~3240pmol/L

肾上腺素   <480pmol/L

血浆睾酮   男性   成人（5700±1560）ng/L

女性　成人（590±220）ng/L

血浆雌二醇（F_2）放免法　男性　50～200pmol/L

女性　卵泡期 94～433pmol/L

黄体期 499～1580 pmol/L

排卵期 704～2200 pmol/L

绝经期 40～100 pmol/L

血浆孕酮（放免法，非孕妇女）　卵泡期（早）（0.7±0.1）μg/L

卵泡期（晚）（0.4±0.1）μg/L

排卵期（1.6±0.2）μg/L

黄体期（早）（11.6±1.5）μg/L

黄体期（晚）（5.7±1.1）μg/L

血促甲状腺激素（TSH）（放免法）　2～10mu/L

血促肾上腺皮质激素（ACTH）（放免法）　上午8时　25～100mg/L

下午6时　10～80ng/L

血生长激素（GH）（放免法）　男性成人　<2.0μg/L

女性成人　<10.0μg/L

儿童　<20μg/L

血抗利尿激素（ADH）（放免法）　1～10μU/mL（平均4μU/mL）

尿抗利尿激素（放免法）　11～30μU/24h（平均28.9μU/24h）

六、肺功能检查

潮气量（TC）　500mL（成人）

深吸气量（IC）　男性 2600mL，女性 1900mL

补呼气容积（ERV）　男性 910mL，女性 560mL

肺活量（VC）　男性 3470mL，女性 2440mL

功能残气量（FRC）　男性（2270±809）mL，女性（1858±552）mL

残气容积（RV）　男性（1380±631）mL，女性（1301±486）mL

静息通气量（VE）　男性（6663±200）mL/min，女性（4217±160）mL/min

最大通气量（MVV）　男性（104±2.71）L/min，女性（82.5±2.17）L/min

肺泡通气量（VA）　4L/min

肺血流量　5L/min

通气/血流（V/Q）比值　0.8

无效腔气/潮气容积（VD/VT）　0.3～0.4

弥散功能（CO 吸入法）　198.5～276.9mL/（kPamin）［26.47～36.92mL/（mmHg·min）］

气道阻力　1～3cmH$_2$O·L/s

七、血气分析

动脉血氧分压（PaO$_2$）　12.6～13.3kPa（95～100mmHg）

动脉血二氧化碳分压（$PaCO_2$） 4.7~6.0kPa（35~45mmHg）

混合静脉血氧分压（PvO_2） 4.7~6.0kPa（35~45mmHg）

动脉血与混合静脉血氧分压差 8.0kPa（60mmHg）

肺泡－动脉血氧分压差（成人） <2.0kPa（15mmHg）

动脉血氧饱和度（SaO_2） 0.95~0.98（95%~98%）

静脉血氧饱和度 0.64~0.88（64%~88%）

动脉血氧含量（CaO_2） 8.55~9.45mmol/L（19~21mL/dL）

静脉血含氧量 4.5~7.2mmol/L（10~16mL/dL）

血液酸碱度（pH值） 7.35~7.45（平均7.40）

血液氢离子浓度 35~45mmol/L（平均24mmol/L）

碳酸氢盐（标准或实际） 22~27mmol/L（平均24mmol/L）

动脉血浆二氧化碳含量（$T-CO_2$） 25.2mmol/L（25.2vol/%）

二氧化碳结合力（CO_2-CP） 22~31mmol/L（50~70vol/%）

全血缓冲碱（BB） 45~55mmol/L（平均50mmol/L）

碱剩余（BE） 成人 ±2.3mmol/L

　　　　　　　　儿童 -4~+2mmol/L

　　　　　　　　儿童 -4~+2mmol/L